TRATAMIENTO DEL DOLOR MEDIANTE HIPNOSIS Y SUGESTIÓN

UNA GUÍA CLÍNICA

JOSEPH BARBER

TRATAMIENTO DEL DOLOR MEDIANTE HIPNOSIS Y SUGESTIÓN

UNA GUÍA CLÍNICA

Con la colaboración de:

CHRISTEL BEJENKE
JOHN BONICA
WILLIAM FOWKES
SAMUEL LEBARON
JOHN LOESER
ROSEANN MULLIGAN
DAVID PATTERSON
DONALD PRICE
SARI ROTH-ROEMER
KAREN SYRJALA
LONNIE ZELTZER

BIBLIOTECA DE PSICOLOGÍA
DESCLÉE DE BROUWER

Título de la edición original:
HYPNOSIS AND SUGGESTION IN THE TREATMENT OF PAIN.
A CLINICAL GUIDE

Traducción: Izaskun Etxebarria Izagirre

Henao, 6 - 48009 Bilbao
www.edesclee.com
info@.cdcsclcc.com

Impreso en España - Printed in Spain
ISBN: 978-84-330-1478-8
Depósito Legal: SE-2323-2003

A los científicos y médicos que han dedicado sus vidas a aliviar el dolor y el sufrimiento de los demás.

Y al Doctor Kenneth S. Bowers, mi amigo y mentor, quien ha transmitido su sabiduría a tantos colegas, entre los que me incluyo.

Índice

Prólogo

Este libro es un ameno y riguroso informe en torno a la hipnosis y a la sugestión en el tratamiento del dolor. En las últimas cuatro décadas, se ha llegado a conocer mucho mejor la hipnosis, gracias a la abundante investigación clínica y de laboratorio. De todos modos, sigue quedando mucho por explorar y por comprender respecto a este tema, y es preciso describir con gran rigor sus aplicaciones prácticas. Los clínicos que se ocupan de los pacientes con dolor se han beneficiado enormemente del trabajo teórico realizado sobre la hipnosis. Al mismo tiempo, algunas de las cuestiones más importantes de este campo han sido estudiadas por los propios clínicos, cuya preocupación básica se dirige a las aplicaciones prácticas.

Este libro ofrece un conocimiento, tanto experimental como clínico, en relación al tratamiento de estos problemas tan reales. Los clínicos que lean este libro apreciarán el detalle y la meticulosidad con que se exploran las cuestiones clínicas. Al mismo tiempo, los investigadores lograrán una comprensión más profunda del mundo de quienes tratan el dolor.

La literatura referida a los factores psicológicos implicados en el tratamiento del dolor es abundante pero incompleta. Por desgracia, aunque existen muchos métodos psicológicos para el tratamiento del dolor que reivindican su eficacia con energía, son pocos los informes serios y meticulosos que integran una exploración delicada de los problemas del dolor con el acercamiento riguroso que requiere el método científico. Este libro supone una importante contribución en este campo, una valiosa fuente para clínicos e investigadores.

A lo largo de los años, Josephine Hilgard y yo, junto a otros compañeros del *Stanford Hypnosis Laboratory*, observamos la enorme variabilidad de la experiencia en relación a los sujetos experimentales. Esta variabilidad nos ayudó a darnos cuenta, orientados por nuestros colegas clínicos, de la importancia de aportar un enfoque flexible al marco experimental. Nos beneficiamos enormemente de este punto de vista clínico a la hora de diseñar y de ejecutar, en el laboratorio, los estudios sobre el dolor. Una fuente importante de información para estos estudios experimentales fueron las entrevistas clínicas que Josephine y sus colegas realizaron para explorar la experiencia tanto del sujeto como del investigador. A partir de nuestro trabajo con sujetos experimentales, aprendimos valiosas lecciones que confiamos puedan ser aplicadas en la clínica. Después de todo, el objetivo fundamental de este trabajo empírico consistía en ayudar a los pacientes reales que padecen dolores. La prueba más importante de nuestra capacidad para integrar los métodos experimentales y los clínicos fue la investigación en torno al dolor en niños cancerosos, dirigida por Josephine y por su colega, Sam LeBaron. Esta investigación confirmó que, como esperábamos, la complejidad del trabajo clínico iba mucho más allá de lo que en el laboratorio podíamos llegar a sospechar. Por suerte, demostró también la relevancia del método científico en la investigación clínica. El presente volumen es una demostración del genio y del espíritu creativo de muchos clínicos y de cómo éste preside todo su trabajo.

Los clínicos que tratan de aliviar el sufrimiento de sus pacientes saben mucho más acerca del dolor que lo que el investigador puede descubrir en el laboratorio. Pero, si verdaderamente queremos estudiar el fenómeno clínico y ser capaces de comunicarlo, hemos de integrar la técnica clínica y el método experimental. Leyendo estos capítulos, me siento muy satisfecho al ver que Joseph Barber y sus colaboradores han aportado una magnífica integración de los métodos clínicos y experimentales para el abordaje del tratamiento del dolor.

Los clínicos interesados en el tratamiento de un tipo concreto de dolor por medio de la hipnosis y de la sugestión han contado con pocas fuentes sólidas a las que recurrir. Con la publicación de este volumen, el clínico, al menos, tiene acceso a una variedad de métodos concretos que van acompañados de una seria reflexión a través del análisis de casos. Este volumen resulta especialmente valioso para atender a los tan diversos problemas del dolor.

Se incluyen casos sobre la preparación para procedimientos médicos dolorosos; sobre el dolor asociado a la odontología, a las quemaduras, al cáncer; sobre los síndromes comunes de dolor, tales como el dolor de cabeza o la artritis; sobre el dolor en los niños y en los ancianos. En resumen, este libro abarca los problemas del dolor a los que los clínicos se han de enfrentar. Al lector le resultará también interesante y útil el debate del último capítulo en torno al fracaso de algunos tratamientos, así como el intento ulterior por comprender lo que fue mal.

En la Sección I, Barber crea un contexto para el libro, introduciendo la posición teórica que sustenta este trabajo. Aunque el capítulo introductorio sobre la analgesia hipnótica me resultó muy claro y concienzudo, me intrigaba mucho el debate sobre la receptividad hipnótica y sus consecuencias clínicas. La compleja cuestión de la relevancia clínica de la receptividad hipnótica ha precisado una discusión y elaboración más amplias. Me ha sorprendido muy gratamente que un libro sobre el tratamiento hipnótico incluya el muy pertinente capítulo de Bonica y Loeser en torno a la evaluación médica del paciente. Es sumamente interesante el capítulo de Price, en el que defiende la importancia de los experimentos neurofisiológicos, muy relacionados con este terreno, y en el que el autor realiza, además, su contribución teórica.

Los capítulos de las Secciones II y III exploran y debaten una amplia franja de síndromes de dolor y de pacientes con dolor. En líneas generales, los debates anteriores a los que hemos asistido, bien estaban limitados por las preocupaciones teóricas, bien realizaban afirmaciones teóricas que en la práctica no se ratificaban. Valoro de una forma especial las razonadas discusiones clínicas de estos capítulos. Durante algún tiempo, se ha propuesto que el tratamiento hipnótico podía mejorar de forma importante el dolor de las quemaduras. El capítulo de Patterson nos acaba de convencer del valor de esta terapéutica. Por último, permítanme que aproveche esta oportunidad para mencionar la enorme satisfacción que sentí al leer el capítulo de mis jóvenes colegas, LeBaron y Zelter, sobre el dolor en los niños. Constituye un magnífico ejemplo del tratamiento clínico basado en la investigación empírica. Para Josephine y para mí, ha sido un gran placer poder observar sus contribuciones a lo largo de los años.

Existen clínicos cuyos escritos parecen sugerir que sus métodos son tan eficaces que curan a todos los pacientes. Pero la experiencia nos dice que esto no es así. En el Epílogo, Barber y LeBaron nos ofrecen una visión muy poco corriente del pensamiento del clínico cuando se ha de enfrentar a pacientes que no mejoran con el tratamiento. Confío en que este capítulo ofrezca a otros clínicos la oportunidad de debatir sus experiencias en torno a las complicaciones y al fracaso del tratamiento.

Los científicos, los clínicos y los estudiantes encontrarán cuestiones muy valiosas en estas páginas. Me complace tener la oportunidad de participar en este excelente libro.

DOCTOR ERNEST R. HILGARD
Stanford, California
Diciembre, 1995

Reconocimientos

Susan Barrows Munro, la editora, fue quien se encargó de la ardua tarea de organizar y clarificar este manuscrito.

Aprecio sinceramente la generosidad de los colegas que han participado en los capítulos de este volumen; su experiencia enriquece enormemente este libro y lo convierte en un recurso muy fiable. Le doy las gracias de una forma especial al Dr. Ernest R. Hilgard, cuyo trabajo ha ejercido una gran influencia sobre mí, y quien, una vez más, ha tenido la gentileza de escribir el Prólogo.

Los amigos y colegas que aparecen a continuación leyeron el manuscrito en diferentes momentos; sus sinceros y fundados comentarios me fueron de gran ayuda: Dra. Cheri Adrian; Dra. Sheryll Daniel; B.C. Dashiell, Máster en Ciencias; Dra. Sureyya Dikmen; Dra. Judith Fleiss; Dr. Fred Frankel; Dr. Mark Jensen; Dr. Sam LeBaron; Dr. Leonard Lewenstein; Dra. Elaine Litton; Dr. John Loeser; Dra. Clorinda Margolis; Dr. Thurmon Mott; Dr. Michael Nash; Dr. Donald Price; Dra. Joan Romano; Dr. George Sargent; Dr. Mark Scott Smith; Dr. Mark Sullivan y Dr. Bjørn Wormnes. Me disculpo por los posibles errores u omisiones que haya podido cometer.

Mary Anne Fordyce, con gran generosidad de su parte, me prestó su *Macintosh PowerBook 180*, lo que me permitió seguir escribiendo, mientras viajaba, y entregar el trabajo dentro del plazo previsto.

La colaboración de Sam LeBaron ha contribuido a que este proyecto haya resultado mucho más divertido. Es un verdadero placer trabajar con un amigo.

La Dra. Mary Pepping, mi esposa, ha tolerado con paciencia y amor mi prolongado ensimismamiento en este proyecto, ha tenido la generosidad de leer las diferentes versiones del manuscrito y ha aportado una gran parte de la lucidez y de la cohesión que aquí se puedan encontrar.

Mis pacientes me han enseñado casi todo lo que sé sobre el tratamiento del dolor. Les estoy muy agradecido por todo lo que he aprendido en el proceso de tratar de liberarles de su sufrimiento.

Prefacio

El año pasado, cuando estaba terminando de impartir un breve curso sobre el tratamiento hipnótico del dolor en Heildeberg, Alemania, un estudiante me preguntó: "¿dónde está escrito todo esto?". La cuestión ponía de manifiesto que, aunque les había proporcionado una serie de publicaciones sobre el tema, la mayor parte de lo que estaba enseñando, en torno a la puesta en práctica del tratamiento hipnótico, procedía de la experiencia clínica –la mía y la de los colegas con los que he discutido los casos clínicos–. Me di cuenta de que este material, básico para comprender el tratamiento hipnótico del dolor, no aparecía en la literatura.

Seguí pensando en la pregunta planteada por el estudiante y empecé a examinar las áreas temáticas que podrían llenar esa laguna en la literatura. Aunque mis conocimientos y experiencia no abarcaban todo el campo de poblaciones y tratamientos en relación al dolor, tengo compañeros cuyos conocimientos y experiencia completan los míos. Por suerte, estuvieron dispuestos a ayudarme en esta guía clínica, y por ello les estoy muy agradecido.

EL TEMA CENTRAL DEL LIBRO

Este libro se centra en el tratamiento de los pacientes que sufren dolores, como consecuencia de una serie de síndromes recurrentes, y cuyos sistemas nerviosos se ven constantemente bombardeados por una estimulación nociva. No vamos a hablar de los pacientes que padecen un síndrome de dolor benigno crónico (Sternbach, 1982a), para el que normalmente el tratamiento hipnótico no resulta demasiado útil y para el que tal vez programas multidisciplinares de tratamiento del dolor ofrezcan mejores resultados.

Los síndromes recurrentes de dolor representan un campo amplio de las dolencias y enfermedades que crea la estimulación nociva, algunas veces, diaria, como podría ser el caso del dolor del cáncer o de la artritis; otras, menos frecuentes, como en el dolor de la migraña o de la neuralgia del trigémino. Ejemplos obvios de enfermedades o síndromes que producen un dolor recurrente serían, sin seguir un orden especial: el cáncer; los dolores de cabeza de diferentes tipos (migrañoso, en racimos, tensional, vascular y postraumático); los dolores faciales; la artritis, reumatoide y osteoide; el síndrome postpolio; el síndrome del intestino irritable; las quemaduras; las neuralgias diversas, incluyendo la postherpética y la de trigémino; el síndrome de la articulación temporomaxilar (TMJ); el dolor fantasma; la anemia drepanocítica; el dolor en la zona baja de la espalda, provocado por la compresión de los nervios; y muchas, muchas dolencias y enfermedades que producen un intenso, y en ocasiones obstinado, dolor.

Salvo en los capítulos que se ocupan de los procedimientos médicos dolorosos, de las quemaduras y del dolor dental, la expresión "pacientes con dolor" hace referencia a pacientes que llevan varios meses sufriendo algún tipo de dolor.[1] El tratamiento efectivo del dolor agudo tiende a resolver el sufrimiento del paciente; pero el dolor recurrente y persistente, a medida que el tiempo avanza, va originando ciertos cambios en el sujeto, tanto fisiológicos como psíquicos. En consecuencia, aparte de la dolencia o enfermedad que genera dolor, el dolor es ahora, por sí mismo, un síndrome que hay que tratar.

Cuando se adentre en la lectura de este libro, tenga presente que en él sólo se exploran los enfoques para el tratamiento del dolor que utilizan la imaginación del paciente.[2] Como ya se aclara en el Capítulo 1, el término "hipnosis" está muy cargado de asociaciones no demasiado afortunadas que, a lo largo de este libro, he tratado de evitar. En su lugar, cuando es posible, prefiero referirme a "procesos hipnóticos", "métodos hipnóticos" u otras alternativas. Sin embargo, algunas veces, este intento por lograr una mayor precisión produce más confusión que exactitud; por tanto, utilizo el término "hipnosis" de manera puntual. Observará, sin embargo, que el empleo de la palabra "trance", mucho más cargada aún de connotaciones desatinadas, queda totalmente desterrado.

El hecho de que nuestra exploración, en torno a los métodos relacionados con el tratamiento del dolor, se haya limitado a "la hipnosis y la sugestión" no debería interpretarse como un rechazo hacia otros tipos de tratamientos, que, en algunos casos concretos, pueden ser más apropiados y eficaces. Insisto en este punto, pues he observado que los clínicos formados en los métodos hipnóticos tienden a desarrollar una visión demasiado limitada sobre el tratamiento clínico, tal vez incluso olvidando, a medida que se van sintiendo más fascinados por el fenóme-

1. Los nombres y otras características identificativas han sido alterados para ocultar las identidades de los pacientes cuyos casos se debaten en este libro.
2. Observe, no obstante, que el uso de estos métodos no descarta la utilización de fármacos. Con frecuencia, una combinación de ambos proporciona una intervención satisfactoria a un problema complejo.

no hipnótico, su amplia formación clínica. Sin embargo, cuando un paciente padece un dolor, es muy raro que el clínico experimentado recurra al tratamiento hipnótico en primer término. Sólo tras una adecuada evaluación del paciente y de sus síntomas, podemos elegir la terapéutica más conveniente.

LA ORGANIZACIÓN DEL LIBRO

Aunque espero que este libro se convierta en una referencia útil para aquellos que deseen conocer una técnica o un tema concretos, mi objetivo fundamental consiste en explorar de forma global el ámbito del tratamiento del dolor a través de la hipnosis y de la sugestión.

La sección I, que aporta una aproximación a este complejo campo, comienza con una introducción a la hipnosis y a la sugestión, así como a su aplicación en el tratamiento clínico del dolor.

Cuando un paciente acude a nosotros por primera vez quejándose de dolor, nuestra tarea consiste en identificar la naturaleza y el origen de ese dolor. ¿Es el dolor la señal de la presencia de una dolencia o enfermedad que precisa del oportuno tratamiento? Un paciente que se queja de dolor abdominal, por ejemplo, puede estar sufriendo una inflamación del apéndice, lo que exigiría una intervención quirúrgica inmediata. Al margen de estas situaciones de emergencia, debemos preguntarnos si el dolor está causado por una dolencia que puede ser tratada eficazmente. Esta cuestión es muy pertinente, ya que la mayoría de los dolores prolongados se deben a una terapéutica inadecuada. Si se hubiera tratado convenientemente la causa del dolor, tal vez no habría un dolor prolongado que tratar. Existen también pacientes que padecen diversas enfermedades, pero cuyo sufrimiento parece escapar del campo médico.

Por consiguiente, resulta claro que la evaluación inicial de un paciente que se queja de dolores ha de ser, en primer lugar, un proceso médico, no psicológico. En el Capítulo 2, *La evaluación médica del paciente con dolor*, John Bonica y John Loeser describen los principios y las técnicas que guían al médico en el proceso de examinar al paciente y de determinar la naturaleza de su dolor.

El tratamiento eficaz depende también de una adecuada evaluación psicológica del paciente, explorada en el Capítulo 3, y de una comprensión razonable de la naturaleza del tratamiento. Con este fin, en el Capítulo 4, Donald Price aporta sus notables conocimientos sobre los substratos neurofisiológicos de la analgesia hipnótica, obtenidos a lo largo de una extensa experiencia como investigador, tanto de los fenómenos del dolor como de los de la hipnosis. Ofrece una valiosa y convincente explicación, desde el punto de vista clínico, de los mecanismos psicológicos y neurales que subyacen al fenómeno de la analgesia hipnótica. La comprensión de este modelo puede resultar muy útil a la hora de formular eficaces e imaginativos planes para el tratamiento hipnótico.

En el Capítulo 5, se presentan algunas técnicas concretas de inducción hipnótica, diversos planes de tratamiento y el proceso para la elección de las propuestas más adecuadas. De todos modos, el lector que no cuente aún con una formación sólida en los métodos hipnóticos no debería considerar los contenidos de este libro como un sistema alternativo de aprendizaje. Dicha formación es esencial para garantizar el empleo seguro y eficaz de estos métodos.

La Sección II explora los síndromes a los que la mayoría de los clínicos que tratan el dolor se han de enfrentar. Probablemente, uno de los síndromes más dolorosos guarde relación con las formas diversas de la enfermedad metastásica. El cáncer lleva asociado una enorme carga emocional de temor, y, por tanto, el tratamiento del dolor oncológico exige una sensibilidad especial. Karen Syrjala y Sari Roth-Roemer aportan, en el Capítulo 6, una experiencia clínica importante relativa al manejo del dolor en el cáncer. Puesto que a mí me interesa de una forma especial el tratamiento de las cefaleas, al que el método hipnótico se adapta muy bien, en el Capítulo 7, doy buena cuenta de esta técnica. Roseann Mulligan proporciona al lector una exploración muy poco corriente del mundo del dolor dental y de su abordaje psicológico, en el Capítulo 8. Christel Bejenke, una destacada anestesista que disfruta escuchando a sus pacientes y hablando con ellos (incluso cuando están anestesiados), comparte su amplia experiencia con nosotros en el Capítulo 9. Aborda el complejo problema del manejo de la ansiedad y del dolor y nos presenta, asimismo, diversas técnicas para preparar a los pacientes que deben someterse a procedimientos médicos dolorosos. David Patterson, que ha estado al frente de la relativamente moderna innovación del tratamiento hipnótico del dolor asociado a las quemaduras y a su cuidado, plantea este desafiante trabajo en el Capítulo 10.

La Sección III hace referencia al tratamiento clínico de pacientes pertenecientes a poblaciones especiales. Samuel LeBaron trabajó durante una época como psicólogo pediátrico. Tras una pionera investigación realizada con Josephine Hilgard, sus colaboraciones con Lonnie Zeltzer enriquecieron durante años la literatura clínica y experimental. En el Capítulo 11, vuelven a trabajar de nuevo juntos, explorando el tratamiento del dolor en los niños. LeBaron, ahora también médico, se une, en el Capítulo 12, a William Fowkes, su colega de Stanford, para ofrecer al lector una espléndida visión de los cuidados dirigidos hacia quienes han pasado ya la infancia y la edad adulta y sufren ahora los dolores asociados a la vejez.

Pese a nuestros esfuerzos, algunas veces, fracasamos –el paciente abandona el tratamiento, sin que su dolor haya experimentado una mejoría–. En el Epílogo, Samuel LeBaron y yo asumimos la difícil cuestión de entender por qué se produce ese fracaso y tratamos de aprender a partir de él.

El tratamiento del dolor por medio de la hipnosis y de la sugestión se consideró, durante una época, como un tratamiento "alternativo", en el mejor de los casos, y como un ejemplo de curanderismo, en el peor. Gracias al enorme esfuerzo que se le ha dedicado a la investigación, gracias a los esmerados enfoques clínicos empleados y gracias también a la formación surgida de ambos, hoy sabemos mucho acerca de cómo tratar el dolor por esta vía. Este volumen pretende ser una guía útil, desde el punto de vista clínico, para el conocimiento práctico de las técnicas que se han desarrollado a partir de esa tradición de investigación, y está organizado de modo que usted lo pueda utilizar como una guía para formarse su propia opinión clínica.

El tratamiento clínico del dolor constituye una de las tareas clínicas más desafiantes, desde un punto de vista intelectual, y más exigentes, desde un punto de vista personal, que podemos emprender. Espero que el material de este libro sirva para hacer más sencilla esta tarea.

Dr. Joseph Barber
Seattle, Washington

Colaboradores

Dr. Joseph Barber
Profesor titular de los de Departamentos de Anestesiología y Rehabilitación Médica de la Facultad de Medicina de la Universidad de Washington. Práctica privada en psicología clínica, en Seattle. Antiguo presidente y miembro de la Sociedad para la Hipnosis Clínica y Experimental. Diplomado por la Junta Americana de la Hipnosis Psicológica.

Dra. Christel J. Bejenke
Práctica privada en Anestesiología, en Santa Bárbara, California. Miembro de la Sociedad para la Hipnosis Clínica y Experimental.

Dr. John J. Bonica (1917-1994)
Jefe fundador del Departamento de Anestesiología, de la Facultad de Medicina de la Universidad de Washington. Fundador del Servicio del Dolor de la Universidad de Washington. Fundador de la Asociación Internacional para el Estudio del Dolor.

Dr. William C. Fowkes
Profesor y codirector del Departamento de Medicina de Familia, Facultad de Medicina de la Universidad de Stanford.

Dr. Ernest R. Hilgard
Profesor emérito del Departamento de Psicología de la Universidad de Stanford. Cofundador, antiguo presidente y miembro de la Sociedad para la Hipnosis Clínica y Experimental.

Dr. Samuel LeBaron

Profesor titular del Departamento de Medicina de Familia, Facultad de Medicina de la Universidad de Stanford. Miembro de la Sociedad para la Hipnosis Clínica y Experimental.

Dr. John D. Loeser

Profesor de los Departamentos de Cirugía Neurológica y de Anestesiología, y director del Centro Multidisciplinar para el Dolor de la Universidad de Washington. Presidente de la Asociación Internacional para el Estudio del Dolor.

Dra. Roseann Mulligan

Profesora y jefa del Departamento de Medicina Dental y Salud Pública. Vicedecana de la Facultad de Odontología de la Universidad de Southern California. Miembro de la Sociedad para la Hipnosis Clínica y Experimental.

Dr. David R. Patterson

Profesor titular del Departamento de Medicina de Rehabilitación, y psicólogo jefe de la Unidad Harborview para el Tratamiento de Quemados, de la Facultad de Medicina de la Universidad de Washington.

Dr. Donald D. Price

Profesor y director de Investigación Humana, Departamento de Anestesiología, Facultad de Medicina de Virginia.

Dra. Sari Roth-Roemer

Profesora asociada del Departamento de Psiquiatría y Ciencias de la Conducta de la Facultad de Medicina de la Universidad de Washington, y miembro titular en Investigación Clínica de la Clínica Fred Hutchinson para el Cáncer, en Seattle.

Dra. Karen L. Syrjala

Profesora titular del Departamento de Psiquiatría de la Facultad de Medicina de la Universidad de Washington, y miembro titular de la Clínica Fred Hutchinson para el Cáncer, Seattle.

Dra. Lonnie K. Zeltzer

Profesora del Departamento de Pediatría y jefa de la Clínica Pediátrica para el Dolor de la Facultad de Medicina de UCLA. Miembro de la Sociedad para la Hipnosis Clínica y Experimental.

I INTRODUCCIÓN A LOS TEMAS BÁSICOS

1 Un breve acercamiento a la analgesia hipnótica

Joseph Barber

La analgesia hipnótica es uno de los fenómenos hipnóticos más espectaculares. Observar la cara tranquila de un paciente que está siendo sometido a un procedimiento médico doloroso, sin la ayuda de ningún agente anestésico a excepción de la palabra, es una experiencia sorprendente y, tal vez, increíble. Al clínico le resulta muy gratificante escuchar el suspiro de alivio de un paciente que sufría importantes dolores. Este libro explora los modos en que podemos emplear la sugestión y las técnicas hipnóticas para tratar el dolor de nuestros pacientes. En este primer capítulo, nos vamos a ir introduciendo en el terreno de la hipnosis y en sus aplicaciones respecto al tratamiento del dolor.

La palabra "hipnosis" es un término un tanto conflictivo. Durante décadas, los hipnotizadores de teatros, las novelas y las películas han contribuido a crear una serie de extrañas imágenes en torno a la "hipnosis". Hasta no hace demasiado tiempo, la imagen que mayoritariamente se asociaba con los fenómenos hipnóticos era la de un hombre con bigote, ojos oscuros y una mirada fija que, con su adusta expresión, daba la impresión de que iba a tratar de coaccionar o, tal vez, de hacer daño a la indefensa mujer que tenía ante él. Aunque esta imagen de la "hipnosis" esté bien para hace cien años, continúa demasiado presente en nuestras asociaciones actuales de la hipnosis –incluso en el contexto de los cuidados médicos o psicológicos.

Otra imagen muy corriente es la de un hipnotizador embaucador, vestido con un traje brillante, que obliga a los participantes a interpretar una serie de actos extraños y embarazosos –como si no pudieran evitar obedecer sus mandatos–. La noción de que las técnicas hipnóticas son un medio para controlar la voluntad de otra persona está fuertemente arraigada. Incluso hoy en día, los fenómenos hipnóticos se emplean como fuente de divertimento público. Los "hipnotizadores" entretienen animando a los miembros de la audiencia a actuar según distintos grados de estupidez para, en apariencia, divertir a las personas que están mirando. Por desgracia, es bastante común ver a un hipnotizador teatral ordenar a un miembro de la audiencia que cacaree como un gallo o que alucine que el público está desnudo. Sería muy lógico que un testigo de tales payasadas concluyera que esto sólo podría ocurrir si la voluntad de una persona se hubiera adueñado de la de la otra.

¿Es esto de verdad así? ¿Implican los procesos hipnóticos el control de la voluntad de una persona? Existen trabajos en los que se pueden encontrar interesantes y pertinentes debates en torno a la naturaleza de la hipnosis y de la coacción social (Bowers, 1983; Orne, 1959, 1962; Shor, 1959, 1962). Contamos con una amplia evidencia en el sentido de que es posible inducir a los seres humanos a comportarse de un modo ridículo e incluso perjudicial –sin recurrir a técnicas hipnóticas–. Aunque, en ocasiones, los participantes sí experimentan fenómenos hipnóticos, esto no es un requisito imprescindible para que el espectáculo tenga éxito. Se ha demostrado que los ingredientes para la "hipnosis teatral" incluyen muchas dosis de espectáculo y pocas de experiencias hipnóticas auténticas (T. Barber, 1986).

Si bien es cierto que algunas de las payasadas que contemplamos en las "hipnosis teatrales" representan fenómenos hipnóticos genuinos, la mayor parte de la "hipnosis teatral" se basa más en procesos psicológicos y sociales que en verdaderos efectos hipnóticos. De todos modos, al margen del contexto en el que se aplique, es cierto que la experiencia hipnótica conlleva una especie de persuasión, como una involuntariedad que, en un estado normal, el sujeto no experimentaría. Hay algo también poco frecuente en torno a la influencia persuasiva de las sugestiones hipnóticas y a la sensación de verse afectado por ellas.

Pese a que nuestra comprensión y, en consecuencia, las asociaciones que atribuimos a los fenómenos hipnóticos hayan evolucionado a lo largo del tiempo, el terreno de la hipnosis ha empezado hace muy poco a ser explorado de una forma sistemática y desmitificadora.

BREVE INTRODUCCIÓN AL TERRENO DE LA HIPNOSIS

Puesto que, en el terreno de la hipnosis, existen ya exploraciones muy notables (Bowers, 1978; Fromm & Nash, 1992; Hilgard, 1965a, 1965b; Lynn & Rhue, 1991), no voy a tratar de ampliar esa literatura. No obstante, el lector que aún no esté familiarizado con este campo encontrará en los apartados siguientes el contexto adecuado en el que ubicar las técnicas y los principios clínicos que componen el resto del libro.

La naturaleza de la hipnosis

Una de las peculiaridades del estudio y de la aplicación de los fenómenos hipnóticos es que todavía no se ha llegado a un acuerdo en cuanto a la definición de hipnosis y a la comprensión de su naturaleza básica. En el Capítulo 4, Don Price explora la controversia fundamental en el campo de la hipnosis: si la experiencia hipnótica incluye o no una alteración en el estado de la conciencia –el asunto del estado frente al no estado–. La visión que una persona tiene de este tema, pienso yo, depende más de su visión básica de la psicología humana (y, creo, de si ha tenido una experiencia hipnótica), que de la interpretación de los datos.

En este libro, el debate sobre la hipnosis y el tratamiento hipnótico se apoya en la asunción de que la experiencia hipnótica es un fenómeno complejo que está en función de la interacción dinámica entre una alteración en el estado de conciencia y diversas fuerzas psicológicas y sociales. Si desea una descripción más detallada de este supuesto, la puede encontrar en Barber (1991). Por otro lado, si su interés se centra más en la exploración de las teorías contemporáneas sobre la hipnosis, existen dos fuentes que le pueden ser de gran ayuda: Fromm y Nash (1992) y Lynn y Rhue (1991).

La definición de hipnosis

La hipnosis es una condición o estado alterado de la conciencia que se caracteriza por el notable aumento de la receptividad a la sugestión, la capacidad de modificar la percepción y la memoria, y el potencial para el control sistemático de una serie de funciones fisiológicas normalmente involuntarias (tales como la actividad glandular, la actividad vasomotora, etc.). Además, la experiencia de la hipnosis crea una relación insólita entre la persona que ofrece la sugestión y la que la recibe. Shor (1962) definía esta relación especial como una "implicación arcaica", lo que significa que la persona que está siendo hipnotizada experimenta un tipo de transferencia. Esto engloba los sentimientos y, hasta cierto punto, los actos que la persona tuvo con quien le cuidó en una etapa temprana de su vida. De hecho, puede ser que esa cualidad transferencial de la experiencia hipnótica constituya un factor determinante de la eficacia clínica.

Todas esas características del funcionamiento alterado son fundamentales para el control del dolor; pero, sin duda, las alteraciones más importantes son las que tienen que ver con la percepción y con el funcionamiento físico. Con respecto a las alteraciones en la percepción, los sujetos hipnotizados pueden experimentar alucinaciones positivas y negativas. La alucinación positiva se refiere a la capacidad de percibir algo que, de otro modo, no se percibiría. La alucinación negativa se refiere a la capacidad de no percibir algo que, de otro modo, se percibiría. Dichas alucinaciones pueden producirse en cualquier modalidad sensorial. Como ilustraremos a lo largo de este texto, la capacidad de alterar la percepción (aunque no necesariamente de alucinar) permite el desarrollo de la analgesia o de la anestesia hipnóticas. (La anestesia remite a la ausencia de sensación; la analgesia, a la ausencia de dolor, pero no de sensación.)

Un malentendido muy corriente consiste en creer que la eficacia de los métodos hipnóticos en el tratamiento del dolor se debe a que potencian la relajación; de hecho, hay quien piensa que la inducción hipnótica no es más que un ejercicio para crear un estado de relajación muscular. La relajación muscular no es un tratamiento útil contra el dolor –excepto, claro está, en el caso del dolor provocado por una tensión muscular (McCauley, Thelan, Frank, Willard & Callan, 1983); incluso en ese supuesto, es probable que la relajación tenga sólo un efecto temporal.

Por otro lado, la hipnosis no implica necesariamente un estado de relajación (Banyai, 1980). Los dos fenómenos pueden darse de forma independiente. Su asociación depende, en buena parte, del hecho de que las sugestiones encaminadas a buscar la relajación del sujeto forman parte, casi siempre, de las inducciones hipnóticas. Lejos de ser una simple relajación, la experiencia hipnótica implica un cambio, en ocasiones espectacular, en la conciencia. Al parecer, es este cambio el que está al servicio de la modificación en la conciencia del dolor (Orne, 1976; Shor, 1965). Las sugestiones que buscan la relajación del paciente pueden desempeñar un papel fundamental a la hora de ayudarle a "relajar" su nivel habitual de análisis, de pensamiento crítico y/o la "cháchara mental" que pueden interferir con su deseo de sumergirse en las experiencias que se le proponen.

La teoría de la neodisociación de Hilgard sugiere que una característica esencial del proceso cognitivo que subyace a la experiencia hipnótica es la disociación (Hilgard, 1973, 1977). La teoría de la neodisociación propone, además, que la analgesia hipnótica está en función de la disrupción –la disociación– de la información sensorial que va camino de la conciencia.

La utilización de esas capacidades, alcanzadas a través del cambio disociativo en la conciencia, diferencia los métodos hipnóticos de las estrategias cognitivas para el control del dolor. El tratamiento hipnótico no es una terapia cognitiva, en el sentido de que no enseña al paciente a pensar su problema de un modo diferente. El paciente que experimenta la analgesia o la anestesia hipnóticas siente tanto la modificación en la percepción del dolor (el componente sensorial y/o el afectivo[1]), como la automaticidad de esa modificación.

En ocasiones, los pacientes experimentan la anestesia o la analgesia hipnóticas, pero no creen que hayan sido hipnotizados (por cuestiones que guardan relación con las falsas expectativas en torno a la experiencia y con la automaticidad de la respuesta). En efecto, puede suceder que esos pacientes no tengan conciencia de cambio alguno en sus cogniciones o en cualquier otro aspecto de su experiencia que no sea la reducción o la desaparición del dolor.

Por ejemplo, un paciente que fue sometido a una técnica odontológica muy dolorosa (un tratamiento del canal de la raíz de un diente vital), con la ayuda de la hipnosis como único anestésico, pensó que no había sido hipnotizado ("porque yo no puedo ser hipnotizado") y le explicó a su sorprendido dentista que no le había dolido, porque "no me ha hecho nada que duela". Otro paciente, que padecía un persistente dolor de espalda, acudió a la primera consulta insistiendo en que debería ser hipnotizado, pero que sería una tarea imposible. Al finalizar el tratamiento (tras seis sesiones, durante las cuales quedó patente su capacidad para experimentar fenómenos hipnóticos), su dolor mejoró. Se marchó afirmando que su única frustración era que no le hubiesen hipnotizado. Si bien es cierto que los cambios cog-

1. Un poco más adelante, nos referiremos a los componentes de la experiencia de dolor.

nitivos en la conciencia pueden formar parte del tratamiento hipnótico del dolor, no constituyen un aspecto esencial de dicho proceso. (La cuestión de por qué un paciente recurre a la hipnoterapia, pese a creer que no puede ser hipnotizado, es un asunto psicoterapéutico muy interesante, pero excede el alcance de este capítulo.)

La sugestión

Es una verdadera lástima que, prácticamente, se haya perdido la distinción entre hipnosis y sugestión. Aunque muchos colegas consideran las sugestiones que se les realizan a los pacientes en un estado normal de conciencia como "un ejemplo de lenguaje hipnótico", esto no es así, se trata simplemente de una invitación a una experiencia –una sugestión–. Estas sugestiones están siempre presentes en nuestras vidas. Cuando, en una tarde de invierno, le decimos a un amigo: "¿No hace un poco de frío en esta habitación?", le estamos comunicando nuestro malestar y, tal vez, invitándole a añadir un nuevo tronco al fuego. Eso no es sugestión hipnótica, y la acción de nuestro amigo de avivar el fuego no representa una conducta hipnótica. (Si, en una circunstancia diferente, hipnotizáramos a este amigo y le propusiéramos: "Cuando te despiertes, sentirás frío y no te quedará más remedio que echar otro tronco a la chimenea, y no recordarás que he sido yo quien te lo ha dicho," se trataría de una sugestión hipnótica. Y la actuación posterior de nuestro amigo, vivida como algo imperioso e involuntario, sería un buen ejemplo de conducta hipnótica.)

Si desdibujamos la distinción entre sugestión e hipnosis, e incluimos toda la comunicación influyente dentro del concepto de hipnosis, se pierde el significado específico de la hipnosis. La publicidad, por ejemplo, es un buen ejemplo no de técnicas hipnóticas de masas, sino de una serie de sugestiones que afectan a nuestras percepciones y deseos conscientes.

En el trabajo clínico, las sugestiones están siempre presentes, con todos los pacientes y por parte de todos los médicos, se tenga o no conciencia de su influencia. Pero esto no constituye un ejemplo de intervención clínica hipnótica –salvo en los casos en los que la vulnerabilidad y la sugestibilidad de un paciente sean tan grandes que la enfermedad, y la ansiedad y el terror que lleva asociados, le provoquen un estado alterado de conciencia–. Esta situación especial, bastante común en el contexto médico, la abordarán Christel Bejenke, en el Capítulo 9, y David Patterson, en el Capítulo 10. Puede producirse en cualquier marco, incluso, claro está, en la consulta del psicólogo; pero, si no reconocemos que el impacto de las sugestiones es mucho mayor en el contexto de una experiencia hipnótica, nos perderemos los beneficios específicos de dichas intervenciones.

LA NATURALEZA DEL DOLOR

En ocasiones, el dolor asociado a determinadas enfermedades no es susceptible de mejora o de cura por medio de un tratamiento médico o cognitivo-conductual. Ciertos síndromes recurrentes, tales como la migraña, la neuralgia del trigémino o la osteoartritis, implican una estimulación nociva constante. Cuando ni los mejores cuidados médicos son capaces de reducir el sufrimiento de un manera significativa, se suele recurrir a la intervención psicológica para tratar de ayudar al paciente a seguir funcionando pese a la presencia de su dolor. Si bien los tratamientos cognitivo-conductuales pueden ser de una importancia fundamental para la rehabilitación de los pacientes, estos enfoques no eliminan el dolor –ni tratan de hacerlo–, sino que intentan modificar sus análogos conductuales disfuncionales.

En las clínicas especializadas en el dolor, la mayoría de los pacientes que se incluyen en los programas cognitivo-conductuales globales cuentan con un diagnóstico de *síndrome de dolor benigno crónico* (ver más adelante). Dichos pacientes aprenden a ser más activos, a volver a su trabajo, a tomar menos medicación; por lo general, logran rehabilitarse y funcionar bien (Fordyce, 1976; Fordyce y col., 1983).

Para los pacientes que no tienen el citado síndrome, pero que padecen un dolor recurrente, consecuencia de una enfermedad o de una lesión, los programas cognitivo-conductuales pueden ser de gran ayuda; sin embargo, el problema del dolor persiste. En estos casos, la administración de analgésicos, como los opiáceos, que alteran el humor del paciente, no es demasiado recomendable –incluso si dicha medicación pudiera contribuir a la mejoría de su dolor, lo que generalmente no se produce–, ya que se trata de fármacos con importantes efectos secundarios (dependencia psicológica, dependencia física, tolerancia, disforia, estreñimiento, prurito, etc.).

Los pacientes que sufren un dolor recurrente precisan de una intervención que:

1. elimine el dolor o, al menos, lo reduzca de forma significativa;
2. lo haga sin producir efectos psicológicos secundarios adversos, tales como el aumento del nivel de percepción de dolor o la reducción de los niveles de actividad;
3. potencie los otros tratamientos que estén recibiendo; y
4. les permita a los pacientes utilizar por ellos mismos el tratamiento, de modo que adquieran un nivel mayor de confianza y de independencia respecto al sistema sanitario.

El tratamiento hipnótico ofrece una intervención de carácter clínico. No existe ninguna otra técnica psicológica que sea tan eficaz a la hora de crear bienestar a partir de un malestar, y sin que se produzcan los efectos secundarios adversos que los tratamientos médicos de eficacia comparable suelen llevar asociados. No obstante, la utilización, en situaciones de dolor recurrente, de enfoques hipnóticos exige algo más que la simple aplicación de una inducción hipnótica seguida de las sugestiones pertinentes para lograr la analgesia.

Muchos pacientes –y algunos clínicos– acuden al método hipnótico con la idea de que es un tratamiento mágico contra el dolor; otros lo entienden como el principal o, incluso, el único tratamiento para problemas compulsivos, sexuales o para la ansiedad. Se trata, sin embargo, de una noción errónea y, en consecuencia, generadora de grandes frustraciones. Para que los métodos hipnóticos puedan dar una respuesta adecuada a problemas tan complejos, deben ser incluidos dentro de un marco psicoterapéutico más amplio (Barber, J., 1982, 1986, 1991; Edelstien, 1981). Cuando se actúa de este modo, las técnicas hipnóticas se convierten en una parte fundamental del abordaje.

Tipos de dolor

El *dolor agudo* es el dolor que se produce como consecuencia de una estimulación nociva (herida, procedimiento médico, enfermedad). Ejemplos de dolor agudo incluyen la apendicitis, las fracturas de huesos, la punción lumbar y la meningitis.

El *dolor recurrente* procede de una herida o, con más frecuencia, de una enfermedad que provoca, a lo largo del tiempo, una estimulación nociva repetida. Pese a la expresión empleada, "dolor recurrente", esos estados pueden, en ocasiones, implicar un dolor casi constante. Ejemplos de dolor recurrente incluyen la artritis, el dolor del cáncer, la migraña (u otros tipos de cefaleas), el dolor fantasma, el síndrome de dolor talámico, el síndrome del intestino irritable, la drepanocitosis, el tic doloroso de la cara y otros dolores faciales.

El *síndrome de dolor benigno crónico* se diferencia de los anteriores por el hecho de que el paciente experimenta un dolor y un sufrimiento que perdura más allá de la estimulación nociva producida por la lesión o por la enfermedad que originaron el dolor inicial. Ejemplos del síndrome de dolor benigno crónico incluyen el dolor en la zona baja de la espalda y la mayoría de los dolores que se mantienen tras la curación de la afección original.

El *dolor psicogénico* es una clase de trastorno somatoforme que se ve con poca frecuencia en la clínica del dolor.

La experiencia del dolor

Es importante que consideremos ahora la distinción entre los componentes sensorio-discriminativos (o, simplemente, *sensoriales*) y los motivacional-afectivos (o, simplemente, *afectivos*) del dolor. Toda experiencia dolorosa implica la presencia de ambos componentes, y esto es así incluso si el sujeto que la padece no es capaz de reconocerlos de forma separada, a menos que se le pida hacerlo; del mismo modo que la experiencia compleja de la visión contiene elementos de forma, textura, color e intensidad.

El componente sensorial del dolor proporciona a quien lo sufre una información básica en torno a su localización y a su calidad sensorial. Por ejemplo, nos dice si se trata de un dolor o de un hormigueo, si es agudo o sordo, frío o abrasador, si es continuo o intermitente.

El componente afectivo del dolor aporta otro tipo de datos, concretamente, hace referencia a la preocupación que dicho dolor nos causa. No existe una correspondencia entre los dos componentes. Por ejemplo, los dolores de un parto pueden provocarle a la madre sensaciones muy intensas. Sin embargo, ese dolor tan intenso quizá no le *preocupe* del modo que lo haría otro de intensidad similar, pero con una causa diferente. Le *duele*, pero tal vez no *sufra*. En el otro extremo del espectro de la experiencia humana, consideremos ahora el dolor del cáncer. Incluso cuando este dolor no es demasiado intenso, al paciente le resulta muy turbador, por lo que tiene de ominoso, y le produce una gran aflicción. Este componente afectivo es el que determina la experiencia global del sufrimiento.

En qué medida nos afecta el dolor –el grado de sufrimiento que padecemos– está en función de lo que ese dolor significa para nosotros –la información que nos da sobre nuestra vida y nuestra relación con el mundo–. Si el dolor, en virtud de su localización, de su severidad o de su causa, pone en cuestión nuestra *integridad física* –como ya planteaba Bakan (1976)–, entonces, es muy posible que sintamos una gran preocupación y que suframos considerablemente. Cuando el dolor no representa un signo de peligro para nuestro buen funcionamiento o para nuestra vida, incluso si es intenso, no tiene por qué causarnos sufrimiento. (Si desea profundizar en este importante tema, puede consultar Price, 1983, 1988; Price & Harkins, 1992a.)

Medición del dolor clínico

A la hora de pedir a un paciente que diferencie los componentes sensoriales y afectivos del dolor, suelo emplear una analogía que resulta sumamente útil: "Imagine que estuviera escuchando música por la radio. ¿Qué volumen tiene la música? El volumen –la *intensidad*– se corresponde con el componente sensorial de la experiencia del dolor. ¿Le agrada o le desagrada esa música? Lo que esa música le *provoca* se corresponde con el componente afectivo de la experiencia del dolor".

Después, le pido al paciente que considere el componente sensorial del dolor, utilizando, bien una escala análoga visual (EAV)[2], bien una escala numérica imaginaria, en la que "0" concuerda con la ausencia total de intensidad y "10" con "un dolor tan intenso *como pueda imaginar*" (Price, Long & Harkins, 1994).

Posteriormente, insto al paciente a que centre su atención en el componente afectivo, empleando la misma EAV o una escala numérica imaginaria cuyo flanco inferior, "0", coincide con "ninguna preocupación", y el superior, "10", con "estar tan preocupado como pueda llegar a imaginar".

2. La escala análoga visual es una medida simple y fiable de una variedad de experiencias psicológicas, incluida la experiencia del dolor. Esta escala consiste en una línea horizontal (normalmente, de 10 cm. de largo), dibujada en una hoja, con una palabra o frase en cada extremo. Por ejemplo, para medir la intensidad del dolor, los dos extremos de la escala se definen como "nada intenso" y "tan intenso como pueda imaginar". En lugar de una línea horizontal, se puede usar también un algómetro de cálculo (Price, Long & Harkins, 1992b).

Una buena comprensión del significado y de la distinción entre estos dos componentes es fundamental no sólo en lo que respecta a la teoría del dolor, sino también en relación al tratamiento de ese dolor y a la evaluación del progreso de dicho tratamiento.

LA ANALGESIA HIPNÓTICA

Una breve historia del empleo de la hipnosis para obtener la analgesia

Si bien, a lo largo de la historia del manejo del dolor, se ha recurrido a la capacidad de los seres humanos para experimentar fenómenos hipnóticos –ya que la mayoría de los abordajes médicos anteriores al presente siglo dependían, en gran medida, de la expectativa y de la sugestión–, la moderna hipnosis médica comienza con el trabajo del australiano Franz Anton Mesmer (1734-1815). La explicación de Mesmer al fenómeno de la cura hipnótica, el "magnetismo animal", se descartó posteriormente en favor de una explicación basada en la evidencia científica. Esta nueva teoría condujo más tarde al desarrollo de los conceptos de sugestión y de hipnosis (Bloch, 1980).

A lo largo del siglo XIX, se fue extendiendo, poco a poco, el uso del tratamiento hipnótico, sobre todo, en las salas de operaciones. No era posible la cirugía sin dolor, pues el cloroformo y el éter estaban aún por descubrir. Ya en el año 1850, James Esdaile (1957), un cirujano inglés que trabajaba en la India, utilizó con éxito la hipnoanestesia en intervenciones quirúrgicas mayores. Este suceso fue recibido con una mezcla de pasmada incredulidad y de esperanza, puesto que implicaba una alternativa a la agónica cirugía del momento. Desde entonces, se han escrito numerosos artículos en los que se informa de operaciones llevadas a cabo con analgesia hipnótica –algunas, incluso, con autohipnosis (Rausch, 1980)– como único anestésico. De forma casi simultánea pero independiente, se desarrolló la quimioanestesia.

Las aplicaciones actuales de la quimioanestesia son tan exitosas que, claro está, ya no necesitamos promover el uso de la analgesia hipnótica como anestésico quirúrgico. Pese a que los informes iniciales sobre la hipnoanestesia demostraban su enorme potencial y le auguraban un importante papel dentro de la medicina, la falta de un método científico o de un modelo para la comprensión de los fenómenos hipnóticos contribuyeron a su limitada aplicación en medicina. Carentes de un modelo científico creíble, los métodos hipnóticos quedaron, en gran parte, en manos de artistas y de curanderos, y fueron muy pocos los médicos que emplearon estos métodos pioneros.

El nacimiento científico de la hipnosis

En el siglo XIX, de forma paralela al desarrollo de la ciencia psicológica, fue aumentando también, entre los investigadores psicológicos, el interés por los fenómenos hipnóticos. Resumiendo de manera drástica esta historia, saltamos hasta mediados del siglo XX y el trabajo de Ernest R. Hilgard. Una vez afianzada su reputación como investigador serio en el campo del aprendizaje humano, Hilgard fundó, en 1957, el Laboratorio de la Hipnosis de la Universidad de Stanford. Es justo decir que los avances más importantes en la comprensión de los fenómenos hipnóticos, en general, y de la analgesia hipnótica, en particular, partieron de las investigaciones realizadas bajo la dirección de Hilgard en el mencionado Laboratorio de la Hipnosis (Hilgard, 1965a, 1965b, 1967a, 1969; Hilgard & J. R. Hilgard, 1994; Hilgard & Morgan, 1975; Hilgard, Morgan & MacDonald, 1975; Weitzenhoffer & Hilgard, 1959). A través del establecimiento de modelos para la evaluación de los procedimientos hipnóticos y para la medida de la analgesia hipnótica, Hilgard y sus colaboradores demostraron que los fenómenos hipnóticos podían ser estudiados desde la perspectiva de la ciencia.

Los resultados de la investigación de Ernest Hilgard en el Laboratorio de la Hipnosis de Stanford alentaron a otros investigadores a continuar trabajando; entre ellos, a su esposa, Josephine R. Hilgard, a Kenneth Bowers, Perry London, Martin Orne, Andre Weitzenhoffer, Ronald Shor, Frederick Evans y a otros muchos. Como consecuencia, progresivamente se fue generalizando el uso clínico de los métodos hipnóticos en medicina, en odontología y en psicología. En los últimos años, los métodos hipnóticos se han empleado en el tratamiento de multitud de problemas relacionados con el dolor y con los trastornos psicofisiológicos: en el dolor agudo de las quemaduras, de la cirugía y de las enfermedades malignas, así como en síndromes tan divergentes como la artritis, la anemia drepanocítica, la neuralgia del trigémino, las migrañas, las neuropatías periféricas y el síndrome talámico (Barber, 1990; Barber & Adrian, 1982; Crasilneck & Hall, 1985; Hilgard & Hilgard, 1994).

Mecanismos neurofisiológicos de la hipnosis[3]

Aunque todavía no se han identificado los mecanismos neurofisiológicos mediante los que operan los procesos hipnóticos para producir la analgesia, se han puesto a prueba algunas hipótesis –ninguna de las cuales ha podido ser confirmada–. Goldstein y Hilgard (1975), Barber y Mayer (1977), Finer y Terenius (1981) y Spiegel y Albert (1983), de forma independiente, encontraron que, al parecer, el sistema endorfino no está al servicio de la analgesia hipnótica. Sternbach (1982b) no pudo confirmar la hipótesis de que, a la base de la analgesia hipnótica, se encuentre el influjo de la acetilcolina. Supongo que debe tratarse de un mecanismo más complejo que el que se desprende de la acción de un solo neurotransmisor. Más recientemente, Kiernan, Dane, Phillips y Price (1995) demostraron que la analgesia hipnótica implica la supresión de la actividad en las neuronas espinales sensoriales, lo que complejiza bastante el fenómeno.

Sea cual fuere el mecanismo subyacente, lo que está claro es que el ritmo y el grado de modificación de la percepción del dolor y/o del sufrimiento, posibilita-

3. En el Capítulo 4, presentamos una reflexión más rigurosa en torno a este tema.

dos por el proceso hipnótico, pueden ser espectaculares. La eliminación hipnótica del dolor experimental y del dolor clínico, al margen de su naturaleza, historia o intensidad, ha sido ampliamente documentada (Barber, 1977; Crasilneck & Hall, 1985; Hilgard & Hilgard, 1994; J. Hilgard & LeBaron, 1984; Melzack & Wall, 1973; Olness & Gardner, 1988). Además, se puede producir una eliminación del dolor como respuesta inmediata a la sugestión hipnótica.

Las investigaciones de los últimos treinta años han demostrado que los sujetos hipnóticos (incluyendo estudiantes universitarios, niños y adultos) son capaces de reducir o eliminar una variedad de dolores inducidos de forma experimental, tales como el dolor isquémico, el eléctrico y el térmico (Hilgard & Hilgard, 1994). Detalladas investigaciones han probado que dicho control hipnótico del dolor es superior al logrado a través de otros métodos psicológicos (Hilgard & Hilgard, 1994; Orne, 1980; Turner & Chapman, 1982). Sin embargo, fuera del marco del laboratorio, la analgesia hipnótica no se ha estudiado demasiado. Por ejemplo, aunque existen muchos artículos sobre casos en los que se pone de manifiesto la eficacia de los métodos hipnóticos para el tratamiento de las enfermedades crónicas dolorosas, se encuentran muy pocas investigaciones rigurosas en las que se aborde este tema de la eficacia. Por lo general, los estudios que se presentan aluden a tratamientos de los que, en principio, no cabría esperar que resultaran eficaces (y en los que, por lo tanto, la interpretación de los datos es complicada). Realizar investigaciones controladas, y que tomen en consideración la complejidad psicológica de estos estados crónicos, es una tarea difícil pero necesaria.

La receptividad hipnótica

¿Bajo qué condiciones es posible utilizar los métodos hipnóticos para eliminar el sufrimiento? Investigaciones recientes han explorado los requisitos necesarios para que dichos métodos sean útiles desde un punto de vista clínico. Ni el sexo ni la inteligencia son relevantes para el desarrollo del estado hipnótico (Hilgard & Hilgard, 1994); tampoco la edad constituye un factor decisivo –se han llevado a cabo numerosos trabajos sobre el tratamiento hipnótico del dolor en los niños (Olness & Gardner, 1988; J. Hilgard & LeBaron, 1982, 1984; Kellerman, Zeltzer, Ellenberg & Dash, 1983; Schafer, 1975; Wakeman & Kaplan, 1978; Zeltzer, Dash & Holland, 1979).

Por desgracia, no existen demasiados artículos que se ocupen del tema de la cada vez más numerosa población de ancianos, y quizá sea eso lo que explique la idea tan extendida de que los métodos hipnóticos son ineficaces en los ancianos. En mi experiencia clínica, no he encontrado ninguna base que secunde esta creencia –Samuel LeBaron y William Fowkes plantean también este tema en el Capítulo 12.

Es muy interesante explorar el terreno de las diferencias individuales, pero, cuando se trata de investigar los procesos hipnóticos, puede resultar también muy frustrante. Son bien conocidas las divergencias que muestran los individuos en cuanto a su grado de respuesta a la sugestión hipnótica, en general, y al tratamiento hipnótico, en particular (J. Hilgard, 1975; Hilgard & Hilgard, 1994). Desde mi punto de vista, un asunto que aún no se ha resuelto es el de la importancia clínica de la receptividad hipnótica (Hilgard & Hilgard, 1994). Investigaciones experimentales en torno a este tema han arrojado resultados, en ocasiones, discrepantes. El que un paciente pueda beneficiarse o no del tratamiento hipnótico es un tema clínico fundamental; por consiguiente, vamos a revisar lo que conocemos hasta ahora.

La creencia de que sólo algunos individuos son receptivos a la sugestión hipnótica está, en parte, basada en la vieja e insostenible idea de que sólo las personas de un intelecto inferior o "personalidades débiles" pueden ser hipnotizadas (y en la suposición corolaria de que la experiencia hipnótica requiere que el sujeto deje el control de su mente en manos del hipnotizador). De todos modos, más importantes que estas viejas nociones son las investigaciones experimentales y clínicas actuales que proponen que sólo una porción mínima de los sujetos puede lograr una analgesia hipnótica significativa (Hilgard & Hilgard, 1994).

En los estudios clásicos, se mide la receptividad hipnótica a partir de los resultados obtenidos por un individuo (lo que en este capítulo denominaremos "receptividad", pero en otros llamaremos también "hipnotizabilidad" o "susceptibilidad") en un test estandarizado, por ejemplo, la Escala de Stanford de Susceptibilidad Hipnótica (Weitzenhoffer & Hilgard, 1959), la Escala Grupal de Harvard de Susceptibilidad Hipnótica (Shor & E. Orne, 1962) o el Perfil de Inducción Hipnótica (H. Spiegel, 1974). Dichas pruebas crean una situación en la que el individuo tiene la oportunidad de responder a una inducción hipnótica y a diversas propuestas de comportamiento hipnótico. El número de conductas que presenta el sujeto constituyen la medida numérica de la receptividad hipnótica.

Hilgard y Morgan (1975) demostraron que existe una correlación significativa ($r = 0.50$) entre tales medidas y la capacidad de un individuo para reducir, por medio de la hipnosis, el dolor experimental. Sin embargo, Hilgard y Morgan informaron también de que un 44% de los individuos que tenían unos niveles bajos de susceptibilidad eran capaces de reducir su dolor en un 10% o más, y concluyeron:

> Esto significa que la relación entre la reducción del dolor y la receptividad hipnótica es probabilística, que los sujetos que son muy receptivos a las sugestiones hipnóticas tienen una probabilidad de éxito mayor en cuanto a la reducción del dolor. Los datos no significan que quienes no responden a la sugestión hipnótica –medido a través de escalas– carezcan de la posibilidad de ser ayudados por medio de la sugestión. (Hilgard & Hilgard, 1994, p. 68)

Informes de investigación – Informes clínicos

Así como está claro que existe una amplia gama de receptividad hipnótica entre los distintos individuos, resulta también manifiesto que otra importante variable, a la hora de determinar la efectividad clínica del tratamiento hipnótico, es la proximidad del clínico respecto a su paciente (Alman & Carney, 1981; Barber, 1977, 1980, 1982, 1991; Fricton & Roth, 1985; Gfeller, Lynn & Pribble, 1987; Price & Barber, 1987). A partir de estos trabajos, podemos inferir que, cuando las sugestiones se presentan en el contexto de una relación positiva, es más probable que aquellos individuos con bajas puntuaciones en las pruebas de receptividad obtengan mayores éxitos de lo que se hubiera podido predecir en base a dichas pruebas.

Pese a que, en el pasado, se ha calificado de "indirecto" a dicho enfoque, para diferenciarlo del "directo" (Alman & Carney, 1981; Barber, 1982; Fricton & Roth, 1985), se trata de una calificación simplista y engañosa. Olvida la diferencia fundamental entre las sugestiones comunicadas de un modo estándar, por ejemplo, a través de una prueba de receptividad –al margen de que las sugestiones se formulen de forma directa o indirecta– y las que se comunican de un modo más individual (Price & Barber, 1987). Además, dicha distinción descuida la importancia de la relación que se establece entre el médico y el paciente (o incluso entre el investigador y el sujeto).[4]

Una explicación que diera cuenta de la disparidad en los resultados de las investigaciones, al menos con respecto a la capacidad analgésica de esos individuos con baja receptividad a la sugestión hipnótica, podría ser que los sujetos con una elevada receptividad tuvieran mayor capacidad para reducir el componente sensorio-discriminativo del dolor, mientras que los de baja receptividad fueran capaces de reducir el componente motivacional-afectivo (Price & Barber, 1987). Si no se mide de forma independiente estos dos componentes, es muy posible que las medidas de algunos pacientes reflejen el componente sensorial, mientras que las de otros reflejen el componente afectivo. Esta falta de precisión en la medición del dolor podría explicar la disparidad de los resultados.

Price y Barber (1987) trataron de evaluar esta posibilidad. En su experimento, midieron de forma independiente las dimensiones sensorio-discriminativas y las afectivo-motivacionales de un dolor térmico inducido, utilizando una escala análoga visual (Price, 1983). Los sujetos muy receptivos tenían una capacidad mayor para reducir el componente sensorial del dolor. Sin embargo, los sujetos con una receptividad hipnótica menor tenían la misma capacidad para reducir el componente afectivo del dolor que los sujetos con una alta receptividad hipnótica. Este resultado confirma que la receptividad hipnótica predice la capacidad de reducir la percepción del dolor a partir de la hipnosis. Sin embargo, este hallazgo sugiere también que la receptividad hipnótica no se relaciona con la capacidad para mitigar el sufrimiento (por ejemplo, el componente afectivo-motivacional del dolor).

Otro tema sin resolver es el de la comparación entre los efectos de la sugestión hipnótica verificables de forma experimental y los informes clínicos en torno a la efectividad. La mayor parte de la literatura clínica muestra que la sugestión

4. Para un debate más amplio sobre esta cuestión teórica, véase Barber, 1991. Puede consultar también Diamond, 1984, y Gfeller, Lynn y Pribble, 1987, si desea profundizar en el tema de la relación como determinante del proceso hipnótico.

hipnótica es más eficaz como analgésico que lo que los informes experimentales podrían predecir (Crasilneck & Hall, 1985; Haley, 1967; Hilgard & Hilgard, 1994). Esta divergencia se explicaría, en parte, por las lógicas diferencias existentes entre la motivación de los sujetos experimentales y la de los pacientes. Los sujetos de una investigación están menos motivados para experimentar un efecto hipnótico que los pacientes clínicos que buscan aliviar su sufrimiento. Existen también diferencias significativas en cuanto a la conducta (y motivación) de los experimentadores y de los clínicos. Con frecuencia, los protocolos experimentales exigen una rígida adhesión a una estandarizada y operacionalizada inducción y a una serie de sugestiones. No es muy corriente que el propósito de un experimento sea el de la búsqueda de un efecto hipnótico óptimo. Sin embargo, eso es precisamente lo que está en juego en la situación clínica. La utilización clínica eficaz de la sugestión hipnótica requiere un enfoque individualizado. Rara vez se sigue una serie estandarizada de procedimientos, y el clínico, normalmente centrado sólo en hacer lo que resulta eficiente, puede variar o repetir los procedimientos hasta obtener el éxito. Aunque esto produzca exitosos resultados clínicos, por lo general, resulta imposible afirmar la relación causal entre el tratamiento y sus consecuencias.

En este sentido, Orne (1980) propone que los efectos del contexto de la situación, tanto directos como indirectos, dan cuenta de, al menos, una parte de lo que, de otro modo, se tomaría por efecto hipnótico. Por ejemplo, el significado de la atención del clínico es muy diferente de la del investigador. Como propone Diamond (1984), la relación entre el clínico y el paciente es un poderoso determinante del efecto hipnótico (o de cualquier otro efecto). La relación entre un experimentador y un sujeto es mucho menos personal (algunas veces, incluso, se realiza la inducción hipnótica por medio de un magnetofón) que la bien establecida, íntima y fuerte relación entre un clínico preocupado y un paciente que sufre. Al margen de las explicaciones que se puedan dar a la disparidad de los efectos hipnóticos entre los contextos experimental y clínico, lo que está claro es que el éxito clínico de la sugestión hipnótica exige procedimientos innovadores, personalizados y muy sofisticados desde el punto de vista clínico. Resulta difícil comparar tales procedimientos con los experimentales.

Si queremos comprender la naturaleza del tratamiento hipnótico, es esencial realizar una investigación clínica y ser muy honestos en las intervenciones que ofrecemos a nuestros pacientes. Las cuestiones que tenemos delante no son especialmente complicadas ni requieren diseños de investigación demasiado sofisticados. Si no defendemos una rigurosa exploración científica de los tratamientos hipnóticos, creo que corremos el riesgo de que, al final, sean rechazados. Podemos evitar estos problemas cuidando los detalles con atención y grabando nuestras intervenciones clínicas. Si somos capaces de realizar minuciosos registros de los pacientes que vemos, de las intervenciones que realizamos y de los resultados que obtenemos, esta información supone una gran ayuda para nuestra comprensión de los procesos hipnóticos y para su eficaz utilización en beneficio de nuestros pacientes.

La metáfora del cerrajero

La variabilidad en la receptividad, incluso en un mismo individuo en ocasiones diferentes, me ha llevado a plantearme la hipótesis de lo que yo denomino la "metáfora del cerrajero". Esta hipótesis supone que, en las circunstancias adecuadas, la mayoría de los individuos son capaces de experimentar fenómenos hipnóticos, al menos en cierto grado, y que las defensas psicológicas (tanto las sanas como las neuróticas) explican, en buena parte, la falta de receptividad que, observamos en algunas ocasiones. Además, postula que, alrededor de las defensas de un individuo, se pueden encontrar distintos caminos. La clave para "abrir" esas defensas está en función del grado de sensibilidad y flexibilidad que muestre el clínico.

En el marco clínico, sabemos bien que la sinceridad de nuestro interés por el paciente y la utilización del lenguaje y del estilo de comunicación propios del paciente son muy importantes para el establecimiento de una alianza, basada en la confianza, que apoye el trabajo terapéutico. Esto es así también en el contexto del tratamiento hipnótico. Nuestra capacidad de empatía, de intuir lo que el paciente necesita para abrirse a un estado alterado de conciencia, es fundamental a la hora de descubrir el enfoque hipnótico adecuado.

Quizá percibamos que lo que un paciente precisa es un acercamiento paternal, incluso autoritario, para sentirse bien seguro; o que otro necesita experimentar una sensación de igualdad con nosotros. Tenemos que detectar qué es lo que ayudará al paciente a renunciar a "sus preocupaciones cotidianas", como describió Hilgard en una ocasión, y a centrarse en responder a nuestras sugestiones. Si tenemos la fortuna de percibir con precisión lo que el paciente necesita, y si sabemos transmitirle esas cualidades que satisfarán sus necesidades, entonces posibilitaremos su respuesta ante sugestiones hipnóticas que, de otro modo, hubieran alertado sus defensas. En Barber (1991), se puede encontrar un tratamiento más profundo de la metáfora del cerrajero.

Revisión clínica de la receptividad hipnótica

Pese a que el tema de cómo predecir la receptividad hipnótica está aún sin resolver, pienso que existen buenas razones para no emplear los tests de receptividad como "prueba" del potencial hipnótico de los pacientes. La receptividad hipnótica es un buen indicador de la respuesta *hipnótica* a la sugestión, pero no predice la respuesta *clínica* al contexto terapéutico en el que se realizan las sugestiones. Recuerde que, en el experimento de Price y Barber, sujetos que presentaban una receptividad baja podían reducir, en cierto grado, su sufrimiento. La evidencia muestra que dicha evaluación no mide la capacidad real de respuesta a un tratamiento clínico óptimo. Además, debido a los efectos potencialmente desalentadores de esos tests (tanto para el clínico como para el paciente),[5] estimo que esas pruebas sólo han de realizarse bajo determinadas circunstancias. Por último,

5. Consulte el caso de Francisco, en el Capítulo 5.

la postura tan poco clínica exigida a la hora de administrar esas pruebas es una razón añadida para rechazar su empleo en el contexto psicoterapéutico. (El Perfil de Inducción Hipnótica [H. Spiegel, 1974] representa una excepción notable en este sentido.) Para establecer una medida fiable de la receptividad hipnótica, es preciso administrar el test en más de una ocasión. Normalmente, el primer resultado obtenido por un individuo es más bajo que el logrado en una segunda o tercera administración. Este fenómeno, denominado "periodo de hipnotizabilidad", puede reflejar el desarrollo de un sentimiento de confianza, tanto con el hipnotizador, como con la experiencia del estado alterado de conciencia. Para el clínico, esta necesidad de realizar múltiples aplicaciones implica la inversión de una cantidad considerable de tiempo y de esfuerzo, simplemente para formarse una idea de la *posible* respuesta del paciente a las sugestiones hipnóticas.

Si el paciente obtiene un resultado bajo, ¿de qué modo guiará esto al clínico en relación al tratamiento? Incluso quienes puntúan muy bajo se benefician, en ocasiones, del tratamiento hipnótico; por lo tanto, a un paciente no se le puede negar el tratamiento sobre la base de un resultado bajo. El argumento de que este beneficio procede de aspectos inespecíficos del tratamiento es relevante; pero hay que decir también que dichos aspectos se hallan de igual modo presentes en el paciente que cuenta con una receptividad elevada.[6]

Por otro lado, se ha propuesto la utilidad, desde un punto de vista clínico, del grado de receptividad, ya que al médico le da pistas sobre su enfoque concreto. Por ejemplo, un resultado bajo puede indicar que el clínico se centra más en la reducción del sufrimiento que de la intensidad (Nash, 1995).

Desde mi experiencia, una excepción con respecto a la medición de la receptividad hipnótica la constituye el uso de la Escala de Concentración de Tellegen (TAS), de Tellegen y Atkinson (1974). Se trata de una escala breve y que, desde una perspectiva clínica, no interfiere mucho en la obtención de una *impresión* sobre el grado de apertura del sujeto a la experiencia del estado alterado de conciencia. Aunque esta escala no permita la *predicción* de la receptividad hipnótica, proporciona al clínico una idea de la facilidad o dificultad de un paciente para responder a las sugestiones.

USO CLÍNICO DE LOS FENÓMENOS HIPNÓTICOS EN EL MANEJO DEL DOLOR

Un eficaz empleo de los métodos hipnóticos para el tratamiento del dolor pasa por la individualización del proceso hipnótico y por la integración de ese tratamiento en una intervención psicoterapéutica más amplia. (Por supuesto que esto puede decirse de cualquier tratamiento, pero tal vez sea importante mencio-

6. Recuerde que, dado que las escalas de receptividad ofrecen sólo una información probabilística, ninguna escala puede predecir con precisión la receptividad de una persona concreta a la sugestión hipnótica.

narlo para evitar las concepciones erróneas tan comunes en relación al uso "estandarizado" de los procedimientos hipnóticos). Esto significa que el primer paso consiste en evaluar el estilo personal del paciente, así como sus expectativas y actitudes con respecto al tratamiento hipnótico, y en elegir, de acuerdo a todo ello, las inducciones hipnóticas y las sugestiones adecuadas. En general, es posible reducir el dolor de un paciente con métodos hipnóticos. (La sugestión hipnótica suele resultar menos eficaz en el tratamiento del dolor psicógeno.) Sin embargo, la cuestión de cómo se emplea la sugestión hipnótica en dicho tratamiento es muy complicada y exige una evaluación de las posibles consecuencias de la reducción del dolor para el paciente.

Criterios para la elección del tratamiento hipnótico

En mi práctica clínica, emplearía métodos hipnóticos para iniciar la reducción del dolor si se dieran las siguientes circunstancias:

1. *El tratamiento no va a perjudicar al paciente.* ¿Puede el paciente experimentar el uso del tratamiento hipnótico como una autorización para ponerse en situaciones de riesgo? Determinados pacientes relativamente perturbados, por ejemplo, podrían utilizar la ocasión para ignorar un dolor que les estuviera indicando un daño en su cuerpo, provocándose lesiones mayores. Dichos pacientes podrían también descuidar su medicación y, en casos extremos, actuar "como si se encontraran en trance" en circunstancias inadecuadas (p. ej., al atravesar una calle).

   En general, si en un paciente la medicación produce más efectos secundarios de lo habitual o si en su historia los procedimientos médicos le han originado más complicaciones de las esperadas, es muy sabio renunciar al uso del tratamiento hipnótico.
2. *El paciente va a ser capaz de tolerar la intimidad emocional, a menudo asociada al tratamiento hipnótico.* Si el paciente no se siente cómodo con esa intimidad, pueden surgir problemas de confianza. Es importante que el clínico sea capaz de ayudar al paciente cuando aparezca esta dificultad.
3. *Se puede mejorar el estado del paciente.* Aparte de no perjudicar, ¿podemos ayudar?, ¿tiene el paciente posibilidad de experimentar una reducción del dolor sin sufrir pérdidas significativas (de autoestima, compensación, otros beneficios secundarios, estabilidad del sistema familiar, etc.)? Si la disminución del dolor facilita dichas pérdidas, debe aplazarse el uso del tratamiento hipnótico hasta que abordemos las otras necesidades del paciente.
4. *El paciente está dispuesto a asumir la responsabilidad de iniciar su tratamiento.* El empleo de los métodos hipnóticos para la reducción del dolor exige un importante esfuerzo por parte del paciente, requiriendo muchas veces el uso frecuente y repetido de la autohipnosis, tal vez durante un tiempo prolongado. La incapacidad para iniciar y para mantener dicho esfuerzo invalida la efectividad del tratamiento hipnótico.

Preocupaciones de los pacientes en torno al tratamiento hipnótico

Nuestros pacientes y nuestros colegas –y nosotros mismos– están influidos por las descripciones que la cultura popular hace de la hipnosis. Hemos de admitir el efecto de esa influencia si queremos comprender adecuadamente la actitud de nuestros pacientes con respecto al tratamiento hipnótico. Con frecuencia, están recelosos, algunas veces incluso asustados, ante la perspectiva de un tratamiento hipnótico. Temen la posibilidad de ser forzados a realizar algo vergonzoso, tal y como les han contado o como han visto en otros. Tal vez teman comportarse de forma contraria a su modo habitual de ser. En el contexto del uso ético de los métodos hipnóticos, este miedo carece de fundamento. Pero ¿cómo puede saberlo el paciente? Aunque suene extraño, en más de una ocasión, hablando con un paciente de la posibilidad de un tratamiento hipnótico, me ha preguntado si tendría que actuar como una gallina. Es una imagen muy gráfica y que nos sirve para recordar la posible discrepancia entre las expectativas del paciente y las nuestras.

Sin embargo, un temor más realista del paciente es que pueda experimentar emociones que, normalmente, reprime o suprime de su conciencia. Mi experiencia me dice que este miedo es bastante común en quienes no se sienten cómodos con sus emociones y se han acostumbrado a suprimirlas o reprimirlas. Cuando un paciente expresa su recelo hacia el tratamiento hipnótico, debemos abordar con sumo respeto su miedo, tal vez no expresado, al mundo emocional.

Existen múltiples razones por las que una persona duda ante la posibilidad de ser hipnotizada. Entre otras, encontramos las siguientes:

1. Preocupación con respecto a la pérdida del control y de la responsabilidad de su experiencia o de sus acciones. A los individuos que tienen un interés sano por controlar y por dirigir sus propias vidas, les preocupa que el procedimiento hipnótico invalide el dominio de sus sentimientos y de su conducta. Cuando la necesidad de control es un tema central en la vida de una persona, aumenta considerablemente la inquietud por el abordaje hipnótico.
2. Preocupación con respecto a la sumisión a la autoridad. Los pacientes, algunas veces, expresan su preocupación por que el tratamiento hipnótico les sitúe bajo la autoridad de otra persona.
3. Preocupación con respecto a la competencia del clínico. ¿Quién es este clínico? ¿Qué formación tiene? ¿Es responsable? ¿Puedo confiar en que cuidará bien de mí en este estado de vulnerabilidad en que me encuentro? ¿Sabe lo que está haciendo? [7]

En líneas generales, podremos manejar eficazmente estas preocupaciones si las reconocemos con respeto, si tratamos este tema abiertamente con el paciente, si le proporcionamos información útil en relación a los fenómenos de la hipnosis y

7. En la medida en que alberguemos concepciones erróneas en torno a los procesos hipnóticos, podemos contribuir a esta preocupación si actuamos de un modo torpe, insensible o incompetente.

a su empleo en el contexto clínico y si somos claros con respecto a la importancia de los métodos hipnóticos en el caso particular de ese paciente. Si bien es cierto que las intervenciones hipnóticas facilitan mucho la eficacia del tratamiento, pocas veces son imprescindibles. En el supuesto de que las inquietudes de un paciente relativas al tratamiento hipnótico sean difíciles de manejar, debemos estar preparados para considerar otros métodos terapéuticos.

Descripción del tratamiento hipnótico al paciente

Dado que la palabra "hipnosis" puede tener connotaciones tan aterradoras y poco realistas y dado que, por lo general, no expresa una idea precisa de lo que el paciente seguramente experimentará en el contexto clínico, resulta muy útil hablar del tratamiento en términos más operativos. Esto implica evitar la utilización del término "hipnosis". Existen fórmulas más precisas para describir el tratamiento sin recurrir a esa palabra. Con ello, no intentamos engañar o confundir al paciente, sino más bien comunicarnos con transparencia y evitar los malentendidos. Por consiguiente, si el paciente emplea el término "hipnosis" o plantea una pregunta en torno a la "hipnosis", hemos de ser honestos y claros, y tal vez necesitemos usar la palabra "hipnosis" para explicar lo que para nosotros significa. Cuando un paciente ha pasado ya por una experiencia hipnótica previa –en especial, si la experiencia fue satisfactoria–, podemos utilizar esa vivencia.

Tomemos un ejemplo de lo que podría decirse para introducir el tema del tratamiento hipnótico:

"Quizá ya sepa que la relación entre la mente y el cuerpo es muy poderosa. Puedo mostrarle cómo usar el poder de su imaginación para, por ejemplo, ayudarle a sentirse mejor".

O: "Utilicemos, ahora, su capacidad de fantasear para ayudarle a sentirse mejor".

O: "Las imágenes mentales pueden ser muy útiles a la hora de reconvertir su sistema nervioso, de modo que, en el futuro, los nervios que llevan información inútil sobre su dolor lo hagan cada vez menos".

O: "Su capacidad para concentrarse profundamente a través de su imaginación ahora puede resultarle realmente útil. ¿Puedo pedirle que cierre los ojos, respire profundamente y empiece a sentir que su mente se va relajando?"

En cada uno de estos ejemplos, la guía principal consiste en transmitir al paciente que existe un medio –una técnica, una capacidad mental, una herramienta clínica, etc.– que él puede emplear con toda naturalidad en su propio beneficio. Comunicándolo de esta forma, podemos aminorar sus preocupaciones poco realistas en torno a la pérdida de control. Debemos ser muy conscientes, sin embargo, de que el simple hecho de pedirle a un paciente que cierre los ojos –e, implícitamente, que se "abra" a su imaginación– puede provocarle ansiedad (Reyher & Smeltzer, 1968). Además, el uso de este enfoque exige que las técnicas hipnóticas que empleemos concuerden con el lenguaje con que las hemos introducido.

Peligros y contraindicaciones de los métodos hipnóticos

> ... una medicación no es verdaderamente potente a menos que, en ocasiones, sea peligrosa; y es muy difícil pensar en un método de tratamiento que, pese a que nunca podría ser perjudicial, resulte eficaz. (Pierre Janet, 1860, en Nahum, 1965, p. 221)

Cualquier técnica clínica que tenga la capacidad de ayudar debe tener también la capacidad de dañar. Entre los clínicos que utilizan los métodos hipnóticos, es corriente la idea de que el efecto de estos métodos es siempre positivo. No existe prueba alguna que confirme esta ingenua afirmación. Por el contrario, las intervenciones hipnóticas, dependiendo de cómo se usen, pueden resultar perjudiciales para los pacientes. En el Capítulo 6, Karen Syrjala y Sari Roth-Roemer describen un caso en el que el empleo equivocado de las intervenciones hipnóticas entraña consecuencias lamentables. En un trabajo anterior, he explorado este tema con una cierta amplitud (Barber, 1996), por lo que aquí me voy a limitar a aportar unos breves comentarios.

Aunque, en sí misma, la experiencia de ser hipnotizado probablemente sea inofensiva, el modo en que se emplee esa experiencia determina sus efectos beneficiosos o perjudiciales. En principio, los métodos hipnóticos pueden ser perjudiciales cuando:

1. Los objetivos del clínico no coinciden con el interés del paciente. El clínico puede ser consciente o no de esto.
2. El clínico no posee una adecuada comprensión de las necesidades del paciente; pero, en cualquier caso, sigue adelante con el tratamiento.
3. La capacidad del paciente para alcanzar niveles profundos de concentración o de contacto con el clínico es insuficiente.

La mejor garantía frente al tratamiento hipnótico dañino es la formación clínica adecuada. Esta formación comprende no sólo una serie de herramientas técnicas para realizar intervenciones hipnóticas, sino también el conocimiento minucioso de los fenómenos psicológicos –incluida la psicopatología– con los que el clínico se puede encontrar. Además, esta formación debe conllevar experiencias de crecimiento personal, de modo que el clínico sea consciente de sus propios conflictos no resueltos y esté abierto a las ocasiones futuras de desarrollo personal.

INDUCCIÓN HIPNÓTICA

El tratamiento hipnótico comienza con la "inducción hipnótica". Se trata de un proceso que implica la comunicación de sugestiones no para el tratamiento clínico en sí, sino para el cambio en el estado de conciencia, que avanza desde el estado de vigilia habitual, hasta la condición hipnótica en la que se apoya la aceptación de las sugestiones clínicas. Una inducción hipnótica proporciona al paciente la información y el tiempo (para responder a la información) sobre cómo iniciar la alteración en la experiencia. (La inducción proporciona también tiempo al clínico, puesto que él mismo empieza a situarse en una posición más tranquila y calmada.) El tiempo es necesario para los cambios neurofisiológicos y psicológicos que se producen en la experiencia hipnótica.

Para ilustrar este punto, creo que puede ser útil ver el paralelismo con el proceso del dormir (aun a riesgo de ofrecer la impresión errónea de que la condición hipnótica es como el sueño fisiológico). Sabemos que el tiempo que un individuo necesita para dormirse es bastante idiosincrásico –algunas personas se duermen rápidamente y sin ninguna dificultad, mientras que a otras les cuesta mucho más conciliar el sueño y, en ocasiones, éste se ve interrumpido–. Incluso en un individuo que, normalmente, se duerme con facilidad, las circunstancias pueden impedir el proceso, por ejemplo, si no tiene mucho sueño, si no se siente lo suficientemente seguro o si los acontecimientos del entorno (p. ej., ruidos elevados) le interrumpen. En el contexto del desarrollo de un estado hipnótico, variables diversas pueden interactuar para facilitar o para impedir el proceso; entre otras, la motivación del individuo, el sentimiento de estar o no a salvo y factores ambientales. Sólo observando las respuestas del paciente a la sugestión y hablando con él de su experiencia, podemos determinar el nivel de efectividad de la inducción y hasta dónde hemos de continuar.

Pasos del proceso de inducción

Dicho de forma sencilla, la inducción de una experiencia hipnótica implica los pasos siguientes, y, generalmente, en el orden siguiente:

1. *Suscitar la atención, el interés y la cooperación del paciente.* Esto se puede conseguir diciendo algo así como: "Ahora vamos a utilizar su capacidad para imaginar". En esta etapa, existe también un acuerdo implícito, por parte del paciente, para responder a las sugestiones del clínico –al menos, en cierta medida.
2. *Reducir el nivel de atención del paciente.* Esto puede lograrse sugiriendo, por ejemplo: "Preste atención al sonido de mi voz, y notará que es lo único que le importa; al tiempo que yo sigo hablándole".
3. *Sugerir un foco de atención cada vez más estrecho, dirigiendo esa atención hacia el interior.* Por ejemplo, puede sugerirse: "Sienta su respiración; al inspirar y al espirar, experimenta una profunda relajación. Sienta su respiración, sienta la relajación y sienta que eso es lo único que le importa".
4. *Sugerir la disociación.* En mi opinión, se trata de un paso fundamental. Distingue la experiencia del estado normal de vigilia y es la base de las extraordinarias y poco corrientes capacidades asociadas a los procesos hipnóticos. En cierto sentido, resulta engañoso separar esta etapa de las demás, en la medida en que este fenómeno tiende a producirse de forma natural a partir de las otras etapas. Remarco este aspecto de la experiencia, además, debido a su importancia clínica. Quisiera ir incluso más lejos y proponer que lo que la gente suele interpretar como falta de eficacia de la interven-

ción hipnótica es el resultado de un fracaso en el desarrollo de los procesos disociativos inherentes a la experiencia hipnótica. Creo que no es razonable esperar efectos hipnóticos en ausencia de dichos procesos.

Es posible facilitar la disociación diciendo: "Usted puede oír el sonido de mi voz sin escuchar mis palabras". O: "Es consciente de mi voz, pero, por momentos, se va concentrando más en [cualquier experiencia que se haya propuesto anteriormente –por ejemplo, un lugar tranquilo y placentero–] y tiene cada vez menos conciencia de todo lo demás".

Para ir más allá de la inducción misma, es preciso:

1. *Ofrecer sugestiones terapéuticas.* Una vez que el paciente ha comenzado a experimentar la disociación en toda su dimensión, es posible plantear cualquier tipo de sugestión, en función del cambio terapéutico que se desee lograr. Por ejemplo, si el objetivo es la analgesia: "Poco a poco, se va sintiendo mejor. Las sensaciones que le molestaban parecen estar cada vez más lejos". En esta etapa, se puede también plantear sugestiones poshipnóticas: "Cada vez que respire [o cualquier otra clave que elija], notará que se siente mucho mejor, que nada le molesta ni le altera".
2. *Proporcionar sugestiones para finalizar la experiencia.* Normalmente, las sugestiones tendrán que ver con el sentirse bien, estar despierto, etc.: "Cuando abra los ojos, se sentirá muy despierto, activo, casi como si acabara de salir de una siesta reparadora".

Duración de la inducción

¿Cuánto tiempo debería durar una inducción hipnótica? Mi respuesta más simple sería parecida a la del profesor ante el alumno que quiere saber el número de páginas que ha de tener su trabajo: tan largo como sea preciso, pero no más. De todos modos, exploremos un poco más este tema.

Desconozco si alguien ha medido las diferencias entre la duración de la inducción en los marcos experimental y clínico; sin embargo, mi experiencia me conduce a pensar que las inducciones clínicas tienden a ser tanto más largas, como más cortas –dependiendo de las necesidades del paciente–. ¿Una inducción tiene que ser de una duración determinada? ¿Se trata sólo de comunicar, de transmitir sugestiones?

Observará que, en líneas generales, los ejemplos de inducción hipnótica ofrecidos en este libro son más largos que los que encontrará en otros manuales sobre hipnosis. La larga duración de estas inducciones, realizadas por psicólogos o por médicos, refleja nuestra creencia de que, además de ser lo suficientemente extensa como para abarcar las sugestiones deseadas, la inducción necesita también contener el tiempo suficiente como para posibilitar esa alteración en el estado de conciencia que distingue la experiencia hipnótica de otras experiencias.

Dado que la cantidad de tiempo necesaria para que se produzca dicha alteración varía según los individuos y, dentro de un individuo, según los diferentes contextos, hemos de observar esa alteración con sumo cuidado. En este sentido, no debemos olvidar la evidente desventaja que supone el empleo de un magnetofón para transmitir la inducción, puesto que las sugestiones grabadas no toman en consideración la receptividad del paciente y avanzan al margen de sus reacciones.

Unas palabras en torno a los niños y la hipnosis

Samuel LeBaron y Lonnie Zeltzer se van a ocupar, más adelante, del tema de la inducción de la experiencia hipnótica en los niños; por lo tanto, no emplearé este espacio para tratar dicho aspecto. Sin embargo, es importante mencionar, en esta exploración de las inducciones hipnóticas, que normalmente los niños responden muy bien tanto a las sugestiones hipnóticas, como a las no hipnóticas –requiriendo, en general, muy poca o ninguna inducción.

Observación de las respuestas de los pacientes

Cuando trate de hipnotizar a un paciente, tenga cuidado de observar si responde o no a sus sugestiones. Puesto que la mayoría de las respuestas son casi imperceptibles –se producen sólo en la imaginación del paciente–, resulta útil incluir sugestiones cuya respuesta sea observable. Por ejemplo, las primeras sugestiones que se le presentan a un paciente para que se siente cómodamente proporcionan la oportunidad de observar su grado de receptividad. Aunque esta receptividad no es hipnótica, aporta información en torno a la sensibilidad inicial del paciente a las sugestiones.

Después, podemos sugerirle que cierre los ojos. Trato de hacerlo de una forma muy simple y directa, puesto que, en caso de producirse resistencias iniciales, éstas pueden tener que ver con el hecho de cerrar los ojos. En lugar de tomarme tiempo para crear una experiencia convincente, sencillamente le pido al paciente que cierre los ojos. Si responde, continúo. Sin embargo, si, como sucede a veces, sigue con los ojos abiertos, le comento este hecho. Podría decirle: "Le he pedido que cierre los ojos, pero observo que no lo ha hecho. ¿Puede ahora cerrar los ojos?" Quizá la respuesta del paciente ante esta nueva demanda sea de carácter informativo: "No, me preocupa cerrar los ojos". Esto nos brinda la oportunidad de hablar sobre la incomodidad que provoca el proceso en general (puesto que, con toda probabilidad, el cerrar los ojos no va a ser la causa real de la incomodidad). Y tal vez esta conversación resulte más importante que cualquier efecto hipnótico que esperara obtener. Puede ser una ocasión fundamental para tratar los temores del paciente referidos a la experiencia hipnótica, o a la pérdida de control, o a la confianza en el clínico –o a una gran variedad de preocupaciones.

La utilidad de las respuestas motoras

Además de evaluar las respuestas que un paciente está teniendo en relación a mis sugestiones, es muy útil provocar fenómenos hipnóticos que quizá no produzcan beneficios clínicos directos, pero que nos den la oportunidad de evaluar la receptividad. Después, observo la respuesta y, en ocasiones, pregunto sobre la experiencia. Por ejemplo, la catalepsia es un fenómeno hipnótico que se puede provocar e incorporar a la relación terapéutica con gran facilidad (de modo que la experiencia no parezca extraña o inadecuada). Se puede controlar con el propósito de comprender hasta qué punto el paciente está experimentando los procesos hipnóticos –en contraste con el simple acatamiento de las demandas del terapeuta.

Enseñar al paciente a hablar

Durante la experiencia hipnótica, hablamos con el paciente para comprender mejor su experiencia. Como la mayoría de los pacientes no han tenido la experiencia previa de hablar mientras son hipnotizados, puede ser de gran ayuda proporcionar sugestiones para, simultáneamente, informar y guiar al sujeto a través del proceso:

"Se está sintiendo cómodo y relajado, y profundamente concentrado en [cualquier experiencia que se le ocurra]; pero, al mismo tiempo, quiero también que permita a los músculos de su voz –los músculos de su respiración, de su laringe, de su maxilar, de su lengua y de sus labios– que se vuelvan independientes y activos, de modo que pueda hablar conmigo aunque siga profundamente concentrado".

Ahora le puede preguntar al paciente lo que está experimentando y pedirle que defina la amplitud y grado de la realidad de la experiencia –en resumen, en qué medida la experiencia es *hipnótica*–. Por ejemplo, si le ha sugerido una catalepsia del brazo y éste parece estar cataléptico (la clásica "flexibilidad cérea" –cuando trata de mover el brazo del paciente, éste parece de cera y se maneja con gran facilidad–, en oposición a sostenerlo voluntariamente en el aire), puede preguntarle: "¿Qué nota?" Si el comentario del paciente indica que, ante todo, es consciente de estar sosteniendo voluntariamente el brazo, para obedecer a nuestra sugestión, es muy probable que no se trate de un fenómeno hipnótico. Sin embargo, si los comentarios del paciente muestran que básicamente es consciente de la ligereza del brazo, de la falta de conciencia sobre el brazo, de la involuntariedad de la experiencia, seguramente, se tratará de un fenómeno hipnótico. O imagine que le ha propuesto a su paciente que se imagine en un lugar concreto –por ejemplo, en un prado soleado–. Podría preguntarle: "¿Qué es lo que está viendo?" Si el paciente habla del prado y añade que parece como si se tratara de una experiencia "real", en oposición a imaginada, esto hace pensar que se trata de una experiencia hipnótica.

Claro que estas definiciones no sólo son subjetivas desde el punto de vista del paciente, sino que, por desgracia, están sujetas también a nuestras propias necesidades y expectativas. Nos será muy útil permanecer abiertos a la posibilidad de que el sujeto no responda (pese a nuestros esfuerzos) y de que esta eventualidad sea, en sí misma, interesante. Si necesitamos imperiosamente que el paciente responda a nuestros métodos hipnóticos, nuestro juicio sobre la realidad de su experiencia puede verse dañado. Cuando esto sucede, es muy probable que nos sintamos frustrados (y que, tal vez, frustremos también al paciente).

INDUCCIÓN TIPO

Esta inducción debería entenderse como un *ejemplo*, no como una plantilla. Refleja mi estilo personal, que no tiene por qué ser el más efectivo para usted. Se trata de una inducción bastante abreviada: se han omitido muchas repeticiones.

1. *Suscitar la atención, el interés y la cooperación del paciente.*

Ahora quizá se sienta preparado para empezar a utilizar algunas de las habilidades que hemos estado comentando, y así reconvertir su sistema nervioso. Apoye su espalda en la silla y permita que su cuerpo se sienta tan cómodo como usted sabe. Eso está muy bien...

2. *Reducir el nivel de atención del paciente.*

Cierre los ojos, inspire profundamente y... retenga el aire... reténgalo... y ahora, déjelo salir y vaya sumergiéndose cada vez más en la silla.

3. *Sugerir un foco de atención cada vez más estrecho, dirigiendo esa atención hacia el interior.*

Mientras usted respira cómoda y relajadamente, mientras observa la placentera pesadez que va formando parte de su conciencia... mientras nota todo esto, yo le seguiré hablando, y verá lo fácil que le va a resultar oír el sonido de mi voz, sin tener que escucharla. Y podrá entender lo que le digo sin necesidad de hacer ningún esfuerzo.

Y entre tanto, los sonidos a su alrededor... todos esos sonidos que puede oír... van formando parte... de su experiencia de bienestar... sin nada que le moleste... y nada que le distraiga.[8] Note sólo su respiración, preste atención a su respiración y observe lo fácil que le resulta no preocuparse por nada... por nada... sólo por su bienestar.

4. *Sugerir la disociación.*

A medida que se va permitiendo concentrarse cada vez más en su cómoda respiración, nota también lo interesante que es continuar... continuar sintiendo cada respiración... a medida que inspira y espira. Es casi como si lo único que le interesara fuera su respiración y su conciencia de estar respirando. Como si realmente no *hubiera* nada más... sólo su respiración y su bienestar.

Quizá haya comenzado también a experimentar interesantes sensaciones de hormigueo en la punta de los dedos de las manos. Una placentera y calurosa sensación... y esa interesante sensación se extiende desde la punta

8. Si, durante la inducción, el paciente experimenta dolor, entonces, se trata de una inducción inadecuada y ha de reemplazarse por otra que incorpore la experiencia del dolor. En el Capítulo 5, se describe una inducción así.

de los dedos hasta las manos... casi hasta las muñecas. Una sensación de hormigueo que parece recordarle lo profundamente concentrado que puede estar... el profundo bienestar que puede llegar a sentir.

Tal vez note también una sensación de hormigueo similar alrededor de la boca y de los labios... y, a lo mejor, también en la parte baja de la espalda. Puede que note incluso esa placentera sensación de hormigueo en las plantas de los pies. Quizá comience a sentirse casi como si estuviera *lleno* de energía. Lleno de energía, sensación de hormigueo, respirando, todo a un ritmo muy cómodo. Permitiendo que el sonido de mi voz siga formando parte de su bienestar.

Suponiendo que el paciente se encontrara ahora inmerso en la experiencia hipnótica, los pasos siguientes serían:

5. *Ofrecer sugestiones terapéuticas.*[9]

Mientras sigue más y más concentrado en las sensaciones de su respiración, voy a hablarle a esa parte de usted que controla las sensaciones de sus nervios. Puede escucharme o puede simplemente flotar cómodamente, sabiendo que su sistema nervioso está escuchando todo lo que digo.

Es tan curioso y tan interesante... que tenga la capacidad de aumentar o disminuir las sensaciones por medio de su cuerpo. E imagino que le interesará mucho saber *cómo* disminuye las sensaciones en esa zona de su cara. No va a saber cómo lo ha hecho... al menos, al principio. Puede sentir curiosidad, puede estar sorprendido... y, sencillamente, puede notar que, cada vez que esas sensaciones eléctricas empiezan a taladrar su cara.... por alguna razón, pararán. Casi como un estornudo que no llegara a producirse.

Al principio, tendrá la sensación de que el dolor viene, pero, de alguna manera... no sabrá cómo... de alguna manera, parece como si la sensación se detuviera, casi antes de que comenzara. Casi como si su sistema nervioso estuviera empezando ya a reconvertir sus nervios para que dejen de enviar esos mensajes horribles y dolorosos a su cara.

Y, hoy, un poco más tarde... no sé bien cuándo será... tal vez a las cinco menos diez de la tarde... o tal vez a las cinco *y* diez... en realidad, no sé cuándo... de pronto, notará... lo bien que se siente... no sé bien en qué momento del día será. Lo importante no es el tiempo del reloj. Lo importante es lo que esté haciendo en ese momento.

Tal vez esté alzando una copa hacia sus labios. O, no sé... tal vez esté pasando las hojas de un libro... realmente no puedo saber lo que estará haciendo cuando, de pronto... vuelva la cabeza suavemente, casi como si estuviera tratando de avistar algo en su conciencia... y, al mismo tiempo, note una sensación inesperada de bienestar.

9. Lo que sigue es un ejemplo tomado de un caso de neuralgia del trigémino, una afección que produce un terrible dolor neuropático.

Y, realmente, no sabrá cómo... no sabrá por qué. Lo único que sabrá es cómo se siente. *Mejor... simplemente mejor.*

Y mañana por la mañana, cuando se despierte, le sorprenderá lo bien que ha dormido y lo descansado que se encuentra... sin nada que le preocupe, nada que le altere.

6. *Proporcionar sugestiones para finalizar la experiencia.*

Así, dentro de un momento, cuando yo se lo pida, será consciente de lo sencillo que le resulta respirar de un modo un tanto diferente. Como si cada respiración empezara a ser más y más reconfortante, más y más vigorizante. Y, entonces, a medida que vaya abriendo los ojos, notará lo despejado y despierto que se siente... y, tal vez, lo dispuesto que está a sentirse sorprendido.

Eso está muy bien, respiración muy profunda... más y más despejado. Note, ahora, según va abriendo los ojos, lo despierto... lo despejado que se siente. Casi como si acabara de echar una tranquila siesta.

2 La evaluación médica del paciente con dolor

John J. Bonica
John D. Loeser

La comprensión de la causa médica que subyace al dolor del paciente es fundamental para realizar una apreciación adecuada, tanto de la queja del paciente, como de su sufrimiento y de su conducta en relación al dolor, y para poder desarrollar un plan de tratamiento realista y eficaz.

Un individuo que padece un dolor acude, en primer lugar, al médico o, si se trata de un dolor dental, al dentista. El objetivo inicial del clínico consiste en determinar la causa del dolor. Está en juego la protección de la salud y el bienestar del paciente. En ocasiones, una afección seria, como la apendicitis, puede manifestarse a través del dolor; entonces, lo que requiere tratamiento es la afección que está creando el dolor, no el dolor mismo. Es importante insistir en la evaluación médica inicial.

En este capítulo, abordamos los principios generales de la evaluación médica del dolor, centrándonos en pacientes que presentan problemas complejos de dolor. En el contexto de la evaluación inicial en la consulta del médico, hacemos frente a:

1. los objetivos de la evaluación médica
2. el método general del enfoque
3. las características del dolor
4. la obtención de una historia detallada
5. la realización de un examen físico exhaustivo

La evaluación médica de los pacientes con problemas complejos de dolor lleva mucho tiempo y, con frecuencia, pone a prueba, a nivel psicológico y físico, tanto al médico como al paciente. Además de la evaluación médica, es preciso realizar una evaluación psicológica, a ser posible por un psicólogo clínico, para establecer el diagnóstico y para desarrollar la estrategia terapéutica más beneficiosa. Esto aparece descrito en detalle en el Capítulo 3. Para el logro de estas tareas, resulta muy eficaz el marco de un programa multidisciplinar o interdisciplinar del dolor; pero, muchas veces, se realizan en medios clínicos diferentes.

OBJETIVOS DE LA EVALUACIÓN MÉDICA

La evaluación médica inicial del dolor del paciente supone la elaboración de un diagnóstico correcto que permita el desarrollo de las estrategias terapéuticas más adecuadas. Un objetivo inicial consiste en determinar si el paciente está sufriendo un dolor agudo, recurrente o crónico y, cuando el dolor es recurrente, si está provocado por un cáncer o por una enfermedad benigna. Las estrategias que se manejan en un dolor agudo o en el cáncer, u otro dolor recurrente, son radicalmente diferentes de las que se emplean en el dolor benigno crónico. Es importante también determinar si se ha pasado por alto una dolencia importante o si ésta se ha desencadenado con posterioridad al dolor, lo que, de modo inapropiado, podría considerarse como hipocondriasis o trastorno somatoforme.

Un objetivo importante de la evaluación y del proceso de tratamiento es evitar la fragmentación de los cuidados. A menudo, los pacientes que sufren un dolor crónico mantienen múltiples contactos con los sistemas de asistencia sanitaria y realizan diversas, a veces simultáneas, visitas médicas. Suele suponerse, erróneamente, que el paciente ha recibido y recibe unos exhaustivos cuidados coordinados y controlados, unos completos exámenes físicos, una administración coordinada de la medicación, así como la evaluación y el tratamiento psicológicos necesarios. Pero, por desgracia, las cosas no siempre son así no sólo con los pacientes con dolor, sino también con pacientes que sufren otros trastornos y que reciben los cuidados fragmentados de distintos médicos. En el Capítulo 3, se exploran las graves consecuencias de una suposición tan errónea en el caso de Fritz.

Otro importante objetivo de la evaluación médica consiste en establecer una buena relación con los pacientes para, de ese modo, convencerles de la necesidad de una evaluación psicológica y psicosocial. Sin una información y preparación psicológica adecuadas, muchos pacientes rechazan la recomendación de ser examinados por un psicólogo clínico, un trabajador social o cualquier otro profesional de la salud mental. Esta reacción, muchas veces, se da en individuos a los que ya anteriormente se les habían diagnosticado problemas psicológicos y cuyas quejas físicas no habían sido tomadas en serio. Es importante, entonces, que presentemos nuestra recomendación con gran sensibilidad y empatía, para evitar una respuesta de rechazo.

MÉTODO DE ACERCAMIENTO

Infundir confianza

En la primera visita del paciente, el médico debe lograr diferentes objetivos, siendo el más importante el de infundirle confianza. Es importante insistir en la necesidad de establecer una relación entre el médico y el paciente para obtener la completa cooperación de éste y para alcanzar los resultados óptimos. Como resultado de fracasos terapéuticos previos, son numerosos los pacientes con dolor crónico o recurrente que acuden al médico sin demasiada confianza o esperanza. Otros muestran su ira, su amargura y su resentimiento. Por desgracia, a muchos de ellos se les ha dicho, en alguna ocasión, que "el dolor está en su cabeza" o que "no se puede hacer nada con ese dolor".

La difícil tarea de cultivar la confianza y la fe del paciente puede ser llevada a cabo de maneras diversas. Primero, el médico ha de convencer al paciente de que es un especialista del dolor, de hecho, un especialista en el manejo del dolor, y que posee las técnicas que le van a ayudar a resolver su problema. En la primera visita, el especialista del dolor debe fortalecer la confianza del paciente, empleando para ello, en la medida de lo posible, esos atributos intangibles que incluimos en la expresión "el arte de la medicina". El médico ha de acercarse al dolor del paciente con una silenciosa y atenta humanidad, así como con la confianza y seguridad basadas en la convicción de que va a hacer todo lo que pueda para ayudarle.

Es preciso hacer sentir al paciente que se reconoce su individualidad y que la comprensión de su problema es fundamental no sólo para él, sino también para el médico. Una actitud comprensiva, un cuidado afectuoso y un interés profundo en el problema del paciente aumentan considerablemente la cooperación de éste durante el proceso de evaluación y le ayudan a albergar el sentimiento de que alguien le puede ayudar con su problema.

Informar al paciente

El siguiente objetivo es el de informar al paciente sobre los diversos pasos y procedimientos que vamos a seguir en el proceso de evaluación. Incluso si ya otros lo han hecho previamente, el médico debe describir todo el plan de evaluación y de tratamiento. Este proceso, por lo general, requiere una gran cantidad de tiempo, en forma de consultas externas frecuentes o de estancias hospitalarias. La cooperación del paciente es esencial. Éste debe estar de acuerdo en seguir el proceso, lo cual se puede expresar verbalmente o, como prefiere Sternbach (1974), firmando una especie de contrato. Como ya se ha dicho con anterioridad, normalmente esa cooperación se obtiene sin demasiada dificultad, siempre que el médico comente con su paciente todos los posibles problemas y le explique la totalidad del plan con gran sensibilidad y en un lenguaje que él pueda entender.

Examinar el diagnóstico inicial

En relación al diagnóstico, es preciso tomar en consideración diversos aspectos. Primero, se debe confirmar o rechazar el diagnóstico realizado por el médico que nos envía al paciente. En algunos casos, al examinar el diagnóstico anterior, lo encontramos inadecuado o trasnochado, o entendemos que se trata de una mera descripción de una afección que está comenzando y que tiene poca o ninguna relación con el problema actual. Incluso en los casos en los que sea un respetado médico quien realice correctamente el diagnóstico y luego lo envíe al especialista del dolor,[1] es fundamental investigar el problema en detalle. A menudo, es posible obtener información adicional que ayude en el plan de tratamiento. Por consiguiente, son esenciales tanto una historia detallada, como un examen físico exhaustivo. Generalmente, la evaluación médica del dolor del paciente se basa, en gran medida, en la historia, en menor grado, en el examen físico y, casi nada, en los datos de laboratorio. De hecho, en la mayoría de los pacientes con dolor crónico, es muy importante aguardar los resultados de la evaluación psicológica y psicosocial, así como los datos obtenidos por otros especialistas, antes de alcanzar un diagnóstico definitivo.

Hacer la historia clínica

Hacer una historia clínica detallada constituye una de las partes más importantes de la evaluación del paciente que sufre un dolor. Cuando una historia clínica se obtiene con cuidado y esmero, cuando se interpreta con habilidad y se analiza en detalle, proporciona información importante no sólo en torno a los posibles mecanismos y patofisiología del síndrome de dolor, sino también en torno a la situación emocional y psicológica del paciente (De Jong, 1979). La historia clínica, a menudo, le muestra al médico una imagen tan clara que es capaz de establecer el diagnóstico a partir de los síntomas aportados, incluso antes de que se realicen exámenes físicos, neurológicos y de laboratorio. En otros casos, puede ocurrir que la historia clínica, aunque no sea decisiva, limite mucho las opciones diagnósticas y sugiera ya un programa lógico de investigación. Por último, la historia clínica le brinda al médico una oportunidad única para establecer una relación con el paciente. Es la ocasión, para el médico, de demostrar su afecto por el paciente, siendo amigable, comprensivo y atento, mostrándose visiblemente interesado por el problema de su paciente, expresando su deseo de ayudarle y centrando toda su atención en él.

Una historia clínica exhaustiva consiste en una historia sobre el problema del dolor, una historia médica del pasado, una historia psicológica y psicosocial, y una historia familiar. Para obtenerlas, no precisamos métodos diferentes a los que se utilizan en otras situaciones médicas, salvo en lo que respecta a cuestiones que

---

1. Un especialista del dolor es un clínico en cuya formación se incluyen los métodos de evaluación y de tratamiento del dolor.

afectan de un modo especial a los pacientes que padecen síndromes de dolor crónico. Es frecuente que un paciente con dolor crónico se muestre fatigado, irritable y nervioso, por lo que es importante crear un clima de privacidad para obtener la historia clínica, que el paciente se sienta tan cómodo como sea posible.

Mientras realiza la historia, el médico debe evitar apresurarse y ha de emplear un lenguaje fácilmente comprensible para el paciente. Si bien es cierto que una secuencia regular ayuda a obtener y a registrar la historia clínica, garantizando que no falten datos y facilitando futuras consultas, el clínico no debe nunca seguir una fórmula estereotipada ni repetir una lista memorizada de preguntas. Si las cuestiones del médico parecen arbitrarias o, tal vez, sin relación alguna con los problemas concretos del paciente, éste podría sentirse comprensiblemente molesto.

Es importante que el registro de la historia clínica sea claro y conciso, así como que se organice de una forma lógica. Hay que considerar cada afirmación en relación al conjunto. Es importante recalcar las manifestaciones más destacadas y reducir al mínimo las que carecen de relevancia; hemos de ser capaces de separar el material esencial y objetivo de la información superflua. El diagnóstico implica la cuidadosa criba de los indicios y el arte de seleccionar y remarcar los datos pertinentes. Es una buena idea registrar tanto las conclusiones negativas como las positivas, de modo que posteriores examinadores tengan acceso a los distintos aspectos de la enfermedad sobre los que se ha indagado.

El primer paso de la historia clínica consiste en dejar hablar a los pacientes. Fue Leriche quien, en 1949, puso de manifiesto la importancia de esta parte del examen de los pacientes con dolor. Para él, el médico que realmente desea investigar el dolor y hallar los medios para eliminarlo debe escuchar con suma atención las quejas del paciente. El médico ha de escuchar la historia de sufrimientos del sujeto, aunque ésta resulte larga y tediosa. En ocasiones, se tiene la impresión de que el paciente exagera sus sensaciones subjetivas; pero, incluso en esos casos, se le ha de dar la oportunidad de expresar sus sentimientos, puesto que la conversación puede desvelar una importante información. Mientras el paciente habla, el médico intervendrá lo menos posible, y, cuando lo haga, será para dirigir el relato en la dirección adecuada que permita obtener una información útil –para, claro está, excluir el material irrelevante o para ampliar las informaciones vagas o incompletas–. El empleo de preguntas abiertas es fundamental; las preguntas cerradas pueden distorsionar el relato del paciente y oscurecer el diagnóstico.

La narración espontánea del paciente le aporta al examinador una información muy valiosa, pero, por lo general, incompleta. Hay muy pocos pacientes que recuerden todos los detalles de su enfermedad y que los repitan con precisión y en orden cronológico, sin confundir los síntomas con su interpretación de los síntomas (De Jong, 1979). Además, si la mente de un paciente está centrada en una manifestación concreta, es posible que olvide mencionar otras de la misma importancia. Por consiguiente, normalmente, es preciso ampliar el relato del paciente, planteándole, con mucho tacto, preguntas relevantes. A menudo, hay que insistir en esos detalles concretos que, tal vez, él no relacione con su estado actual, pero cuya presencia o ausencia podría ser significativa. En los casos en los que está en juego una indemnización por problemas médicos o legales, es esencial que recojamos los datos con gran detalle y precisión.

Hemos de permitir a los pacientes que utilicen sus propias palabras. El clínico evitará proponer síntomas o diagnósticos, en particular, cuando está realizando la historia clínica de pacientes sugestionables o hipocondríacos (De Jong, 1979). Ciertos tipos de personas requieren modificaciones en las tácticas. Al sujeto muy charlatán, tal vez haya que pararle para que no se pierda en una masa de irrelevantes detalles; mientras que al paciente tímido, al que tiene dificultades para expresarse o al que está extremadamente preocupado, se le puede ayudar por medio de preguntas que reflejen nuestro sentimiento de cordialidad hacia él o por medio de comentarios que le tranquilicen. Las cuestiones dirigidas al paciente temeroso, hostil o paranoide deben plantearse con un especial respeto, para no despertar temores o sospechas; el paciente que plantea quejas vagas y múltiples será conducido hacia lo específico; y el paciente evasivo o no muy fiable escuchará cuestiones más inquisitivas. Dichas variaciones individuales son importantes a la hora de realizar la historia clínica de cualquier enfermedad, pero especialmente cuando se evalúan las quejas de un paciente con dolor.

Mientras realiza la historia clínica, el médico tiene la oportunidad de estudiar al sujeto como un todo –esto es, su actitud, su conducta y sus reacciones emocionales–. El tono de voz, el porte, las expresiones faciales, los gestos, la impaciencia, la dilación o el titubeo en el discurso y las respuestas emocionales a la descripción de ciertos acontecimientos o hechos en torno a la vida marital o al trabajo revelan el carácter, la personalidad y el estado emocional de un paciente.

CARACTERÍSTICAS DEL DOLOR

Al obtener la historia clínica del dolor y examinar la parte del cuerpo que lo sufre, conseguimos una descripción detallada de su localización y distribución, de su calidad, de su severidad o intensidad, así como de su periodicidad y duración.

Localización y distribución

Es universalmente reconocido el valor de la localización del punto y la distribución del dolor para el diagnóstico de su causa, pero hay que recordar que la precisión de esa localización comienza a disminuir en el momento en que el dolor cesa, por lo tanto, es importante recoger la información cuando se halla presente. Además, el dolor procedente de la piel o de las membranas mucosas, y de la inervación de esos tejidos, se localiza con un margen de error prácticamente insignificante, pero el que procede de estructuras somáticas o viscerales profundas es difícil de ubicar. Dicho dolor puede ir acompañado de hiperalgesia, hiperestesia e intensas molestias. El dolor con una distribución segmental puede provenir de una disfunción de las raíces nerviosas o de una deformación de los nervios espinales. Podemos clasificar el dolor como localizado, proyectado (transmitido o transferido), referido, de distribución refleja (simpática) o como la manifestación de un trastorno somatoforme (De Jong, 1979; Lewis, 1942).

Dolor localizado. El dolor localizado se mantiene en su lugar de origen, sin radiación. Pueden aparecer hiperalgesia e hiperestesia cutáneas, así como intensas molestias, pero limitadas al punto en el que se encuentra la dolencia. Ejemplos de esto son la bursitis, la tenonitis y la artritis.

Dolor proyectado (transmitido o transferido). El dolor proyectado es percibido para luego ser transmitido a lo largo del curso de un nervio, con distribución, bien segmental (dermatomal o esclerotomal), bien periférica, dependiendo del lugar de la lesión. Ejemplos de dolor proyectado con distribución segmental son las radiculopatías, causadas por el herpes zóster, u otras afecciones que implican a la raíz o al tronco nervioso, antes de dividirse en sus ramas periféricas mayores. Ejemplos de dolor proyectado con distribución periférica incluyen la neuralgia del trigémino, la neuralgia del plexo braquial y la meralgia parestésica.

Dolor referido. Para la persona que no tiene una formación médica, el dolor referido, al igual que el proyectado, puede parecer misterioso, ya que la fuente real del dolor tal vez no se halle en la zona que duele. El dolor referido es en viado desde una estructura somática o visceral profunda hasta una región distante dentro del mismo segmento, con o sin hiperalgesia, hiperestesia, molestias intensas, espasmo muscular y alteraciones autónomas. Sin embargo, no se observan cambios en los reflejos, no está presente una debilidad o atrofia muscular. Este tipo de dolor aparece en las afecciones viscerales y en los trastornos somáticos profundos. En los pacientes con este tipo de dolor, se identifican los segmentos que están implicados, y todas las estructuras somáticas y viscerales inervadas por esos segmentos son exhaustivamente examinadas en un proceso patológico. El dolor de hombro unido a absceso de la región subfrénica es un ejemplo de dolor referido.

Dolor de reflejo simpático. El dolor de reflejo simpático no se ajusta a ninguna distribución nerviosa, segmental o periférica, ni a ningún otro patrón reconocible; lleva asociados hiperalgesia, hiperestesia y cambios vasomotores y tróficos. Su mejor ejemplo lo constituye la causalgia[2] y otras distrofias de reflejo simpático.

Dolor "psicológico". La localización y distribución del dolor causado principalmente por trastornos psicológicos o psiquiátricos (incluidos los trastornos somatoformes), generalmente, no encajan en ningún modelo neuroanatómico normal. La etiología puede variar, pero, con frecuencia, el dolor psicológico es una representación somática de un conflicto no resuelto. Ejemplos obvios del dolor psicológico incluyen el dolor con distribución de guante o de media, el dolor que implica a todo el cuerpo o los dolores múltiples, dispersos a lo largo del cuerpo.

2. La causalgia es un síndrome en el que se da un dolor difuso, permanente y con sensación de escozor, provocado por una herida traumática.

Calidad

La calidad de un dolor indica si el factor causativo es superficial o profundo. El dolor asociado a una lesión superficial suele ser agudo, ardiente y bien localizado; mientras que el dolor causado por una afección somática o visceral profunda, difuso y complicado de localizar.

Severidad o intensidad

La severidad o intensidad del dolor es, tal vez, el aspecto más difícil de evaluar, ya que no se puede medir con precisión (comparado con la presión sanguínea, el ritmo cardíaco, la velocidad de sedimentación u otras variables físicas). La evaluación de la intensidad del dolor se basa en las afirmaciones del paciente y en la capacidad del examinador para valorar la personalidad y el estado físico de aquél. En el marco clínico habitual, al paciente se le pide que considere la intensidad de su dolor en una escala de 0 a 10, representando "0" la ausencia total de dolor y "10", el mayor dolor imaginable. Otros emplean descriptores tales como: leve, moderado, severo, muy severo e insoportable. Es posible discriminar entre los componentes sensoriales y afectivos del dolor utilizando distintos tests estandarizados, entre otros, el Cuestionario McGill de Dolor y la Escala Análoga Visual, como describe Barber en el Capítulo 1.

Duración o periodicidad

La duración y otras características temporales del dolor indican su mecanismo, lo cual nos ayuda en el diagnóstico. Se ha de preguntar al paciente si su dolor es continuo, intermitente, como un latido o si se caracteriza por subidas y bajadas en su intensidad, a modo de ola. Es importante determinar la duración del intervalo entre los episodios de dolor. En relación a estos factores temporales, Lewis (1942) ha propuesto el empleo de una curva de tiempo-intensidad. La curva representa la manera en que empieza el dolor, la rapidez de su acumulación, la duración y homogeneidad de su altura, y su modo de descender. Es posible experimentar el dolor de diversas formas: a modo de breve fogonazo, como en un tic doloroso; en latidos rítmicos, como en la inflamación de la pulpa dentaria o en la migraña; en fases más largas y menos rítmicas, como en el cólico intestinal; aumentando, de forma progresiva o súbita, hasta un nivel que se mantiene durante un tiempo largo, sin ninguna fluctuación, hasta que desaparece, como en la angina de pecho o en las quemaduras; y/o de modo continuo pero fluctuante en cuanto a su intensidad, como en los dolores que proceden de la musculatura de las extremidades. Además de la curva de tiempo-intensidad, es muy reveladora la relación del dolor con el momento del día, de la semana o con la estación del año, con las condiciones meteorológicas y con el estrés emocional o los factores ambientales.

ESQUEMA GENERAL DE LA HISTORIA CLÍNICA

La historia clínica del dolor, como todas las historias clínicas, suele comenzar con la obtención de determinados datos (en el caso de que aún no se disponga de ellos), entre los que se incluye el nombre del paciente, su dirección, sexo, edad, estado civil, ocupación, raza, nacionalidad y religión. Después, se le pregunta al paciente por su queja actual o más importante, en este caso, el dolor. Esto va seguido de una descripción de los síntomas y del curso de la enfermedad, unido a un relato cronológico de su desarrollo.

Historia clínica del dolor

La llegada del dolor. Es preciso obtener información detallada en torno a los datos exactos del comienzo y las circunstancias que contribuyeron a la causalidad del dolor. Hay que determinar la localización y distribución, la calidad, la intensidad o severidad y la duración del primer dolor. El tipo de comienzo –gradual o repentino– ha de ser también precisado. Si el dolor tuvo que ver con un movimiento, pediremos a los pacientes que nos muestren la postura en la que se encontraban y la acción que estaban realizando cuando sobrevino el dolor. Por ejemplo, si el paciente dice que el dolor comenzó cuando levantaba un objeto, le preguntaremos si fue al flexionar o al arquear el tronco. ¿Fue un dolor agudo y localizado o fue sordo y continuo? Al empezar, ¿cuánto tiempo duró el dolor? ¿Fue capaz de continuar con sus actividades cotidianas o el dolor le incapacitó desde el primer momento? Si el dolor tuvo que ver con el trabajo, preguntamos acerca de las relaciones personales en ese contexto laboral. Además, se ha de interrogar al paciente en torno a cualquier alteración sensorial (p. ej., entumecimiento), motora o autónoma, asociada al comienzo del dolor. El paciente nos informará también sobre el tratamiento recibido al iniciarse el dolor, así como sobre sus efectos.

El dolor en el intervalo. Exploramos el curso del dolor durante el intervalo que va, desde su inicio, hasta el momento de la evaluación. Con el tiempo, ¿mejoró o empeoró el dolor? La ubicación y extensión del dolor, ¿cambió o siguió igual? ¿Se modificaron la calidad, la severidad y las características temporales del dolor?, ¿y las alteraciones a ellas asociadas?

Es fundamental obtener datos detallados y precisos acerca de los procedimientos diagnósticos y terapéuticos llevados a cabo, así como de los resultados obtenidos. Hay que determinar, con cuidado y exactitud, si el dolor que siguió a una operación quirúrgica o a otro tipo de terapia era el mismo que el que existía con anterioridad. En ocasiones, al sufrimiento de los pacientes por su dolor original, se añaden complicaciones iatrogénicas causadas por procedimientos inadecuados o innecesarios –o adecuados–. Por ejemplo, la cirugía abdominal múltiple, aunque esté bien indicada en un diagnóstico de lesión orgánica o responda a la queja del paciente de un persistente dolor, puede conducir a la formación de más adherencias y, por lo tanto, al incremento del dolor. En otros casos, el uso crónico de medicación, a lo largo de un tiempo prolongado, produce efectos secundarios, tanto físicos como psicológicos.

Desde el comienzo de la entrevista, se ha de estar muy atento para poder determinar si el paciente está tomando cantidades importantes de medicación. Muchos pacientes crónicos están confusos y tienen dificultades para recordar, como consecuencia de los efectos cognitivos provocados por los fármacos. En este caso, habría que enviar al paciente a un programa de desintoxicación antes de continuar con la evaluación diagnóstica.

El dolor actual. Se le debe pedir al paciente que describa en detalle la calidad, ubicación, distribución, intensidad y características temporales del dolor en el momento de la evaluación, y que indique si, desde que ese dolor se puso en marcha, ha cambiado alguno de esos factores. Posteriormente, se le pregunta qué factores agravan, alivian o no tienen efecto alguno sobre su dolor.

Además, se le plantearán cuestiones relativas al efecto que las alteraciones emocionales, el movimiento de la zona, el ejercicio, la presión local, el frío o el calor, la tos, el estornudo, los esfuerzos y la respiración profunda tienen en la severidad, la calidad y la distribución del dolor. El médico debe estar muy atento a la descripción que hace el paciente del dolor actual, y registrarla. Si el paciente describe el dolor en términos demasiado originales, sin mucho sentido desde el punto de vista anatómico o que implican factores causales externos e inusuales, decrece la posibilidad de que el dolor proceda de una lesión patológica. Frases tales como "anzuelos en la boca", "atizador al rojo vivo" o un dolor que "me baja por la pierna y salta a la otra rodilla" alertarán al médico ante la posible presencia de factores psicológicos en el mantenimiento del dolor. Cuando el dolor es constante y no fluctúa en función de la actividad física o emocional, existen también pocas probabilidades de que una lesión estructural sea la causa primaria de la queja del paciente. Otra pista que nos habla de la improbabilidad de encontrar una lesión específica es cuando el individuo afirma que los niveles de dolor son siempre de 9 ó 10, o incluso más.

Queremos conocer el impacto del dolor en las actividades del paciente, la cantidad de tiempo que el sujeto pasa levantado y el tiempo que permanece sentado o tumbado a lo largo del día. Este tipo de información se obtiene con mayor facilidad mediante el empleo de un diario en el que el paciente, durante dos semanas, registra las actividades físicas, la medicación tomada y la intensidad de su dolor. Investigamos acerca del efecto del dolor en el sueño. ¿Está dificultando el dolor el sueño? ¿Le despierta cuando está dormido?

Para asegurar nuestra comprensión, esta parte de la historia clínica requiere el planteamiento repetido de las mismas preguntas, lo que puede poner a prueba tanto al paciente, como al médico. A lo largo de esta larga y tediosa fase de la evaluación, se ha de alentar al paciente a que continúe esforzándose. El médico debe conceder un tiempo amplio para desenredar los complejos problemas médicos, psicológicos y sociales de su paciente, a menudo asociados a múltiples áreas de la patología.

Historia médica

La historia médica es especialmente importante a la hora de evaluar a un paciente con un dolor prolongado; de ella va a depender el desarrollo de una estrategia terapéutica, así como la predicción de resultados. Hemos de conocer y registrar la salud general del paciente previa al inicio del dolor, la historia de enfermedades, operaciones y posibles accidentes y lesiones anteriores, con sus fechas y características, periodo de invalidez y secuelas (De Jong, 1979). Si la salud del paciente era normal antes de comenzar el problema de dolor, es razonable esperar una vuelta a la normalidad como respuesta a la aplicación de una terapia eficaz. Pero si el paciente contaba con múltiples afecciones físicas y psicológicas, y si tiene una larga lista de tratamientos coincidentes con épocas de estrés, será poco realista esperar una mejoría que vaya más allá del nivel óptimo de funcionamiento previo.

Al relatar las enfermedades y dolencias del pasado, el sujeto podría incluir las más graves o destacadas, sin mencionar síntomas aislados de gran importancia diagnóstica (De Jong, 1979). Como consecuencia, hay que investigar cualquier síntoma relacionado con los diversos órganos y sistemas.

Historia familiar

Cuando existen pruebas de que el "modelado" es un factor importante en el desarrollo de un funcionamiento de dolor crónico (Craig, 1986), preguntamos acerca de la salud de los padres y hermanos y si éstos sufren frecuentes alteraciones relacionadas con el dolor. Con mucho tacto y consideración, indagaremos sobre posibles malos tratos en la infancia. A menudo, un funcionamiento de dolor crónico es la secuela de dichos abusos.

Historia psicológica y psicosocial

La parte psicológica y psicosocial de la historia ayuda a determinar la contribución de los factores afectivos o ambientales en la queja del paciente. Muchas veces, los factores que originan el dolor, en el inicio de la enfermedad, no están presentes cuando el paciente es visto por el especialista del dolor. Este aspecto de la evaluación lo aborda con más detenimiento Joseph Barber en el Capítulo 3, por tanto, nos ocuparemos ahora de los aspectos médicos de la evaluación.

EL EXAMEN FÍSICO

Puesto que el dolor, en general, y el dolor crónico, en particular, producen efectos que tienden a extenderse, un diagnóstico correcto exige una evaluación del estado físico, neurológico, musculo-esquelético y mental del paciente. Además, un concienzudo examen indica que el médico tiene un nivel adecuado de interés por este paciente concreto y que se toma en serio sus quejas.

El examen físico del dolor del paciente suele resultar un proceso largo y difícil. Comporta no sólo un examen físico general, sino una serie de estudios neurológicos y musculo-esqueléticos más extensos que los indicados para la mayoría de los pacientes médicos. Es preciso también realizar una evaluación de las capacidades funcionales del sujeto; se trata de un procedimiento que, en general, al paciente le resulta muy pesado y que implica movimientos que exacerban su dolor. Si, tras la recogida de la historia, el paciente se muestra fatigado, es aconsejable realizar un examen superficial inicial y posponer un estudio más definitivo para una siguiente cita.

Examen físico general

Anotaremos el aspecto general del paciente. Se establece una correlación entre las observaciones realizadas al recoger la historia clínica y las que se llevan a cabo cuando el paciente se despoja de sus ropas. Estaremos atentos ante cualquier manifestación externa de dolor. Observaremos y registraremos el aspecto y el color de la piel, la distribución de grasa y pelo, la evidencia de pérdida de peso, la delgadez extrema, la debilidad, las actitudes anómalas, las contracciones, las contracturas o deformidades, las atrofias o hipertrofias, el aumento en el tamaño de los ganglios y la presencia de cambios vasomotores o tróficos. Hemos de observar la postura del paciente, así como la posible presencia de lordosis, escoliosis, cifosis, hombros redondeados, abdomen ptósico, pies planos y si un hombro o una cadera es más bajo que el otro.

En relación a la cara, tomaremos nota de su expresión, de su tono coloreado o pálido, de la presencia de sudoración, de dilatación pupilar, de lágrimas, temblores, tensión muscular, de las manifestaciones de ansiedad, miedo o depresión, ya que constituyen todos ellos significativas manifestaciones de dolor. Observaremos el modo de andar del paciente, haciéndole caminar (desnudo) en línea recta, hacia atrás, hacia los lados, sobre las puntas de los pies, sobre los talones y también correr. Registraremos la temperatura, el pulso, el ritmo respiratorio, la presión sanguínea, la altura y el peso del paciente.

Hemos de examinar la piel y las membranas mucosas, su aspecto, color, temperatura, consistencia, textura, elasticidad y anomalías. En los pacientes cuya historia apunte a un diagnóstico de distrofia del reflejo simpático, exploraremos concienzudamente sus uñas, prestando una especial atención a la textura, homogeneidad y presencia de fisuras. En cuanto al pelo, se examinará la cantidad, distribución y color, y especialmente la textura, ya que los cambios en el pelo son una manifestación común de la distrofia del reflejo simpático.

Examen de la zona afectada por el dolor

Tras esta inspección general, se examina la región específica a la que se refiere la queja del paciente. Esto se realiza al mismo tiempo que el examen físico, pues el sujeto espera que la investigación comience en el área en la que se localiza su molestia. Es lógico que algunos pacientes se muestren desconfiados cuando, de entrada, se exploran zonas distintas a la que recoge su dolor. El examen consiste en inspeccionar, palpar, percutir y, en ocasiones, auscultar la región.

La inspección visual del área proporciona los datos definitivos que pueden ser puestos en relación con la historia aportada por el paciente y con la información obtenida a través de la palpación, de la percusión y a través de pruebas especiales (De Jong, 1979). Se observa detenidamente el aspecto y el color de la piel que recubre el área dolorida, así como cualquier manifestación trófica, hipertricosis (crecimiento excesivo del pelo), hiperhidrosis (sudoración excesiva), cianosis o enrojecimiento, cutis anserina ("carne de gallina") o evidencias visibles de espasmos musculares.

La palpación de la zona proporciona información añadida en torno al dolor. Las molestias más profundas se manifiestan mejor por medio de una palpación digital, utilizando el dedo medio para ejercer una presión firme y profunda sobre la región afectada. Dentro del área en cuestión, se han de establecer los segmentos implicados. Si se presenta cualquier duda en cuanto a la existencia de una base patológica para la queja, es posible confirmar o descartar los hallazgos mediante una palpación reiterada, acercándonos a la región desde una dirección diferente cada vez. Si hacemos esto cuando el paciente está distraído, la evocación del dolor en la misma zona supone un indicio de un proceso patológico. Durante la palpación de la región, estas evocaciones del dolor han de correlacionarse con las manifestaciones subjetivas y objetivas del trastorno; y se determinará también si existe alguna discrepancia entre ellas. La conducta de dolor subjetivo incluye muecas, gemidos, gritos, contorsiones y otras expresiones verbales y no verbales.

El grado de dicha conducta subjetiva varía enormemente en función tanto de las culturas y orígenes étnicos, como de los distintos individuos; una persona, normalmente estoica, que se retuerce y gime nos estará indicando la presencia de un estado más nocivo que esa misma conducta en un sujeto aparatoso en sus manifestaciones. De la misma manera, ese comportamiento puede ser más acusado en un sujeto ansioso o deprimido que en alguien que no presente dichas alteraciones emocionales. Los signos objetivos asociados a los estados de dolor, que no están totalmente bajo el control voluntario del paciente, incluyen manifestaciones de descarga automática, como sudoración, enrojecimiento, taquicardia, elevación de la presión sanguínea y espasmo muscular.

En un paciente con un proceso patológico, la palpación proporciona no sólo una reacción cualitativa, sino también los datos cuantitativos proporcionales a los estímulos empleados. Por consiguiente, se anotará la respuesta del sujeto cuando se está palpando el lado simétrico al que presenta el dolor. Esto aporta una importante información con respecto a la sensibilidad del paciente a los estímulos nocivos y a los que no lo son, así como datos significativos acerca de la sensibilidad de la zona afectada.

Para determinar si las molestias y el dolor provocados por la palpación están causados en su totalidad o sólo parcialmente por la hiperalgesia e hiperestesia de la piel, se emplean el test del pellizco, el test del pinchazo y el test del arañazo. El test del pellizco consiste simplemente en pellizcar la piel entre los dedos pulgar e índice, presionando a lo largo de las líneas paralelas cercanas, que comienzan sobre el área contigua a la que sufre el dolor, y continuando sobre la zona afectada para, posteriomente, ir hacia otras regiones libres de síntomas. Los tests del pinchazo y del arañazo se emplean de una forma similar para examinar la sensibilidad superficial del dolor.

Es importante llevar a cabo también estos procedimientos sobre las áreas opuestas a las afectadas para obtener un índice de la respuesta del paciente a los estímulos, para mostrarle lo que puede esperar y para proporcionarle una base sutil e inconsciente de comparación con el examen de la zona afectada. Se debe evaluar la respuesta del paciente tomando nota de cualquier gesto de dolor, gemido o queja voluntaria, o de la aparición de un espasmo muscular reflejo. Al sujeto se le plantean sólo cuestiones neutrales y que no lleven implícita una sugerencia. Estos tests se usarán siempre como procedimientos complementarios a las tácticas que tratan de provocar, reproducir o evaluar el dolor y las molestias mediante el método de la percusión, sacudiendo o golpeando; dado que esos tests percusivos dan positivo cuando existe hiperestesia cutánea, la cual, si no es reconocida, puede conducirnos a un diagnóstico equivocado. La presencia de signos objetivos tiende a sugerir un substrato orgánico o patológico subyacente a la queja del paciente, mientras que el exceso de signos subjetivos suele ser el indicio de un componente psicológico mayor.

Además de la palpación, se determinarán los posibles factores y circunstancias que reproducen, agravan o disminuyen el dolor, especialmente los efectos del movimiento, la aplicación de calor y frío, el ejercicio, el subir escaleras, la respiración profunda, la tos, el estornudo, la presión digital sobre las arterias de la zona, la posición de prono, supino y recta, y el experimento de Valsalva. Además, se establecerán los efectos de barbitúricos, narcóticos y otros analgésicos, como la aspirina, no sólo como un índice básico de la intensidad del dolor, sino como una guía para diferenciar el dolor patológico del que no lo es.

En todos los casos, incluso en los más obvios y simples, se ha de completar el resto del examen físico, ya que, con frecuencia, revela importantes datos. Examinaremos y evaluaremos con cuidado la cabeza, el cuello, el pecho, el abdomen, la espalda y las extremidades; Bonica y Loeser, 1990, se han ocupado ya de todos estos aspectos.

Examen neurológico

Pese a que el examen neurológico constituye una parte esencial de la exploración concienzuda de un paciente, sus detalles resultan más complejos que los del resto del examen físico, por lo que no los vamos a incluir en este apartado. El lector que esté interesado en dichos detalles puede consultar el trabajo de Bonica y Loeser (1990).

Examen del sistema musculo-esquelético

Una revisión médica del sistema musculo-esquelético indica o excluye la afectación funcional de este sistema. Si aparece una anomalía, es preciso realizar un examen más detallado de esa zona. Clawson y col. (1980) y Splanger (1982) han publicado excelentes artículos sobre el examen del sistema musculo-esquelético.

En primer lugar, se han de observar las anomalías en la postura y en las extremidades del paciente –desprovisto para ello de toda ropa–. Después, se observará su modo de caminar y otros movimientos complementarios. Posteriormente, se investigará la fuerza, la masa muscular y el tono, así como el nivel de movimiento de todas las articulaciones mayores. Se evaluará también la movilidad de la espina dorsal y cualquier molestia presente en esa zona.

RESUMEN

Una historia clínica precisa y un examen físico minucioso constituyen las piedras angulares del diagnóstico y del tratamiento de un paciente con dolor. Al margen del tipo de terapia que se considere –incluida la psicológica–, es preciso llevar a cabo dichas evaluaciones para descartar enfermedades que exigirían un abordaje directo. Además, muchas veces, la historia clínica y el examen físico ponen de manifiesto factores importantes en la génesis del dolor: esferas afectivas, cognitivas o ambientales. Los exámenes neurológicos y musculo-esqueléticos suelen ser los más relevantes en los problemas de dolor crónico; pero, en ocasiones, es preciso emplear otros métodos de evaluación especiales. Los clínicos que tratan pacientes con dolor, antes de embarcarse en terapias psicológicas, estarán bien asesorados para estar seguros de que se ha realizado una correcta evaluación médica.

3 La evaluación psicológica del paciente con dolor

Joseph Barber

Hasta hace muy poco tiempo, el dolor estaba considerado como el concomitante natural de diversas dolencias. Por lo general, los médicos y otros profesionales de la salud no trataban el dolor en sí mismo, no lo abordaban como un problema que precisara una intervención específica. Resulta superfluo decir que el tratamiento psicológico del dolor ni siquiera era tomado en consideración.

Comenzando por los años cincuenta, el anestesiólogo John Bonica fue el pionero en la realización de intervenciones anestésicas (en particular, la epidural) para tratar el dolor. Sin apenas la ayuda de nadie, Bonica fundó la Asociación Internacional para el Estudio del Dolor, la primera organización que se centraba en la ciencia y la práctica del tratamiento del dolor. En 1960, Bonica fundó la primera clínica del mundo dedicada por entero a la investigación y al tratamiento del dolor, el Centro del Dolor de la Universidad de Washington. Esta clínica promovió la integración de los aspectos psicológicos y médicos en la evaluación y el tratamiento. Su éxito se debió, en parte, al innovador trabajo de los psicólogos Wilbert Fordyce (colega de Bonica) y Richard Sternbach, cuyos métodos de investigación y de tratamiento siguen influyendo en nuestros conocimientos actuales de las dimensiones psicológicas del dolor.

La contribución fundamental de Fordyce, Fowler, Lehmann y DeLateur (1968) consistió en mostrar la eficacia de los métodos conductuales para ayudar a los pacientes que padecían un dolor; lo que convertía a los psicólogos en agentes fundamentales de la evaluación y del tratamiento del dolor. El reconocimiento y apoyo de Bonica al papel de los profesionales de la psicología –los incluyó en la plantilla de su primera clínica– sirvió de estímulo a una nueva generación de psicólogos, que ahora contaban ya con una formación clínica en la evaluación y el tratamiento del dolor. Hoy en día, se acepta que la experiencia de dolor y sufrimiento, como la experiencia de placer, es un fenómeno psicofisiológico, no un simple fenómeno fisiológico que pueda ser tratado exclusivamente por medio de técnicas médicas.

EFECTOS PSICOLÓGICOS DEL DOLOR

Revisemos brevemente los tipos de dolor presentados en el Capítulo 1: el *dolor agudo* es el dolor que se produce tras una estimulación nociva. El *dolor recurrente* procede de una herida o enfermedad que provoca una estimulación nociva constante a lo largo del tiempo. El *dolor benigno crónico* se distingue de los anteriores porque, aunque el paciente vive el dolor y el sufrimiento, su experiencia permanece aun en ausencia del estímulo nocivo. El *dolor psicogénico* es un trastorno somatoforme y, entre los síndromes que causan dolor, es poco frecuente. (Un ejemplo de este trastorno es el caso de Nero, que describiré un poco más adelante.)

Cuando un dolor agudo es tratado de manera adecuada, tiende a resolverse y, en general, no tiene efectos psicológicos duraderos. Por otro lado, tanto los estados de dolor crónico, como el síndrome crónico de dolor benigno producen efectos psicológicos duraderos que tienen su expresión en las alteraciones del comportamiento y del humor del paciente. En parte, el objetivo de la evaluación psicológica consiste en destapar esos efectos en el paciente que, durante un cierto periodo de tiempo, ha padecido un dolor.

> Una concienzuda y exhaustiva evaluación psicológica puede proporcionar información fundamental para comprender por qué persiste el dolor de algunos pacientes más allá del tiempo normal, así como para planificar y poner en práctica un tratamiento exitoso. (Turner & Romano, 1991, p. 595)

Se puede suponer que existe o que existía una base orgánica para el dolor en casi todos los casos de dolor crónico, incluso cuando no es posible encontrar sus orígenes orgánicos. En todo dolor que se mantiene a lo largo del tiempo –sin importar su naturaleza–, los factores psicológicos tienden a ejercer una influencia significativa en cuanto al grado de sufrimiento y de discapacidad vividos por el paciente. Excepto en los casos de dolor agudo, el tratamiento médico no suele mejorar esos factores psicológicos, y, cuando dichos factores son lo suficientemente intensos, el tratamiento médico no resuelve el problema de modo satisfactorio.

Por todo ello, hoy es habitual que los psicólogos formen parte de la plantilla de la mayoría de las clínicas especializadas en el dolor. Además, existe una demanda creciente, dirigida a los psicólogos que trabajan en la práctica privada, para que evalúen y/o traten el dolor de los pacientes.

Una de las razones por la que médicos y psicólogos envían a estos pacientes a clínicas multidisciplinares es porque dichos centros poseen, en general, mayores recursos interdisciplinares, entre los que se incluye la capacidad para realizar una evaluación psicológica más amplia. Evaluación que, aunque con más dificultades, también los profesionales del medio privado pueden llevar a cabo. Este capítulo trata de ser una guía para esa evaluación.

LA EVALUACIÓN PSICOLÓGICA – TEMAS BÁSICOS

Los detalles sobre cómo elaborar una evaluación psicológica han sido ya descritos por otros autores (Turner & Romano, 1991); aquí, nos centraremos en los temas principales de la evaluación psicológica: qué es una evaluación, cómo se hace y cuáles son las consecuencias de una evaluación adecuada e inadecuada.

El proceso de la evaluación psicológica revela la compleja interacción que se da entre las variables psicológicas y la experiencia de sufrir un dolor durante un largo periodo de tiempo. Como siempre, las diferentes personalidades interactúan con las variables situacionales (en este caso, la experiencia del dolor y, probablemente, cierta pérdida de participación en las actividades cotidianas), para generar lo que, en ocasiones, constituye un desconcertante despliegue de síntomas. Por suerte, las energías de los investigadores y de los clínicos que han ido por delante de nosotros han aportado los medios necesarios para clarificar lo que, de otro modo, sólo produciría confusión.

Es importante recordar que el objetivo de la evaluación psicológica del paciente con dolor consiste en identificar aquellos factores psicológicos asociados al dolor, al sufrimiento y a la discapacidad. Por ejemplo, en muchas ocasiones, aunque no siempre, la depresión está presente en estos pacientes. Entonces, resulta útil determinar en qué medida son el dolor y el sufrimiento de ese paciente los que han provocado la depresión. A la inversa, es importante conocer, por ejemplo, qué aspecto de la depresión premórbida del paciente puede servir para exacerbar su dolor, su sufrimiento y su discapacidad. De igual modo, en este tipo de pacientes, es corriente encontrar una atención excesiva hacia los temas relacionados con la salud. Por lo tanto, es preciso saber si esa "hipocondriasis" existía antes del dolor. La evaluación identificará dichas cualidades psicológicas, así como los objetivos pertinentes del tratamiento.

Existen otros factores psicológicos que desempeñan un poderoso papel en el pronóstico del paciente con dolor, y que es necesario evaluar. Una historia de consumo de alcohol o de drogas puede llevar asociado un fracaso en el tratamiento del dolor. Los pacientes que presentan determinadas alteraciones de la personalidad (especialmente, los fronterizos y antisociales) tienen enormes dificultades para lograr que el tratamiento resulte exitoso, ya que es muy probable que sus metas no coincidan con las del clínico. En los pacientes de cierta edad, la demencia puede tener una importante influencia en cuanto al pronóstico, puesto que, en la medida en que el paciente presente dificultades para comprender o para recordar los requisitos del tratamiento, los objetivos de éste serán particularmente difíciles de alcanzar.

Una evaluación adecuada toma también en consideración los factores sociales y ambientales. El modo en que la esposa, los hijos o el resto de los miembros de la familia del paciente afrontan sus síntomas influirá de forma considerablemente en las actitudes del propio paciente ante sus dolencias. El sistema que consiste en compensar económicamente la enfermedad y la incapacidad supone una recompensa para lo que Fordyce (1976) ha denominado "la conducta de dolor" y complica aún más el problema. La exploración del papel que juegan estas recompensas es esencial para la comprensión de cualquier paciente que experimente un problema de dolor.

(Al margen, es importante observar que esas variables han de ser contempladas dentro de un contexto. He evaluado a sujetos que viven en pueblos en los que las expectativas culturales alrededor de la discapacidad y su compensación difieren de las nuestras. Por ejemplo, si un trabajador se halla inmerso en una cultura en la que se asume que las afecciones dolorosas provocadas por un accidente laboral deben ser compensadas con una pensión vitalicia, las opciones del clínico se verán seriamente limitadas.)

Como describieron Turner y Romano en 1991, y como los clínicos experimentados saben muy bien, los pacientes con dolor suelen mostrarse muy resistentes ante la perspectiva de una evaluación psicológica, pues creen que dicha evaluación implica un cierto grado de falsedad en sus síntomas. Por consiguiente, en su primera conversación en torno a esa evaluación, ha de dirigirse a las necesidades del paciente. Éste necesita que se le tome muy en serio, que se comprenda sufrimiento y necesita también oír que a todos los seres humanos –incluso a los que gozan de una estupenda salud mental– les afecta la experiencia del sufrimiento a un nivel psicológico. Puede resultar muy beneficioso explicarle que, sea cual sea su fuente, nuestro objetivo consiste en reducir el dolor y el sufrimiento. Una evaluación concienzuda lo hará posible.

Es esencial mantener una conversación respetuosa con el paciente sobre las razones clínicas de la evaluación ("para ayudarle de la mejor y más rápida forma posible"). Resulta igualmente crucial que el clínico sea capaz de escuchar los temores y las frustraciones de su paciente en relación a la evaluación, de modo que entienda mejor sus necesidades.

Como ya desveló Fordyce en 1976, la estimulación nociva causa dolor, pero la experiencia y la respuesta del paciente ante ese dolor están básicamente determinadas por las contingencias ambientales. En este proceso, es fundamental clarificar la naturaleza de dichas fuerzas ambientales para cada paciente. Es evidente que el interjuego dinámico de las fuerzas económicas, sociales, familiares y personales tiende a crear "conductas de dolor" en sujetos que sufren un dolor. Incluso si un paciente parece presentar una respuesta exagerada a los síntomas o no se muestra demasiado entusiasmado en torno a ciertos aspectos de la rehabilitación, esto no significa que se esté haciendo el enfermo, que esté manipulando. Por desgracia, el término "beneficios secundarios" tiene la connotación de manipulación y fingimiento. Tal vez el uso actual de la expresión "falta de incentivo social y económico" nos ayude a reconocer que, en cuanto que organismos capaces de aprender, todos los seres humanos –incluso los pacientes con dolor– son susceptibles a la influencia de las contingencias ambientales. Sería muy difícil encontrar una persona a la que no le afectasen el modo en que su familia y sus amigos responden a sus síntomas, la posibilidad de una recompensa económica de por vida que le permitiera no volver a un trabajo quizá poco atractivo o la atención comprensiva de los clínicos.

Cuando un paciente no responde bien al tratamiento, es muy fácil concluir que se está resistiendo al tratamiento, que manipula o hablar de cualquier otra causa que justifique actitudes hostiles y antiterapéuticas de nuestra parte. Como describimos en el Epílogo, la interacción entre el ambiente, el paciente y el tratamiento es compleja y dinámica. Los fracasos en el tratamiento no pueden atribuirse siempre a las características del sujeto –ni siquiera en el caso de los pacientes que parecen problemáticos.

Cuando un paciente acude a nosotros, dispuesto a recibir tratamiento psicológico para su dolor, hemos de evaluar los siguientes aspectos psicológicos básicos:

1. La depresión, incluido el riesgo de suicidio.
2. La ansiedad, incluido el trastorno por estrés postraumático.
3. El estado mental, especialmente en pacientes de una cierta edad y en sujetos que hayan sufrido heridas en la cabeza o cuya historia incluya el consumo de alcohol o de drogas.
4. Las conductas de dolor, incluidas las que refuerzan y las que castigan.
5. La presencia de consumo actual de sustancias tóxicas.

LA ENTREVISTA

La mayoría de las evaluaciones comienzan con entrevistas al paciente y a los miembros de su familia (y, si es apropiado, incluso a amigos y a compañeros de trabajo). Los detalles sobre esas entrevistas han sido ya objeto de numerosas publicaciones en los últimos años. En Turner y Romano (1991), se puede encontrar una breve, pero minuciosa, discusión sobre este tema.

¿Dónde duele?

Al preguntarle al paciente acerca de la naturaleza de su experiencia de dolor, se realiza la distinción entre los componentes sensoriales y afectivos del dolor (en relación a este punto, consúltese el Capítulo 5). En la mayor parte de los casos, resulta muy útil pedirle que confeccione un "diario de su dolor" (Fordyce, 1976), en el que se reflejen los niveles de dolor, anotando, a lo largo del día, los componentes sensoriales y los afectivos. De esta forma, su paciente y usted conocerán los antecedentes y los modelos que rigen los aumentos y los descensos del dolor. Al paciente le es de gran ayuda descubrir las actividades o acontecimientos que, por lo general, alivian o empeoran su dolor. (Son muy pocos los sujetos capaces de identificar correctamente esos antecedentes antes del empleo del mencionado diario.) Dicho diario puede ayudarle también al paciente a establecer si los medicamentos que está tomando son eficaces contra el dolor y, si es así, durante cuánto tiempo y en qué medida.

Le pedimos al paciente que evalúe los componentes sensoriales y afectivos del dolor por medio de la EAV o de una escala numérica, como ya describimos en el Capítulo 1, para determinar tanto la intensidad del dolor, como la preocupación que éste le causa –en el momento presente, en el peor momento y en el mejor–. Esta evaluación proporciona información fundamental acerca no sólo del dolor, sino también de la actitud del paciente con respecto a su dolor –cuando un sujeto está dispuesto a evaluarlo, está haciendo que sea tratable–. (Nos da testimonio también de si el paciente tiende a evaluar el dolor de una manera sencilla o exagerada. Por ejemplo, si puntúa como "10" la intensidad o la preocupación por su dolor, exploraremos con sumo cuidado lo que para él significa "un dolor tan fuerte como se pueda llegar a imaginar".)

¿Qué significa?

El significado del dolor es un poderoso determinante, tanto del alcance del sufrimiento del paciente, como de su actitud hacia el tratamiento. Las conversaciones con el paciente, con su pareja o con algún otro miembro muy próximo de la familia revelarán, entre otras cosas, lo que el dolor representa (p. ej., para un buen funcionamiento futuro), lo que la enfermedad significa y lo que el restablecimiento puede entrañar. El modo que tiene el paciente de evaluar el componente afectivo nos habla también del significado que atribuye a su dolor.

¿Qué medicación está tomando?

Es muy importante conocer la medicación que ha tomado el paciente y, concretamente, si está tomando algún fármaco que afecte al humor (p. ej., tranquilizantes, relajantes musculares, opiáceos). Se trata de una medicación que puede ser muy beneficiosa en el tratamiento del dolor agudo, pero que, en el curso de un dolor prolongado, a veces, ejerce una influencia perniciosa (Monks, 1991). Existen dos importantes excepciones: (1) el uso de analgésicos para el dolor recurrente (en el que incluimos el dolor del cáncer, la migraña, el dolor de la artritis y otros), cuando la tolerancia no representa un problema; y (2) el uso de antidepresivos, lo que puede reportar un importante beneficio, tanto al dolor como a la depresión (Monks, 1991).

¿Cuáles son las posibles consecuencias de la reducción del dolor?

Si cambia la experiencia de dolor del paciente (si mejora o si empeora), ¿cuáles pueden ser las consecuencias? En ocasiones, al explorar esta cuestión, descubriremos gran cantidad de expectativas (realistas o fantásticas) e insatisfacciones vitales atribuidas al dolor (y no a las fuentes habituales de descontento). Esto le ayudará a comprender en qué sentido le va a afectar al paciente una eventual reducción de su dolor y de su sufrimiento.

¿Habrá litigio?

Si descubre que el paciente, como consecuencia de su dolor, se va a ver envuelto en un proceso legal, explore detenidamente ese asunto. Aunque los datos de que disponemos en este terreno son muy variados e indican que algunos de estos pacientes pueden beneficiarse del tratamiento, estimo que, en general, quienes desean que el proceso legal siga adelante –lo cual va a depender del mantenimiento de su dolor y de su sufrimiento– mejoran menos. Esporádicamente, me he encontrado con algún paciente dispuesto a renunciar al litigio en favor del tratamiento; dicho paciente tiene grandes posibilidades de beneficiarse de la terapéutica. Sin embargo, cuando el sujeto no está dispuesto o no es capaz de renunciar al proceso legal, es muy probable que ese tratamiento constituya un fracaso y una importante fuente de frustración. Personalmente, cuando se da una situación así, prefiero hablar de ello con el paciente y proponerle iniciar el tratamiento una vez el proceso haya *finalizado*. Es frecuente que un paciente experimente una mejoría significativa en su nivel de sufrimiento tras una victoria en los tribunales. Fordyce emplea una expresión muy gráfica para referirse a esta exitosa aplicación de "cataplasma verde". Esto no significa que dichos pacientes dejen de padecer su dolor; sin embargo, refleja la compleja y poderosa interacción que se da entre los sistemas externos de recompensa y los sistemas internos de sufrimiento.

Existen importantes excepciones a la ecuación que yo planteo, en el sentido de identificar litigio con fracaso terapéutico. En cualquier caso en el que se dé un proceso legal, recomendaría una evaluación completa de ese aspecto; a menos que la evaluación indique otra cosa, es posible emprender un tratamiento de prueba para ver si ese paciente representa una excepción. De cualquier modo, es importante remarcar que los indicios demasiado tempranos de falta de receptividad a un tratamiento pueden estar reflejando el influjo de un proceso legal.

¿Cuál es la actitud del paciente hacia el tratamiento hipnótico?

Para evaluar la actitud y las expectativas del paciente en relación al tratamiento hipnótico, nos preguntamos: ¿Qué espera el paciente de la hipnosis? ¿Son realistas sus expectativas? ¿Ha tenido alguna experiencia anterior con el tratamiento hipnótico? ¿Fue una experiencia satisfactoria o frustrante? Si el paciente presenta un síndrome de dolor recurrente, ¿está preparado para emplear los métodos de autohipnosis en un futuro inmediato?

Algunos defienden que el clínico concienzudo ha de evaluar también la receptividad hipnótica; aunque opino de otra forma, creo que puede ser útil la administración de la Escala de Concentración de Tellegen (Tellegen & Atkinson, 1974), como una vía para conocer la disposición del sujeto frente a la experiencia general de conciencia alterada. Claro que, en lo que respecta a un paciente para el que estemos pensando en la posibilidad de emplear el método hipnótico, hemos de evaluar también la idoneidad de dicho tratamiento. Hablaremos de este aspecto en el Capítulo 5.

PRUEBAS PSICOLÓGICAS

Además de la entrevista, un examen psicológico mínimo incluye la administración del Cuestionario Multifásico de Personalidad (MMPI), el Cuestionario para el Control de Síntomas (SCL-90) y, tal vez, un inventario de depresión (p. ej., el Cuestionario de Depresión de Beck [Beck, Ward, Mendelson y col., 1961]).

En ocasiones, se envía a estos pacientes a un profesional de la salud mental, quien identifica correctamente un síndrome psiquiátrico. Sin embargo, la presencia de dificultades psiquiátricas no descarta, de entrada, la base orgánica del dolor. También los pacientes psiquiátricos pueden padecer un dolor crónico. Por supuesto que, si se identifica el síndrome como un trastorno somatoforme o si existe una depresión importante (especialmente, si el paciente presenta una historia previa de depresión), entonces, el tratamiento se centrará en el síndrome psiquiátrico.

VENTAJAS DE UNA ADECUADA EVALUACIÓN

El proceso de evaluación es, con frecuencia, una fuente de insatisfacción, incluso de frustración, para el sujeto. De todos modos, no es muy aconsejable actuar precipitadamente ante la demanda del paciente de acortar la evaluación y comenzar con el tratamiento. Puede resultarnos especialmente difícil plantear, a un paciente que está sufriendo un dolor importante, cuestiones en apariencia irrelevantes. Sólo cuando esté usted seguro de que ha llevado a cabo una evaluación rigurosa y de que la información obtenida ha sido comprendida e integrada en un modelo de tratamiento, existirán posibilidades de que el tratamiento ayude a su paciente.

Es importante recordar que, aunque la evaluación formal ocupe un lugar prioritario en el tratamiento, dicha evaluación nunca está del todo acabada. El examen previo al abordaje terapéutico no puede recoger información en torno a las respuestas del paciente ante dicho abordaje. El clínico competente realiza constantes evaluaciones de carácter informal, incluso imperceptibles, a lo largo del tratamiento. Es precisamente esta apertura en el curso de la evaluación la que permite "correcciones de rumbo" en el proceso.

Ejemplo: Archie, 26 años, accidente laboral

Archie era obrero en una fábrica, estaba casado y era padre de dos niños. Un percance con una máquina estuvo a punto de costarle la vida. Después, comentaría que, algunas veces, desearía haber muerto aquel día, en lugar de soportar el dolor crónico y la incapacidad. Dos años después del accidente, su neurólogo le envía a tratamiento por sus dolores de cabeza crónicos (consecuencia del accidente).

Lo más destacable de la entrevista inicial con Archie fue su candidez, su mirada dulce y, sobre todo, lo que más llamó mi atención, su aspecto de ser un destinatario pasivo de los cuidados de los otros –no tenía trabajo, llevaba una vida muy sedentaria y, pese a los antidepresivos que tomaba, estaba profundamente deprimido.

Me informó de que la intensidad de su dolor era de 10 (sobre 10), pero que las molestias que le causaba eran sólo de 2 sobre 10. Sin embargo, pese a esta negación del sufrimiento, cada vez que le preguntaba por la posibilidad de aumentar su actividad, replicaba que el dolor no se lo permitía.

Recibía una compensación, por parte de la Seguridad Social, que era del todo insuficiente para mantener una calidad de vida mínima –al menos, la cómoda vida de la que él y su familia habían disfrutado cuando trabajaba–. Confiaba en ganar la demanda judicial que le había interpuesto al fabricante de la máquina involucrada en su accidente. (La entrevista con su mujer reveló que ella era mucho menos optimista con respecto al resultado del pleito; de lo único que estaba segura era de que los abogados "se quedarán con la mayor parte del dinero".)

Archie se mostraba, en apariencia, muy colaborador, pero le resultaba imposible seguir incluso las directrices terapéuticas más sencillas. Por ejemplo, no estaba dispuesto a completar un diario sobre las incidencias de su dolor, pues, según argumentaba, al ser un dolor constante, dicho registro carecía de sentido. No estaba dispuesto a iniciar una terapia física, ni a ir incrementando, poco a poco, su nivel de actividad, porque "me duele mucho la cabeza". (Curiosamente, se negaba también a tomar los analgésicos que le había ofrecido el neurólogo, ya que "eso no ayuda".)

Después de cuatro sesiones, le propuse a Archie postergar el tratamiento hasta que el proceso judicial concluyera. Aceptó este consejo con la misma ecuanimidad con la que había acogido el resto de mis sugerencias, y acordamos que me llamaría cuando el litigio hubiera finalizado.

Quince meses más tarde, para mi sorpresa, Archie me telefoneó. Su demanda se había resuelto, me dijo, así que, tal y como habíamos convenido, me llamaba. La resolución del caso había sido favorable para él, por lo que, una vez satisfechos los honorarios de los abogados, iba a recibir una cantidad importante de dinero. Archie me informó de que el nivel del dolor era el mismo que el que presentaba un año antes, pero ahora parecía estar más preparado para seguir un tratamiento.

Se estableció un plan terapéutico que combinaba diversos aspectos: un programa conductual para tratar de incrementar su nivel de actividad, la exploración de sus intereses vocacionales y el tratamiento hipnótico de su dolor.

En dos semanas, Archie estaba haciendo ejercicio diario en un gimnasio y empezaba a responder bastante bien a las intervenciones hipnóticas, por lo que la intensidad de su dolor inició un descenso constante hasta un nivel de entre 1 y 3.

Un año más tarde, la forma física de Archie había mejorado considerablemente, seguía haciendo ejercicio casi a diario y experimentaba unas intensidades de dolor que, muy pocas veces, eran superiores a 2. Lo que es más importante, se había matriculado en la Escuela de Gestión de Empresas. Al año siguiente, Archie me comunicó que su dolor había dejado de perturbarle y que había finalizado con éxito el primer año en la universidad.

El caso de Archie demuestra que es muy útil reunir, lo antes posible, toda la información pertinente, con objeto de prevenir frustraciones y, tal vez, fracasos terapéuticos. Este ejemplo sirve también para confirmar el valor de la aplicación de "la cataplasma verde" de Fordyce. Resulta difícil, no obstante, determinar qué factor fue más beneficioso para Archie: el no tener que soportar más pleitos generadores de ansiedad o el hecho de que el mantenimiento del dolor y del sufrimiento dejara de ser un requisito para obtener recompensas económicas.

Ejemplo: Nero, 48 años, dolor en el corazón

Nero era un conocido dentista que gozaba de mucho prestigio dentro de su comunidad. Me lo enviaba su cardiólogo, quien no encontraba base orgánica para el dolor que padecía su paciente. Desde hacía algunos meses, sufría un intenso dolor, sordo y continuo, en la pared anterior del pecho. Aunque su cardiólogo estaba convencido de que Nero no tenía ningún problema de corazón, el paciente temía que esto no fuera así y que su dolor le estuviera avisando del peligro de un ataque al corazón. No creía que su problema fuera psicológico; pero, de todos modos, como Nero era un hombre bastante obediente y con un tipo de pensamiento concreto, aceptó la recomendación de su cardiólogo de venir a verme.

Tras revisar sus informes médicos y discutir los síntomas con Nero, llegué a la conclusión de que el dolor no estaba causado por un daño en el tejido o por un trastorno en el sistema de transmisión del dolor –no era un dolor nociceptivo ni patógeno–. Más bien, su dolor –o, al menos, su temor en torno a él– reflejaba un problema psicológico que aún no había sido identificado. Nero tenía mayor conciencia de su dolor cuando estaba en la cama; algunas veces, antes de quedarse dormido, otras, al despertarse. El dolor era de una intensidad moderada (con una variación de 4 a 6), pero la preocupación que le causaba era enorme (entre 9 y 10), puesto que, para él, significaba que estaba seriamente enfermo.

A medida que Nero siguió describiendo el dolor, se puso de relieve el tremendo temor que le inspiraba la idea de la muerte. Para poder comprender mejor lo que la muerte representaba para él, le pregunté: "¿Qué cree que le sucederá cuando muera?"

Me miró con una expresión grave y, tras una pequeña pausa, afirmó: "Soy católico. Cuando muera, iré al infierno".

Su respuesta confirmaba que Nero se sentía culpable en relación a algo y que esa culpa había transformado su dolor en una experiencia que suponía una amenaza para su vida.

"¿Qué es lo que ha hecho para sentir que será condenado?", le pregunté.

El rostro de Nero enrojeció de vergüenza. Permaneció un momento en silencio, sin mirarme, y luego, en voz muy baja, dijo: "Soy homosexual y, como católico, sé que es un pecado mortal. Cuando muera, iré al infierno".

No conocía a nadie que siguiera creyendo en esas cosas; pero quería comprender mejor sus circunstancias, para ver por qué estaba tan preocupado. "¿Tiene usted pareja?", le pregunté.

"Sí, vivimos juntos desde hace diez años. Los dos somos católicos, sabemos que está mal y hemos tratado de romper la relación. En los últimos años, hemos intentado separarnos varias veces y abandonar la homosexualidad, pero nos queremos y no podemos dejar de estar juntos". Había lágrimas en los ojos de Nero.

Cuando seguí preguntándole por su situación, me enteré de que Daniel, su pareja, era cirujano, que ambos estaban muy unidos, que disfrutaban de un gran respeto en su comunidad, donde desempeñaban papeles activos en funciones cívicas. Con discreción, pedí a Nero más detalles acerca de su vida. Su modestia le impedía hablar de sí mismo; sin embargo, quedó patente que estos hombres aportaban un considerable beneficio a sus amigos y a su comunidad. Nada de lo que me contó indicaba que Nero o Daniel merecieran un castigo; pero, claro está, mis valores en nada modificaban las preocupaciones de Nero.

Le dije: "Cree que Dios le va a castigar por su relación con Daniel. No puedo decirle lo que Dios va a hacer, pero tengo un amigo, un sacerdote católico homosexual, que puede estar en mejor posición que yo para discutir este tema con usted".

Nero me miró estupefacto. "¡No hay sacerdotes homosexuales!"

"Bueno, mi amigo es jesuita, y hemos hablado acerca de su sexualidad; así que estoy seguro de que existe, por lo menos, un sacerdote homosexual. Por lo que me dice mi amigo, hay muchos. En cualquier caso, ¿le gustaría charlar con él?"

A Nero le costó salir del asombro que le provocaron mis palabras. Al final, estuvo de acuerdo en que llamase a mi amigo (que era jesuita y psicólogo), le contara su historia y le preguntara si podrían conocerse. Cuando se fue, Nero no parecía demasiado aliviado, pero sí, muy, muy pensativo.

Ese mismo día, telefoneé a mi amigo Cramer, el sacerdote-psicólogo, y le hablé de mi conversación con Nero. Quedamos en que se verían.

Una semana después, Nero acudió a su cita conmigo. Tenía buen aspecto y me informó de que su dolor en el pecho había desaparecido. Al preguntarle por la conversación con Cramer, sonrió y me dijo que había sido una de las charlas más sorprendentes que nunca había tenido. Me contó la afirmación de Cramer de que Dios ama a las personas que llevan una vida homosexual, del mismo modo en que ama a las que llevan una vida heterosexual. Cramer le dijo, además, que la conducta homosexual no era un pecado mortal.

Así como la ingenuidad de carácter de Nero le había llevado a aceptar la afirmación de la iglesia de que su conducta le conduciría a la condena eterna, esa misma cualidad le llevaba ahora a aceptar de buen grado la afirmación contraria de mi amigo. Esta aceptación le liberó de la culpa y de la vergüenza –y de la, cada vez mayor, ansiedad– que, durante tantos años, había soportado.

El caso de Nero muestra lo importante que es comprender la naturaleza del problema antes de poner en marcha el tratamiento. Resulta evidente que cualquier intento de abordaje directo, a través de la hipnosis o de cualquier otro sistema, hubiera fracasado, puesto que el dolor no era más que un síntoma que ocultaba un conflicto existencial. Muchas veces, pensamos que el papel del síntoma consiste en proteger al paciente del cambio. Sin embargo, en el caso de Nero, el síntoma era una somatización de su ansiedad, cuyo origen residía en el temor a la condena eterna. Su ansiedad le advertía de la necesidad de cambio. Al final, resultó que no tuvo que cambiar su conducta, pero sí reconsiderar sus creencias.

Nero mantuvo contactos esporádicos conmigo, en los que me hizo saber que seguía bien.

Ejemplo: Lily, 35 años, dolores en las articulaciones

Lily, abogada, sufría dolores en los codos, las muñecas y las rodillas. Acudió a tratamiento por iniciativa propia. Según Lily, el dolor había empezado a ser más intolerable en los últimos tres años. Aunque parezca extraño (para una persona de su nivel educativo y de su conciencia social), no había consultado con ningún médico. En la entrevista inicial, resultó evidente que estaba muy deprimida y que, al parecer, se sentía así desde hacía mucho tiempo. El examen del MMPI realizado esa misma semana confirmó mi impresión.

En la segunda visita, le comenté que, a mi juicio, tenía una enfermedad artrítica que precisaba evaluación y tratamiento médicos, y que estaba también deprimida, un estado que podría responder bien a un combinado de medicación antidepresiva y de psicoterapia. Aliviada ante la perspectiva de que alguien se hiciera cargo de ella, estuvo de acuerdo en acudir a un reumatólogo que le recomendé, en consultar con un psiquiatra que valorara el tema de la medicación y en comenzar una psicoterapia conmigo para tratar su depresión.

Tres meses más tarde, Lily había logrado ya buenos resultados con la medicación antiinflamatoria prescrita por el reumatólogo, hasta el punto de que sus articulaciones estaban mucho menos inflamadas y el dolor había disminuido. Por otro lado, también, estaba haciendo un buen trabajo conmigo y tomaba antidepresivos; estaba mucho menos deprimida. Estoy convencido de que si hubiera intentado tratar aisladamente el dolor de Lily, habría fracasado. (Aunque no hubiera necesitado atención médica para la artritis, la profunda depresión que padecía suponía un claro obstáculo para la mejoría de su dolor.)

EXAMEN DE LOS HISTORIALES MÉDICOS

Cuando un profesional asume un tratamiento contra el dolor, es preciso que cuente con una cierta formación en torno a la evaluación médica de los problemas de dolor, de modo que sea capaz de leer un historial médico y establecer la naturaleza del problema, de interpretar las pruebas que han sido realizadas y de conocer la implicación de los resultados en relación al tratamiento que haya pensado iniciar. Como veíamos en el Capítulo 2, la evaluación médica del dolor, por lo general, identifica la naturaleza del problema, pero no siempre. Cuando no aparece una base orgánica que explique el dolor, al médico le puede tentar mucho atribuir el problema a causas psicógenas. Aunque esto a veces sea así, hemos de admitir que la ausencia de evidencia no constituye la evidencia de la ausencia: puede ocurrir que una causa orgánica permanezca oculta y que no seamos capaces de hallarla. Es útil recordar al ridículo borracho del chiste clásico: prefería buscar sus llaves bajo la cómoda iluminación de una farola, aunque las hubiera perdido en otro lugar (en la incómoda oscuridad). Nosotros también, en ocasiones, preferimos mirar en "lugares bien iluminados", pese a que el origen del problema se encuentre en la molesta oscuridad.

Ahora, vamos a ver dos ejemplos clínicos diferentes que ilustran por qué es tan importante para el clínico que no es médico y que trata problemas de dolor el examen sistemático no sólo de los registros psicológicos, sino también de los médicos.

Ejemplo: Sol, 72 años, dolor en el brazo

Sol era un hombre de negocios retirado que me telefoneó pidiéndome una cita para "curar mi dolor de brazo". Aunque vivía en una ciudad bastante alejada de mi consulta, declinó mi oferta de ver a algún otro profesional más próximo a su residencia, por lo que concertamos una cita y quedamos en que su médico me enviaría su historial. A partir de la descripción que, durante la conversación telefónica, me hizo de su dolor, pensé en la hipótesis de que pudiera padecer una neuralgia postherpética –síndrome que responde muy bien a los métodos hipnóticos.

En buena hora había pedido su historial. Cuando me llegó, una semana más tarde (la víspera de nuestra cita), empecé a examinarlo. Lo que leí apuntaba hacia la solución más obvia para su dolor. Hacía tres meses, Sol había acudido a su internista quejándose de un dolor en el brazo. Por razones que no me quedaron del todo claras, el internista le envió a la Clínica Mayo para una evaluación. El médico de dicha Clínica escribió un informe en el que se indicaba que Sol padecía una neuropatía sifilítica y recomendaba el empleo de penicilina. De nuevo, por razones que no acababa de entender, no se señalaba que Sol hubiera sido luego visto por su internista, ni que hubiera iniciado el tratamiento farmacológico.

Telefoneé a Sol y le dije que no era necesario que viniera a verme, pero que debía concertar una visita con su internista para que le tratara su dolor. Sol se mostró muy reacio a seguir mi consejo e insistió en que su médico estaba muy interesado en que le atendiera. Quedamos en que me pondría en contacto con el internista.

En mi conversación telefónica con el internista, logré que éste asumiera el tratamiento recomendado por el médico de la Clínica Mayo. Además, me explicó que había pensado que Sol era "un vejestorio" y que no había tomado en serio su queja ("siempre ha sido tan fuerte como un toro, pero se queja mucho").

Dos meses más tarde, cuando llamé a Sol para hacerle un seguimiento, me alegró mucho saber que había ya finalizado su tratamiento y que el brazo le había dejado de molestar.

Ejemplo: Fritz, 58 años, un hipocondríaco

Fritz, un escritor de 58 años, vino a mí, derivado por su internista, tras un amplio estudio médico en el que no se había identificado ninguna base orgánica para el intenso dolor abdominal que presentaba desde hacía cuatro meses. En la primera conversación que mantuvimos, Fritz describió su dolor de un modo muy florido y poco frecuente, introduciéndome así en su habitual estilo imaginativo. Su forma de relatar el dolor confirmaba también la opinión de su internista de que se trataba de un dolor psicógeno. Calificó su dolor de "tormentoso", "dolorido", "solitario" y "temeroso". Sólo ante mi insistencia, fue capaz de describir los atributos físicos, "intenso", "a modo de calambre", y las cualidades de las sensaciones físicas. En nuestra primera sesión, me dijo también, varias veces, que era un hipocondríaco.

El dolor de Fritz era relativamente constante, y situó su intensidad en 9 sobre 10 la mayor parte del tiempo, con niveles ocasionales de 10 sobre 10. Su dolor era menos intenso por las mañanas, alcanzando sus cotas más altas por la noche. Me informó de que la medicación para el dolor no le había servido y que el único remedio eficaz consistía en tomar un baño caliente y tocar el piano.

Fritz ironizaba con la idea de que su personalidad hipocondríaca hubiera "elegido" ese insoportable y doloroso síntoma. El perfil de su MMPI indicaba también un carácter hipocondríaco. Todas las informaciones parecían apuntar en la dirección de un trastorno somatoforme. Fritz hablaba como un hipocondríaco, actuaba como un hipocondríaco –y no se podía hallar ninguna causa orgánica que explicara su dolor.

Emprendí el tratamiento hipnótico, asumiendo que el dolor de Fritz era de tipo somatoforme y que el tratamiento sería beneficioso para confirmar esto y, tal vez, para facilitar el inicio de una psicoterapia. Para mi sorpresa, el dolor de Fritz mejoró de forma considerable tras una primera sesión de apenas una hora de duración. Pero, poco después, el dolor volvió con la misma intensidad de siempre.

En nuestra segunda sesión, un día después, inicié de nuevo el tratamiento hipnótico con Fritz. Sin embargo, en esta ocasión, le señalé que su dolor quizá representara alguna dificultad psicológica y le pregunté si había algo que le preocupara. Durante las dos semanas siguientes, realizamos sesiones diarias en las que manteníamos conversaciones que parecían ser productivas y por las que Fritz presentaba un nivel razonable de interés; pero el dolor de su abdomen, salvo en contadas ocasiones, seguía inmodificable. Fritz pudo entender aspectos importantes de sí mismo, pero el sufrimiento continuaba. Muchas veces, me llamaba para pedirme ayuda o para contarme algo nuevo que había descubierto y que, según creía, podría ser útil para nuestro trabajo. Como no tenía demasiadas dudas acerca del diagnóstico, estaba convencido de que, al final, el tratamiento arrojaría sus frutos. No sabía bien cuándo se iba a producir, pero pensaba que llegaría pronto.

Dos semanas después de iniciar el tratamiento, súbitamente, Fritz fue a la Clínica Mayo y solicitó una nueva evaluación médica. Pensé que estaba actuando su necesidad de defenderse frente a los conflictos psicológicos que habían emergido en nuestro trabajo.

Los médicos de la Clínica Mayo, al ver el escáner de Fritz, diagnosticaron un cáncer pancreático. Repitieron el escáner y confirmaron su diagnóstico.

Mirando hacia atrás, me doy cuenta de que todos nosotros –los diferentes profesionales que atendimos a Fritz– nos fiamos del diagnóstico de "psicógeno", basado en el informe de un radiólogo. Aunque Fritz buscó "segundas opiniones", ninguno de nosotros revisó el escáner original, sino que nos limitamos a leer el informe negativo del radiólogo.

Este caso es muy instructivo, ya que pone en evidencia un trágico e innecesario error. Dada mi relación con el internista de Fritz, me fíe de su criterio y, en consecuencia, no reconsideré el diagnóstico de dolor psicógeno. Además, la evaluación psicológica de Fritz confirmaba este diagnóstico. En todo este proceso, faltaba la opinión de un segundo radiólogo. Cada vez que consultaba a un nuevo médico, éste se mostraba menos dispuesto a revisar concienzudamente el diagnóstico médico, debido al carácter hipocondríaco del paciente. Por desgracia, Fritz representa un doloroso ejemplo de que también los hipocondríacos enferman.

CONCLUSIÓN

Los psicólogos desempeñan un papel crucial en la evaluación de los pacientes que sufren un dolor. Dado que existe una relación de mutua dependencia entre la experiencia del dolor y la psicología del paciente, el tratamiento eficaz del dolor ha de estar basado en una evaluación psicológica.

El enfoque hipnoterapéutico del dolor, al igual que el resto de los tratamientos, se beneficia de la información obtenida a través de la evaluación psicológica.

4 La analgesia hipnótica: mecanismos psicológicos y neurales

Donald D. Price

Aunque hoy nadie cuestiona la existencia del fenómeno de la analgesia hipnótica, nos seguimos planteando intrigantes preguntas en relación a su naturaleza: ¿Cómo funciona la hipnosis? ¿Cuáles son los mecanismos psicológicos y biológicos que integran su acción? ¿Qué nos dicen esos mecanismos acerca de su empleo en situaciones clínicas? Los estudios en este sentido han supuesto un gran reto para los investigadores. Su trabajo ha sido fructuoso y sus preguntas han empezado a dar paso a algunas respuestas. Este capítulo explora todas estas cuestiones, así como el método para su investigación científica y las implicaciones clínicas de las respuestas que han ido emergiendo.

Los estudios en torno a la analgesia hipnótica se han desarrollado soportando una carga doble. Tanto las variables independientes de los tratamientos hipnóticos, como los múltiples componentes de la experiencia de dolor, que son variables dependientes, constituyen fenómenos subjetivos. En consecuencia, se tiende a considerar que la medición de estas variables subjetivas de los experimentos sobre la analgesia hipnótica carece del riguroso control que ha de estar presente en todo estudio fisiológico o farmacológico.

Este capítulo plantea un punto de vista alternativo sobre el análisis y la medición de las variables dependiente e independiente en las investigaciones dedicadas a la analgesia hipnótica. En este contexto, presentaremos una explicación preliminar en torno a los mecanismos psicológicos y neurales que pueden subyacer a la analgesia hipnótica. Al final, explicaremos las implicaciones que la comprensión de los mecanismos neurales y psicológicos de la analgesia hipnótica tienen para el tratamiento y el manejo del dolor clínico.

LAS VARIABLES INDEPENDIENTES DE LA ANALGESIA HIPNÓTICA

La lógica y el propósito de la analgesia hipnótica, por lo general, son bastante simples, en concreto, por lo que se refiere al dolor agudo. El clínico lleva al paciente hasta un estado hipnótico, le presenta sugestiones para reducir o para hacer desaparecer el dolor y, posteriormente, clínico y paciente disfrutan de las consecuencias de ese control del dolor inducido a través de la hipnosis. El problema se complica cuando uno empieza a plantearse preguntas en relación a los factores que determinan y mantienen la disminución del dolor, así como en relación a la naturaleza de esa reducción. Entre los elementos que provocan la disminución del dolor, encontramos los psicosociales, incluido el vínculo clínico-paciente, y los psicofisiológicos, que influyen en la transmisión de las señales de dolor. Los factores que mantienen la reducción del dolor difieren; parece que dependen de una interacción múltiple: la personalidad del paciente, las contingencias ambientales y la eficacia del tratamiento. El tratamiento debe ocuparse prioritariamente de esos factores y de las relaciones que se establecen entre ellos, en detrimento incluso de aspectos tan básicos como la nocicepción.

En la reflexión que presentamos a continuación, vamos a plantear: (1) las características de la demanda de la situación de analgesia hipnótica; (2) el papel que desempeña el estado hipnótico; y (3) las posibles interacciones entre el estado hipnótico y la incorporación de sugestiones hipnóticas.

Posteriormente, nos referiremos a cómo las intervenciones hipnóticas influyen en las múltiples dimensiones del dolor y, al menos en un sentido general, en el proceso neurofisiológico del dolor.

Características de la demanda y teoría del rol representado

Respecto a la comprensión de la naturaleza de la analgesia hipnótica, existe una corriente de pensamiento que la entiende como un simple fenómeno de sumisión a la demanda de la situación clínica o experimental, y no como una verdadera alteración en la experiencia del individuo. Este modelo propone que, tras la inducción hipnótica y las sugestiones, los sujetos o los pacientes realizan, a un nivel cognitivo, una nueva calificación de su dolor, atribuyéndole entonces una intensidad menor. La razón de este cambio no tendría que ver con una percepción menos intensa del dolor, sino con que las expectativas sociales exigen que desempeñen el rol de alguien que experimenta un dolor menor (Spanos, 1986). En otras palabras, aunque les sigue doliendo, fingen que no es así.

En esta explicación, aparecen dos afirmaciones que guardan relación. La primera es que la situación hipnótica no crea un cambio en el estado de conciencia y que dicho cambio no es requisito para responder a la sugestión hipnótica. La segunda afirmación es que la respuesta hipnótica de disminución en la puntuación del dolor no es real, no implica necesariamente una auténtica reducción del dolor, sino que más bien representa la disposición del sujeto a inventar niveles bajos de dolor y a actuar "como si", de verdad, experimentara menos sufrimiento. De acuerdo con los teóricos del "rol representado", el proceso de inducción hipnótica sirve sólo para reforzar las características de la demanda y para animar a los sujetos a seguir las instrucciones y la conducta deseadas. (Esta teoría supone que la información aportada por el propio sujeto no es un medio fiable para conocer su experiencia real.)

La afirmación de que el cambio en el estado de conciencia ni es necesario, ni contribuye a la analgesia hipnótica se basa en estudios que muestran la ausencia de diferencias en los niveles de analgesia entre dos grupos de sujetos a los que se les presentan sugestiones analgésicas, con y sin inducción de un estado hipnótico (T. Barber & Hahn, 1962; T. Barber & Wilson, 1977; Evans & Paul, 1970). Por otro lado, existen muchos más estudios que demuestran que, cuando los sujetos experimentan un estado hipnótico, se produce una analgesia mayor y que la receptividad hipnótica es, al menos en parte, un predictor de la analgesia hipnótica (véase Hilgard & Hilgard, 1994).

La tesis de que el testimonio presentado por el paciente, sobre la reducción de su dolor, no refleja necesariamente disminuciones perceptivas reales debería basarse en la observación de determinadas respuestas fisiológicas al dolor, tales como el incremento del ritmo cardíaco o de la presión sanguínea (Hilgard & Hilgard, 1994). Retomaremos más adelante este aspecto cuando nos refiramos a las variables dependientes de la analgesia hipnótica.

El papel del estado hipnótico en la analgesia hipnótica

Si es cierto que no es preciso crear un estado hipnótico para que una persona informe de que sus niveles de sufrimiento han disminuido y si los sujetos de los experimentos sobre analgesia hipnótica simplemente están representando un papel, entonces, cuando a un sujeto se le ordenara simular la analgesia –fingiendo que no siente dolor–, debería ser capaz de tolerar dolores de igual intensidad a los soportados por quien se encuentra en un, supuestamente innecesario, estado de inducción hipnótica.

Greene y Reyher (1972) diseñaron un experimento muy elaborado con objeto de probar esta hipótesis. Sujetos que presentaban una receptividad elevada fueron asignados, de forma aleatoria, al grupo de los hipnotizados y al de los simuladores. Instruyeron a los del segundo grupo para que no entraran en un estado hipnótico; pero, al mismo tiempo, hicieran creer al experimentador que sí lo estaban. Se les pidió también que no reaccionaran ante los estímulos dolorosos, como si estuvieran bajo los efectos de la analgesia. Los estímulos dolorosos consistían en intensidades, cada vez más fuertes, de descargas eléctricas; por otro lado, la tolerancia al dolor y la intensidad del dolor eran las variables dependientes.

Pese a sus grandes esfuerzos por comportarse como si estuvieran hipnotizados, los simuladores presentaron una tolerancia mucho menor al dolor, en las diversas situaciones experimentales, que los sujetos hipnotizados. Por ejemplo, los hipnotizados y los simuladores aumentaron su tolerancia al dolor en un 45 y un 16 por ciento, respectivamente, una diferencia muy significativa desde el punto de vista estadístico. Al parecer, los sujetos hipnotizados soportaban mejor las descargas que los que, aun teniendo una receptividad similar, no estaban hipnotizados, sino interpretando un papel. Este experimento, y otros de características similares, plantean una seria duda a la noción de que los sujetos hipnotizados, aunque sienten el dolor, señalan que su intensidad es menor para satisfacer las demandas de la situación.

Interacciones entre un estado hipnótico y la incorporación de las sugestiones hipnóticas

Puesto que ha quedado ya demostrado que el estado hipnótico, por sí mismo, no es suficiente para producir analgesia y puesto que existen pruebas de que la analgesia es mayor en el contexto de un estado hipnótico (Hilgard & Hilgard, 1994), es posible concluir que el estado hipnótico facilita la analgesia inducida a través de sugestiones. Esto nos conduce a la cuestión general de *cómo* se establece un estado hipnótico.

Veremos dos investigaciones en las que se aborda esta cuestión. En la primera (Price & Barrell, 1990), un grupo integrado por 21 licenciados y profesores universitarios participó en un estudio experimental y fenomenológico, sobre los elementos comunes comprendidos en el estado hipnótico, en el que los investigadores emplearon la técnica y el método que previamente habían descrito (Price & Barrell, 1980). En primer lugar, por medio de experiencias directas de inducciones hipnóticas, cada participante-observador señalaba los elementos comunes presentes en todas las inducciones. Segundo, siguiendo el consenso grupal, se identificaban los elementos comunes necesarios o suficientes para el estado hipnótico. Estos elementos incluían:

1. una sensación de relajación (un dejar salir las tensiones o un sentirse en calma)
2. un centro de atención constante en uno o varios objetivos
3. una ausencia de juicio, control y censura
4. una interrupción en la orientación espacio-temporal y/o en el sentido de sí mismo
5. la sensación de que las respuestas son automáticas (sin deliberación y/o esfuerzo)

A partir de las descripciones aportadas por los observadores del estado hipnótico, quedó patente que algunos de los elementos comunes eran necesarios para la emergencia de otros y que, en general, existían fuertes correlaciones entre todos estos elementos. De este modo, el elemento 1 ("la relajación, la sensación de calma") parecía proporcionar la base en la que se apoyaba el elemento 2 ("un centro de atención constante"), que, a su vez, afectaba a los elementos 3 ("una ausencia de juicio, control y censura") y 4 ("una interrupción en la orientación espacio-temporal habitual"). Por último, todos los observadores estuvieron de acuerdo en que los elementos 4 ("interrupción") y 5 ("automaticidad") contribuían de una forma directa en la profundidad hipnótica percibida. La Figura 4.1A muestra el modelo provisional que formularon para reflejar estas interacciones.

Posteriormente, se puso a prueba este modelo en un segundo estudio en el que 62 participantes puntuaron las magnitudes percibidas de esos elementos, según las escalas análogas visuales, durante los estados de vigilia, hipnosis media e hipnosis profunda (Price, Barber & Harkins, 1988). Como se puede apreciar en la Figura 4.1B, el análisis de senderos confirmó la validez estadística general del modelo. La única hipótesis refutada fue la relativa a la influencia del elemento 3, "la ausencia de control", sobre el elemento 4, "la desorientación". La base experiencial y conceptual de este modelo está apoyada por el trabajo de otros autores que, de manera independiente, han confirmado muchos de esos elementos comunes (Bowers, 1978; Pekala & Kumar, 1984).

Volviendo a la pregunta de cómo un estado hipnótico facilita la incorporación de sugestiones para la analgesia, este modelo, implícitamente, proporciona una base, para explicar el *aumento de la receptividad a la sugestión*, que es única y nada tiene que ver con otro tipo de incrementos, de carácter psicológico, en la receptividad a la sugestión (p. ej., el placebo). Esta base se pone de manifiesto en la fenomenología de las interrelaciones entre los elementos comunes de este modelo y se puede describir del modo siguiente:

Figura 4.1. ***Modelos de cómo un estado hipnótico facilita la analgesia inducida por medio de sugestiones***

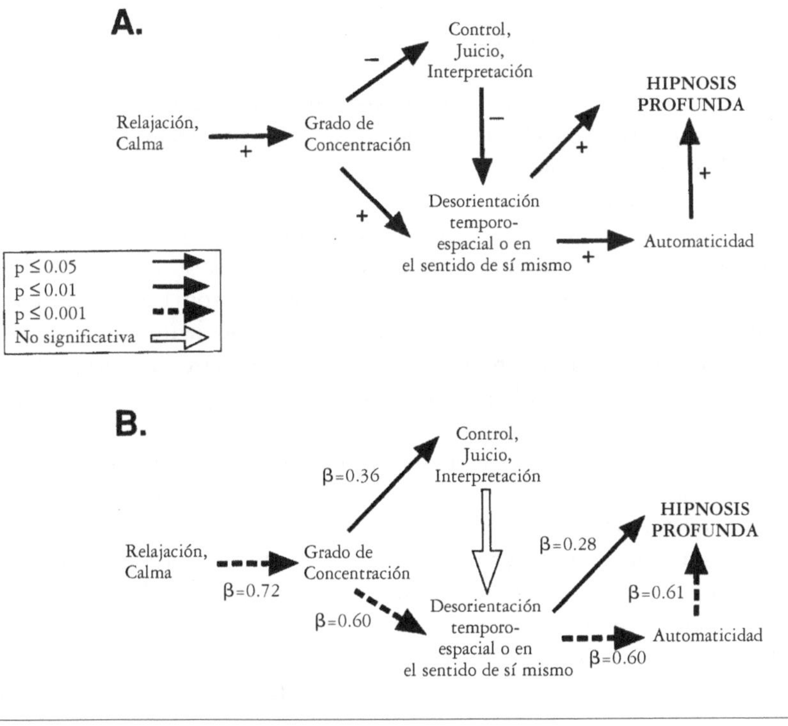

Un estado hipnótico comienza cuando un sujeto se centra en un foco determinado. Esto puede producirse de forma natural en momentos de una fascinación especial, por ejemplo, si una persona está muy metida en una película o en las ondas que dibuja un riachuelo. La experiencia nos captura. Al principio, puede suponer un cierto esfuerzo el alcanzar ese nivel de concentración. Con el tiempo, sin embargo, uno avanza desde una forma *activa* de concentración hasta una forma *pasiva*, relajada.

Muchas veces (aunque no siempre), se produce una inhibición o reducción del nivel periférico de la propia experiencia. Al mismo tiempo, esta relajación y/o reducción en el nivel de atención conlleva una *ausencia de control y de censura*; por consiguiente, el sujeto tolera mejor la falta de coherencia. Las afirmaciones contradictorias ya no llaman la atención ni provocan confusión o malestar. La aceptación sin censuras de lo que el hipnotizador dice no se coteja con las asociaciones del propio sujeto. En consecuencia, uno deja de elegir o de validar las afirmaciones que recibe, como si éstas tuvieran pensamiento y significado propios, al margen de una reflexión activa.

A partir de esta experiencia, emerge la sensación de *automaticidad*, en la que el pensamiento no precede a la acción, sino que la acción precede al pensamiento. Así, si el hipnotizador propone una acción corporal, una sensación o una falta de sensación (p. ej., analgesia), no se da una experiencia de deliberación o de esfuerzo por parte del sujeto. Éste, sencilla y automáticamente, se identifica con la acción, la sensación, la falta de sensación o con lo que se le haya propuesto; de modo que no se plantea –o se plantea muy poco– la posibilidad de no llevar a cabo la acción o de no experimentar los cambios sugeridos. Así, un estado hipnótico *facilita* la incorporación de las sugestiones, entre las que se incluye la de la analgesia.

Hay que añadir que la identificación automática, durante la experiencia hipnótica, con la acción o con la sensación propuestas –o la falta de sensación– comparte algunos principios comunes con otros tipos de formas, psicológicamente mediatizadas, de respuestas a la sugestión. Por tomar sólo un ejemplo de los muchos posibles, Kojo (1988) plantea que el hecho de imaginar el calor provoca un incremento en la circulación sanguínea y en la temperatura de la piel, creando un escenario psicológico en el que el sujeto *se permite* sentir el calor sin ninguna deliberación o esfuerzo.

Tal vez lo que caracterice a las sugestiones hipnóticas no tenga que ver con el efecto que producen, como el alivio del dolor, sino con el modo en que, implícita o explícitamente, esas sugestiones remiten al origen del cambio experiencial –sin esfuerzo y de forma automática–. Esta, en apariencia, sencilla idea puede proporcionar a los clínicos una importante fuente de comprensión en torno a la creación de sugestiones efectivas para la analgesia.

Quizá seamos capaces de ilustrar esa singularidad comparando la naturaleza de las sugestiones hipnóticas con las que se producen durante la administración de un placebo. La "sugestión" suministrada en el caso del placebo –por ejemplo, para lograr la analgesia– es fácilmente discernible de la proporcionada en la hipnosis. En la primera, se hace referencia a una fuente externa fidedigna como origen del alivio del dolor: las inyecciones o las pastillas, recetadas por un profesional, indican que el alivio terapéutico proviene de una medicina y de una persona experta y conocedora de la efectividad del tratamiento. La literatura existente sobre el tema del placebo muestra con claridad que, cuanto más creíbles y convincentes –desde un punto de vista técnico– son sus agentes, los efectos logrados son mayores. De esta forma, las inyecciones placebo son más efectivas que las pastillas placebo y la morfina placebo es más efectiva que la aspirina placebo (Traut & Passarelli, 1957).

Subyace la idea de que, si faltara el agente externo fidedigno, el placebo no produciría una mejoría del dolor. Por otra parte, la naturaleza de las sugestiones hipnóticas hace referencia a una capacidad más innata del sujeto para alterar su propia experiencia, y que incluye la posibilidad de vivir las sensaciones de una forma muy diferente o, incluso, de no experimentar ningún dolor (Barber, 1982). En el caso de la analgesia hipnótica, se percibe el cambio experiencial como automático y proveniente del interior.

Esta distinción experiencial entre la analgesia hipnótica y la analgesia placebo puede dar cuenta, al menos en parte, de la total falta de relación que existe entre la magnitud de la analgesia hipnótica y la de la analgesia placebo, medida en sujetos con niveles distintos de receptividad (Hilgard & Hilgard, 1994). En sujetos no receptivos a las sugestiones hipnóticas, se ha visto que consiguen prácticamente los mismos niveles –modestos– de analgesia cuando se les aplica una sugestión hipnótica o cuando se les administra un placebo. En los sujetos con una elevada receptividad hipnótica, la reducción del dolor, provocada mediante la sugestión hipnótica, es mucho mayor que los efectos –insignificantes y, a veces, negativos– producidos por el placebo. Por consiguiente, la analgesia hipnótica es algo más que un placebo y, probablemente, muy diferente en lo que respecta a los mecanismos psicológicos.

Por lo visto hasta el momento, podemos afirmar que son muchos los factores del contexto psicosocial y de la experiencia de los sujetos que influyen en la modificación del dolor a través de las sugestiones hipnóticas. El peso de los factores individuales sobre las reacciones ante los diversos tipos de sugestión hipnótica –aparte de la receptividad hipnótica– no ha recibido un reconocimiento demasiado explícito. Sin embargo, sería posible medir la influencia relativa de los elementos del estado hipnótico, sobre las respuestas analgésicas a las sugestiones, mediante experimentos en los que los participantes aportaran datos medibles respecto a su experiencia. Por ejemplo, elementos como la "automaticidad" y la "profundidad del estado hipnótico" podrían convertirse en las variables independientes de una investigación que estudiara la relación entre la profundidad del estado hipnótico y la receptividad a las sugestiones analgésicas.

LAS VARIABLES DEPENDIENTES DE LA ANALGESIA HIPNÓTICA

Estudios sobre la analgesia hipnótica muestran que las sugestiones encaminadas a alterar la experiencia del sufrimiento guardan una estrecha relación con las dimensiones del dolor y con sus etapas psicológicas. De este modo, existen sugestiones que se dirigen, específicamente, a la dimensión afectiva del dolor, y no a la dimensión sensorial, y que incluirían sugestiones para *reinterpretar* sensaciones –placenteras, en lugar de desagradables– o para reducir o eliminar la carga de amenaza que conllevan las sensaciones. Además, algunas sugestiones están diseñadas para alterar la calidad y/o intensidad de las sensaciones, de modo que sean menos dolorosas, nada dolorosas o para que desaparezcan totalmente. Éstas incluyen sugestiones para *sustituir* sensaciones de dolor por somnolencia, calidez, o por otro tipo de sensaciones, y sugestiones para lograr una ausencia completa de sensaciones. Dentro de estas últimas, encontramos la *disociación*, en la que el sujeto no siente una parte determinada de su cuerpo –la que le causa dolor– o en la que se vive a sí mismo en un lugar o contexto totalmente diferentes. Además de los estudios dirigidos a examinar el papel de la profundidad hipnótica y de sus componentes individuales con respecto al dolor, necesitamos investigaciones que midan los efectos diferenciales de los diversos tipos de sugestiones sobre las dimensiones sensorial y afectiva de la experiencia de dolor. Por ejemplo, ¿qué influjo ejercen, sobre el dolor, las sugestiones diseñadas, exclusivamente, para que el sujeto reinterprete el significado de sus sensaciones de modo que éstas no le resulten tan amenazantes o desagradables?

Así como existen múltiples dimensiones psicológicas que contribuyen a la analgesia hipnótica, es probable que la analgesia misma esté compuesta también por distintas dimensiones. Como ya Barber ha descrito en el Capítulo 1, la experiencia del dolor consta de dos dimensiones: la afectiva y la sensorial. La estrategia, más arriba debatida, para la descripción y medición de los factores que juegan un importante papel en los tratamientos hipnóticos podría conjugarse con otra que valorara la influencia de dichos factores en las diferentes dimensiones del dolor, así como en las diversas etapas neurológicas del procesamiento del dolor (por ejemplo, espinal, cortical, etc.).

Para maximizar esta estrategia, necesitamos métodos precisos y válidos que midan el dolor. Esto podría lograrse empleando sistemas que cumplieran todos los criterios para un cálculo idóneo del dolor (Gracely & Dubner, 1981; Price & Harkins, 1992b). Sería esencial contar con una escala que midiera las dimensiones sensoriales y afectivas del dolor, especialmente, si las sugestiones hipnóticas influyen de forma diferente en ambas dimensiones. Tursky (1985) recomienda el uso de métodos más sofisticados e identifica las deficiencias de ciertos métodos cuantitativos que evalúan la analgesia.

Puesto que el dolor está compuesto por dimensiones sensoriales y afectivas, podemos plantearnos unas cuantas preguntas en relación a cómo la intervención hipnótica afecta a las distintas dimensiones y etapas del procesamiento del dolor:

1. ¿La analgesia hipnótica reduce más la dimensión afectiva que la dimensión sensorial del dolor?
2. ¿En qué medida la analgesia hipnótica implica un descenso en la inhibición de la transmisión del dolor a nivel de la médula espinal o el empleo de mecanismos intracorticales que alejen la conciencia de dolor?
3. ¿Utiliza la analgesia hipnótica un sistema narcótico endógeno?

Aunque parezca asombroso, estas cuestiones pueden ser respondidas, al menos en parte, por medio de experimentos que utilicen mediciones múltiples de la experiencia del dolor y, en algunos casos, índices fisiológicos de procesamiento del dolor a diferentes niveles del sistema nervioso.

Efectos diferenciales de las sugestiones hipnóticas en las dimensiones sensoriales y afectivas del dolor

La cuestión de si la sugestión hipnótica tiene efectos diferenciales sobre las dimensiones *sensoriales* y *afectivas* fue abordada en una investigación en torno a los factores que contribuyen a la reducción del dolor por medio de sugestiones hipnóticas (Price & Barber, 1987). Partiendo de las escalas análogas visuales sensorial y afectiva, dos grupos de voluntarios respondieron a los estímulos térmicos nocivos que les fueron aplicados sobre la piel (de 44.5 a 51.5°C), antes y después de ser sometidos a sugestiones hipnóticas. El Grupo 1 recibió sugestiones encaminadas a desarrollar un estado hipnótico sólo una vez, justo antes de poner a prueba la analgesia, y no presentó una reducción significativa en sus respuestas al dolor experimental tras la hipnosis. En cuanto al Grupo 2, el experimentador les proporcionó claves para que, a lo largo de la sesión de prueba analgésica, continuaran en estado hipnótico. Este grupo consiguió una reducción media de un 44.5% en la intensidad del dolor sensorial y de un 87.4% en el dolor afectivo. Como se muestra en la Tabla 4.1, los sujetos del Grupo 2 alcanzaron una mayor y más consistente disminución del componente afectivo del dolor que de su dimensión sensorial. Se encontró una cierta correlación estadística entre la receptividad hipnótica y la reducción global en la escala sensorial, pero no así en la afectiva.

No resultaba fácil explicar por qué los descensos en las puntuaciones de la escala afectiva eran mayores y más consistentes que los de la EAV sensorial. Las respuestas al dolor experimental se reducían incluso en aquellos participantes que presentaban niveles bajos de receptividad y que mostraban un cambio muy pequeño en las intensidades sensoriales percibidas (ver, por ejemplo, los sujetos 2 y 5 en la Tabla 4.1). Tal vez, para tratar de comprender esta cuestión, deberíamos considerar la naturaleza de las respuestas sensoriales y afectivas, así como el grado de implicación hipnótica requerido para experimentar alteraciones en esas dimensiones del dolor.

Tabla 4.1
Susceptibilidad hipnótica y analgesia en el Grupo 2

Sujeto	*Susceptibilidad hipnótica*	*% de cambio en la EAV sensorial*	*% de cambio en la EAV afectiva*
1	1	56.8	74.5
2	1	9.0	90.0
3	1	65.5	100.0
4	1	63.1	100.0
5	1	3.6	100.0
6	1	60.0	100.0
7	2	17.8	91.4
8	2	17.5	78.6
9	2	20.7	51.5
10	3	28.3	78.0
11	3	24.7	74.6
12	3	50.0	100.0
13	3	46.0	100.0
14	4	82.7	99.1
15	5	83.9	62.5
16	5	81.9	98.7
Media	2.4	44.5	87.4
R_S		.4	–.2

Las respuestas afectivas asociadas al dolor están más determinadas por la percepción que el sujeto tiene del marco experimental que las respuestas sensoriales (Price, 1988). De este modo, los factores relativos al contexto psicológico de la persona pueden reducir, en parte o drásticamente, la reacción afectiva al dolor experimental (Price, 1988; Price, Barrell & Gracely, 1980). En este experimento, las sugestiones hipnóticas estaban dirigidas a:

1. Vivir la situación experimental como más agradable.
2. Vivir el estímulo térmico como más agradable.
3. Vivir el estímulo térmico como menos intenso.

Está claro que estas alteraciones de la experiencia iban a exigir grados diferentes de implicación hipnótica (Shor, 1965; Weitzenhoffer, 1957). Para que el sujeto viviera la situación experimental y los estímulos presentados con menos sensación de displacer, se requería una implicación hipnótica menor que para que experimentara reducciones directas en las sensaciones provocadas por los estímulos térmicos nocivos. En algunos casos, fue posible lograr un descenso parcial en el afecto sin que se diera un estado hipnótico. Por consiguiente, un sujeto es capaz de responder a una sugestión, orientada a disminuir su nivel de displacer, al margen de si se encuentra o no en un estado hipnótico. Esta explicación concuerda con la idea de que la reducción de la sensación de desagrado no guarda relación con la receptividad hipnótica.

El descenso de esa sensación de displacer asociada al dolor no procede de una disminución de la señal del dolor a niveles periféricos o incluso espinales, sino más bien de una alteración en los *significados* que normalmente acompañan a la experiencia dolorosa. Además, es muy probable que la reducción parcial del dolor afectivo, mediante mecanismos cognitivos, refleje acontecimientos neurales a niveles más elevados del procesamiento del dolor (mecanismos intracerebrales).

MECANISMOS DE REDUCCIÓN DE LA INTENSIDAD SENSORIAL DEL DOLOR

Pese a la clara evidencia de que las sugestiones hipnóticas provocan una reducción más importante del componente afectivo del dolor que del sensorial, no debemos olvidar que se produce una disminución en ambas dimensiones –como así lo demuestran multitud de situaciones experimentales (véase Hilgard & Hilgard, 1994 y Price, 1988)–. Además, es la reducción del dolor sensorial la que correlaciona estadísticamente con la receptividad hipnótica, aunque dicha correlación sea pequeña. Por lo tanto, la intervención hipnótica que se basa en la capacidad y en el estado hipnóticos es la que ejerce una influencia mayor en la reducción de la intensidad del dolor sensorial. Curiosamente, como muestra la Tabla 4.2, esta correlación se fortalece a medida que los niveles de intensidad del dolor aumentan.

Tiene sentido pensar que la reducción de un dolor intenso exija una capacidad hipnótica mayor que la de otro de menor intensidad. Sin embargo, la poca correlación existente entre la receptividad hipnótica y la analgesia sensorial, unida a la ausencia total de una correlación significativa entre la capacidad hipnótica y el descenso de los valores en el componente afectivo del dolor (Tabla 4.2), indican que hay muchos factores en juego. Cuando la analgesia procede de una intervención hipnótica, es posible incluir también factores que poco tienen que

Tabla 4.2
Susceptibilidad hipnótica y analgesia

Temperatura Estímulo	*Coeficiente de Correlación de Spearman*	
	Analgesia sensorial	*Analgesia afectiva*
44.5°C	+0.04	–0.23
47.5°C	+0.21	–0.11
49.5°C	+0.43*	–0.08
51.5°C	+0.56*	+0.10

* $p \leq 0.01$

ver con la receptividad hipnótica o, incluso, con el estado hipnótico. Dichos factores potenciales y múltiples guardan relación con otros mecanismos de la analgesia hipnótica que analizaremos un poco más adelante.

Neodisociación y mecanismos "intracerebrales"

Actualmente, existen dos mecanismos generales mediante los que es posible reducir la intensidad del dolor sensorial en la hipnosis. La teoría de la neodisociación (Hilgard & Hilgard, 1994) postula que, en la analgesia hipnótica, se reduce la conciencia del dolor, lo que normalmente ocurre cuando la información nociceptiva ha alcanzado los centros más elevados. De acuerdo con esta teoría, durante la analgesia hipnótica, el dolor queda registrado en el cuerpo y en una conciencia encubierta, pero se enmascara por medio de una barrera, a modo de anestesia, entre las corrientes disociadas de la conciencia. Esta disociación ha podido ser demostrada a través de la "escritura automática" y del fenómeno del "observador oculto" (Hilgard, 1977; Hilgard & Hilgard, 1994; Hilgard y col., 1975).

Hilgard y sus colaboradores (1975) instruyeron a los sujetos para que informaran de los niveles encubiertos de un dolor, provocado por el frío, mediante la presión automática de una tecla; mientras que el dolor que experimentaban abiertamente –producido por el mismo frío– se reflejaba a través de una estimación de magnitud. El resultado fue que, durante las sugestiones *no hipnóticas* para lograr la analgesia, se produjo una reducción de alrededor del 40 por ciento, *tanto* en la intensidad del dolor encubierto, *como* en la del manifiesto. Tras inducir un estado hipnótico, esas mismas sugestiones producían una disminución adicional en el dolor manifiesto, pero no en el encubierto. Esta reducción adicional parece reflejar que los mecanismos disociativos están sólo disponibles cuando se induce un estado hipnótico. Un componente de la percepción del dolor puede olvidarse de forma inmediata o puede apartase de la conciencia.

Esta interpretación de la analgesia hipnótica, como disociación de la conciencia, propone una explicación para la paradoja de que, muchas veces, en la analgesia hipnótica, los índices fisiológicos de estrés se mantengan pese a que el sujeto sienta, a un nivel consciente, menos dolor o pese a que éste desaparezca por completo. Curiosamente, Hilgard y sus colaboradores encontraron que, en los sujetos altamente receptivos, el incremento en el ritmo cardíaco, causado por el frío, era algo menor durante la experiencia hipnótica que durante una situación control en la que los sujetos permanecían en un estado no hipnótico, pero que seguía produciéndose un cierto aumento del ritmo cardíaco (Hilgard & Hilgard, 1994). Esta reducción parcial concuerda con la observación de Hilgard sobre los dos componentes de la reducción del dolor (sensorial y afectivo). La reducción del dolor en condiciones no hipnóticas puede ir acompañada de reducciones en las reacciones automáticas y reflejas al dolor, mientras que la disminución del dolor asociada a mecanismos disociativos no va acompañada de tales descensos en las respuestas automáticas.

Mecanismos descendentes inhibidores de la médula espinal

Un segundo mecanismo general, mediante el cual las sugestiones hipnóticas pueden reducir el dolor, es a través de la activación de un sistema endógeno inhibidor del dolor que desciende a la médula espinal, donde evita la transmisión al cerebro de la información asociada al dolor. Existen múltiples pruebas indirectas a favor y en contra de ese mecanismo.

La cuestión de si la analgesia hipnótica supone un mecanismo de control que desciende, desde el cerebro, hasta la médula espinal, está indirectamente relacionada con otra: si los opiáceos endógenos actúan de mediadores en la analgesia hipnótica. En ese caso, sería probable que un sistema de control descendente estuviera implicado, puesto que ha quedado bien establecido que los mecanismos analgésicos opiáceos guardan una fuerte relación con el sistema de control que desciende del cerebro a la médula espinal. Diferentes observaciones indican que la analgesia hipnótica *no* depende de los mecanismos opiáceos endógenos. En primer lugar, investigadores diferentes han encontrado que la naloxona hidroclórida, un opiáceo antagonista, no altera la analgesia producida mediante sugestiones hipnóticas. Por ejemplo, Barber y Mayer (1977) descubrieron que las sugestiones hipnóticas elevaban el umbral del dolor producido por la estimulación de la pulpa dentaria, y que esas elevaciones del umbral no variaban con la naloxona hidroclórida. Goldstein y Hilgard (1975) obtuvieron resultados similares.

Existen también otras diferencias características entre la analgesia opiácea y la hipnótica. La analgesia hipnótica, una vez ha sido creada en un sujeto muy receptivo, es posible inducirla de nuevo con gran rapidez (algunas veces, en unos segundos) y ponerle fin a la misma velocidad. Los mecanismos opiáceos endógenos, en cambio, típicamente, necesitan que transcurra un cierto tiempo antes de lograr su máximo efecto (por ejemplo, varios minutos), efecto que se disipa a un ritmo lento.

Sin embargo, el hecho de no poder demostrar la existencia de un mecanismo opiáceo endógeno que esté implicado en la analgesia hipnótica no excluye la posibilidad de un sistema descendente de control, sino la posibilidad de un mecanismo *opiáceo* de control. Se conocen mecanismos no opiáceos de control que descienden desde el cerebro hasta la médula espinal (Price, 1988).

Si bien las investigaciones fisiológicas se han centrado en la hipótesis de que la analgesia hipnótica implica un mecanismo inhibidor descendente del cerebro a la médula espinal, la mayoría de los trabajos se han ocupado de los cambios a nivel autónomo (T. Barber & Hahn, 1962), neuroquímico (Barber & Mayer, 1977; Goldstein & Hilgard, 1975; Mayer, Price, Barber & Rafii, 1976) o electrocortical (Crawford & Gruzelier, 1992), asociados a la analgesia hipnótica.

Una limitación común a todos estos estudios es la dificultad para identificar las zonas neuroanatómicas en las que tienen lugar los mecanismos moduladores pertinentes. Si, durante la analgesia hipnótica, fuera posible proporcionar alguna medición simultánea de la función nociceptiva espinal y de la percepción del dolor, se obtendría la prueba de que la analgesia hipnótica implica una inhibición descendente a niveles espinales. Willer (1977, 1984, 1985) ha apuntado la viabilidad de ese enfoque al demostrar que diferentes tipos de estimulaciones somatosensoriales y de manipulaciones en la atención reducen, de forma simultánea, el dolor y el reflejo de flexión provocado eléctricamente. Ha demostrado también que dosis graduadas de morfina reducen el reflejo de flexión provocado eléctricamente y la intensidad del dolor en una base porcentual casi igual, proporcionando así un criterio para valorar los mecanismos descendentes inhibidores del dolor. Todas estas observaciones proponen la posibilidad de una medición simultánea del dolor y del reflejo de flexión durante la analgesia hipnótica. De hecho, esta idea podría proceder de un trabajo previo de Hagbarth y Finer (1963) sobre la supresión del reflejo de flexión en unos pocos sujetos durante la analgesia hipnótica. Aunque el resultado es muy interesante, resulta difícil interpretar su significado, en parte, debido a que la supresión del reflejo fue probada en sujetos conocedores de la respuesta fisiológica que se estaba midiendo (y que, tal vez, sin darse cuenta, actuaran de una forma no hipnótica).

Recientemente, se ha llevado a cabo un extenso análisis sobre la cuestión de un posible mecanismo inhibidor descendente de la analgesia hipnótica, mediante el examen de los cambios en el R-III, un reflejo nociceptivo espinal, durante la reducción hipnótica de un dolor sensorial y de una sensación de displacer (Kiernan, Dane, Phillips & Price, 1995). Se midió el R-III en 15 voluntarios sanos que, partiendo de un estímulo eléctrico, puntuaron en la EAV sensorial y en la afectiva, durante el estado de vigilia, sin sugestiones, y durante la hipnosis, con sugestiones para lograr la analgesia hipnótica. Un rasgo muy importante de este estudio fue que los sujetos ignoraban que se estuviera midiendo un índice fisiológico y que, más tarde, cuando se les informó de que se iba a medir el reflejo de flexión R-III, fracasaron en su intento de reducir, de forma deliberada, la magnitud de dicho reflejo. (Así, a diferencia de lo que había ocurrido en el estudio de Hagbarth y Finer, se pudieron controlar los efectos de la expectativa y de la obediencia.)

La analgesia hipnótica sensorial guardaba una relación parcial, aunque fiable a un nivel estadístico, con la reducción en el R-III ($R^2 = .51$, $p < .003$), lo que nos lleva a pensar que la analgesia hipnótica sensorial está mediada, al menos en parte, por mecanismos descendentes antinociceptivos que ejercen un control, a niveles espinales, como respuesta a la sugestión hipnótica. La analgesia hipnótica afectiva no se relacionaba de manera significativa con la reducción en el R-III ($p = .053$). La disminución en el R-III equivalía en un 67 por ciento a la reducción del dolor sensorial, y daba cuenta de un 51 por ciento de la varianza en la reducción del componente afectivo. Por su parte, la reducción del dolor sensorial equivalía en un 75 por ciento a la reducción de la sensación de displacer, y daba cuenta del 77 por ciento de su varianza.

Los resultados indican que, en la analgesia hipnótica, pueden estar involucrados tres mecanismos generales: el primero, implicado por las disminuciones en el R-III, tiene que ver con mecanismos antinociceptivos de la médula espinal. El segundo, implicado por las reducciones en el dolor sensorial al margen de las del R-III, puede guardar relación con mecanismos cerebrales que sirvan para evitar la conciencia de dolor una vez que la nocicepción ha alcanzado los centros superiores, como pronosticaba la teoría de la neodisociación de Hilgard (Hilgard &

Hilgard, 1994). Que el porcentaje de reducción en la intensidad sensorial del dolor fuera mayor que la del R-III concuerda con el hallazgo de Hilgard y de otros autores de que algunas respuestas automáticas al dolor se mantienen incluso en condiciones de analgesia hipnótica profunda. El tercero, implicado por las reducciones en la sensación de displacer al margen de los descensos del dolor sensorial, puede tener que ver con la reducción parcial en la dimensión afectiva, posiblemente como consecuencia de la reinterpretación de los significados asociados a la sensación dolorosa, como ya habían propuesto Price y Barber (1987).

Este estudio de Kiernan y de sus colaboradores confirma que la analgesia hipnótica (1) es un fenómeno psicofisiológico que se puede medir y (2) que produce efectos sobre la médula espinal que son también medibles.

La estrategia analítica de este estudio resulta muy útil por dos razones: (1) conceptualiza las posibles acciones de una intervención hipnótica para controlar el dolor; (2) aporta una táctica para realizar una evaluación independiente de las diversas fases del proceso del dolor. Al igual que el trabajo de Hilgard y Hilgard (1994), este estudio muestra que distintos componentes de la reducción del dolor están provocados por una simple intervención hipnótica y, lo que es más importante, que la experiencia hipnótica produce un efecto –medible– sobre una persona, más allá de lo que proponía la teoría del rol representado.

IMPLICACIONES CLÍNICAS

Tomadas en conjunto, las investigaciones en torno a los mecanismos psicológicos y neurales de reducción del dolor mediante intervenciones hipnóticas indican con rotundidad la existencia de múltiples mecanismos. Estos mecanismos incluyen factores que desembocan en la creación de un estado hipnótico y en la incorporación de sugestiones para lograr la analgesia, e incluyen también distintas dimensiones de la experiencia y de la conducta asociadas al dolor.

Los estudios que se diseñen en el futuro sobre la analgesia hipnótica deberían valorar mejor los factores experienciales y los factores del contexto psicosocial que influyen en los cambios que se producen, en cuanto a la intensidad del dolor, como resultado de una intervención hipnótica. Disponemos de nuevos enfoques y de nuevos métodos para medir factores experienciales, como la "automaticidad percibida" o el "grado de concentración" (cf. Bowers, 1978; Pekala & Kumar, 1984; Price & Barrell, 1990). El empleo de estos métodos permitirá, por un lado, identificar los elementos que, en condiciones óptimas, intervienen en las respuestas a las sugestiones hipnóticas y, por el otro, que tanto pacientes, como clínicos utilicen esa información. El concepto de "manipulaciones hipnótico-terapéuticas" podría poner su énfasis no tanto en la dependencia hacia una autoridad exterior, como en la participación activa del paciente a la hora de desarrollar las condiciones psicológicas necesarias para que se produzcan los efectos terapéuticos deseados. (Son muchos los clínicos que han empleado ya este concepto, aunque sólo sea desde la intuición.)

Un análisis más preciso de los diferentes componentes que integran los efectos de la analgesia hipnótica tiene también implicaciones terapéuticas. Estos componentes incluyen:

1. Una reducción parcial del afecto asociado al dolor (p. ej., la sensación de displacer), mediante cambios en el significado de las sensaciones y de los contextos en los que se producen. Este tipo de influencia, aunque forma parte de la intervención hipnótica, no siempre precisa el establecimiento de dicho estado.
2. Reducciones del dolor sensorial a través de mecanismos que desvían el dolor de la conciencia, una vez la información nociceptiva ha alcanzado los centros superiores. En la medida en que este componente se manifiesta dentro de un individuo, los reflejos somatomotores normales y las consecuencias autónomas, neuroendocrinas y neuroinmunológicas del dolor *no* se atenúan. De este modo, las reacciones relacionadas con el estrés que el dolor lleva asociadas se mantienen, muchas veces, en detrimento del estado fisiológico del individuo.
3. Una inhibición de las señales del dolor a nivel de procesamiento espinal. Este mecanismo, en contraste con el que acabamos de describir, podría atenuar las consecuencias fisiológicas negativas del dolor, ya que la inhibición de las señales del dolor interrumpiría la activación supraespinal de las estructuras cerebrales implicadas en las respuestas autónomas y neuroendocrinas al dolor.

Como ya se había propuesto previamente (Kiernan y col., 1995; Price, 1988), individuos diferentes pueden utilizar proporciones distintas de estos mecanismos. Por ejemplo, en el experimento de Price y Barber (1987), los sujetos presentaban porcentajes bastante diferentes en cuanto a la reducción de los dolores sensorial y afectivo (Tabla 4.1).

El conocimiento de la importancia de esos múltiples mecanismos, así como de los factores que influyen en ellos, conlleva implicaciones de gran alcance para el tratamiento de diversas enfermedades y del dolor. Por ejemplo, el descubrimiento de que las reducciones en el dolor afectivo son mayores y más frecuentes que las del sensorial, y que las primeras se relacionan con la receptividad hipnótica, supone que un elevado porcentaje de personas podría beneficiarse de una intervención hipnótica (y no sólo los sujetos altamente receptivos). Además, la receptividad hipnótica no parece ser un factor muy restrictivo a la hora de determinar qué pacientes podrían beneficiarse de una intervención hipnótica.

Tomemos otro ejemplo, imaginemos que ciertos tipos de sugestiones hipnóticas o de tratamientos activaran, de una forma óptima, los mecanismos cognitivos disociativos, mientras que otros activaran los mecanismos espinales inhibidores. Esto último podría ir acompañado de una disminución en las consecuencias fisiológicas del dolor, tales como la reducción en la reacción inmune o como el descenso en el tiempo de la cura. Este tipo de intervención hipnótica comportaría una ventaja terapéutica significativa en relación a los métodos hipnóticos que impliquen sólo mecanismos cognitivos disociativos o reducciones parciales del dolor afectivo, puesto que éstos no disminuirían las respuestas fisiológicas centrales que acompañan al dolor, por ejemplo, la producción de hormonas relacionadas con el estrés y la respuesta cardiovascular. Está claro que futuros análisis más minuciosos sobre los factores que contribuyen a la analgesia hipnótica, así como sobre los componentes de las propias respuestas analgésicas, ofrecerán la posibilidad de mejorar los efectos terapéuticos de las intervenciones hipnóticas.

5 La analgesia hipnótica: consideraciones clínicas

Joseph Barber

El anciano me recordaba a mi abuelo, me habló del placer que sentía cuando montaba a caballo por los alrededores de su granja. Pero, en ocasiones, sus palabras se veían interrumpidas por los espasmos de dolor provenientes de su hombro y brazo izquierdos, y que le dejaban sin respiración durante unos instantes. Un accidente de coche, ocurrido diez años atrás, le había producido una rotura en los ligamentos del hombro izquierdo y, como consecuencia, una evulsión traumática del plexo braquial izquierdo, lo que le causaba un dolor, a modo de puñalada, que se repetía cada día y, a veces, cada hora.

Tras el accidente, John recorrió todo el mundo médico, hablando en el sentido metafórico y literal de la expresión –acudió a muchas de las clínicas más famosas del mundo en busca de alivio para su dolor–. Por desgracia, el tratamiento de neurocirugía al que fue sometido agravó su sufrimiento y le provocó una pérdida de control en los músculos de la zona derecha de su cuerpo.

Me miró a los ojos, su expresión era adusta, tenía la cara enrojecida y sudorosa por el último ataque de dolor. "Joven, dígame la verdad. Si puede ayudarme, se lo agradeceré. Si no puede, por favor, dígamelo, y dejaré de dar vueltas".

"Y si resulta que no puedo ayudarle, ¿qué hará?"

John dudó antes de contestar, así que pensé que su respuesta iba a estar cargada de sinceridad. Con la misma expresión adusta en su cara, me dijo: "He tenido una buena y larga vida. Si no puede librarme de esto..." Entonces, una nueva puñalada de dolor ahogó su discurso durante un momento. Tras unos cuantos segundos, soltó aire, relajó un poco su cuerpo y continuó, ahora en voz más baja: "Si no puede arreglar este dolor, me iré a casa y utilizaré mi escopeta para procurarme un poco de paz".

Los pacientes que sufren dolores, por lo general, son individuos cuyas afecciones no han podido ser manejadas con éxito. Aunque no todas las circunstancias son tan dramáticas como las de John, la presencia de un dolor constante, para el que no se ha encontrado un tratamiento eficaz, provoca un sufrimiento importante. Puesto que suele tratarse de pacientes que han sido ya sometidos, sin éxito, a distintas evaluaciones y tratamientos –muchas veces, realizados por diversos clínicos–, tal vez les inquiete la posibilidad de que su problema tenga algo que ver con cuestiones psicológicas. Son especialmente vulnerables a la idea de que el dolor esté en su mente –de que sea algo imaginario–. (Es una preocupación muy habitual en los pacientes que padecen el síndrome de dolor benigno crónico, pero aparece también en otras patologías.)

Cuando el médico envía a un paciente al psicólogo o al psiquiatra –incluso si han hablado de las razones de esta derivación–, es muy probable que el paciente sienta que se confirman sus peores temores en relación a la "verdadera" naturaleza del problema. La derivación supone que el problema es de orden psicológico, lo que podría significar que el paciente tuviera una personalidad difícil o que realmente estuviera "loco". Algunas veces, se piensa que los pacientes son incapaces de tolerar los dolores normales que todos los demás padecemos. (Esta creencia persiste, pese a que la capacidad de estos individuos para tolerar su dolor es, tal vez por pura necesidad, significativamente más elevada que la del resto de la población.)

Con objeto de disipar los temores del sujeto y de establecer con él una relación de confianza, aprovecharemos la mínima ocasión para hablar de los motivos de la derivación, así como para explicarle en qué consiste nuestro trabajo. Queremos transmitirle la idea de que ha sido muy adecuado que venga a vernos y que tiene mucho sentido tratar de hacer frente al dolor desde un enfoque psicológico. Al mismo tiempo, le vamos mostrando la naturaleza del dolor y la naturaleza de la interrelación entre la mente y el cuerpo. Podría decirle a un paciente, por ejemplo, que voy a ayudarle a reconvertir su sistema nervioso, de modo que ya no "note" la presencia del dolor.

Si se ha hallado una causa física que dé cuenta del dolor, normalmente, es bueno para el paciente poder hablar sobre ello. Cuando no se ha encontrado causa física, al sujeto quizá le resulte difícil comprender su dolor. Casi siempre existe una base orgánica, pero bien puede tratarse de una causa que no sea identificable o susceptible de tratamiento. Hay algo que estimula el sistema de transmisión del dolor de estos pacientes. El dolor no está en su mente.

La primera experiencia de analgesia hipnótica entraña, por lo general, dos consecuencias muy saludables para el paciente: un cambio en la imagen de sí mismo y un aumento en su grado de confianza. De manera paradójica, la experiencia puede también confirmar su temor de que el dolor residía en su mente. Si sospechamos que el sujeto va a interpretar el éxito de la analgesia hipnótica como una negación de la realidad del dolor, antes de continuar con el tratamiento, deberemos afrontar esta cuestión.

De entre todos los tratamientos psicológicos, las técnicas hipnóticas son únicas a la hora de aliviar el sufrimiento de forma importante. El modo en que se canaliza esta capacidad y el modo en que se integra la mejoría en la vida del paciente son, como veremos, cuestiones clínicas fundamentales que no se deben olvidar. Hemos de ser flexibles en nuestro enfoque, estar atentos a las reacciones y a la información que nos dé el paciente en torno a la eficacia de nuestro planteamiento. En las páginas que siguen, nos ocuparemos de los principios que pueden servir como guía en la elección de los enfoques terapéuticos adecuados para pacientes especiales.

TÉCNICAS PARA CREAR LA ANALGESIA HIPNÓTICA

Como vimos en el Capítulo 4, el tratamiento hipnótico es capaz de modificar tanto el componente sensorial del dolor, como el afectivo. Las técnicas hipnóticas de que disponemos son múltiples, y su eficacia estará en función de las circunstancias clínicas; por lo tanto, debemos elegir una técnica hipnótica concreta, para una situación determinada, en función de las necesidades del paciente. Ayuda mucho, claro está, contar con un repertorio amplio de enfoques. Aunque la interpretación de los efectos de sus métodos no siempre resulte sencilla, algunos de los planteamientos que voy a presentar los he tomado de los trabajos de Milton Erickson sobre sus ingeniosos tratamientos hipnóticos contra el dolor (Erickson, 1982; Haley, 1967). Si lo desea, puede consultar la extensa literatura existente en torno a la analgesia hipnótica y al tratamiento clínico del dolor: Barber (1982, 1990), Brown y Fromm (1987), Erickson (1982), Erickson, Hershman y Secter (1990), Hartland (1971), Hilgard y Hilgard (1994), J. Hilgard y LeBaron (1984).

Aunque, al comienzo de mi carrera, las técnicas clásicas que describo más adelante ejercieron una gran influencia sobre mi trabajo, cuando he revisado los casos clínicos que he tratado en los últimos veinte años, me he dado cuenta de que, en todo este tiempo, he evolucionado hacia dos enfoques hipnóticos particulares. Estoy convencido de que éstos, utilizados por separado o combinados, pueden ser muy eficaces para aliviar el sufrimiento de una amplia variedad de afecciones: (1) reinterpretando las sensaciones, para que el paciente pueda incorporarlas a su vida de una forma adecuada; y (2) desarrollando unas expectativas nuevas en relación al sufrimiento, de modo que el paciente deje de vivirlo como una parte imprescindible de su vida.

Pero, en primer lugar, revisemos algunas de las técnicas que cuentan con un reconocimiento mayor: la anestesia, la disminución directa del dolor, la sustitución sensorial, el desplazamiento del dolor y la disociación.

Anestesia

Las sugestiones hipnóticas pueden producir una percepción de anestesia y hacer que una zona del cuerpo se vuelva insensible a las sensaciones, incluida la de dolor, como si la administración de un anestésico local hubiera bloqueado la transmisión neural en esa región. Es bastante espectacular la fidelidad con la que esta alucinación imita el aturdimiento anestésico real.

La anestesia se puede lograr de una forma bastante sencilla, por ejemplo:

> Quizá empiece a sentir como si [la zona dolorida] se estuviera durmiendo, como si no notara ninguna sensación.

Esta experiencia exige una alucinación positiva de la sensación de aturdimiento, y, en mi experiencia, se trata de un fenómeno relativamente difícil de conseguir, en comparación con otras técnicas.

Disminución directa de las sensaciones

La disminución directa de las sensaciones es una técnica muy sencilla para reducir el dolor sensorial. Podría realizarse una sugestión del modo siguiente:

> Cada vez que respire, se va a ir sintiendo... casi como si la sensación de malestar, poco a poco, fuera desapareciendo... como si, de alguna manera, las sensaciones se fueran haciendo más pequeñas, más pequeñas, más pequeñas o, tal vez, como si se alejaran, se alejaran, se alejaran de su conciencia.

Las sugestiones se centran en la disminución de la intensidad del dolor. Podemos proponerle, por ejemplo, que baje el "volumen", o la "intensidad", o la "viveza", o el "calor" de su dolor. Las metáforas para bajar el volumen, reducir la intensidad, atenuar la viveza y enfriar el calor son más efectivas cuando encajan con la fenomenología del propio paciente sobre la intensidad o la cualidad de su sufrimiento. Otra técnica de disminución[1] consiste en pedirle al paciente que, en una escala, señale la intensidad de su dolor y que, después, compruebe los cambios que se han producido. Es fundamental que usted sea capaz de imaginar todas esas posibilidades para que luego se las pueda transmitir con claridad y convicción a su paciente.

Sustitución sensorial

Las sugestiones hipnóticas se pueden emplear para crear una sustitución sensorial o una reinterpretación de las sensaciones. Una sensación de quemazón inso-

1. Es importante revisar los niveles de dolor del paciente a lo largo del tratamiento, como un medio para evaluar el progreso terapéutico.

portable, por ejemplo, puede reemplazarse por otra. Es preferible que la nueva sensación no sea placentera, sino simplemente más tolerable que la original. Podemos sugerir sensaciones tales como: picor, frío o cosquilleo. Dichas sensaciones sustitutivas presentan diversas ventajas:

1. El sujeto sabe que el dolor sigue presente (así, el paciente oncológico, por ejemplo, no olvidará que la enfermedad sigue ahí y, por consiguiente, continuará con los cuidados médicos oportunos).
2. La sensación sustitutiva no es especialmente agradable, por lo tanto, es más verosímil –incluso, más esperable– que, supongamos, una sensación de placer.
3. Si el paciente sigue sintiendo ciertas molestias, no demasiado intensas, podrá conservar muchos de los incentivos económicos y sociales ("beneficios secundarios") que exigen el mantenimiento del dolor sin necesidad de que sufra. Empleada inicialmente y de forma temporal, esta estrategia ayuda al paciente a confiar en que la cooperación no entraña una pérdida. Al final, claro está, entre las metas del tratamiento, se incluye la disminución de las compensaciones que acompañan a la discapacidad.

La sustitución sensorial podría lograrse con un tipo de sugestión como la que sigue (empleada con éxito con un paciente parapléjico de 42 años que padecía una dolorosa disestesia en las piernas):

> Las sensaciones que usted describe [las puñaladas en los muslos] pueden comenzar a cambiar, muy despacio. Aunque le parezca extraño, quizá empiece a notar como si los puñales fueran perdiendo su filo... casi como si se hubieran convertido en unos dedos diminutos que le masajearan. Puede que comience a experimentar una sensación muy interesante: miles de cálidos e inquietos dedos masajeando sus piernas. No es del todo placentero, pero tal vez le procure un agradable alivio.

Por otro lado, las sugestiones tienen más posibilidades de ser efectivas si incorporan cualidades de la experiencia personal del propio paciente en relación a su dolor y si proponen una modificación verosímil de la cualidad sensorial.

Desplazamiento

Cuando el dolor está bien localizado y el paciente tiene dificultades para tolerarlo en función, precisamente, de esa ubicación, podemos desplazarlo de un área del cuerpo a otra (p. ej., el dolor abdominal se tolera peor que el dolor en las extremidades). Esta técnica sirve también para aumentar la confianza del paciente que se muestra escéptico con respecto a su capacidad para modificar el dolor. Por ejemplo, una sugestión para provocar el desplazamiento sería:

> Tal vez ya se haya percatado de que, aunque muy despacio, el dolor se va moviendo, y quizá empiece a notar que se trata de un movimiento circular, a modo de espiral. Al prestar atención a ese movimiento, sentirá, después de un rato, que el dolor sale de su abdomen y que alcanza su mano izquierda. La sensación parece la misma... sin embargo, por alguna razón, resulta menos molesta.

Los efectos de esas sugestiones pueden aumentar cuando se les da libertad a los pacientes para que elijan la dirección o la localización del movimiento o cuando se les explican las complejas interconexiones del sistema nervioso, con lo que el fenómeno se vuelve más verosímil. El objetivo fundamental de este enfoque consiste en hacer que el dolor se convierta en un fenómeno menos incapacitante y amenazador, y, por lo tanto, más tolerable. Además, una importante consecuencia de dicha modificación es que, si el dolor puede cambiar de localización, tal vez sea también transformable en otras dimensiones (y, en última instancia, eliminable). Esta implicación debería ser manejada con mucha sensibilidad clínica.

Disociación

Además de crear los tipos de alteraciones sensoriales que acabamos de describir, las sugestiones hipnóticas pueden provocar una disociación del dolor. El paciente es capaz de describirlo con precisión, pero lo hace desde la distancia, sin sufrimiento ni preocupación. Esto es, sigue percibiendo el dolor, pero éste ya no le causa sufrimiento. Se suele emplear la disociación cuando el paciente se encuentra inmovilizado (p. ej., durante una operación o una intervención médica dolorosa, o cuando está encamado). Presentamos a continuación una sugestión de estas características que se empleó con una mujer de 49 años, cuya enfermedad metastásica ponía en riesgo su vida:

> No es necesario que continúe aquí, en la cama, contemplando la rutina del hospital. Me pregunto si no preferiría disfrutar, desde aquí, de unas vacaciones. Podría imaginarse a usted misma, por ejemplo, saliendo de la habitación, caminando por el pasillo e instalándose en el solarium. O quizás prefiera sentirse como si estuviera disfrutando de una tranquila y soleada tarde de playa en Maui. [No fui yo quien eligió Maui; lo había propuesto ella en una conversación anterior.] Su cuerpo puede permanecer aquí, en la cama, para que las enfermeras se ocupen de su cuidado rutinario; pero su mente puede irse muy lejos y disfrutar de lo que quiera, sin que nada le perturbe.

Al describir el cuidado hospitalario como "rutinario", le estoy dando a entender que nada importante –nada serio, nada catastrófico– va a ocurrir. Esta sugestión, si la paciente la aceptaba, le podía ayudar a aliviar la ansiedad que sentía en relación a su estancia en el hospital, con todas las implicaciones que eso tenía para ella.

CONSIDERACIONES ESPECIALES

Cuando el paciente siente dolor durante la inducción

Para que las sugestiones le resulten útiles al paciente, han de ser creíbles; esto es, deben concordar con su propia experiencia. Además, es preciso que las escuche y las entienda. Si el paciente está sintiendo dolor, de nada sirve ofrecerle sugestiones que hablen de lo bien que se siente. De hecho, el dolor puede ser lo suficientemente absorbente como para impedirle prestar atención a nuestras sugestiones.

Cuando, durante el tratamiento hipnótico, un paciente está experimentando un dolor intenso, no es demasiado útil ofrecerle sugestiones que busquen su distracción; en su lugar, podemos centrar la atención del sujeto en sus propias sensaciones dolorosas. De esta forma, le transmitimos la idea de que conocemos su sufrimiento, pero que no nos asusta. Además, aumenta la posibilidad de que el dolor, en cuanto que se le presta atención, cambie.

EJEMPLO: JOHN, 66 AÑOS, TERRIBLES DOLORES EN EL HOMBRO Y EN EL BRAZO

Volvamos a John, el granjero que describí al comienzo del capítulo. El accidente le había dejado, como secuela, un insoportable dolor, a modo de puñalada, que le recorría el hombro y el brazo izquierdos. El dolor se presentaba en forma de ráfagas de gran intensidad, con unos minutos de separación entre ellas. Cuando le sobrevenía el dolor, debía abandonar lo que estuviera haciendo e intentar contener su sufrimiento, aguantando la respiración, hasta que se le pasara.

Estaba convencido de que el intento de John de contener su sufrimiento no le ayudaba, sino que intensificaba aún más su dolor. En mi opinión, si era capaz de aceptar la brutalidad de su dolor, sin resistirse a él, se iba a sentir menos atemorizado y le iba a prestar menos atención. He aquí un pasaje perteneciente a una inducción hipnótica con John al comienzo del tratamiento:

> Ahora, John, cuando el dolor comience, quiero que observe cómo se mueve dentro de usted. Ahora, respire profundamente, contenga el aire un momento y déjelo salir... Así está bien. Ahora, respire... sus ojos están cómodamente cerrados. No se relaje demasiado, que el dolor no le sorprenda. Simplemente, respire, tranquilo, con los ojos cerrados...
>
> ... Ahora, vuelva a respirar profundamente y deje que salga todo el aire... y deje que el dolor fluya... como el agua por una tubería. Eso es... el aire fluye, como el agua por la tubería. Ahora, deje que el aire se vaya, tranquilo... ya se ha ido. Simplemente, respire y relájese un poco más. Cuando el dolor vuelva, respire profundamente y no contenga el aire, déjelo marchar, igual que mis palabras fluyen por sus oídos... igual que el agua fluye por la tubería. Así está bien.

De este modo, John fue capaz de englobar la experiencia del dolor y, al mismo tiempo, empezar a sufrir menos. En última instancia, esta estrategia le ayudó a centrarse en imágenes agradables. Aunque el dolor siguió atacándole con cierta periodicidad, su respuesta fue decreciendo y, al final, fue capaz de experimentar una cierta sensación de bienestar, incluso en presencia del ataque. Tras esta exitosa experiencia, pudimos emplear los métodos hipnóticos con mayor eficacia.

El prolongamiento del alivio a través de las sugestiones poshipnóticas

Cuando trato a pacientes que sufren dolores, tiendo a utilizar sugestiones poshipnóticas con bastante frecuencia. Estimo que los buenos resultados de una intervención hipnótica rara vez proceden de un intento consciente por parte del paciente; al contrario, éste suele pensar que se trata de acontecimientos automáticos que *le* ocurren. Los mayores éxitos terapéuticos los he obtenido cuando he sido capaz de facilitar al paciente la percepción de que el dolor "se va" en función de su propio proceso temporal (más que por algo concreto que él o yo hayamos hecho). Desconozco si se trata de un ejemplo de superstición por mi parte o de un hallazgo clínico fiable. De todos modos, a falta de pruebas convincentes en sentido contrario, con una cierta cautela, le recomendaría esta práctica (y, de hecho, se la enseño a todos mis alumnos).

El hecho de que un paciente se sienta cómodo durante un tratamiento hipnótico es clínicamente significativo –y, al mismo tiempo, agradable para él–. Sin embargo, en cuanto al resultado clínico, evidentemente, su utilidad es limitada. Por consiguiente, ¿para qué sirven las sugestiones poshipnóticas?

Empleamos las sugestiones poshipnóticas como un medio de prolongar la duración del efecto hipnótico. *Una sugestión poshipnótica es aquélla que trata de tener un efecto una vez que la experiencia hipnótica ha finalizado y el paciente ha vuelto a su estado normal de conciencia.* En general, las sugestiones poshipnóticas incluyen una clave que provoca la experiencia (o conducta) sugerida.

Por ejemplo, se podría plantear la sugestión siguiente: "Cada vez que le toque el brazo así, notará una sensación de bienestar en su brazo". Si funciona bien, esta sugestión producirá un efecto analgésico cada vez que toque el brazo del paciente. Se trata de una estrategia que cuenta con un valor muy instructivo para el sujeto, pues ese efecto es generalizable a otras experiencias. Esto es, si el brazo de un paciente puede experimentar las consecuencias de la analgesia, entonces, potencialmente, cualquier otra zona de su cuerpo puede hacerlo, incluida la zona afectada por el dolor. Si, cuando le toco el brazo, se produce la analgesia, quizá sea capaz de vivir esa misma sensación en otros momentos.

La clave se puede dar también en función de un contexto. Por ejemplo, se le podría proponer: "Siempre que necesite que su dolor mejore, de pronto, notará que ya *está* empezando a sentirse mejor. Y sentirá ese alivio durante todo el día". De esta forma, la clave es el reconocimiento, por parte del propio paciente, de la necesidad de una cierta calma, y ello en ausencia del terapeuta. La experiencia del paciente puede consistir en percibir una fluctuación natural en la intensidad de su dolor. Sin embargo, en ese caso, la "fluctuación natural" suele implicar un descenso progresivo en la intensidad del dolor, durante periodos de tiempo cada vez mayores.

Pacientes diferentes precisan tipos de claves diferentes, algunas más elaboradas que otras. Así, por ejemplo, un persona independiente puede descubrir que es capaz de crear sus propias claves y de provocarse la analgesia hipnótica por vías distintas a las que usted le había propuesto. Un paciente menos independiente quizá necesite sugestiones más circunscritas, tales como: "Cuando esté en su habitación, tumbado en la cama, sabrá que, si cierra los ojos y respira profundamente, de pronto, se sentirá muy, muy bien".

Manejo de la autohipnosis

En última instancia, la autohipnosis es el método más eficaz para potenciar la independencia del paciente y para que la mejoría de su dolor sea duradera. Casi todos los pacientes son capaces de aprender este sistema con relativa facilidad y de aplicarlo para crear un efecto analgésico durante periodos de tiempo cada vez mayores (Barber, 1982; Sachs, Feuerstein & Vitale, 1977). Sin embargo, como sucede con la mayoría de los procesos de evolución personal, esto es más fácil de decir que de hacer.

El interés de un paciente por aprender la autohipnosis y su buena disposición en cuanto a su empleo nos proporcionan un valioso índice de la motivación de ese sujeto para participar de forma activa en su recuperación, y constituye también un medio excelente para valorar aspectos psicológicos más amplios relacionados con la autoestima, con la capacidad de cuidar de sí mismo, con la actitud hacia el dolor, etc. Si no se conduce con eficacia, este complejo tema de la evaluación y el manejo de la motivación puede convertirse en un obstáculo para el éxito terapéutico.

En mi experiencia, a la mayoría de los pacientes les cuesta iniciar y mantener por sí mismos un tratamiento, incluso cuando han experimentado ya una reducción en su dolor a través de un abordaje hipnótico. Cuando se encuentre con este obstáculo, debe abordarlo. Puesto que la resistencia puede estar asociada a complejos conflictos psicológicos, procedemos de modo que le transmitamos al paciente nuestra preocupación por esa dificultad, así como nuestro máximo respeto por cualquiera que sea su causa. Deseamos identificar tanto la naturaleza de la resistencia a la autohipnosis, como los posibles medios para resolverla.

Una cuestión psicológica que, a menudo, emerge de forma indirecta cuando exploramos esta resistencia es que el paciente prefiere que sea el clínico quien cuide de él, más que iniciar él mismo algún tipo de autocuidado. La mayoría de la gente disfruta con los cuidados y las atenciones de los otros, y vive el tratamiento hipnótico como una forma de cuidado. Analizando con los pacientes este obstáculo, he encontrado que:

1. Mientras que el tratamiento hipnótico es un experiencia placentera en la que uno se siente cuidado, la práctica autohipnótica, en ocasiones, se vive como vacía a nivel emocional y aversiva.
2. Mientras que el tratamiento hipnótico evoca, de una forma subliminal, experiencias tempranas de atención y de cuidados, la práctica autohipnótica puede ser vivida como abandono.
3. Mientras que el tratamiento hipnótico no exige esfuerzos, la autohipnosis se puede sentir como un método demasiado exigente.

Para muchos pacientes, la diferencia entre sentirse cuidados y sentir que son dejados a merced de su propio cuidado es lo suficientemente insatisfactoria, cuando no aversiva, como para dificultar sus intentos conscientes de seguir las recomendaciones de un tratamiento. En consecuencia, evitan el aprendizaje de los métodos autohipnóticos.

Al explorar todas estas cuestiones en un caso determinado, tal vez llegue a la conclusión de que el método de la autohipnosis no es el idóneo; pero, en ocasiones, hablando con el paciente sobre sus reticencias, se puede lograr un cierto cambio en sus percepciones que le permita realizar un nuevo esfuerzo. En cualquier caso, el problema no siempre se resuelve tan fácilmente, por lo que las conversaciones con nuestro paciente se prolongarán en el tiempo y tendrán que ir acompañadas de una amplia introducción a lo que supone el aprendizaje de los métodos hipnóticos.

Existen muchas formas de enseñar las técnicas autohipnóticas. Yo, particularmente, prefiero utilizar un principio descrito por Erickson y Erickson (1941). En lo esencial, por medio de una sugestión hipnótica, le transmito al paciente la idea de que será él quien controle la clave poshipnótica y que la conducta poshipnótica propuesta es el acto de desarrollar una experiencia hipnótica. Por ejemplo, podría decirle:

> Siempre que se quiera sentir así de relajado y de tranquilo, todo lo que tiene que hacer es... echarse sobre una silla, un sofá o la cama... respirar muy despacio, retener el aire... retenerlo un momento. Después, a medida que lo va dejando salir, esos sentimientos... de bienestar, de calma... acudirán de forma automática a usted, le envolverán... como el agua caliente en una bañera... sin que nada le moleste, sin que nada le perturbe.

En este caso, la clave poshipnótica consiste en respirar muy despacio y la conducta poshipnótica, en sentir la experiencia de bienestar y de calma, en sentir que nada le molesta y nada le preocupa –es decir, la experiencia de analgesia.

Dado que los métodos autohipnóticos suponen el aprendizaje de una técnica, la destreza aumenta con la práctica. En ocasiones, es de suma utilidad grabar la sesión, de modo que el paciente escuche la cinta en su casa y ponga en práctica el método. Le recomiendo siempre al paciente que siga un programa regular de aprendizaje, como un medio para adquirir con rapidez y eficacia las técnicas autohipnóticas. Hago también hincapié en que el manejo de esta técnica, como el de cualquier otra, requiere una inversión importante de tiempo y de esfuerzo.[2]

A medida que el nivel de instrucción de un paciente le vaya permitiendo una mayor independencia con respecto a usted y a medida que vaya dominando mejor las técnicas, la frecuencia del tratamiento disminuirá. En ese momento, es muy importante hacer un seguimiento clínico. Dejo claro a los pacientes que, además de las citas de seguimiento que programemos, pueden pedirme toda la ayuda aña-

2. Muchos estudiantes de piano, por ejemplo, le dedican, al menos, una hora al día. Es probable que el aprendizaje efectivo del empleo de los métodos autohipnóticos requiera una dedicación similar de tiempo y de atención intelectual (Holroyd, 1996).

dida que deseen si ven que desciende la eficacia de las técnicas autohipnóticas. Algunas veces, un paciente emplea con éxito estos procedimientos durante meses; pero, de pronto, por una serie de razones (p. ej., la aparición repentina de factores externos estresantes, de una nueva lesión o el empeoramiento de una enfermedad), empieza a tener cada vez más dificultades para seguir manejando su dolor. En esos momentos, es fundamental ayudarle, a través de un tratamiento de "recuerdo", a recobrar su funcionamiento autónomo. Además, juntos identificaremos los acontecimientos que han podido originar su dificultad actual, de modo que, en un futuro, los pueda afrontar mejor. Algunas veces, se ha de recurrir a un tratamiento más intensivo para ayudar al paciente a sobrellevar el empeoramiento de su enfermedad.

EL TRATAMIENTO DEL DOLOR RECURRENTE

Exploraremos en otro capítulo el empleo de la hipnosis para el sufrimiento causado por las cefaleas, el cáncer, las quemaduras y el dolor dental. Aquí, abordaremos la cuestión del uso eficaz de la hipnosis en el tratamiento de otros síndromes de dolor recurrente.

Hablando en sentido estricto, la hipnosis es muy efectiva a la hora de reducir la conciencia de cualquier dolor, independientemente de su localización, de su intensidad y de su causa subyacente. Sin embargo, en algunos casos, estos factores influyen enormemente en el modo en que se ha de utilizar esta técnica.

La importancia vital del significado del dolor

No debemos exagerar el poder del significado. La comprensión que tiene el paciente respecto a la naturaleza y al significado de su dolor es lo que determina el sufrimiento que dicho dolor le provoca –así como el medio mejor para tratarlo–. Como Karen Syrjala y Sari Roth-Roemer ponen de manifiesto en el Capítulo 6, el cáncer nos asusta más que cualquier otra enfermedad. En consecuencia, el dolor del cáncer origina un sufrimiento mayor que el que se experimentaría con un estímulo igualmente nocivo, pero menos temido. De la misma manera, el dolor que acompaña a una enfermedad debilitante causa un sufrimiento enorme. El tratamiento eficaz en estos casos pasa por la confrontación con el paciente de lo que ese dolor significa para él. Esto puede hacerse de forma implícita o explícita, dependiendo de lo dispuesto que el sujeto esté a abordar la cuestión y de la necesidad que sienta de aclararse.

EJEMPLO: DAGNY, 63 AÑOS, UN TERRIBLE DOLOR DE CABEZA

El severo dolor de cabeza de Dagny, una mujer de negocios de 63 años, estaba provocado por un aneurisma cerebral inoperable. Aparte del dolor de cabeza, el aneurisma era asintomático. La paciente sabía, claro está, que existía el riesgo

–la probabilidad, de hecho– de que, un día, el aneurisma se rompiera y que esto implicara consecuencias catastróficas.

Dagny era una mujer muy positiva, acostumbrada a centrarse en los aspectos prácticos de cualquier problema al que tuviera que enfrentarse. En este caso, sin embargo, su modo habitual de manejar las situaciones estaba bloqueado por la evidencia de que, en realidad, no había nada que ella –ni nadie– pudiera hacer para disminuir la posibilidad de que, en algún momento impredecible del futuro, el aneurisma explotara dentro de su cerebro. Y los dolores de cabeza eran el cruel recordatorio de esa "bomba de relojería" que transportaba en la cabeza (así es como ella se refería a su aneurisma).

Cuatro sesiones de sugestión hipnótica, realizadas a lo largo de tres semanas, no fueron capaces de aliviar ni el dolor de Dagny, ni la preocupación que éste le causaba. A ambos nos resultaba difícil imaginar una reinterpretación benigna de su significado. Estoy convencido de que la ineficacia clínica, en parte, fue el resultado de nuestra incapacidad para encontrar una visión menos negativa del dolor. Pero reconozco, a mi pesar y con pesar, que no supe ir más lejos y hacer algo más por Dagny. Aunque deseaba con toda mi alma ofrecerle un tratamiento, no había nada que pudiera aportarle, salvo mi empatía.

Por fortuna, en la mayoría de los casos, el dolor no comporta implicaciones tan letales. Tal vez debido a que aún no comprendemos bien el mecanismo de la acción hipnótica, seguimos siendo vulnerables a las creencias mágicas que rodean el tema de su eficacia. Por ejemplo, un colega, convencido de que el tratamiento hipnótico produciría una curación mágica, me propuso seriamente que tratara de reducir el aneurisma a través de la hipnosis. No seguí su sugerencia.

La angustia en relación al dolor del paciente

Hace poco tiempo, una colega me explicaba lo preocupada que se quedaba cada vez que un paciente, después de una sesión de tratamiento, se iba de su consulta padeciendo aún un intenso dolor. No era eso lo que ella deseaba, pero no sabía qué hacer. Como psicólogo que, en los últimos veinte años, ha tratado a miles de pacientes que sufrían dolores, y no siempre con éxito, no me fue difícil identificar su angustia. Tal vez a los psicólogos nos resulte más sencillo quedarnos tranquilos cuando un paciente en psicoterapia se va de la consulta, puesto que sabemos que será capaz de manejar sus problemas hasta la siguiente sesión. (Claro que esto no sucede en el caso de un paciente gravemente perturbado, y, en esas situaciones, solemos tomar medidas especiales.)

Soy consciente de que nuestra preocupación, aunque real y vital, ha de mantenerse a una cierta distancia de nuestro juicio clínico, de modo que podamos planear el tratamiento con eficacia, sin estar excesivamente afectados por el sufrimiento del paciente. Así, implícitamente, le comunicamos que, aunque nos ocupamos de su dolor, éste ni nos perturba ni nos asusta. Ésa es precisamente la actitud que esperamos que adopte el paciente.

Además, no es muy aconsejable que el clínico o el paciente mantengan expectativas concretas respecto al monto de dolor que va a disminuir o al momento en que esto se va a producir. Dichas expectativas son nefastas para la moral. Puesto que no sabemos cómo afectarán las sugestiones poshipnóticas al dolor del paciente –cuándo se sentirá mejor, en qué grado y durante cuánto tiempo–, mantendremos la curiosidad y la esperanza en relación a un efecto futuro. Dicho esto, admito que, por lo general, en el inicio, soy optimista, y así se lo comunico al paciente, en cuanto a una posible mejoría. Sin embargo, este optimismo no conlleva la garantía o la promesa de avances concretos.

Frecuencia del tratamiento

Si un paciente, que está realizando una psicoterapia, padece una perturbación grave, tomaremos medidas especiales, que van desde una disponibilidad mayor –bien a través del teléfono o de la frecuencia de las sesiones–, hasta la hospitalización. En el caso de los pacientes seriamente perturbados por su dolor, este tipo de medidas son también muy útiles. Normalmente, veo a esos pacientes con mucha frecuencia –una vez al día o, al menos, en días alternos–, hasta tener constancia de que el proceso terapéutico está ya en marcha.

Uso apropiado de medicaciones analgésicas

El empleo de los métodos hipnóticos no excluye la utilización de otro tipo de tratamientos, en especial, de medicación analgésica. Aunque esté a favor del uso de fármacos, entre los que se incluyen los analgésicos y los antidepresivos, deseo recalcar que su administración ha de estar en función del tiempo y no de la necesidad (Finer, 1982; Fordyce, 1978; Sternbach, 1982a). A veces, tendremos que consultar con el médico que ha prescrito la medicación para asegurarnos de que todos los agentes implicados comprenden su eficacia.

Los pacientes, muchas veces, no se dan cuenta de que están recibiendo varios tratamientos al mismo tiempo. Yo me ocupo de enseñarles a integrar de forma apropiada el empleo de analgésicos, de antidepresivos, de terapia física y de otros tratamientos. También escucho sus preocupaciones u objeciones y, en ocasiones, actuó como puente entre él y su médico. Esto fomenta la cooperación, por parte del paciente, en el conjunto del tratamiento.

EJEMPLOS CLÍNICOS

Ayn, profesora de 77 años, con síndrome de dolor talámico

Cuando Ayn acudió a la consulta, presentaba una historia de dos años de un insoportable dolor hemicorporal, secundario a un accidente cerebrovascular (ACV). Le había sido diagnosticado un síndrome de dolor talámico, cuyo único remedio médico es la talamotomía –procedimiento neuroquirúrgico al que ella no estaba dispuesta a someterse, por las consecuencias adversas que podía acarrearle–. Acudió a varios centros especializados en el tratamiento del dolor, en los que se le administraron diferentes tipos de tratamientos, entre otros, hipnosis, terapia física, medicación analgésica (incluido algún fármaco experimental), acupuntura y estimulación eléctrica transcutánea. Todo en vano. Además del dolor, el ACV le había causado una hemiparesia que le dificultaba enormemente la locomoción. Pese a todo, Ayn seguía siendo una mujer muy vital y que conservaba la esperanza de que, algún día, podría, al fin, hallar un tratamiento curativo. Era una profesora universitaria jubilada que, antes del accidente cerebrovascular, había dedicado su vida a viajar y a sus amigos. Ahora, debido a sus dificultades motrices y a la sensación constante –mientras permanecía despierta– de que la parte izquierda de su cuerpo era como "la presión de un tornillo al rojo vivo", estaba prácticamente confinada en su casa.

No tomaba medicación analgésica, pues no le producía efecto alguno sobre su dolor. Se limitaba, simplemente, a soportar su sufrimiento. Era incapaz de disfrutar de cualquier tipo de actividad, ya que su dolor era tan intenso que se adueñaba de la mayor parte de su conciencia. Para Ayn, el derrame cerebral y sus secuelas significaban que estaba envejeciendo. Era una idea temida que, en la medida que le era posible, prefería negar.

En la primera consulta, principalmente, nos dedicamos a evaluar el estado psicológico de Ayn, prestando una atención especial a su dolor –cómo le hacía frente, en qué medida le afectaba en su vida–, y, asimismo, revisamos su historial médico para determinar qué clase de tratamientos había recibido. El aspecto de Ayn apuntaba claramente hacia un estado depresivo. Durante la entrevista, se mostró cansada, triste, llorosa; pero, al mismo tiempo, manifestó una esperanza, poco corriente (y poco realista, creo yo), en torno a un tratamiento exitoso de su dolor. Estaba convencida, por lo que había leído en un artículo, de que yo sería capaz de devolverle una vida libre de dolor.

Curiosamente, en contraste con el vívido optimismo de la paciente (o, tal vez, *debido a que* lo experimenté como poco realista y muy exigente hacia mí), mi reacción, una vez leído el historial médico de Ayn y visto su estado de profunda depresión, fue de una gran desesperanza. El nivel de intensidad de su dolor la afligía, pero contaba también con una enorme motivación para librarse de él. Su vida estaba cada vez más limitada por su discapacidad, de modo que, ahora, se pasaba la mayor parte del tiempo sentada y viendo la televisión.

Mi primer impulso fue recomendarle que volviera a su ciudad y buscara a algún otro especialista que pudiera ocuparse de ella durante un periodo prolongado de tiempo. Según me había contado, sus planes consistían en permanecer dos semanas en mi ciudad, tiempo que dedicaría a acudir a mi consulta.

Siguiendo con mi pesimismo, le expliqué que dos semanas no serían suficientes y le sugerí distintas alternativas, que implicaban su vuelta a casa. Desechó rápidamente esta posibilidad y me dijo que haría los cambios que fueran necesarios para quedarse todo el tiempo que precisara.

No me quedaba otra elección que la de intentar ayudar a Ayn, de modo que, pese a mi falta de esperanza, le sugerí vernos al día siguiente para mostrarle el "modo de cambiar su sistema nervioso y de comenzar a sentirse más humana de nuevo". Le expliqué que utilizaría la hipnosis para alterar su sistema de procesamiento sensorial, pero que, tal vez, los efectos no fueran inmediatos.

En la segunda sesión, hipnoticé a Ayn, le di una explicación sobre la naturaleza de su dolor, basada en la comprensión de las consecuencias de un infarto en el tálamo, y le dije que, en un tiempo, su sistema nervioso podría "desviar" sus impulsos hacia otros caminos, como había hecho su sistema motor. (En los dos años que siguieron al accidente cerebrovascular, la paresia había mejorado notablemente, aunque carecía de estabilidad y caminaba con ayuda de un bastón.) A través de esta sugestión, trataba tanto de contrarrestar su creencia –y temor– en el sentido de que su dolor era imaginario, como de aumentar la verosimilitud del éxito del tratamiento.

Le dije también que no debía esperar una mejoría total de su dolor para el resto del día, ni que el alivio perdurara hasta la sesión siguiente (dos días más tarde). Sin embargo, añadí que quizá experimentara *una cierta* mejoría. (Claro que, cuando se dice que es poco probable que se produzca una "mejoría total" durante una cantidad determinada de tiempo, se está dando por hecho que dicha mejoría se mantendrá durante algún tiempo). Se le proporcionaron también sugestiones encaminadas a aumentar su capacidad de tolerar el resultado del tratamiento, fuese el que fuese. Con objeto de facilitar el estado hipnótico de la sesión siguiente, añadí sugestiones poshipnóticas.

Al terminar la sesión, expresó, con cierta sorpresa, que el brazo y el pecho no parecían dolerle tanto como de costumbre. (Yo también estaba gratamente sorprendido.) Cuando le pedí que me explicara lo que sentía, señaló que la temperatura y la presión habían disminuido. Concretamos nuestra siguiente cita para dos días más tarde.

Ayn llegó con un aspecto mucho más alegre y me contó que el dolor había sido menor. Concretamente, me dijo que, al término de la sesión anterior, había tenido la sensación de que el brazo y el pecho fueran más ligeros y que esto le había durado todo el día. Me contó que, por primera vez desde que sufriera el accidente cerebrovascular, había dormido muy bien y sin sedantes. Sin embargo, al día siguiente, al despertarse, el dolor había vuelto de nuevo. A lo largo de ese día, el dolor no varió, tuvo que tomar medicación para dormir y, cuando se despertó, la intensidad del dolor era la misma.

Como parte del proceso de inducción hipnótica, le propuse que se imaginara sentada junto a un lago (imagen que ella me había sugerido al describirme unas estupendas vacaciones en un lago). Después, traté de aumentar su experiencia disociativa (disociada de la experiencia de estar en la consulta conmigo y, lo que es más importante, de la conciencia de su cuerpo), proponiéndole un estado cataléptico en el brazo que no estaba afectado (el derecho). Posteriormente, me referí a la importancia de la analgesia que había logrado dos días antes e hice hincapié en la implicación de esto: ella tenía el poder de alterar su experiencia de dolor; de modo que, si podía hacerlo durante un día, entonces, sería razonable aumentar dicho objetivo una hora más, una hora y media más... De esta forma, mis sugestiones trataban de ir aumentando los tiempos de mejoría de su dolor. Después, reforcé la propuesta planteada inicialmente, de reconversión del sistema nervioso para desviar el sistema de procesamiento sensorial a través de otros caminos, aislando los caminos dañados y, por consiguiente, evitando el procesamiento de los "impulsos dolorosos". Con vistas a iniciar el proceso de independización de Ayn, le aporté también las sugestiones poshipnóticas siguientes:

> Esta experiencia de ahora, de bienestar y de paz, es su experiencia... no la mía. Y la capacidad para crear esa experiencia es su capacidad... no la mía. Y ahora puede ya disfrutar de la capacidad de crear esa experiencia siempre que lo necesite. Por ejemplo, cada vez que se sienta muy cansada o incómoda y desee revivir esta sensación de bienestar, todo lo que tiene que hacer es tumbarse en una cama, cerrar los ojos y recordarse sentada junto a esa maravillosa orilla del lago que usted conoce tan bien. Ahora, voy a dejar de hablar, quiero que disfrute cuanto quiera del bienestar y la paz que es capaz de proporcionarse a usted misma, mientras permanece aquí sentada, mirando el agua o disfrutando del aroma de las flores de ese jardín de ahí fuera.

Al final de esta segunda sesión, Ayn estaba muy excitada y sorprendida por la ausencia absoluta de conciencia de malestar. Antes de terminar, le comenté que la estancia en la ciudad le iba a resultar mucho más agradable si, durante los cuatro días que nos separaban de nuestra siguiente cita, continuaba sintiéndose bien.

En nuestra tercera sesión, Ayn me informó de que no había sentido ningún dolor en los últimos días. Su expresión de alegría y gratitud por este importante giro en los acontecimientos era evidente. Había podido dormir sin necesidad de tomar medicación. En esta sesión, empleamos la hipnosis para reforzar las ganancias obtenidas y para seguir recalcando la idea de que había sido capaz de emplear la técnica por su cuenta.

Utilizamos las tres sesiones siguientes para consolidar las ganancias y para aumentar la confianza de Ayn en sus propias capacidades hipnóticas, al margen de mi intervención clínica. Tras dos semanas y media de tratamiento, ya estaba lista para volver a casa. Aunque intenté darle la referencia de algún especialista más próximo a su ciudad que realizara el seguimiento, rehusó mi propuesta y quedamos en mantenernos en contacto a través del teléfono o en escribirnos.

El seguimiento que realizamos reveló que Ayn continuó bien durante unos siete meses, momento en el que sufrió una caída que le ocasionó un esguince de tobillo y que, curiosamente, le supuso una vuelta a los niveles de dolor talámico previos al tratamiento. Quedamos en que retomaría el tratamiento, y así lo hizo. Su vuelta se produjo un año después de la primera sesión de tratamiento.

El nuevo proceso terapéutico de Ayn se complicó a causa de varios factores. Pese a que el primer tratamiento había aliviado su dolor, ahora estaba más deprimida que el año anterior. Su caída significaba para ella que se estaba volviendo "vieja, débil e incapacitada".

Durante las dos semanas que se quedó, iniciamos un tratamiento para su depresión, así como un proceso de reforzamiento hipnótico de su exitosa analgesia. Traté de enviarla a un psiquiatra que trabaja cerca de su casa, para que continuara con el tratamiento de su depresión, pero no aceptó. El contacto que seguí manteniendo con Ayn, a través del teléfono y de las cartas, reveló que su estado se mantenía relativamente estable. Aunque la depresión no había desaparecido, estaba "bastante bien", con momentos puntuales de mejoría. Pese a mi insistencia, siguió negándose a acudir a un especialista más próximo a su residencia. Mantuve mi contacto con Ayn, y, dos años más tarde, volvió de nuevo a tratamiento.

Sus conversaciones telefónicas y sus cartas reflejaban lo que, en mi opinión, parecía una demencia –cada vez menos memoria, peor nivel de comprensión, ideaciones paranoides–. En su visita, pude constatar también la presencia de un estado de ánimo depresivo, así como de un pensamiento, en ocasiones, confuso. El dolor había dejado de ser un problema serio, y seguía resistiéndose a la idea de recibir ayuda en relación a su depresión y a sus crecientes dificultades para vivir sola. Ayn murió un año más tarde, como consecuencia de un nuevo accidente cerebrovascular.

Este caso ilustra la complejidad del tratamiento del dolor y el extraordinario valor de la hipnosis en dicho tratamiento. El abordaje hipnótico de Ayn incluyó: (1) sugestiones para reducir directamente las dimensiones sensoriales de su dolor (p. ej., imaginando una vuelta de las señales sensoriales); (2) sugestiones para reducir la dimensión afectiva (p. ej., no alterándose por las sensaciones que pudiera notar); y (3) la enseñanza de técnicas autohipnóticas de modo que, al volver a su casa, pudiera mantener su mejoría. Es probable que, junto a todo ello, fuera también muy efectiva la gran confianza que tenía en nuestra relación y su creencia de que yo podría ayudarla.

Francisco, topógrafo de 56 años, con osteoartritis

Al igual que ocurre con cualquier tipo de tratamiento psicológico, la aplicación de los principios del tratamiento hipnótico varía de forma considerable en función del paciente y de la naturaleza de su problema.

Francisco me fue enviado por su reumatólogo. Sufría un tremendo dolor en la cadera izquierda que le bajaba por la pierna hasta el tobillo. Topógrafo de profesión, Francisco era un hombre muy inteligente y culto, en gran medida, autodidacta. Como consecuencia de su cada vez más debilitante dolor, en los últimos seis meses, no había podido trabajar. Cuando el dolor se volvía insoportable, tomaba aspirinas con codeína, alrededor de tres al día. Era una persona muy activa: se pasaba la mayor parte del tiempo en su garaje, construyendo un violonchelo, instrumento que estaba intentando aprender a tocar. (Unos años atrás, había aprendido, por su cuenta, a tocar el piano, y disfrutaba interpretando obras de música clásica.) Estaba felizmente casado; sus hijos, ya mayores, se habían independizado. Según me informó Francisco, su esposa, una mujer también muy activa e independiente, era un gran apoyo para él.

El reumatólogo le había aconsejado que se sometiera a una intervención quirúrgica de cadera, creyendo que era el único tratamiento posible para la importante degeneración que presentaba en la cabeza del fémur. Entre tanto, le había recomendado que tomara antiinflamatorios.

Pero Francisco se negaba a tomar antiinflamatorios, ya que, cuando lo hizo, le provocaron serios efectos secundarios a nivel gástrico (entre los que se incluyeron complicaciones gastrointestinales que exigieron una operación de urgencia). Era comprensible, por tanto, que tuviera miedo de dicha medicación. Por otro lado, Francisco se resistía también a la idea de la cirugía. En su opinión, debido a su edad relativamente joven, la prótesis tendría que ser reemplazada dos veces, o tal vez tres, a lo largo de su vida –y él no quería correr el riesgo de tantas operaciones quirúrgicas–. Aunque sus argumentos eran muy razonables, tuve la impresión de que estaba muy asustado por lo que él consideraba como peligrosas intromisiones médicas.

El reumatólogo de Francisco confiaba en que yo le convenciera, en el peor de los casos, para que tomara la medicación antiinflamatoria. En el mejor de los casos, mi tarea conseguiría convencer a Francisco de que se operara. Pero éste tenía ya un plan bastante diferente: quería que le hipnotizase y que hiciese desaparecer, para siempre, su dolor. Su más profundo deseo consistía en poder volver a trabajar, no tomar medicación y no pasar por un quirófano.

Desde el primer momento que vi a Francisco, supe que tendríamos problemas. Al abrir la puerta del despacho para ir a buscarle a la sala de espera, le vi de pie, con su pipa en la mano, mirándome fijamente. Con una ira que no podía disimular, me dijo: "¿Qué se supone que debo hacer con esto?" Se estaba refiriendo a su pipa, que continuaba en su mano, y al hecho de que mi secretaria le hubiera señalado que, en mi consulta, no estaba permitido fumar.

Francisco era un hombre muy serio y que no confiaba demasiado en la comunidad médica (tal vez, con razón, debido a su mala experiencia con los antiinflamatorios, pero es probable también que su desconfianza fuera anterior). Al recoger la historia, observé que su inquietud iba siendo cada vez mayor: frecuentes suspiros y manifestaciones de irritación, en respuesta a mi obstinado cuestionario sobre su historia laboral, familiar y otros aspectos que, aparentemente, no guardaban demasiada relación con su dolor.

Le expliqué que necesitaba conocer muchas cosas de él para saber cómo ayudarle. Con una cierta impaciencia, me contestó que estaba totalmente dispuesto a cooperar y que continuase. Sin embargo, la preguntas siguientes –en torno a la historia médica de su familia, el trabajo de su esposa, la situación de sus hijos y sus estudios de secundaria– le acabaron de convencer de que no iba a ayudarle.

Me dijo que la única razón por la que había soportado mis absurdas e irrelevantes preguntas era porque diferentes personas (incluida su esposa, cuya opinión valoraba mucho) llevaban dos o tres años diciéndole que debía venir a verme y que yo podría ayudarle. A lo largo de la entrevista, habíamos desarrollado una especie de ritmo: él toleraba varios minutos de preguntas, después expresaba una frustración hacia la que yo manifestaba mi comprensión, lo que, por un tiempo, le servía, y continuábamos con la entrevista.

Francisco creía que la hipnosis podría reducir su dolor, pero creía también que él no podría ser hipnotizado. Su interés le había llevado a apuntarse a un curso sobre hipnosis, en el que realizó una prueba de receptividad hipnótica cuyos resultados fueron muy bajos. Posteriormente, acudió a la consulta de un psicólogo, con objeto de aliviar su dolor por medio de la hipnosis. "Fue una total pérdida de tiempo", me dijo –no respondía a las sugestiones del psicólogo para lograr la inducción hipnótica o la mejoría del dolor–. De todos modos, Francisco recalcaba mucho su idea de que la hipnosis, en las condiciones adecuadas, podría ayudarle. No especificaba cuáles eran esas condiciones, pero supuse que tendrían que ver con su confianza en la competencia del clínico. En los últimos dos años, tres amigos –por separado– le habían dicho que debería ser yo quien le tratara. Así que, al final, llegó a la conclusión de que "[me] daría una oportunidad".

Parecía claro que Francisco era un hombre sano y muy activo, motivado para librarse de su dolor y ansioso por volver al trabajo. Francisco tenía también una fuerte veta de escepticismo y no estaba dispuesto a ser engañado por una misteriosa y mística fuerza (aunque, inconscientemente, tal vez, ése fuera su deseo). Pensé que lo mejor era hablar con franqueza y explicarle claramente la naturaleza de la hipnosis –para así rebajar su nivel de escepticismo, proporcionarle la información necesaria y contrarrestar sus recelos hacia mí como clínico.

Aunque el objetivo declarado del tratamiento era la reducción de su dolor, esperaba –e intentaba– que esa reducción, en último término, estimulara a Francisco a seguir la recomendación de cirugía de su reumatólogo. (El éxito en el tratamiento hipnótico podría aliviar su dolor, pero no la creciente disfunción en la articulación de su cadera.) Le aconsejé la lectura de *Hypnosis for the Seriously Curious* (Bowers, 1983) y le di una cita para una primera sesión de tratamiento.

La semana siguiente, cuando Francisco acudió a la cita, presentaba una cojera pronunciada, causada por un dolor muy fuerte. Le pregunté por qué no utilizaba bastón para aliviar un poco la presión sobre la articulación de la cadera. "No soy un lisiado", replicó. Estaba especialmente ácido ese día, respondía frunciendo el ceño o refunfuñando ante cualquier comentario o petición de mi parte.

Le miré durante un buen rato, sin hablar, el tiempo suficiente para atraer su atención. Noté que se sentía verdaderamente irritado y frustrado –y, como la mayoría de los pacientes, sin saber cómo expresarse–. Tuve también la impresión de que Francisco era un hombre duro y que recibiría muy mal un tratamiento blando. Así que no sonreí cuando, sin alterarme, le dije: "No es usted más que un viejo gruñón".

Mi brusca confrontación, unida al impacto que provocó en él, posibilitaron nuestro primer contacto auténtico. "Bueno, usted también sería un gruñón si se sintiera como yo", replicó.

Su expresión divertida me alivió y, reconociendo la sinceridad de su respuesta, dije, también con franqueza: "Estoy convencido de que tiene razón. Si estuviera en su lugar, me gustaría que alguien superara mi mal humor y me ayudara a sentirme mejor. Tengo la impresión de que su mal genio es una forma de pedir ayuda".

Su siguiente pregunta dejaba entrever una cierta vulnerabilidad, hasta entonces desconocida en él: "¿Cree usted que podrá hipnotizarme?" Parecía que su ira iba dejando paso a la curiosidad, y que se iba abriendo a la posibilidad de necesitar de mi ayuda.

Pensaba que el problema fundamental de Francisco nada tenía que ver con su capacidad para vivir la experiencia hipnótica. Más bien, estaba convencido de que su temor a la dependencia, unido a su miedo a que yo u otros clínicos le hiciéramos daño, constituía su defensa más importante. Tras unos instantes de reflexión, le dije: "No tengo ninguna duda con respecto a su capacidad para vivir la experiencia de la hipnosis. Lo que no sé es si soy yo la persona que usted quiere que le acompañe mientras se halla hipnotizado, pero ya veremos".

Teniendo en cuenta las decepcionantes experiencias previas de Francisco con la hipnosis, comencé con una inducción muy complicada a nivel verbal que le impidiera poner en marcha su sistema habitual de control, de crítica y de duda –lo que le daría la oportunidad de dar respuestas más espontáneas–. Esta inducción trataba también de desviar su capacidad de control hacia una vía inocua para el proceso. (En este caso, le pedí que contara las respiraciones.) Confiaba en poder desbaratar su comprensible tendencia a mantener el dominio sobre la conversación para, de esta forma, liberarle y permitirle una apertura mayor a las sugestiones.

> Francisco, quiero que cierre los ojos y que apoye su espalda en el respaldo de la butaca; quiero hablar con usted sin que nada nos interrumpa. En realidad, hoy no espero que ocurran demasiadas cosas, dado el tipo de experiencias que ha vivido con anterioridad. Tal vez necesite muchas, muchas sesiones para obtener algún beneficio. Sé que puede resultar caro, pero es usted tenaz. [Esta sugestión iba encaminada, paradójicamente, a estimular la preocupación, ya presente en Francisco, en torno al coste del tratamiento y a aumentar así su motivación para lograr un éxito rápido.] Es muy posible que hoy sienta la decepción de no haber sido hipnotizado, pero eso le dará la oportunidad de vivir otro tipo de liberación sin saber cómo o por qué. [La liberación de no haber sido hipnotizado –de que yo no le venciera.]
>
> Es muy importante que preste toda la atención que le sea posible a su respiración. Sé que puede poner su atención en lo que desee, y quiero que ahora lo haga en su respiración. Observe cómo es, cada vez que aspira, cada vez que espira. Observe su pecho que sube y baja, observe el cambio en la tensión de la tela de su camisa, a medida que el pecho se llena de aire con cada nueva inhalación, observe que el aire es fresco cuando entra por la nariz y templado cuando sale. Ha sido el proceso mismo de su vida el que lo ha templado.
>
> Dentro de un momento, quiero que empiece a contar sus respiraciones... cuando inspira o cuando espira... eso no importa. Voy a seguir hablándole durante un instante, pero quiero que toda su atención se dirija a su respiración.

> Empiece ahora. Cuente cada respiración. Si se distrae y lo olvida, no pasa nada... vuelva a concentrarse, vuelva a contar. Si no recuerda el número en el que estaba... no importa... comience de nuevo desde el principio. Siga contando... no me escuche a mí, ahora no estoy diciendo nada importante y será difícil determinar cuándo lo voy a hacer, así que siga contando.
>
> Y mientras cuenta, le voy a hablar de algunas experiencias que podría tener si supiera cómo, y lo sabe; voy a sugerirle varias experiencias... usted puede responder a ellas de muchas maneras. Podría responder de forma total o de forma parcial. Podría responder con rapidez o demorándose un poco. Podría responder como siempre o podría sorprenderse a usted mismo. No sé cómo va a responder, espero que se conceda la oportunidad de responder de más de una manera. Y sigue contando...

Posteriomente, le dije que podía ignorar mis sugestiones o reaccionar ante ellas. En líneas generales, traté de recalcar su independencia, pues estaba convencido de que así respondería mejor.

Después, añadí que no era demasiado razonable esperar que ese día ocurriera algo. Le dije esto porque, en el pasado, había confiado en obtener resultados y no lo había conseguido. Sin expectativas, no podía haber decepción. Además, esto le permitiría vivir reacciones nuevas. Creía que su exceso de vigilancia y de control sobre sus propias respuestas era, al menos en parte, responsable de su fracaso hipnótico anterior.

Más tarde, le ofrecí sugestiones para que fuera capaz de tolerar una posible sorpresa agradable (p. ej., una reducción del dolor sería, probablemente, una agradable sorpresa). Francisco sabía, a un nivel intelectual, que la hipnosis podía disminuir el dolor. "Sabía" también que nunca había sido hipnotizado y que su receptividad era baja. Sin embargo, debía tener la idea, a otro nivel menos racional, de que sería capaz de lograr resultados satisfactorios; de otro modo, no hubiera acudido a mi consulta. Tenía que sacarle partido a esta esperanza, mientras desmontaba su escepticismo.

> Sabe cómo explicar un montón de cosas. Y hay muchas cosas que no sabe cómo explicar, pero de las que, en cualquier caso, puede disfrutar. Por ejemplo, no es preciso que conozca los principios de la óptica para que la belleza de una puesta de sol le deje extasiado. No tiene que saber nada acerca de la reflexión, de la refracción o de los espectros para poder disfrutar de los intensos tonos dorados, rojos, rosas, violetas y azules de una puesta de sol.
>
> Y, claro está, no tiene que ser capaz de explicar las razones del bienestar, que quizá sienta luego, para disfrutar de él. Porque hoy, dentro de un rato, y no sé exactamente en qué momento será –¿cómo podría saberlo?–, dentro de un rato, tendrá, de pronto, la oportunidad de descubrir que se siente bien –sin necesidad de explicar *cómo* ocurrió–. Podría ser a las dos de la tarde, a las tres y cinco, a las cuatro y cuarto o, tal vez, a las cinco en punto. No sé a qué hora será –de hecho, quizá no tenga nada que ver con

la hora, a lo mejor guarda relación con lo que esté haciendo en ese momento–. Tal vez se esté soltando el nudo de la corbata, alzando un vaso hacia sus labios o pasando la hoja de una revista –no sé qué es lo que estará haciendo– cuando, de pronto, se dé cuenta de que se siente mucho mejor de lo que esperaba. Y no tendrá forma de explicarlo, ni necesitará hacerlo. Por alguna razón, simplemente notará que se siente mucho mejor, sin nada que le moleste ni nada que le perturbe.

Y no será preciso que memorice todo esto que le he dicho. Y no tiene que creerse que ha sido hipnotizado. Después de todo, quién va a decir que fue así. Y si, dentro de un rato, alguien le pregunta si le han hipnotizado, puede decir que no, con toda tranquilidad. Usted piensa que no ha sido hipnotizado. ¿Y quién va a afirmar lo contrario? El hecho de sentirse mejor puede explicarse de muchas otras formas. Y ni siquiera ha de pensar en ello. Pero, la próxima vez que le vea, estaré muy interesado en escuchar todas las sorpresas que pueda contarme... especialmente, las sorpresas agradables.

Ahora, en unos minutos, le voy a proponer que respire profundamente una vez, o incluso dos, que abra los ojos y disfrute de lo despierto que se siente. Y cuando deje mi consulta, es posible que se sienta también muy sediento, como si acabara de hacer gimnasia en una soleada y calurosa mañana. Porque ha trabajado usted muy duro. Y verá qué fácil le va a resultar conseguir un vaso de agua fría. Y cuando esté levantando el vaso hacia sus labios, disfrutará de lo maravilloso que es saciar su sed, satisfacer sus propias necesidades. [No estoy demasiado convencido de la eficacia terapéutica de estas metafóricas sugestiones; pero, en este caso, confiaba en que pudieran serlo.]

Cuando Francisco abandonó mi despacho, tenía un aire un tanto trastornado. Unos minutos más tarde, volvió, muy excitado, y me dijo que no sentía dolor en la cadera ni en la pierna. Como no deseaba infundir aún demasiadas esperanzas, le contesté sin comprometerme en absoluto y le dije que deseaba verle en unos días. Le propuse también que empezara a usar bastón.

En la segunda sesión, Francisco me informó de que, cuando se fue de mi despacho, no sintió dolor, incluso al conducir su coche hasta casa (lo que, normalmente, le producía un gran sufrimiento). Aunque luego, en casa, por la noche, el dolor había vuelto; en líneas generales, se había sentido mucho mejor. Sin embargo, a la mañana siguiente, el dolor había aparecido de nuevo, manteniéndose durante dos días, hasta la mañana de la consulta. Esa mañana se había forzado a sí mismo a cortar el césped –otra actividad dolorosa–, casi como un acto de rebeldía a su dolor. Al inclinarse para vaciar el recipiente de la hierba, de pronto, se dio cuenta de que, una vez más, el dolor había desaparecido. Permaneció así el resto de la mañana y por la tarde, cuando acudió a su cita conmigo. "Pero, teniendo en cuenta que el otro día no me hipnotizó, ¿cómo puede ser esto?", me preguntó.

Le contesté preguntándole cómo podía él saber si había sido hipnotizado. Replicó que la levitación del brazo (un fenómeno disociativo que, para muchas personas, es típicamente hipnótico) sería suficiente. Entonces, utilizando una sugestión poshipnótica que le había presentado en la sesión anterior,[3] le mostré lo sencillo que era para él lograr la levitación del brazo y le propuse que entrara en un estado hipnótico profundo. Francisco demostró una muy buena respuesta hipnótica.

Desde ese momento, Francisco empezó a confiar, cada vez más, en sus posibilidades hipnóticas y, poco a poco, fue siendo capaz de controlar su dolor. En la segunda sesión, saqué de nuevo el tema de la operación. Si la articulación de su cadera se iba deteriorando con el uso, de modo que el movimiento era el que causaba la lesión en la articulación, me preguntaba si tendría sentido, ahora que había mostrado su capacidad para manejar el dolor, pasar por la operación quirúrgica.

La respuesta de Francisco fue un rotundo "no". No quería cirugía; lo que él deseaba era perfeccionar sus capacidades hipnóticas y seguir controlando el dolor. Le expliqué que, tal vez, en algún momento, no fuera capaz de controlar su dolor si con esas técnicas su lesión empeorara. Curiosamente, empezó a perder la capacidad de controlar su dolor. Una semana más tarde, era ya evidente para él que podía ser hipnotizado, pero que era incapaz de aliviar su dolor de cadera. Hubo de transcurrir un mes más antes de que Francisco se decidiera a consultar con el cirujano ortopedista que su reumatólogo le había recomendado.

Una vez que la fecha de la operación quedó fijada (para un mes más tarde), Francisco volvió a controlar su dolor de cadera. Lo entendimos como un control inconsciente de su capacidad analgésica, de modo que ésta no contribuyera a lesionar aún más la articulación de la cadera. Así que, ahora que iba a recibir el tratamiento adecuado, era de nuevo capaz de controlar su dolor. Un mes más tarde, Francisco fue operado de la cadera y, siguiendo mis sugestiones, se sintió gratamente sorprendido de que el proceso postoperatorio no fuera más doloroso. (No tomó medicación analgésica, excepto el día de la operación.) Ahora, Francisco se encuentra bien, libre de dolores, ha vuelto a su trabajo y camina cómodamente con la ayuda de su "cadera de alta tecnología", como él la llama.

El caso de Francisco es un claro ejemplo del poder del *significado* en el control del dolor. Cuando el dolor significó causar un daño (y una lesión cada vez mayor si no se trataba), el paciente fue incapaz de controlarlo. Sin embargo, cuando su dolor se convirtió en un señal irrelevante (cuando había ya decidido someterse a una operación quirúrgica), fue controlable. Aunque nunca se ha verificado de forma experimental esta premisa, existen informes (Erickson, 1976; London, 1975) que proponen que el valor del dolor, asociado a la supervivencia, es un determinante importante de su modificación hipnótica. Mi propia experiencia hipnótica sugiere que el tema es muy complejo. Esta idea supone, erróneamente creo yo, que el paciente podrá siempre interpretar con corrección el valor de su dolor –como si tuviera un homúnculo en guardia, determinando de forma objetiva si el dolor requiere o no nuestra atención–. Yo, por el contrario, desconfío del valor biológico del dolor como aviso. En el caso de Francisco, nuestras charlas

3. No me parece pertinente presentar aquí los detalles de la sugestión; el lector que esté interesado en las sugestiones poshipnóticas puede consultar textos sobre la hipnosis o programas de formación clínica.

sobre la naturaleza del dolor y sobre las ventajas de la cirugía debieron de influir en su disposición a ignorar ese dolor que anteriormente había sido tan importante tener presente.

Ragnar, abogado de 54 años, con enfermedad metastásica

Ragnar desarrolló, en primer lugar, un cáncer testicular que fue tratado mediante la extirpación quirúrgica de los testículos y mediante terapia de supresión hormonal. Un año más tarde, se le descubrió una metástasis en la columna vertebral. Acudió a mi consulta para tratar un dolor de espalda que, en los últimos dos meses, le había debilitado mucho. En su primera visita, Ragnar se mostró visiblemente deprimido y aquejado de dolor. Era un hombre estoico y no muy habituado a quejarse. No tomaba medicación analgésica. Aunque su oncólogo le había prescrito sulfato de morfina, le había advertido también de los "peligros" de la dependencia a los opiáceos, desaconsejándole su ingesta.

Puesto que se trataba de un consejo que no concordaba con la opinión que yo tenía, le propuse a Ragnar que consultara con otro oncólogo la conveniencia o no de tomar opiáceos para aliviar el dolor. Rehusó hacerlo, al menos, en un primer momento. Su deseo y esperanza eran que yo pudiera, por medio de la hipnosis, reducir su dolor. Contaba ya con una cierta experiencia en relación a la hipnosis, pues había aprendido la técnica autohipnótica con el propósito de mejorar la respuesta de su sistema inmunológico al cáncer. Presentaba una actitud positiva con respecto a sus capacidades hipnóticas y al potencial de los métodos hipnóticos para reducir el dolor y aumentar la fuerza de la respuesta inmunológica.[4]

En la primera sesión de tratamiento, hablamos sobre los detalles de sus sensaciones de dolor en la espalda y sobre lo que el dolor significaba para él. (Es importante señalar que el dolor de espalda le impedía jugar al tenis, una actividad con la que disfrutaba mucho.) Puesto que confiaba plenamente en el uso de la autohipnosis, le sugerí que me hiciera una pequeña demostración, empleando los medios que le resultaran más familiares. Observé con atención cómo utilizaba la inducción, a través de la fijación de los ojos, para tratar de valorar la eficacia de su método. Después, me dirigí a él y le ofrecí una serie de sugestiones para controlar el dolor. Estas sugestiones transmitían las ideas siguientes:

1. Usted puede alterar su experiencia sensorial. Puede reducir los estímulos procedentes de sus nervios sensoriales. Puede modificar el modo de su sistema nervioso de procesar los estímulos. Existen miles y miles de interruptores o de puertas que puede cerrar, de forma que las sensaciones no sean transmitidas a la mente y que, por tanto, no se perciban.

4. No tengo ninguna prueba de que los métodos hipnóticos puedan afectar a la respuesta inmunológica, de modo que no estaba dispuesto a potenciar esta idea del paciente. Sin embargo, desconozco si realmente es posible, de modo que, aunque no alentaba las esperanzas de Ragnar en este sentido, tampoco le desanimaba.

2. Las sensaciones dolorosas le van a molestar cada vez menos. No tendrá que conocer la razón, no tendrá que explicar o justificar el fenómeno, pero sentirá menos molestias.

En la siguiente cita, dos días más tarde, Ragnar me explicó que se sentía mucho mejor a nivel emocional y que, en las horas que siguieron a nuestra sesión anterior, el dolor de la espalda había disminuido; pero que, posteriormente, había empezado de nuevo, por lo que se había visto obligado a tomar una pastilla de sulfato de morfina.[5] Apoyé el empleo de la medicación y le propuse continuar con la hipnosis.

En esta sesión, las sugestiones presentadas en el contexto de la hipnosis fueron:

1. Reformulación de las sugestiones aportadas en la sesión anterior.
2. Sugestiones encaminadas a alentar a Ragnar a que fuera más consciente de sus pensamientos y de sus sentimientos en relación a su enfermedad, así como a que pudiera hablar conmigo sobre dichos pensamientos y sentimientos.

En nuestra siguiente cita, cinco días después, Ragnar me informó de que utilizaba el sulfato de morfina con mayor regularidad, una pastilla por la mañana y otra por la noche. Me habló también de sus sentimientos menos depresivos. Sin embargo, parecía como si la reducción del dolor que había experimentado tuviera que ver con la medicación, no con el tratamiento hipnótico. Pese a que, desde mi punto de vista, no existía ningún problema en que tomara la medicación, quería también satisfacer su deseo de emplear sus habilidades hipnóticas para reducir el dolor. No obstante, tenía la impresión de que Ragnar no lograba alcanzar un estado hipnótico adecuado siguiendo sus propios métodos. De hecho, en mi opinión, lo único que conseguía era relajarse, pero no modificaba verdaderamente su estado de conciencia.

Basándome en la premisa de que respondería de forma más auténtica a una inducción que no le fuera familiar, le pedí a Ragnar que me permitiera emplear una técnica diferente de inducción. Utilicé una inducción de balanceo de ojos, combinada con sugestiones para lograr una relajación física y una placidez emocional cada vez mayores. En esta ocasión, parecía que Ragnar había alcanzado un verdadero estado hipnótico. Al retornar de esta experiencia, presentó un importante grado de desorientación e indicó que, esta vez, se sentía de forma muy diferente. Informó de una importante disminución en su dolor, lo que le hacía sentirse excitado y esperanzado a un tiempo.

Tres días más tarde, Ragnar me explicó que la mejoría continuaba y que no había precisado el uso de la morfina. Como es lógico, estaba encantado con los resultados y pensaba que su fe en el tratamiento hipnótico quedaba demostrada. El seguimiento que realizamos una semana, un mes y tres meses después, confirmó la permanencia del efecto analgésico. Desconozco cómo evolucionó la enfermedad de Ragnar, pero su pronóstico no era demasiado esperanzador.

---

5. Al final, Ragnar consultó a otro oncólogo, quien le condujo hacia un uso más adecuado de los opiáceos.

A menos que la estimulación nociva causada por el tumor se hubiera visto reducida, coincidiendo con el tratamiento hipnótico, lo que me parece bastante improbable, el caso de Ragnar constituye una interesante demostración de la eficacia de la analgesia hipnótica.[6]

EL SIGNIFICADO DEL DOLOR, UNA NUEVA REFLEXIÓN

El tratamiento hipnótico del dolor no representa un tratamiento demasiado simple. No consiste sólo en hipnotizar a un paciente y en presentarle sugestiones para que logre la analgesia. El modo concreto en el que un paciente integra el dolor en su vida –el significado que el dolor tiene para él– va a determinar las adaptaciones que se deberán realizar en el tratamiento para que éste sea eficaz.

El problema de Ayn, por ejemplo, estaba primariamente relacionado con un severo dolor central. Sin embargo, en ciertos momentos del tratamiento, su depresión y su confusión mental contribuyeron de forma importante a aumentar su nivel de angustia. La sugestión hipnótica no podía disminuir ni la depresión de Ayn, ni su estado de confusión mental (y este estado, de hecho, dificultaba el empleo del tratamiento hipnótico).

En el caso de Francisco, la indicación, para su síndrome de dolor, era la cirugía. No obstante, la negativa de Francisco a someterse a una operación imposibilitaba, al menos por un tiempo, ese tratamiento. Se podría pensar que el tratamiento de Francisco, al hacer que el dolor disminuyera, le ayudó a sentirse más confiado. Tal vez el tratamiento hipnótico redujera su temor a la dependencia, al demostrarle que la hipnosis es un proceso "indoloro" –de modo que, al final, fue capaz de reunir el coraje necesario para someterse a una operación.

COMPLICACIONES AJENAS A LA HIPNOSIS

Como suele ocurrir con la medicación, los efectos hipnóticos no son tan fiables y previsibles como quisiéramos; en consecuencia, cuando se aborda el tema del dolor, es preciso ser muy tenaz. Si una de sus más brillantes estrategias clínicas fracasa, ha llegado el momento de intentarlo con otra. Su creatividad es tan importante en el tratamiento hipnótico como lo es en cualquier otro tratamiento. Si se consigue reducir la intensidad del dolor, pero no se elimina (y ése era su objetivo), no se trata de un fallo del tratamiento. Podemos utilizar ese resultado para mostrar que el dolor es modificable –y, tal vez, también, para revisar las necesidades del paciente y ajustar el enfoque del tratamiento–. (El ejemplo clínico de Dominique, que presentamos a continuación, ilustra este principio.)

---

6. Las circunstancias de este caso parecen también refutar la hipótesis psicosocial sobre la analgesia hipnótica, en el sentido de que el sujeto actúa "como si" no experimentara dolor o sufrimiento, pese a que, en realidad, sí los siente.

Aunque, en un caso determinado, sea adecuado centrarse en la alteración de la dimensión sensorial del dolor, puede ser también muy valioso –y necesario– centrarse en la modificación de la dimensión afectiva del dolor. Una estrategia que surta un efecto sólo temporal, probablemente, tendrá que ser sustituida por otra y, algunas veces, por otra más... y por otra.

Dominique, escritora, de 56 años, que necesitaba su dolor

Algunas veces, aspectos psicológicos concomitantes hacen que el tratamiento del dolor se convierta en un proceso desconcertante y complicado. Dominique era una escritora profesional, y una mujer muy agradable, que llevaba doce años soportando un importante dolor. A la edad de dos años, había contraído una poliomielitis y, como consecuencia, la parte inferior de su cuerpo había quedado muy debilitada. Cuando tenía doce años, comenzó a padecer los dolorosos síntomas del síndrome de postpolio. En la actualidad, estaba confinada a una silla de ruedas, pero, desde el punto de vista profesional y social, llevaba una vida bastante activa. Como consecuencia, en buena parte, del síndrome de postpolio (una especie de síndrome miofascial), combinado con el hecho de llevar sentada en una silla de ruedas la mayor parte de su vida, la musculatura y la articulaciones de la parte superior de su cuerpo le dolían cada vez más. No había ningún tratamiento médico que pudiera aliviar su sufrimiento. Por lo general, evitaba la ingesta de analgésicos, pero se veía obligada a tomar oxicodona para aliviar su dolor.

Dominique era una verdadera experta en lograr la analgesia hipnótica. Al de unos pocos segundos de iniciar la inducción hipnótica, se sentía totalmente liberada de su dolor. Sin embargo, dicho estado le resultaba inquietante, incluso aterrador. "Ésa no soy yo", explicaba con tristeza. Su identidad, creada a lo largo de una vida de dolor, dependía, en gran medida, de una experiencia de constante e implacable dolor. Por consiguiente, el sentirse aliviada de su sufrimiento era un aspecto egodistónico con su identidad; pensaba que la mejor solución para este dilema consistía en reducir el dolor, por medio de la hipnosis, hasta un punto suficientemente bajo como para que lo pudiera tolerar, sin hacerlo desaparecer del todo. Su experiencia más agradable era la de sentir un cierto dolor, pero con un nivel de intensidad que no interfiriera en su vida.

Dominique recibía también fisioterapia (el tratamiento de Feldenkrais) para abordar el debilitamiento físico que le había causado el síndrome de postpolio. El éxito terapéutico para Dominique supuso el mantenimiento de un determinado nivel de dolor que ya no implicaba sufrimiento.

Lillian, directora de cine, de 50 años, que necesitó su tiempo para curarse

Lillian, que fue enviada a tratamiento por un dolor en la zona pélvica, estaba casi totalmente incapacitada por un dolor que había empezado hacía tres años y que, en apariencia, era el resultado de una infección de vejiga. El problema se había visto incrementado por los diversos procedimientos médicos invasivos a los que había sido sometida y por los tres años que llevaba de contracción muscular reflexiva, una defensa natural contra el dolor. La veintena de competentes médicos que habían examinado y tratado a Lillian no podían entender su afección. No se trataba de un caso poco frecuente (Reading, 1982), pero era difícil de abordar, ya que los tratamientos médicos –incluso los exámenes "de rutina"– tendían a agravar la respuesta inflamatoria crónica, lo que lógicamente aumentaba el dolor, estableciéndose así una reacción en espiral.

Lillian respondía bien a las sugestiones hipnóticas encaminadas a disminuir el sufrimiento que su vejiga le causaba. Coincidía conmigo en lo que consideraba mi objetivo prioritario: evitar, durante algunos meses, nuevos procedimientos médicos invasivos. (Incluso cuando las evaluaciones médicas no arrojan demasiados resultados ni despejan dudas respecto a un posible tratamiento, el paciente suele encontrarse con nuevos médicos, curiosos por el origen del dolor y dispuestos a llevar a cabo más pruebas invasivas.)

Aunque Lillian requirió un tratamiento hipnótico continuado, su dolor desapareció de forma sustancial, fue capaz de evitar nuevas intervenciones médicas y de reanudar su vida profesional y social. Para ella, entonces, el objetivo primario de un tratamiento efectivo consistía en el alivio temporal de su dolor –el tiempo suficiente para que pudiera darse una mejoría física–. Y lo que era igualmente importante, este alivio temporal le daba tiempo a Lillian para hacerse cargo de otras cuestiones de su vida y para desaprender el hábito de vigilar constantemente las sensaciones asociadas a su vejiga.

Kira, abogada, de 32 años, con dolor pélvico

Kira padecía el mismo síndrome de dolor que Lillian. También a ella le habían diagnosticado una inflamación pélvica; también ella contaba con una historia de fracasos en los tratamientos médicos; y también ella estaba severamente incapacitada por su dolor y por la búsqueda incesante de un médico que pudiera ayudarla. El urólogo que me la derivó definió a Kira como una "mujer muy difícil".

La primera entrevista reveló el grado de implicación de Kira con su dolor y con la búsqueda de una solución (perfectamente comprensible, pero, en este caso, inútil). Las pruebas psicológicas identificaban un importante elemento hipocondríaco en la personalidad de Kira. Sin embargo, este hallazgo debía ser relativizado por nuestro conocimiento de que cualquier persona con un problema físico expresa una preocupación mayor, con respecto a su salud, que la media de la población. Las pruebas psicológicas apuntaban también a que la tendencia de Kira a establecer vínculos de dependencia, en relación a las personas que se ocupan de ella, podría complicar el tratamiento.

Le expliqué a Kira que su dolor era real, que, sin duda, era el resultado de cambios en el tejido; pero que, partiendo de las pruebas médicas realizadas hasta el momento, era muy poco probable que un tratamiento médico fuera efectivo. Continué diciéndole que el dolor es un fenómeno psicológico y físico a la vez y que el poder de su mente podría establecer una gran diferencia con respecto a la cantidad de sufrimiento que experimentara. Le señalé que el tratamiento hipnótico sería una buena vía para mostrar el poder de su mente a la hora de "reconvertir" su sistema nervioso, de modo que los nervios que habían desarrollado "el hábito de transportar mensajes de dolor" a su cerebro fueran redirigidos hacia nuevos caminos.

Kira fue muy receptiva a las sugestiones hipnóticas, y éstas le aportaron un alivio importante. Sin embargo, la siguiente vez que nos vimos, varios días después, me explicó, decepcionada, que la mejoría no había durado más que un par de horas.

En tratamientos posteriores, la mejoría, en ocasiones, duraba un día entero, pero, por desgracia, nunca iba más allá. Además, Kira continuaba comportándose de una forma muy obsesiva en relación a su dolor, lo que, en mi opinión, dificultaba la permanencia de la mejoría. La utilidad del tratamiento hipnótico se veía también muy limitada por otras causas: por su impaciencia respecto a la inconsistencia de la mejoría; por el control que ejercía sobre su marido, en virtud del dolor; y por la obsesiva dedicación que dispensaba a su dolor.

Por ejemplo, como hago con casi todos los pacientes, grabé con un magnetofón uno de los tratamientos hipnóticos iniciales con Kira y le aconsejé que, durante una semana, lo escuchase por la mañana y por la noche. No fue capaz de seguir este consejo, argumentando que le faltaba tiempo. Mi opinión era que, en efecto, Kira aún no estaba preparada para seguir un tratamiento. Pienso que requería de un mayor contacto conmigo para satisfacer sus necesidades de dependencia. Para ella, la grabación era un insulto. Lo que deseaba era ser cuidada por un ser humano.

Incapaz de lograr un nivel de mejoría mayor al alcanzado en la primera semana, recomendé a Kira una nueva evaluación clínica de su dolor –consejo que ella desestimó–. La paciente estaba haciendo ya una psicoterapia, por lo que no consideré muy adecuado ampliar el foco de mi trabajo y decidí poner fin al tratamiento.

¿POR QUÉ NO ESTÁ MÁS EXTENDIDO EL USO DE LOS MÉTODOS HIPNÓTICOS?

La intervención hipnótica ofrece una poderosa alternativa a la cirugía y a la medicación analgésica para el tratamiento del dolor. Siendo esto así, resulta, cuando menos, desconcertante que este método no esté más extendido. Aunque no conozco ningún estudio en ese sentido, mi impresión, basada en conversaciones con colegas, es que el empleo de las intervenciones hipnóticas en programas para el tratamiento del dolor es más la excepción que la regla.

Esto, en gran medida, se debe a que los programas de formación de médicos y de psicólogos, por lo general, no incluyen el aprendizaje del uso clínico de los métodos hipnóticos. La utilización adecuada de los métodos hipnóticos exige el dominio de las mismas técnicas personales necesarias para la psicoterapia, pero con una elaboración un poco diferente. Además, los métodos hipnóticos requieren también el manejo, por parte del clínico, de técnicas imaginativas.

Por otra parte, uno de los factores que influyen en el éxito del tratamiento hipnótico es la capacidad del clínico para observar y tratar de averiguar lo que el paciente necesita. Las observaciones de la conducta de éste y las inferencias que de ellas se extraen en torno a sus necesidades son empleadas para desarrollar las estrategias hipnóticas.

Tal vez otra razón por la que el uso del tratamiento hipnótico no esté más extendido es porque exige una atención sostenida y un estrecho control del estado afectivo del paciente. A menudo, ello provoca una intensificación de los fenómenos de transferencia y contratransferencia. Al clínico, esto le puede afectar y agotar a un nivel emocional, especialmente si atiende a un gran número de pacientes. Conozco clínicos muy competentes que prefieren no soportar esa carga adicional.

El tratamiento hipnótico efectivo requiere un elevado nivel de contacto interpersonal. No es fácil emplear bien estos métodos si nos resulta incómodo el mantenimiento de una relación psicológica tan próxima con nuestros pacientes.

Además, cuando se vive la relación terapéutica como demasiado abrumadora, compleja, íntima o, incluso, amenazante, se corre el riesgo de emplear de modo incorrecto los métodos hipnóticos. Podría tentarnos la posibilidad de recurrir a los instrumentos hipnóticos como un medio para recuperar el control o para contrarrestar los sentimientos de indefensión. En lugar de centrar nuestra atención en las técnicas hipnóticas o en la receptividad hipnótica, hemos de ser muy conscientes de la tan "descuidada importancia" de la relación terapéutica y de cómo esa relación debe guiarnos en el uso de los métodos hipnóticos (Diamond, 1984). En la medida en que avance nuestra concepción sobre el contacto terapéutico, tanto en el contexto médico, como en el psicológico, se normalizará el empleo del enfoque hipnótico para el manejo del dolor y aumentará su eficacia.

Sin embargo, no debemos olvidar que el arduo trabajo y la implicación emocional, que suelen acompañar a este tipo de tratamientos, hacen que los clínicos se vuelvan más vulnerables al desánimo cuando se produce un fracaso terapéutico. El clínico experimentado va evaluando los progresos a lo largo del tratamiento, a fin de corregir concepciones y juicios erróneos y de mejorar así su eficacia. No obstante, hemos de aceptar el hecho de que, al margen de nuestra capacidad, al margen de nuestro interés en ayudar a nuestros pacientes, podemos cometer errores y que nuestros tratamientos no siempre serán un éxito. Esto, por lo general, es más fácil de decir que de hacer.

II SÍNDROMES DE ESPECIAL INTERÉS

6 El dolor del cáncer*

Karen L. Syrjala
Sari Roth-Roemer

En los últimos dos años, Anna había recibido tratamiento de quimioterapia y de radioterapia para el cáncer metastásico de pecho que padecía. Nos la derivó su oncólogo, preocupado por su problema de aislamiento y por su depresión, y nos pidió asimismo que la ayudáramos a manejar el dolor que sufría en la zona abdominal. En el momento de la consulta, se encontraba hospitalizada. Era incapaz de comer, a causa de las náuseas y del dolor abdominal que las infiltraciones del tumor le provocaban, y posiblemente también por los efectos de la radioterapia. Había perdido más de catorce kilos, por lo que su energía física estaba muy debilitada. Pese a todo, seguía observando con gran atención lo que sucedía a su alrededor.

Anna, una enfermera del ejército, de 63 años, ya retirada, había sido siempre una persona muy independiente y que contaba con muy pocos amigos íntimos. En realidad, no tenía más que un amigo dispuesto a echarle una mano y su familia vivía al otro lado del país. Anna carecía de la energía necesaria para tratar de buscar otras relaciones; además, desde que le habían diagnosticado el cáncer, su aislamiento había aumentado y experimentaba una profunda soledad.

En las interacciones terapéuticas, se lamentaba de sus pérdidas y hablaba de su temor a morir sola. Lloraba por lo que no había tenido en su vida; pero, al mismo tiempo, experimentaba también una sensación de bienestar y de orgullo cuando se refería, por ejemplo, al trabajo que había elegido, relacionado con el cuidado de las personas.

* Este trabajo ha sido subvencionado por el Instituto Nacional del Cáncer CA57807 y CA63030.

El cáncer y su tratamiento, más que cualquier otra enfermedad, entrañan unos niveles muy elevados de sufrimiento y de malestar que, por lo general, van acompañados de otros síntomas. La gran preocupación que provoca en el paciente un diagnóstico de cáncer puede llevarle a desarrollar sugestiones internas. Las más frecuentes son la pérdida de control sobre su cuerpo y la incertidumbre en torno a un futuro para el que tenía otros planes. El clínico que emplea enfoques psicológicos con pacientes oncológicos debe comprender la interacción que se establece entre los desafíos físicos y las demandas psicológicas. Si deseamos ayudar al paciente, ambos fenómenos han de ser integrados en las sugestiones que le presentemos.

En este capítulo, reflexionaremos sobre el contexto en el que se produce el tratamiento del dolor del cáncer. En primer lugar, proporcionaremos una descripción de los tipos de dolor que suelen presentar estos pacientes. Después, evaluaremos los factores que se han de considerar a la hora de integrar la hipnosis con el abordaje médico de la enfermedad. Por último, revisaremos algunas de las técnicas más eficaces en el tratamiento del dolor oncológico.

El dolor es uno de los síntomas más habituales en las personas enfermas de cáncer. Los procedimientos médicos dolorosos a los que son sometidas pueden durar unos pocos minutos o varias horas. Algunos pacientes experimentarán el dolor provocado por las terapias anticáncer: la radioterapia puede originar quemaduras en la piel o molestias gastrointestinales; la quimioterapia causa, con frecuencia, un dolor difuso, un malestar generalizado o un sufrimiento neuropático.

Aunque lo que más asusta a la gente es el dolor del cáncer mismo, éste no siempre está presente. Los porcentajes del dolor asociado a la enfermedad van desde un 30 hasta un 40 por ciento, en el total de la población que sufre cáncer, y de un 60 a un 90 por ciento, entre los pacientes que se encuentran en una fase avanzada de la enfermedad (Cleeland y col., 1994; Grond, Zech, Diefenbach & Bischoff, 1994; Portenoy, 1989). Los pacientes cuya enfermedad se encuentra en un estadio muy avanzado suelen presentar entre cuatro y once síntomas a la vez. Los síntomas más frecuentes son dolor, fatiga, anorexia, náuseas y alteraciones del sueño (Donnelly, Walsh & Rybicki, 1995; Portenoy y col., 1994). Los trastornos gastrointestinales, que son especialmente comunes, pueden incluir, además de las náuseas y los vómitos, diarrea o estreñimiento, dificultades para tragar, úlceras en la boca y en la garganta y calambres abdominales. Estos síntomas hacen que el comer no resulte tarea fácil, lo que contribuye a la pérdida de peso y a la fatiga. No es demasiado infrecuente que la enfermedad produzca dolores múltiples repartidos a lo largo del cuerpo.

Es preciso realizar una distinción entre el dolor causado por un daño en el tejido, denominado dolor fisiológico o nocicepción, y el dolor causado por una alteración en el sistema de transmisión neural, denominado dolor neuropático. La nocicepción puede variar mucho, pero, en general, se caracteriza por una serie de sensaciones de malestar, de pesadez o de calambre; el dolor neuropático, por otro lado, se suele vivir más como si se tratara del pincho de una alfiler o de una aguja, como sensaciones eléctricas, como quemaduras o como entumecimiento. Los opiáceos y otros tratamientos médicos son más eficaces en el caso de la nocicepción (Bonica, 1990; Saeger, 1992). Los dolores neuropáticos aparecen de forma súbita e imprevisible, por lo que no es extraño que sobrepasen la capacidad del paciente para afrontarlos. La duración de este tipo de dolor tiende a ser la misma cada vez que se manifiesta. Se trata de síntomas difíciles, pero que suelen responder bien al trabajo de la hipnosis. Así, pacientes que pensaban que nada podría ayudarles consiguen beneficiarse del tratamiento hipnótico.

Cuando se trata un dolor neuropático, las sugestiones comenzarán recordándole al paciente que la sensación es pasajera. Resulta útil pasar por un periodo de entrenamiento, en el que la experiencia hipnótica se convierta en algo familiar para el paciente y en el que las imágenes se pongan a prueba y se adapten a sus necesidades. Durante los ataques neuropáticos, empleamos imágenes muy breves para transformar el dolor. Deben ser sugestiones que el paciente pueda utilizar también en ausencia del clínico.

A la hora de diseñar el tratamiento, es preciso tomar en consideración la historia relacionada con el cáncer del paciente. La experiencia del pasado constituye uno de los factores que más influyen en sus temores y en sus expectativas y, por consiguiente, en el establecimiento de las sugestiones internas. La identificación de los pensamientos y de las emociones asociados al dolor pueden estimular valiosas metáforas e imágenes que modifiquen la experiencia de sufrimiento del sujeto.

La investigación en torno a pacientes oncológicos muestra una clara relación entre depresión y dolor (Ahles, Blanchard & Ruckdeschel, 1983; Spiegel, Sands & Koopman, 1994). Los pacientes con niveles elevados de angustia, asociada a su enfermedad o a su dolor, experimentarán también una intensidad de dolor mayor (Syrjala & Chapko, 1995). De este modo, el tratamiento de la angustia constituye un importante componente del tratamiento del dolor; aunque, claro está, nunca es el único.

Para tratar eficazmente el dolor del cáncer, debemos entender, tanto el contexto en el que el paciente lo experimenta y los aspectos a los que se ha de enfrentar, como los tipos de dolor que el cáncer y sus tratamientos le provocan. A partir de esta comprensión, la hipnosis y la sugestión pueden resultar muy útiles, incluso con los pacientes que, de entrada, se muestran contrarios al empleo de dichas estrategias.

TIPOS DE DOLORES COMUNES A LOS PACIENTES ONCOLÓGICOS

Procedimientos médicos dolorosos

Como ilustra la Tabla 6.1, los pacientes oncológicos sufren una variedad de dolores cuyas etiologías son diferentes. Quizá experimenten el breve dolor causado por del pinchazo de una aguja o el dolor derivado de un tratamiento que dura varias semanas, pero que gradualmente va disminuyendo; o quizá sufran un dolor que, a lo largo de los meses o de los años, va empeorando como consecuencia de una invasión tumoral. Las imágenes y las sugestiones varían mucho en función de las circunstancias del dolor y de los asuntos que, de forma simultánea, un paciente con cáncer ha de afrontar.

El dolor agudo causado por una prueba médica es breve y se trata como cualquier situación de dolor breve. Una consideración importante respecto al paciente oncológico es que dichas pruebas suelen ser bastante frecuentes. Una simple extracción de sangre que, en principio, no provoca angustia, puede resultar tediosa o, incluso, provocar síntomas fóbicos en pacientes cuyo tratamiento exija pinchazos constantes. Otros tratamientos, como las aspiraciones de la médula ósea, pueden ser tan intolerables para estos pacientes que, al final, acaben rechazándolos.

Tabla 6.1
Tipos de dolor comunes en los pacientes oncológicos

Duración del dolor	*Fuente del dolor*	*Ejemplos*
Breve	Procedimientos	Extracciones de sangre Aspiraciones (médula ósea, hígado) Angiografías Broncoscopias
	Acontecimientos imprevisibles	Neuropatías Trastornos gastrointestinales
	Secundario, asociado al movimiento	Dolor óseo constante, agravado por la actividad
Continuo, asociado al tratamiento	Mucositis oral postquirúrgica	Úlceras en la boca y en la garganta
	Quemaduras causadas por la radioterapia	Quemaduras en la piel, molestias gástricas
	Dolor causado por la quimioterapia	Dolor sordo y continuo en las articulaciones o dolor intenso en las extremidades
	Molestias gastrointestinales	Trastornos gástricos inducidos por la quimioterapia
Crónico, asociado a una enfermedad progresiva	Nocicepción	Dolor óseo Invasión tumoral u obstrucción de una víscera
	Neuropática	Invasión de una raíz nerviosa
Crónico, residual	Edema linfático	Inflamación de los brazos
	Fracturas Miembro fantasma Neuralgia postherpética	
Concurrente, no asociado a una enfermedad	Artritis Dolor de espalda Molestias musculares	

Recalcamos aquí los procedimientos médicos porque, en general, el sistema médico –tan centrado en curar la enfermedad– no los considera como fuentes de sufrimiento. Los pacientes, deseosos de cooperar y de mostrarse fuertes, tienden a no expresar su angustia a quienes les están proporcionando cuidados, a quienes están tratando de ayudarlos. Al igual que ocurre con la mayoría de los dolores asociados al cáncer, cuando el equipo sanitario reconoce el nivel de angustia del paciente y actúa, tratando de evitarlo o proporcionando el tratamiento adecuado para esos síntomas, el sufrimiento disminuye considerablemente. Se ha podido demostrar que la intervención hipnótica es eficaz para tratar el dolor provocado por los procedimientos médicos (Genuis, 1995; Wall & Womack, 1989). Las molestias causadas por dichos procedimientos responden muy bien a la intervención hipnótica, en parte, debido a que son temporales. Dado el carácter repetitivo de estos procedimientos, entrenamos al paciente y/o a un miembro de la familia para que sean capaces de utilizar los métodos hipnóticos en ausencia del clínico. Si bien la mayor parte de las investigaciones sobre este tema han sido realizadas con niños, estos enfoques son igualmente eficaces con pacientes adultos.

Con objeto de ilustrar estas ideas, comentaremos un caso que demuestra la eficacia del abordaje hipnótico del dolor derivado de los procedimientos médicos. En opinión de la mayoría de los pacientes, las aspiraciones de la médula ósea constituyen el procedimiento médico más doloroso. Por otro lado, a algunos pacientes les resulta muy molesta la resonancia magnética; mientras que otros se sienten muy incómodos con las técnicas que exigen el aislamiento, en cámaras cerradas, durante periodos largos de tiempo. Además, algunos pacientes tienen fobia a las agujas y, por tanto, son incapaces de tolerar incluso las extracciones de sangre o las transfusiones. Se trata de procedimientos que, para el equipo sanitario, centrado en "hacer su trabajo", son mera rutina. En general, clínicos y pacientes comparten las mismas contradictorias creencias culturales en torno al dolor y al sufrimiento. Estas actitudes comunican, por un lado, que nadie debería soportar ningún tipo de dolor o sufrimiento. Por otro lado, la sociedad está impregnada de mensajes en el sentido de que el sufrimiento es una virtud. En efecto, esta incongruencia confunde mucho, tanto al paciente, como al equipo médico, cuyo único deseo va a consistir en huir de un dilema irresoluble. Además, ningún profesional, cuyo trabajo consista en el cuidado de las personas, quiere generar sufrimiento; por consiguiente, algunas veces, el equipo médico niega la importancia del dolor que le provoca al paciente o sugiere, ante la preocupación de éste, que quizá esté exagerando. El paciente, por su parte, en esta compleja y difícil interacción, puede desear parecer fuerte y, de este modo, ganarse el respeto de quienes se ocupan de él. En consecuencia, es muy probable que no comunique sus inquietudes.

Cuando nuestra intervención se sitúa en el contexto de un procedimiento médico doloroso, el primer paso consiste siempre en evaluar la naturaleza de las sensaciones físicas que van a estar implicadas, el tiempo que dura cada sensación y los sonidos que normalmente se escuchan a lo largo del procedimiento. Esto nos ayuda a incorporar referencias a estos sonidos y a proponer sensaciones alternativas a nuestro repertorio de sugestiones.

La aspiración de la médula ósea supone estímulos físicos muy intensos: el frío líquido antiséptico, el escozor del anestésico local, la fuerte presión de una gran aguja dentro del hueso y la sensación de tirón, a lo largo de las piernas y de las caderas, mientras se aspira la médula. (Samuel LeBaron y Lonnie Zeltzer describen detalladamente esta práctica en el Capítulo 11.) Hemos descubierto que, cuando se contrarrestan estas sensaciones tan intensas, bien con una actividad física muy enérgica, bien con sensaciones fuertes (pero tolerables) incorporadas a nuestras sugestiones, los pacientes tienen más posibilidades de mantenerse en un estado de tranquilo ensimismamiento, mientras el equipo médico actúa y charla a su alrededor.

Si la técnica es muy invasiva o si la capacidad de concentración del paciente es limitada, tendremos que esforzarnos para que hable de lo que ve o de lo que experimenta.

Ejemplo: Kristy, 23 años, aspiración de la médula espinal

Kristy me fue enviada [KS] por su médico para que le tratara una aguda ansiedad. Su madre estaba también bastante inquieta, por el temor a perder a su única hija, y era incapaz de tolerar la angustia que ésta experimentaba. De este modo, ante una madre que no podía tranquilizarla, era Kristy quien sentía que debía consolar a su madre. En consecuencia, la paciente se había quedado sin un espacio en el que expresar sus temores e iras.

Mi objetivo terapéutico fundamental consistió en proporcionar a Kristy un lugar seguro para vivir y explorar sus sentimientos. Esto le resultó de gran ayuda; por suerte, también la madre se sintió aliviada y agradecida. (En ocasiones, los padres que toleran mal la distancia con respecto a sus hijos rivalizan con la relación terapéutica. En el marco de una enfermedad como el cáncer, en el que la familia proporciona el soporte emocional y cubre las necesidades del paciente, no siempre es fácil mantener un equilibrio entre la satisfacción de las necesidades terapéuticas del sujeto y el mantenimiento de una distancia adecuada entre éste y su familia.)

Cuando Kristy supo que le iban a realizar una aspiración de la médula espinal, me pidió que estuviera presente. Dijo que su madre no podría tolerarlo y que, al ver la sangre y al escuchar sus gritos, se desmayaría. Ensayé con Kristy una inducción hipnótica rutinaria, conduciéndola hasta un estado de relajación profunda. Entonces, le propuse que imaginara su actividad favorita –explorar la granja en la que había crecido.

Pese a que Kristy había sido capaz de concentrarse en la experiencia hipnótica, durante el desarrollo de la prueba médica estaba demasiado atenta a los movimientos y sonidos que se producían a su alrededor. Para facilitar su concentración, le pedía periódicamente que me contara lo que estuviera viendo o lo que estuviera imaginando.

Cuando el antiséptico entró en contacto con su espalda, le dije: "piensa en algo fresco, la brisa o, tal vez, un arroyo en el que puedas sumergir las manos, o quizá otro lugar, no importa, simplemente disfruta de la sensación de frescor junto al calor y observa cómo todas esas sensaciones te hacen más consciente de lo consciente que puedes llegar a ser, de lo aguda que es hoy tu visión, mientras disfrutas viendo, oliendo y escuchando los sonidos del campo".

En el punto de máxima presión física, cuando la aguja atraviesa la espina dorsal y se aspira la médula, elevé ligeramente mi voz y le propuse:

> ... Empiezas a caminar por el campo, desciendes por una suave colina y subes por la siguiente. Sientes cómo tus piernas trabajan, sientes la fuerza y el poder de tus piernas a medida que se mueven sin problemas, pisando con firmeza. Observa que las piernas escuchan las instrucciones que tu mente les envía y que acuden allí donde ella les indica que han de ir; observa que tu mente lleva el cuerpo hasta donde tiene que estar, sintiendo la fuerza en tu cuerpo, a medida que las piernas le hacen avanzar a través del campo; notas la brisa en la cara y tu mente sabe exactamente lo que tu cuerpo necesita para sentirse fuerte, cómodo y confiado. Sintiendo cómo tus pulmones se expanden para tomar el aire que precisas y soltándolo luego desde muy dentro. Y ahora comiences a aminorar la marcha... llegamos a una parada... al lugar de descanso. Disfrutando del placer de sentir lo bien que tu cuerpo y tu mente se coordinan, lo gratificante que es realizar un esfuerzo físico y luego descansar, dejando ahora que todo tu cuerpo esté tranquilo... y, una vez más, viendo los campos y las colinas a tu alrededor...

Existe un elemento más en relación a este trabajo que, en determinados pacientes, me ha resultado muy útil para ayudarles a sobrellevar las sensaciones físicas muy intensas. Con Kristy, permanecí de pie junto a su cabeza, con mi mano apoyada sobre su hombro y ella sujetándome la otra mano. Le dije que, cuando ella quisiera, podría apretarme la mano y que yo haría lo mismo con su hombro. En el momento en el que la estimulación física era más intensa, o cuando notaba que apretaba mi mano, le apretaba el hombro con fuerza. La presión física de mi mano le proporcionaba un estímulo físico neutro que podía competir con las sensaciones provenientes de la prueba médica; además, no hemos de olvidar la importancia del papel tranquilizador de mi presencia, apoyándola a lo largo de su experiencia.

Kristy hubo de soportar este procedimiento en tres ocasiones, y, cada vez que finalizaba, se volvía hacia mí, me sonreía y me decía: "Ésta es la vez que mejor ha ido". Después, se quedaba dormida.

Dolor asociado al tratamiento

Hoy en día, gracias al uso de los opiáceos, el dolor asociado al tratamiento se maneja con mayor efectividad de lo que sucedía no hace demasiado tiempo. Sin embargo, ni siquiera los opiáceos más agresivos son capaces de eliminar la totalidad del malestar. La intervención hipnótica ha reducido de manera significativa el sufrimiento causado por los procedimientos médicos dolorosos en pacientes con cáncer (Syrjala, Cummings & Donaldson, 1992; Syrjala, Donaldson, Davis, Kippes & Carr, 1995). De todos modos, siempre que sea posible, la intervención hipnótica ha de iniciarse antes de que comience el tratamiento oncológico, ya que éste, por lo general, afecta a la función cognitiva, provoca una gran fatiga y puede causar otras complicaciones además del dolor. En cualquier caso, las estrategias psicológicas que se proporcionan durante el tratamiento han de ser breves, pues la capacidad de concentración y de atención de la mayoría de los pacientes se ve reducida. Cuando los pacientes están realizando ya el tratamiento, una intervención típica nuestra durará entre 10 y 30 minutos.

EJEMPLO: PEARL, 61 AÑOS, NÁUSEAS Y DOLOR DE GARGANTA ASOCIADOS AL TRATAMIENTO

El médico de Pearl me pidió [KS] que ayudara a su paciente, quien estaba siendo tratada por un cáncer de pulmón. Pearl tenía que comer lo suficiente como para poder abandonar el hospital tras la sesión de radioterapia. Pero el dolor que sentía, al tragar los alimentos, y las náuseas que llegaban a continuación le impedían comer. El médico de Pearl no encontraba ninguna razón para el dolor y las náuseas; pese a que había probado diversos tratamientos, la paciente seguía sin comer.

La primera vez que vi a Pearl, estaba tumbada en la cama, con las cortinas cerradas. En la evaluación inicial, pronto se puso de manifiesto que la mujer estaba deprimida. Pearl me dijo que tenía dos metas personales: salir del hospital, de modo que pudiera volver a su trabajo en una hamburguesería y recuperar la agradable compañía de las personas con las que trabajaba; y volver a fumar. Aunque su hija iba a visitarla una vez a la semana y la llamaba todos los días, Pearl estaba bastante sola. Cuando le pregunté acerca de su familia, me dijo que sólo tenía a su hija y que ésta estaba muy enfadada con ella por su idea de volver a fumar. Me explicó que mucha gente, incluido el doctor, le había dicho que no fumara; sin embargo, el tabaco le proporcionaba un placer enorme y estaba deseando volver a fumar. Pearl, que en otro tiempo también había bebido mucho, no tenía intención de retomar el alcohol. Cuando analizamos sus dificultades con la comida, me indicó que la mayoría de los alimentos le provocaban náuseas y que le costaba mucho tragar, pero que los helados y el pastel de manzana le iban muy bien. Pearl no comía sólo helados y pastel de manzana, porque "todo el mundo me dice que debo comer cosas más normales".

El tema de la comida se había convertido en motivo de pelea constante entre la paciente y las personas que se ocupaban de ella. Se trataba de una adulta responsable que sabía muy bien lo que los otros pensaban que era bueno para ella y que sabía también lo que ella quería para sí misma. Aunque yo era también consciente de lo que le convenía y lo que no, parecía aconsejable no entrar en su pelea y centrarse en las razones sanas de Pearl para dejar el hospital –volver al trabajo y poder elegir lo que comía–. Con frecuencia, las dietas de los pacientes oncológicos dejan mucho que desear, pero las calorías constituyen el factor más importante, especialmente cuando se está tratando de reanudar la ingesta de alimentos tras una interrupción causada por el tratamiento. Tenía también la impresión de que el deseo de Pearl de fumar podía constituir, en parte, el intento de conservar un aspecto de ella misma (aunque fuera un aspecto poco saludable) en un momento en el que tanto estaba perdiendo –incluida, seguramente, su vida–, al margen de que dejara o no de fumar.

Pese a su depresión y al conflicto que estaba viviendo, Pearl estaba ansiosa por poner en práctica los métodos hipnóticos. Cuando le pregunté cuál pensaba ella que podría ser el origen de las náuseas y de las dificultades para la deglución, me aseguró que no tenía ninguna idea al respecto. De todos modos, añadió que su garganta le quemaba y que las náuseas aparecían sólo cuando trataba de comer. En lugar de explorar la etiología de este problema, lo cual ya había hecho su médico, decidí comenzar directamente por los síntomas. Pearl parecía responder bien a la inducción hipnótica y a las, cada vez más profundas, sugestiones.

> Ahora puede disfrutar de ese sentimiento de profundo bienestar y de calma y, al mismo tiempo, ser consciente de ese mismo sentimiento de bienestar en su garganta, en su estómago. Note lo bien y lo tranquila que se encuentra. Mientras experimenta este bienestar, imagine una capa suave y protectora, a modo de forro, que le fuera cubriendo, desde la garganta, hasta el estómago. La capa será la que usted elija. Tal vez se trate de un forro de acero cubierto con Teflón... fuerte, suave y resbaladizo, de modo que cualquier cosa que trague se deslizará sin dificultad; seguramente, sin que usted sea muy consciente de ello... no necesita notarlo.
>
> Como sabe, a lo largo de un día, hacemos tal cantidad de cosas que no es posible recordarlas todas... así que usted tampoco lo hará. Hay cosas que no es importante recordar. Tal vez, en su próxima comida, le ocurra esto mismo, tragará unos pequeños bocados y no será importante recordarlo. La comida se deslizará a lo largo de la capa protectora, sin esfuerzo, sin conciencia. Será tan sencillo que no tendrá ni que prestarle atención, sabiendo que el forro de acero le protegerá. Y en algún momento, justo antes de empezar a comer, o cuando usted quiera, puede cerrar los ojos, recordar estas sensaciones de bienestar y de calma, puede recordar esa capa protectora, suave y resbaladiza, y permitir que la comida o el líquido pasen sin ninguna dificultad. Es maravilloso saber que es dueña de su propio bienestar. Puede elegir lo que va a ingerir, y se sorprenderá de lo fácil y natural que le resulta ahora elegir lo mejor para usted y para su cuerpo.

Tras la sesión con Pearl, hablé con su médico y con su enfermera, y me confirmaron que le habían dicho que no podía comer sólo helados y pastel de manzana, que debía tomar alimentos más nutritivos. Debatimos el tema entre los tres y, al final, estuvieron de acuerdo en permitir que Pearl comiera lo que quisiera y en intervenir sólo para elogiar la ingesta de calorías.

Hablé también con May, la hija de Pearl, quien me explicó que había tenido muchas peleas con su madre por su deseo de continuar fumando. May insistía también en que Pearl debía intentar ingerir otro tipo de alimentos. Además de hablar con ella de todo esto, le dije que se trataba de una situación muy difícil para las dos. Entonces, May pudo expresar su temor de que el deseo de Pearl de volver a fumar no fuera más que el indicio de que se estaba rindiendo y de que deseaba morir. Al final, May fue capaz de reconocer que su madre sabía bien lo que debía hacer y decidió no continuar peleándose con ella.

Cuando volví, dos días después, descubrí que Pearl había empezado a comer y que su aspecto era mucho mejor. Me explicó: "El doctor dice que dentro de dos días, si sigo así, ¡podré irme a casa!" En la sesión hipnótica de ese día, empleé la sugestión de una capa protectora y le describí su capacidad para cuidar de sí misma y para elegir lo que iba a ingerir, de modo que se sintiera tan bien como fuera posible. Posteriormente, expresó cierta ansiedad acerca de la idea de volver a casa y de ser capaz de cuidar de sí misma, temores que pudo hablar con su hija. Fijamos una cita de seguimiento tres días después de su vuelta a casa.

Cuando vino a verme, la alimentación de Pearl había seguido mejorando, su dolor y sus náuseas se habían resuelto y parecía estar recobrando la confianza en su propia valía.

Dolor asociado a la enfermedad

El tratamiento hipnótico, para el dolor asociado a una enfermedad de larga duración, aún no ha sido estudiado con exhaustividad. De todos modos, existen indicios que muestran su eficacia (Spiegel & Bloom, 1983; Spira & Spiegel, 1992). En este tipo de dolor, influyen numerosos factores. Pese a que un 90 por ciento del dolor provocado por el cáncer puede ser eficazmente tratado con los métodos médicos disponibles en este momento, al menos 42, de cada 100 pacientes oncológicos cuya enfermedad se encuentra en un estado avanzado, no reciben el tratamiento adecuado (Cleeland y col., 1994). *Los clínicos que se dedican a intervenir, desde la hipnosis, con pacientes cuyo dolor está asociado a una enfermedad tienen la obligación de determinar si se han empleado con ellos todas las posibilidades de que se dispone para mejorar su tratamiento médico. A menudo, los pacientes desconocen las posibilidades médicas y los médicos desconocen el grado de dolor de sus pacientes* (Grossman, Sheidler, Swedeen, Mucenski & Piantadosi, 1991). *Los pacientes, en lugar de tratar de acercarse a sus cuidadores y a sus médicos para mejorar el tratamiento, pueden buscar el tratamiento hipnótico.*

Incluso en pacientes cuyo dolor haya recibido un abordaje clínico adecuado, existen muchas posibilidades de que sufran algún tipo de dolor residual o de dolor ligado al movimiento, para los que la hipnosis y la sugestión pueden resultar muy eficaces. *En estos pacientes, la intervención hipnótica es un complemento muy adecuado al tratamiento médico, pero no una alternativa al mismo.*

Un asunto fundamental, a la hora de emplear el tratamiento hipnótico del dolor asociado a una enfermedad, es el de lograr que su efecto sea duradero.

Tengamos en cuenta que se trata de un dolor que, probablemente, va a continuar durante meses o incluso durante años. Pese a que la intervención hipnótica puede ser de gran ayuda, ha de repetirse con cierta regularidad. Existe también la opción de enseñarle la técnica al paciente, para que pueda utilizarla por su cuenta.

Por razones diversas, muchos de los pacientes oncológicos que recurren al tratamiento hipnótico son incapaces de continuar con el mismo. La mayoría de las veces, a causa del carácter progresivo de su enfermedad y del debilitamiento que lleva asociado. Además, han de acudir a numerosas consultas médicas; lo que para ellos supone un tremendo gasto de energía. Tareas que, a quienes estamos sanos simplemente nos provocarían un pequeño cansancio, a un paciente le pueden dejar exhausto durante varios días. Por lo tanto, con objeto de no sobrecargarles demasiado con nuevas citas, pensamos que es muy valioso proporcionarles sugestiones poshipnóticas y enseñarles métodos breves de autohipnosis que puedan utilizar por su cuenta. Incluimos estos métodos en el tratamiento hipnótico y, después, ayudamos a los pacientes a emplear las sugestiones siempre que las necesiten para sentirse mejor.

Hemos encontrado que el tratamiento hipnótico elimina la mayor parte del dolor de los pacientes durante el tiempo que están con nosotros. Además, cuando están solos, las grabaciones les pueden ser de gran ayuda. Sin embargo, en ocasiones, los pacientes comentan: "Cuando empleo la hipnosis por mi cuenta, me sirve mientras la estoy realizando, pero el dolor no cesa y es agotador. Necesito algo que me ayude en los momentos en los que no puedo dejar lo que tengo entre manos, como cuando estoy conduciendo, o en los que me encuentro demasiado cansado y me siento incapaz incluso de escuchar la cinta". Algunas veces, una objeción tan simple y tan real como ésa puede explicar la dificultad de un paciente para aplicarse la técnica a sí mismo. De todos modos, debemos estar alerta a las razones que subyacen a este tipo de objeciones. (Para ampliar este aspecto, puede acudir al Capítulo 5.)

EJEMPLO: FRIEDA, 72 AÑOS, DOLOR CONSTANTE PROVOCADO POR SU ENFERMEDAD

Frieda era una profesional retirada que padecía un cáncer de pecho desde hacía cuatro años. Pese a que no existía cura para su enfermedad, su médico y ella pensaban que podría vivir varios años. Era una mujer muy activa, a la que le gustaba estar con sus amigos y practicar diversos deportes, entre los que se incluían la navegación y el ciclismo.

Al principio, Frieda no tuvo dolores; pero, en los últimos seis meses, había empezado a sufrir un dolor de huesos cada vez mayor. Cuando vino a verme [KS], presentaba un dolor constante y difuso, en los hombros, las costillas y las caderas, de una intensidad de "3", en una escala de 0 a 10, cuando tomaba su medicación, de "7" si no la tomaba y de "8" cuando se movía de determinada manera y cuando se ponía de pie tras permanecer un largo rato sentada. Se quejaba de que el dolor la estaba convirtiendo en una gruñona; además, se mostraba reacia a ver a sus amigos o a comprometerse para realizar cualquier actividad, porque ignoraba cómo se iba a sentir. Le disgustaba tomar la medicación ya que, mientras estaba bajo su efecto, se sentía muy adormilada y, cuando la somnolencia desaparecía, el dolor volvía. En consecuencia, rara vez tomaba la medicación y prefería no hablar con su médico sobre su sufrimiento, pues sabía que la respuesta de éste hubiera consistido en aumentarle la medicación.

Es muy común, entre los pacientes con cáncer, la actitud reacia ante la medicación analgésica. Las campañas del "No" a las drogas han calado profundamente entre una población –las personas con cáncer– que, en su inmensa mayoría, corre muy pocos riesgos de emplear mal las drogas. El temor más frecuente que plantean estos pacientes es que, si suben las dosis de la medicación cada vez que el dolor aumenta, acabarán convirtiéndose en adictos. Además, la medicación opiácea, como la morfina, provoca efectos secundarios –náuseas, sedación– en los pacientes, y éstos suponen que todas las medicaciones analgésicas les causarán dichos síntomas. Dejan de tomar la medicación y no le dicen nada a su doctor, porque ignoran que las náuseas se pueden tratar, que las náuseas o la somnolencia pueden desaparecer en un periodo breve de tiempo o que existen otras muchas drogas que no producen esos efectos.

Frieda era una de esas personas. Para ella, era muy importante pensar con claridad y mantenerse activa, y sentía que la medicación constituía un obstáculo en este sentido. Por otro lado, el dolor le impedía sentir que era ella misma. El primer paso consistió en explicarle someramente los fundamentos de la medicación analgésica. En lugar de tomar dosis intermitentes de medicación, trató de mantener constante su dolor en un nivel de 2. Accedió a tomar la medicación, durante dos semanas, para ver si la somnolencia disminuía. De hecho, tras una semana, descubrió que no se sentía adormilada y que, puesto que el dolor estaba mejor controlado y su medicación seguía funcionando durante ocho horas, por las noches dormía mucho mejor. Sin embargo, al moverse, el grado sufrimiento se elevaba de forma considerable. Cuando el dolor aumentaba o cuando anticipaba algún movimiento, contaba con la posibilidad de un alivio inmediato a través de la morfina, pero deseaba comprobar si los métodos hipnóticos podrían ayudarle a sentirse mejor en esos momentos.

Pese a que Frieda tenía un tipo de pensamiento analítico y práctico, era también una mujer muy imaginativa. No le costaba nada imaginar que estaba en su velero, sintiendo el viento y las olas. Experimentaba una cierta curiosidad, teñida de escepticismo, con respecto a si podría ser hipnotizada. Le señalé que se trataba de una muy buena actitud de partida.

> Puede continuar sintiéndose tan curiosa como desee, explorando todos los caminos, de modo que su mente encuentre los que le ayudarán a sentirse bien. Sabe que, cuando navega, es capaz de pensar en muchas cosas a la vez –la dirección del viento, el estado de las velas, el rumbo de la embarcación–. Su mente analítica sigue siendo muy aguda y clara, pero su foco de atención está en otro lugar, en el agua, en el cielo, en el viento y en la embarcación. El resto de las preocupaciones están muy, muy lejos. Si atra-

viesan su mente, ya no tienen importancia, se van con la siguiente ola... Siempre que le desee, puede llevar su mente hacia otro lugar, hacia cualquier lugar... Respire hondo, ponga los ojos en blanco y, después, a medida que va cerrando los ojos y que va dejando que el aire salga, siente una suave brisa en la cara e imagina que está en una embarcación, navegando. Sabe muy bien lo que siente cuando navega, y ahora puede vivirlo de nuevo, examinarlo todo lo que quiera. Aquí tenemos el sonido del agua, chapoteando contra los lados de la barca, la sensación de las olas a su alrededor. Y ahora, en el bote, podrá experimentar también otras muchas sensaciones. Cuántas cosas puede llegar a sentir... mientras el bote se sigue moviendo con suavidad bajo usted, sus piernas se adaptan sin dificultad a las movedizas sensaciones, su mano sabe dónde tiene que apoyarse para lograr el mejor equilibrio; sobre todo, esa sensación de aspirar toda la vida que hay a su alrededor, sintiendo la refrescante, firme y tranquilizadora brisa, tan firme como la fuerza del agua bajo usted. Tomándose unos segundos para aspirar esa vida y esa energía, esa sensación de renovación que sólo el agua y el aire pueden proporcionar. Libre para ir en la dirección que elija, encontrando la mejor dirección para usted. Y, desde este lugar de movimiento firme, tranquilo y sencillo, puede mirarse a sí misma, tal vez desde la distancia, y ver qué le ayudaría a sentirse bien mientras se mueve, movimientos suaves y sencillos, cambios de posición, hacia delante o de pie, y sabiendo hacerlo tan despacio como necesite, pero con seguridad y firmeza. Igual que hace en su embarcación. Tómese un momento para vivir todo esto, de modo que, siempre que lo desee, pueda moverse con esta misma sensación de seguridad, de calma y de firmeza. Y, en ocasiones, querrá escaparse en su barca y llegar hasta donde se vea el horizonte, donde moverse resulte fácil y cómodo. Cuando desee moverse, puede hacer esto. En unos pocos segundos, empezará a respirar hondo, como si estuviera aspirando ese aire fresco del mar, pondrá los ojos en blanco, dejara que el aire salga y, desde ese lugar de firme equilibrio, le resultará sencillo moverse con suavidad, ponerse de pie, con una mano segura que le garantizará el equilibrio, y entonces, cuando sienta esa firmeza bajo usted, se moverá con facilidad.

Posteriormente, ayudé a Frieda a poner en práctica las sugestiones que le había presentado: respiró, miró hacia arriba, se imaginó la embarcación y, desde ese lugar de su imaginación, se puso de pie. En las dos ocasiones más que nos vimos, me informó de que el empleo de las sugestiones de distanciarse/navegar la estaba ayudando mucho. Me dijo que se sentía mucho más segura con sus amigos y que los cambios de posición iban mejor. Seguía tomando la medicación cuando lo necesitaba, pero esto no le suponía ningún conflicto y ya no tenía miedo de moverse. Se descubrió a sí misma utilizando esta técnica del distanciamiento (una variación de lo que Barber describe como "disociación", en el Capítulo 5) en otros momentos, cuando se sentía estresada o incómoda. No tenía más que imaginarse que estaba en la embarcación, entonces veía todas sus preocupaciones desde la distancia y ya no le parecían tan grandes. Algunas veces, me dijo, era incluso capaz de ver sus problemas de una forma diferente; esto le servía para encontrar soluciones a problemas difíciles. Aunque ya Frieda no podía navegar, a causa de su enfermedad, su verdadero placer consistía en disfrutar de nuevo de la experiencia de navegar a través de su imaginación. Esta vivencia la ayudó con su dolor y reinstauró en su vida una de sus más grandes pasiones.

INTEGRACIÓN ENTRE CUIDADOS MÉDICOS Y TRATAMIENTO HIPNÓTICO

Comprensión de los efectos psicológicos de la enfermedad y sus tratamientos

El tratamiento del cáncer está cambiando con gran rapidez y los pacientes tienen una esperanza de vida mayor, pero se trata de procesos más prolongados y agresivos. Cuando nos ocupamos del dolor de los pacientes oncológicos, es preciso conocer no sólo las expectativas con respecto al curso de la enfermedad, sino también los posibles efectos de los distintos tratamientos. Estar al corriente de la medicación o del tratamiento que está recibiendo un paciente es parte de nuestra tarea clínica. Si no estamos familiarizados con el tratamiento, podemos pedirle a algún colega que nos informe o recurrir a la literatura para ampliar nuestros conocimientos sobre, por ejemplo, las toxicidades neurológicas y somáticas y su interacción con la intervención psicológica. Así, un paciente al que se le administren inyecciones de interferón experimentará dolores y efectos depresivos a nivel del Sistema Nervioso Central que se pueden aliviar por medio de un abordaje farmacológico. Si el paciente comprende que sus síntomas provienen del tratamiento, y que no tienen un carácter endógeno, la interpretación de su dolor será más benigna, como veremos en el caso siguiente.

EJEMPLO: SUSAN, 35 AÑOS, DEPRESIÓN ASOCIADA AL TRATAMIENTO

Susan decía: "No puedo seguir. Lo único que quiero es morirme. Me duele todo, me siento cansada constantemente y ya todo me da igual, incluso mis hijos. Me siento muy culpable de no preocuparme por ellos, pero es que nada me interesa". Durante tres meses, había recibido una inyección diaria de interferón y le quedaban, por lo menos, otros tres meses de tratamiento. Sabía que las inyecciones provocaban síntomas parecidos a los de la gripe, pero ignoraba que el interferón pudiera producir también síntomas depresivos.

Puesto que se atribuía "a sí misma" sus sentimientos depresivos, en lugar de a los efectos del interferón, Susan se sentía no sólo deprimida, sino también terriblemente culpable de ser una "mala madre" y de no ocuparse de sus hijos. Le expliqué [KS] que la depresión es un efecto secundario muy habitual del interferón y que su indiferencia hacia su propia vida y hacia los que amaba era, con casi total seguridad, resultado de la medicación, puesto que la aparición de este síntoma era posterior a la ingesta de la medicación. Comentamos las distintas opciones –farmacológicas y psicológicas– de que disponíamos para tratar su depresión.

Como resultado de esta breve y respetuosa explicación, Susan sintió un gran alivio y cesaron, de forma inmediata, los autorreproches; en lugar de culpabilizarse, se decía a sí misma: "Me siento fatal, pero es a causa de esta medicación. Tan pronto como deje de tomarla, me sentiré mejor. El hecho de sentirme mal no significa que no quiera a mi familia". Me dio permiso para hablar con su médico y empezó un tratamiento antidepresivo que la liberó de muchos de sus síntomas depresivos.

Las sugestiones más poderosas que podemos ofrecer a los pacientes oncológicos, que experimentan siempre una pérdida de control en relación a su cuerpo, son aquéllas que reconocen la dificultad de la situación y que reafirman la capacidad del paciente para manejar dichas dificultades. Una comunicación así, expresada, con la mejor intención, por parte de un miembro de la familia o por un clínico que no tenga los conocimientos suficientes sobre la enfermedad o sobre el tratamiento, puede ser recibida con gran escepticismo. Sin embargo, como hemos visto en el ejemplo de Susan, esta información ejerce una fuerte influencia cuando procede de un clínico capaz de normalizar la experiencia del paciente y de proporcionar un contexto que incluya el curso probable de los síntomas. A menudo, como en el caso de Susan, se puede garantizar el carácter limitado de la experiencia.

Un aspecto importante, que el clínico implicado en el tratamiento del dolor del cáncer no ha de olvidar, es el de informar al paciente y a su familia de las diversas opciones de tratamientos médicos existentes (Jacox, Carr, Payne y col., 1994; Syrjala, 1994; Syrjala, Williams, Niles, Rupert & Abrams, 1993). Tanto en las situaciones de dolor fuerte, como en las de moderado, los pacientes deberían solicitar abordajes hipnóticos, como un complemento a los tratamientos médicos, pero no como una alternativa. El temor a la adicción, la renuencia a depender de la medicación y la preocupación en torno a los efectos secundarios de las medicaciones, en muchas ocasiones, desembocan en una infrautilización, por parte de los pacientes oncológicos, de tratamientos médicos que podrían mejorar su calidad de vida. Por desgracia, muchas veces, incluso los sanitarios comparten esas mismas concepciones erróneas. No siempre son conscientes de los niveles de malestar de los pacientes y puede que su formación, con respecto al tratamiento del dolor del cáncer y a sus efectos secundarios, no sea demasiado adecuada. En consecuencia, los clínicos, a la hora de tomar en consideración el tratamiento hipnótico para abordar el sufrimiento del cáncer, deben evaluar cuidadosamente el dolor, así como la capacidad del paciente para defender sus necesidades frente a los médicos.

Percepciones erróneas en relación a la hipnosis

La pregunta que con mayor frecuencia se le suele plantear al psicólogo que trabaja en oncología es la que se refiere a la eficacia de la hipnosis, de las sugestiones o de los pensamientos que pueden curar la enfermedad. Como veremos, bienintencionados familiares y pacientes, que creen que el cáncer se puede curar a través de la sugestión o por medio de determinados pensamientos, pueden causar(se) un gran daño. Ante concepciones de este estilo, hemos de plantear con sumo cuidado las expresiones relativas al poder de la mente en el tratamiento del cáncer, hemos de tener muy claras nuestras propias creencias y, así mismo, hemos de ser capaces de transmitírselas a nuestros pacientes.

Cuando hablamos con un paciente y con su familia, tratamos de comunicar con la máxima claridad que la hipnosis y la sugestión ni curan el cáncer, ni afectan su curso de una forma directa. Además, recalcamos que, aunque sabemos que la mente y el cuerpo están conectados y que la mente influye en el cuerpo, no existe ningún dato que demuestre que, sólo a través de la mente, se pueda curar el cáncer. Es tan falso creer que la mente controla totalmente el cuerpo, como pensar que la mente no influye sobre el cuerpo de ningún modo. Puesto que la creencia en la supremacía de la mente es un reflejo de la necesidad básica de los humanos de sentirnos invencibles e inmortales, cuando hablamos con el paciente y con su familia –incluso de cuestiones clínicas y científicas–, procuramos prestar mucha atención a su particular batalla frente a la mortalidad.

Si no se confrontan las concepciones erróneas, existen muchas posibilidades de que determinados pacientes, que vivan mal las molestias causadas por el tratamiento médico, se inclinen hacia otro tipo de tratamientos menos dolorosos, como la hipnosis. Su deseo se convierte en la creencia de que la hipnosis será el único tratamiento que precisen, y no comprenden que la intervención hipnótica no es más que un elemento de su tratamiento contra el cáncer. A otros pacientes, desanimados cuando parece que el abordaje médico no está obteniendo demasiados resultados, les puede costar aceptar las limitaciones reales de las terapéuticas. De esta forma, tal vez prefieran creer que el fracaso es culpa de ellos –que su enfermedad no está respondiendo al tratamiento, porque algo falla en su actitud o en su personalidad–. Recomendamos siempre a nuestros pacientes que, además del enfoque hipnótico, mantengan toda la asistencia médica, como fórmula de participación activa en su propia salud. Tratamos de apoyarles cuando se encuentran desanimados y les ayudamos a no culpabilizarse si el tratamiento no es eficaz. El dolor y otros síntomas físicos del cáncer y de sus tratamientos responden muy bien a la hipnosis y a la sugestión, por lo tanto, animamos a los pacientes y a sus familias a incluir este tipo de técnicas en el conjunto de la asistencia que reciben.

Es importante que nuestra comunicación sea congruente con las creencias del paciente. Así, si un paciente cree en la "magia" de la hipnosis, no le rompemos su creencia. Si un paciente solicita una "visualización", en lugar de "hipnosis", a menos que sea preciso corregir un determinado malentendido, simplemente le respondemos ofreciéndole una técnica de "visualización" que incorpore el empleo de la sugestión como parte importante de esa estrategia.

Receptividad hipnótica

En el caso del tratamiento de los pacientes oncológicos, el tema de la receptividad hipnótica rara vez se plantea. De todos modos, un cierto conocimiento de la capacidad del paciente para imaginar y para concentrarse puede ser muy útil. Los datos relacionados con la cuestión de la receptividad hipnótica y del manejo del dolor son muy diversos: algunos datos indican que, en estudios de laboratorio, los sujetos con una elevada receptividad logran reducir su dolor en mayor grado que los sujetos poco receptivos (Spanos, Kennedy & Gwynn, 1984; Spanos, Radtke-Bodorik, Ferguson & Jones, 1979); mientras que otros datos no apuntan en este mismo sentido (Fricton & Roth, 1985; Price & Barber, 1987). En general, los clínicos no creen que la receptividad hipnótica sea el mejor predictor de la respuesta al tratamiento hipnótico (Barber, 1980, 1982, 1991; Price & Barber, 1987). Para los pacientes oncológicos que tienen una motivación fuerte, la respuesta dada a las mediciones estándar parece menos útil, como predictor de la capacidad para beneficiarse de este tipo de estrategias, que para otro tipo de pacientes (Barber, 1980; Frischholz, Spiegel, Spiegel, Balma & Markell, 1981).

Nuestra experiencia clínica sugiere que prácticamente todas las personas que cuentan con una motivación suficiente se benefician de un tratamiento psicológico individualizado; aunque el paciente con una receptividad más elevada, probablemente, responderá con mayor facilidad a cualquier enfoque. En lugar de centrarnos en la receptividad, individualizamos nuestro enfoque terapéutico, evaluando el estilo cognitivo del paciente y las creencias o deseos que trae con respecto al tratamiento. Pensamos que esta evaluación es una guía muy útil para el desarrollo de la estrategia del tratamiento.

Con un paciente escéptico que mostrara poca facilidad para imaginar, o que expresara cierta suspicacia en torno a la hipnosis, empezaríamos con fenómenos en los que la mayoría de los pacientes se sienten cómodos. Por ejemplo, podemos comenzar con una relajación muscular, después, avanzar hacia lo imaginario y, posteriormente, incorporar la sugestión. Muchas veces, los pacientes no están en contacto con sus cuerpos, por eso, a través de la tensión-distensión de los músculos, se pueden ir sintiendo más confiados, con una cierta sensación de control personal.

Es muy importante comenzar el tratamiento con una descripción de lo que le va a suceder. El cambio físico concreto y la experiencia de control mental sobre dicho cambio físico, unidos a la tranquilidad que para el paciente supone saberse bajo control durante el proceso, ayuda a eliminar el escepticismo y, probablemente, desembocará en un éxito, lo que no es tan fácil que ocurra cuando se ponen en marcha las sugestiones hipnóticas desde un principio.

En ocasiones, empleamos un ejercicio experiencial. Por ejemplo, podemos pedirle al paciente que se ponga de pie, con los brazos extendidos y las manos contra las nuestras. Se le indica que eleve los brazos y que los mantenga en esa posición, mientras nosotros ejercemos una presión fuerte. Después, se le pide que imagine unas barras de acero a lo largo de sus brazos, al tiempo que se repite el ejercicio. Este tipo de demostraciones, de los efectos de la mente sobre el cuerpo, son el primer paso para los pacientes que carecen de experiencia en la utilización de su imaginación.

Evaluación previa a la intervención hipnótica

Como ya describíamos en el Capítulo 2, antes de poner en marcha un plan de tratamiento para el dolor, incorporando la hipnosis o la sugestión, el paciente debe ser sometido a una evaluación médica que determine cuál es el tratamiento médico más adecuado a su caso. Aunque toda evaluación adicional sea valiosa, la profundidad del examen va a depender, en parte, de la duración que se busque para el alivio del dolor. Las sugestiones breves que se proporcionan en el dolor asociado a la aplicación de determinadas técnicas de exploración requerirán una evaluación también breve. Sin embargo, el diseño de una estrategia para el manejo del dolor de un cáncer de evolución larga exige una evaluación más detenida. El estado físico y médico puede cambiar de un momento a otro. En la medida en que las necesidades del paciente van cambiando, es preciso actualizar la evaluación, en función, por ejemplo, del curso de la enfermedad y de las modificaciones cognitivas, así como de los datos que nos puedan aportar la familia o el médico. Si desea más detalles sobre la evaluación del dolor en el cáncer, puede recurrir a otras fuentes (Cleeland & Syrjala, 1992). Revisemos, ahora, los factores que se han de tomar en consideración cuando ponemos en marcha un tratamiento para combatir el dolor por medio de la hipnosis o de la sugestión.

Una buena descripción del dolor ayudará en el diseño de las estrategias hipnóticas y de las sugestiones que mejor se adapten a las características individuales del dolor, así como en la identificación de otras posibles necesidades del paciente. La comprensión de la etiología y de la localización del dolor son fundamentales para crear un plan eficaz de tratamiento. ¿Proviene el dolor de una operación quirúrgica, de la quimioterapia, de la radioterapia, del avance de la enfermedad, del uso excesivo de un músculo o tiene un origen desconocido? La respuesta a esta pregunta no sólo nos habla de los objetivos del tratamiento, sino que nos proporciona también información en cuanto al significado potencial que el dolor tiene para el paciente y en cuanto a los objetivos que éste podría querer alcanzar con la intervención hipnótica. Para el paciente, ¿el dolor es un símbolo de frustración, de indefensión o de pérdida?, ¿es el causante de su ansiedad y el que le hace preguntarse si la enfermedad está avanzando?

Paradójicamente, en el caso de las enfermedades que suponen una amenaza para la vida del paciente, éste tiende a ver el dolor como un indicador de su estado de salud –aún sigue vivo– y, por consiguiente, puede mostrar cierta resistencia a la eliminación total del dolor. Hemos atendido a pacientes oncológicos a los que el contacto con su dolor les tranquilizaba: "El dolor de hoy es igual que el de ayer, así que no estoy peor; el mal no se ha extendido".

La intensidad del dolor se puede medir fácilmente a través de una EAV o de una escala numérica. Una evaluación de partida y una reevaluación tras el empleo de la sugestión le sirven a usted y a su paciente para valorar la eficacia del tratamiento. La evaluación, por sí misma, actúa, a veces, como un elemento motivador para el paciente; porque le recuerda que el tiempo empleado en la técnica ha tenido un efecto medible, pese a que el dolor no haya desaparecido del todo (lo que, probablemente, constituya un objetivo poco realista). Un dolor constante por encima de "6" (sobre 10) exige que el equipo médico valore las posibles opciones de que se dispone, con vistas a mejorar el tratamiento. Una vez estamos seguros de que el método terapéutico es el adecuado, lo mejor es *no* reevaluar el dolor inmediatamente después de cada sesión, puesto que ello supondría centrar de nuevo la atención del paciente sobre su dolor y debilitar el efecto de la sugestión.

TÉCNICAS

Sugestiones

En cuanto que clínicos, reconocemos el poder de nuestras sugestiones en todas las conversaciones que mantenemos con los pacientes y con sus familias, sea o no la hipnosis un componente del tratamiento. Aunque el efecto de la sugestión encaminada a lograr la analgesia sea mayor cuando el paciente se halla en un estado hipnótico (MacGlashan, Evans & Orne, 1969), la sugestión constituye una herramienta terriblemente poderosa en cualquier estado y puede, en gran medida, dar cuenta del efecto placebo (Turner, Deyo, Loeser, VonKorff & Fordyce, 1994). Los clínicos cada vez están más de acuerdo en que el efecto placebo no se debe eliminar, sino potenciar. Cuando usted actúa como si creyera que, por medio del tratamiento, se *va a* producir una mejoría en el dolor, le está comunicando a su paciente una sugestión muy eficaz relativa al éxito terapéutico.

De forma adicional, puede también proponerle una sensación de tranquilidad y de dominio sobre su bienestar físico. Por ejemplo:

> Estoy convencido de que, cuando vea lo fácil que esto le va a resultar, encontrará el modo de emplearlo para sentirse bien de forma automática. Tal vez, al principio, piense sobre ello cada vez que experimente una sensación, igual que cuando aprendió a andar en bici. Pero, pronto, como sucede con el andar en bici, le sorprenderá comprobar que es capaz de procurarse una ayuda automática.

En el caso del dolor agudo, no son necesarias las sugestiones para lograr la analgesia o la transformación sensorial. El alivio se obtiene trasladando la mente del paciente hacia esa calma y ese bienestar que no guardan relación con los síntomas. La sugestión es implícita, ya que el paciente sabe que el objetivo es el bienestar.

La autosugestión del paciente

Pensamos también que el impacto que puede provocar la autosugestión es muy fuerte. A los pacientes que padecen un dolor constante o cuyos monólogos, en torno a los procedimientos médicos, son negativos, les enseñamos la técnica de la "reformulación", mediante autosugestiones más positivas o neutras. (Esto guarda relación con lo que Barber, en el Capítulo 5, define como "reinterpretación".) Hemos identificado cuatro vías diferentes para realizar esto. Una importante tarea clínica, claro está, consiste en ayudar al paciente a descubrir cuál de esas vías se adecua mejor a su estilo personal.

1. Los pacientes pueden *centrarse en lo que han logrado,* más que en lo que aún les queda por hacer. Por ejemplo, podrían recordarse a sí mismos los obstáculos que ya han superado, tales como un tratamiento completo de quimioterapia o una aspiración medular. Podemos animarles a que se feliciten a ellos mismos por haberlo superado tan bien.
2. Se puede ayudar a los pacientes a *buscar algo positivo* que se obtenga a partir de la situación y a centrarse en eso. Por ejemplo, el paciente dice: "Al pasar por todo esto, me he dado cuenta de que soy una persona fuerte y capaz. Hace tan sólo dos años, no hubiera imaginado que podría hacer todo esto, pero lo he hecho, y lo he hecho bien. Nada podrá cambiar este logro".
3. Puede resultar también muy útil animar a los pacientes a *separarse de la situación y a observarla desde la distancia*, diciéndose a sí mismos algo similar a: "Cuando doy un paso atrás y gano perspectiva, veo que esto no es más que una pequeña porción de mi vida".
4. Una de las reinterpretaciones más efectivas que se puede ofrecer a los pacientes implica la sugestión para que *se centren en el carácter temporal* de lo que les resulta difícil o doloroso. Por ejemplo, animamos al paciente a decir: "Esto es difícil, pero sé que no va a durar siempre. Dentro de cinco minutos [o de dos días], ya no me sentiré así".

Uno de nuestros más importantes objetivos, cuando trabajamos con pacientes oncológicos, consiste en identificar aspectos de sus vidas que sí puedan controlar. Después, les ayudamos a aumentar el control de su propio bienestar. En ocasiones, con sujetos que sienten que no tienen ningún control, empezamos haciéndonos cargo de la situación e introduciendo la aparente magia de la experiencia hipnótica. Pero, en última instancia, ayudamos al paciente a "ser dueño" de las habilidades técnicas.

Creación de sugestiones analgésicas

En la creación de sugestiones analgésicas, es fundamental escuchar la descripción del paciente en torno a las *cualidades* del dolor y su modelo de incidencia. ¿Se trata de un dolor breve, constante o intermitente? ¿Se espera que se mantenga estable durante un tiempo indefinido o, por el contrario, que vaya aumentando? Por ejemplo, con un dolor breve, las sugestiones hipnóticas se centran en una distracción activa. Podemos sugerirle que se imagine en un lugar agradable y, entonces, proponerle una actividad física concreta, para así atraer por entero la conciencia del paciente durante el desarrollo del procedimiento médico. Para el dolor constante o progresivo, un método de transformación sensorial le ayuda al paciente integrar la sugestión analgésica en su vida.

Las descripciones del dolor (p. ej., punzante, abrasador, sordo, a modo de calambre, de disparo) se pueden incorporar a la experiencia de transformación sensorial. Por ejemplo, para un dolor abrasador, empleamos la imagen de un helador aire del Ártico que atraviesa la sensación dolorosa:

> Tome aire y, mientras lo expulsa, respire el aire helado a través de esa sensación. Imagine que es un gélido aire ártico, y respírelo a través de esa zona que le quema. Está bien... aspire, aspire ese aire helado y vea cómo su sensación va cambiando, ahora experimenta una sensación refrescante. Tal vez cambie la forma, tal vez el color pase del rojo al naranja o al amarillo, o incluso al verde. Sea como fuere, note cómo ahora se siente mejor, más tranquilo. Y siga respirando ese frío y reconfortante aire durante todo el tiempo que desee. Y cuando quiera sentirse bien, o cuando lo necesite, no tiene más que aspirar profundamente ese aire frío, frío...

Como alternativa, podemos utilizar la información que el propio paciente nos haya proporcionado para sugerirle que imagine cómo es su dolor y para modificar, después, esa imagen de una forma, algunas veces, sorprendente.

Ejemplo: Anna, 63 años, con dolores abdominales y náuseas constantes

Anna, cuya historia ha sido incluida al comienzo de este capítulo, estaba muy interesada en hacer todo lo que estuviera en su mano para hacer frente al cáncer que padecía y a sus síntomas. Cuando le mencioné [SR] la posibilidad de emplear métodos hipnóticos, se mostró muy entusiasmada y ansiosa por empezar. Aunque abordamos diversas facetas de su malestar emocional y físico, aquí me voy a centrar en el trabajo de transformación sensorial que realizamos.

Tras una primera inducción, le pedí a Anna que se centrara en su abdomen y que tratara de imaginar el color del dolor que estaba sintiendo. No le resultó muy difícil describirlo como muy oscuro y negro. Después, le pregunté si el "negro" tenía textura. Me contestó que el "negro" era "pegajoso". Le interrogué acerca de si su dolor tenía alguna forma y, si era así, que me lo describiera. El pegajoso negro se convirtió en un objeto geométrico duro, pesado y afilado que ocupaba su tripa y que la rasgaba con su fino filo. Tras describir el objeto, expresó una sensación de ira y de hostilidad hacia él. Le animé a que objetivara su dolor y a que explorara las sensaciones y emociones concretas que se situaban a su alrededor.

Posteriormente, le pedí que intentará ver lo que podía hacer con el objeto, empleando los descriptores que ella había utilizado, para suavizar su impacto. Empezamos con una transformación del color. Anna se imaginó su objeto cambiando de color, de negro a rojo, de rojo a naranja, de naranja a amarillo, para, al final, terminar siendo azul. Comentó que la temperatura del objeto también había cambiado: de caliente a templado y, por último, a fresco. A medida que el color y la temperatura se modificaban, lo hacía también la forma. El filo se suavizaba y el objeto se convertía en una esfera. Cada vez que se producía un cambio, le presentaba sugestiones que la ayudaran a aumentar la sensación de bienestar, así como la sensación de control sobre su propio bienestar.

En la sesión siguiente, Anna sintió que el objeto-dolor se volvía más amorfo y fluido. En la tercera sesión, fue capaz de disolver el objeto-dolor. Con cada transformación, y en cada sesión, su dolor de abdomen disminuía. Al final de esta sesión, me informó de que su malestar había desaparecido del todo. El tono de sus emociones cambió. Ahora, se sentía contenta, triunfante y orgullosa de su fuerza para vencer al dolor.

Grabamos la segunda y la tercera sesión, de modo que Anna pudiera practicar la autohipnosis. Parecía que la sensación de controlar este aspecto de su enfermedad le daba fuerza: "Ahora siento que puedo hacer algo contra el cáncer, no sólo que me va comiendo y que los médicos me hacen cosas, sino que también yo puedo influir sobre él". Pese a que el dolor rara vez desaparecía del todo, Anna fue capaz de transformarlo lo suficiente como para poder comer y para que le dieran de alta del hospital.

La mayoría de las veces, utilizamos sugestiones relacionadas con los "lugares favoritos" de los pacientes, como una parte de la intervención hipnótica. Por ejemplo, puede que un paciente disfrute reviviendo unas vacaciones que pasó en una determinada playa, mientras que otro disfrute recordando a sus nietos y para un tercero lo más agradable consista en revivir la experiencia de caminar por la senda de un bosque. La analgesia, claro está, se produce sin necesidad de que el paciente viva una experiencia de este tipo; pero, en el caso de los sujetos que padecen un dolor constante que se mueve entre los rangos de moderado a severo, la huida hacia un lugar seguro y agradable –como un aplazamiento del dolor– es tan importante como las sugestiones analgésicas directas. Hemos visto que los pacientes disfrutan enormemente de esta experiencia, lo que hace aumentar su disposición a emplear estos métodos cuando sea preciso.

Le proponemos al sujeto que camine por ese lugar agradable que ha elegido, de modo que sienta su cuerpo fuerte y sano, sabiendo cómo moverse y cuidarse de él mismo, y sin tener una conciencia directa de todo ello. Para alejar mejor el dolor moderado-severo de la mente del paciente, dentro de las imágenes que él utiliza, incluimos, a través de las sugestiones, alguna actividad física. Hemos descubierto que, si se elige una actividad física del estilo de: bailar, nadar o esquiar, la concentración es mucho mayor que cuando se trata de una imagen más pasiva (por ejemplo, estar tumbado en la cama). Además, al tiempo que se le propone una actividad, se le pide también que se centre en diversas experiencias sensoriales, incluidas las kinestésicas. Este tipo de sugestiones son más fáciles de mantener que las que le proponen un estado de relajación a un paciente con enormes dificultades para centrarse en algo que no sea su fuerte dolor.

Una vez que los pacientes pueden disfrutar de encontrarse en su "lugar especial", incorporamos sugestiones analgésicas, creadas durante la evaluación de las cualidades del dolor. Solemos utilizar, por ejemplo, la imagen del hielo situado sobre la zona dolorida. A medida que el hielo se va derritiendo, el frío va siendo absorbido hasta que la zona dolorida se adormezca o experimente una especie de cosquilleo. Existen diferentes razones por las que el hielo funciona bien como agente analgésico. Es un elemento bien conocido que se puede trasladar a cualquier imagen. En las montañas, es fácil encontrar nieve; en la playa, en una templada y acogedora casita o en el porche, se puede encontrar el hielo que refresca una bebida –el paciente imagina que saca el hielo del vaso y que se lo coloca en la zona afectada–. Recuerde que, más allá de lo que el clínico y el paciente puedan imaginar y comprender, no existen límites para el empleo de la sugestión.

Veamos un ejemplo en el que se incorporan sugestiones que incluyen la experiencia del frío para aliviar el dolor:

> Disfrute de ese agradable y seguro lugar, vívalo a tope. Observe todo lo que tiene a su alrededor... Me pregunto si hay algo que le pueda sorprender, algún sonido, algún olor especial... tal vez el aroma de la vida, de la energía, del frescor, y se toma un momento para oler el aire y para sentirlo contra su cara... Observe si es fresco, templado o, quizá, una mezcla de ambos... el calor proviene del sol; la brisa, del aire fresco. No importa lo que sea, de cualquier modo, está bien. Y tal vez pueda disfrutar de ese aire fresco que refresca su cara y su cuerpo. Aspirando profundamente ese aire, sintiendo el agradable frescor.
>
> Ahora, mire a ver si puede encontrar por ahí alguna otra cosa fresca, algo refrescante, hielo. Tal vez tenga que darse una vuelta o echar un vistazo a su alrededor. Puede tratarse de una bebida con hielo, un arroyo o un lago helados, o quizá el frío de la nieve, o una clase diferente de frío. Pero, en cualquier caso, sea lo que sea, experimente esa sensación de frío en su mano. Cójalo con las manos y note cómo las sensaciones van cambiando. Primero, frío; después, tal vez, una sensación de cosquilleo o de adormecimiento; al final, nada. Ahora, quizá le apetezca poner ese hielo sobre esa parte del cuerpo en la que experimenta alguna molestia y ver cómo las sensaciones van cambiando, poco a poco, el frío va penetrando... capa a capa... una sensación de hormigueo... y luego la sensación se vuelve menos intensa, tal vez una especie de adormecimiento, tal vez desaparezca del todo.
>
> Ahora sabe que, siempre que lo desee, puede volver a esta experiencia de bienestar, no tiene más que cerrar los ojos, respirar hondo, imaginar ese lugar y recordar la sensación del aire fresco en su cara. Después, podrá transportar el hielo a cualquier parte de su cuerpo, permitir que sus sensaciones vayan cambiando y sentirse mejor. Es maravilloso sentirse dueño de su propio bienestar. Tal vez incluso le sorprenda comprobar lo fácil que le resulta respirar profundamente, ver ese lugar y sentir cómo el frío le hace sentirse mucho mejor.

Existen también otras opciones analgésicas. Algunas de ellas aparecen descritas en la Tabla 6.2. En situaciones de dolor prolongado, los pacientes precisan métodos que les permitan emplear sugestiones adaptadas a sus necesidades.

Realizamos, al menos, dos entrevistas iniciales para tratar de establecer una buena relación terapéutica con el paciente, así como para identificar los posibles problemas que se le puedan plantear cuando utilice estos métodos por su cuenta. Al comienzo, le damos una cinta en la que está registrada la inducción que ya hemos utilizado y le pedimos que practique en casa, creando su propia experiencia hipnótica antes de nuestra siguiente cita. En la segunda cita, examinamos los problemas que se han planteado y les buscamos una salida. Por ejemplo, en el

Tabla 6.2
Sugestiones hipnóticas para el control del dolor en pacientes oncológicos

Las más empleadas

1. **Huida o distracción,** yendo a un lugar especial:
   (a) Incluye acciones para lograr una mayor intensidad o implicación.
   (b) Las metáforas para la disociación pueden incluir una huida de las sensaciones físicas.
   Ventajas
   Más agradable.
   Exige un menor esfuerzo a un paciente al que no le sobran las energías.
   Desventaja
   El alivio del dolor que proporcionan puede ser de una duración menor.
2. **Bloqueo del dolor,** a través de sugestiones para la anestesia o la analgesia:
   (a) Con frecuencia, emplea el adormecimiento por medio del frío o del anestésico.
   (b) Puede utilizar sistemas para "desconectar" los mensajes de dolor o para "cambiar" los canales.
   Ventajas
   Los pacientes pueden emplear las imágenes por su cuenta.
   El alivio del dolor se mantiene más allá de la hipnosis.
   Desventajas
   Supone una participación más activa y una capacidad de concentración mayor por parte del paciente.
   Puede exigir una hipnotizabilidad mayor.
3. **Transformaciones sensoriales:**
   (a) Ir al lugar donde se localiza el dolor y explorarlo; "abrirse al dolor", en lugar de apartarlo; observar cómo cambia el dolor. Muchas veces, se reduce de forma importante.
   (b) A partir de la descripción del dolor, introducir una imagen que pueda cambiar, a medida que el dolor cambia:
   buscar el color del dolor y cambiarlo;
   cambiar la intensidad del dolor (por ej.: reducirla de "8" a "3");
   hacer que el frío viento del Ártico sople sobre un ardiente dolor;
   tomar un dolor lleno de nudos, juntar todos los nudos y lanzarlos lejos, o desenredar el dolor, con mucho cuidado.
   Ventajas
   Exige menos energía y concuerda con el foco de atención del paciente, no lucha en contra de él.
   Se puede realizar rápidamente, sin necesidad de una tediosa inducción, especialmente para los pacientes que se encuentran muy fatigados o para los que sufren un dolor agudo y constante.
   Puede ser muy efectivo.
   Desventajas
   No parece que logre "librar" al paciente del dolor.
   Al principio, puede parecer que el dolor es peor, lo cual asusta al paciente.

Las menos empleadas

4. Aumento de la tolerancia al dolor o disminución en cuanto a la percepción de la intensidad de dolor (por ej.: empleando la metáfora del postre: cada vez que toma un nuevo bocado, es menos consciente del sabor; al final, ya no se preocupa por el gusto, no lo nota).
5. Traslado del dolor a una zona más pequeña y menos vulnerable (por ejemplo, a la mano).
6. Sustitución del dolor por otra sensación (por ej.: picor o presión).
7. Modificación del significado del dolor, de modo que se vuelva menos terrible o debilitante (por ej.: el picor, la presión o la quemazón son signos de que el tratamiento está funcionando, las sensaciones suponen un indicio de curación).
8. Disociación del cuerpo del paciente, con respecto a su conciencia, o distanciamiento de su mente en relación a su cuerpo.
9. Distorsión del tiempo, de manera que parezca que transcurre con gran rapidez.
10. Empleo de la amnesia como medio para olvidar el dolor y para reducir el temor a las recaídas.

caso de una persona que tuviera importantes problemas para poner en práctica las técnicas, analizaríamos las razones de esas dificultades y trataríamos de resolverlas. Además, le ofreceríamos una segunda inducción y le animaríamos a practicar por su cuenta, tanto en momentos de tranquilidad, como en situaciones cotidianas en las que normalmente se sintiera mal.

Desde este punto de vista, las intervenciones son muy individualizadas: adaptamos el número de las sesiones y el contenido de las sugestiones a las necesidades del paciente y a sus circunstancias. Son pocos los pacientes que siguen utilizando las cintas con regularidad. En gran medida, esto puede deberse a que su situación cambia de manera tan radical a lo largo del tiempo que, ante las nuevas circunstancias, no piensan que las cintas les puedan servir de ayuda. En general, los pacientes recurren a aquellos aspectos de la experiencia hipnótica que recuerdan como más útiles, adaptando los métodos y las imágenes a su nueva situación. La mayoría de los pacientes encuentran sugestiones que les funcionan y emplean cintas o inducciones hipnóticas más formales no para el dolor, sino para los momentos especiales de tensión o de estrés o para lograr un sueño apacible.

Dada la gran incertidumbre y los constantes cambios que los pacientes experimentan durante el tratamiento del cáncer, la estabilidad de nuestra presencia puede constituir una fuente importante de alivio y bienestar. Muchos pacientes llegan a un punto en el que ya no necesitan más intervenciones hipnóticas, sino simplemente pasar por nuestra consulta o que vayamos a visitarles al hospital y oír nuestra voz o ver a una persona conocida, una persona que les tranquilice y les aporte un mínimo de bienestar y estabilidad. Algunos pacientes emplearán las cintas, en lugar de nuestra presencia, como una forma de revivir ese bienestar y la sensación de no estar solos.

Haciendo frente al aislamiento y a la muerte

En las imágenes que presentamos a los pacientes, solemos incluir a otras personas. Le preguntamos al paciente si ve a alguien más, a alguien que se le va acercando. Le sugerimos que escuche si esa persona tiene algo que decir que pueda servirle, algo que él necesite oír en ese preciso momento. Podemos preguntarle también si desea extender su mano y tocar a esa persona,

> ... para sentir el calor y la energía de la persona y, tal vez, para absorber una parte de esa energía que da la vida, para sentir el amor y la conexión que fluye con esa energía. A medida que va absorbiendo esa energía, nota que circula por su cuerpo y que le hace sentirse más fuerte y renovado.

Esto puede ser mucho más elaborado si el paciente se siente a gusto y aliviado por la experiencia.

El aislamiento es una de las experiencias más comunes en los pacientes oncológicos. Para ellos, el hecho de incluir a alguna persona en la imagen supone un importante sostén que se extiende más allá de la inducción y que les hace sentirse a salvo, amados y menos solos frente a lo que suelen percibir como una batalla solitaria. Las mismas sugestiones que se emplean para incluir a alguien en una imagen se pueden utilizar para sugerir una imagen del paciente en un momento futuro, cuando se esté ya recuperando. Los sujetos se imaginan a ellos mismos en algún momento futuro, por lo general, un año más tarde, fuertes, sanos y sin dolor.

Además, las sugestiones actuan también como poderosos motivadores y como inyecciones de fuerza, al margen de la situación actual de la enfermedad. Si sabemos que un paciente tiene pocas posibilidades de vivir mucho tiempo, buscamos imágenes de lugares tranquilos y llenos de paz en los que la persona disfrute viéndose a sí misma fuerte y sana. Para algunos pacientes, se trata de un medio de revivir un estado de salud que han perdido en el "mundo real"; para otros, constituye un anuncio muy tranquilizador de lo que es la muerte. Ningún paciente lo ha vivido como una imagen inquietante. Por otro lado, en cuanto que trabajamos con personas enfermas o que se están muriendo, hemos de estar preparados para abordar los temas que van emergiendo y para explorar los pensamientos y las imágenes de los pacientes sobre la muerte. Debemos estar también preparados para contener sentimientos muy intensos de miedo, de tristeza o de rabia, o quizá de todos a la vez, tanto en el paciente, como en nosotros.

Todo este proceso se puede llevar a cabo, igualmente, a través de una conversación con el paciente, de un intercambio de preguntas y de respuestas. De este modo, seremos capaces de dar una respuesta inmediata a la experiencia de un paciente al que, a su vez, se le pide que esté muy atento para que así pueda contestar a nuestras cuestiones. Solemos emplear este método, sobre todo, con aquellos sujetos que tienen dificultades para crear sus propias imágenes o para concentrarse debido, bien al cansancio, bien a la aparición de pensamientos negativos.

Metáforas para una modificación efectiva en la práctica clínica

Con los pacientes oncológicos, como con otros muchos, no siempre son necesarias las inducciones hipnóticas formales. A los sujetos que estén muy angustiados, les podemos ofrecer imágenes como las que aparecen en la Tabla 6.2. Existen imágenes breves y transformadoras (por ejemplo, ver el dolor como si se tratara de un objeto que va cambiando de color y de forma o que se desplaza hacia un lugar alejado), capaces de aumentar la confianza de un paciente cuando el dolor es breve.

En situaciones en las que la concentración y la atención se hallan seriamente limitadas, el ayudar al paciente a recordar su lugar favorito por un instante le exige poca energía, pero le proporciona un gran alivio. Las metáforas y las sugestiones resultan efectivas –tanto con inducciones formales, como sin ellas–, especialmente, cuando la relación terapéutica está ya establecida. Como ilustración, a un paciente que sintiera un dolor insoportable, como una anilla de metal que le apretara con fuerza, se le podría pedir que pensara en algún elemento capaz de aflojar o de romper esa anilla. A partir de su respuesta, crearíamos las sugestiones adecuadas. O bien, se le ofrecerían sugestiones, en el contexto hipnótico, para cortar la anilla y, poco a poco, poder librarse de ella. Resulta más sencillo, y probablemente más efectivo, emplear la descripción que hace el propio paciente sobre su dolor, y no una sugestión que a nosotros nos pueda parecer muy ilustrativa, pero que quizá a él no.

Contar historias

Diferentes tipos de pacientes responden muy bien cuando se les cuentan historias, sobre todo, si ellos forman parte de esa historia. La eficacia de esta estrategia es especialmente patente en los casos en los que las dificultades de los pacientes para concentrarse están causadas por determinados pensamientos negativos, por un bajo nivel de atención o por la presencia de un dolor tan fuerte que interfiere con las imágenes. Cuando utilizamos esta estrategia, es importante obtener una historia del paciente que guarde relación con una época agradable de su vida. Por ejemplo, podemos pedirle que nos describa el momento de su vida en el que se haya sentido más orgulloso de sí mismo o la época más feliz de su vida. Después, le animamos a que comparta con nosotros todos los detalles que sea capaz de recordar. Por lo general, los pacientes se involucran tanto reviviendo esa experiencia que, por un tiempo, se olvidan de su dolor.

PROBLEMAS Y RIESGOS DE LA HIPNOSIS EN LOS PACIENTES ONCOLÓGICOS

Una de las mayores dificultades, en cuanto al empleo de la hipnosis para tratar el dolor en el cáncer, reside en la necesidad de que los clínicos se trabajen sus propios miedos sobre la muerte y crean en su capacidad para ayudar a un paciente a manejar determinadas situaciones angustiosas. Esto no significa que los clínicos no puedan sentir. Al contrario, el ser conscientes de nuestros sentimientos nos va a guiar en las intervenciones que realicemos. Sin embargo, en el complicado contexto emocional que rodea a estos pacientes, existe una tendencia natural, bien a identificarse con buena parte de sus sentimientos, bien a tomar distancia de los propios sentimientos. Cualquiera de esas direcciones nos puede conducir a un desmoronamiento emocional.

Algunos profesionales tratan de superar sus sentimientos dolorosos mediante la supresión de los pensamientos y de las emociones negativas; pero el dolor reprimido, al final, empieza a aflorar, por lo que se ven obligados a dejar de trabajar con una enfermedad que les supone una carga personal demasiado pesada. Son corrientes los sentimientos de rabia, en parte, por nuestra propia impotencia, en parte, por la injusticia de un mundo en el que personas buenas deban padecer una enfermedad tan terrible. En ocasiones, la rabia se desplaza a los otros y se les culpabiliza. Es importante que seamos capaces de discriminar y analizar todas estas emociones en un contexto de confianza.

Hay muchos clínicos, de todas las especialidades, que se encuentran atrapados por estos sentimientos. La comprensión de este aspecto de nuestro trabajo nos ayuda en las relaciones que mantenemos, tanto con el resto del personal, como con los pacientes. En cuanto que clínicos, hemos de ser capaces de acceder a los sentimientos de nuestros pacientes, pero sin asumirlos como nuestros. Debemos permanecer en contacto con nuestros propios sentimientos y saber que quizá sean diferentes de los de aquéllos. Es importante mantener un equilibrio entre la esperanza y la posibilidad de que ocurra lo peor. Para continuar trabajando bien con estos pacientes, hemos de aceptar el deterioro físico y la intensa pérdida emocional que experimentan las personas cuando saben que, tal vez, vayan a morir de cáncer. Se trata de sentimientos difíciles de tramitar, llevan su tiempo, nos exigen buscar ocasiones en las que expresarlos y explorarlos.

Una de las mayores dificultades a la hora de utilizar la hipnosis y la sugestión para tratar el dolor del cáncer es la necesidad de que, en cuanto que clínicos, nos trabajemos nuestros propios temores en torno a la muerte y a nuestra capacidad limitada de ayuda. Es preciso que creamos en nuestra capacidad para ayudar a un paciente a manejar determinadas situaciones angustiosas, sabiendo que existen límites. En ocasiones, nos sentimos incompetentes. La aceptación de esos límites resulta muy dura, pero refleja un cierto grado de madurez. En realidad, es esencial si queremos serles útiles a unas personas que, a su vez, están luchando por entender lo que se ha de hacer cuando uno tiene cáncer. Si permitimos que estos sentimientos pasen de largo, estaremos interfiriendo en uno de los aspectos más importantes del cuidado de un paciente, la relación terapéutica entre el clínico y el paciente.

Por ejemplo, es muy probable que un clínico, temeroso de su propia muerte o que no haya asumido la muerte de un ser querido, se sitúe en el centro de la pelea de un paciente que se esté enfrentando también a su mortalidad. Al igual que sucede con cualquier tipo de contratransferencia, cuando este tema no se analiza, es muy fácil confundir las necesidades del paciente con las del clínico.

Una vez que somos conscientes de nuestros sentimientos y que los comprendemos, corremos menos el riesgo de minimizar el malestar del paciente o de dejarnos atrapar por la creencia de que, para ayudarle, tendremos que vivir lo que él vive. Al paciente le puede ser de gran ayuda que le transmitamos una cierta dosis de optimismo, en el sentido de que es posible tolerar y aceptar incluso los sentimientos más intensos, y que éstos no le van a perjudicar al clínico.

En cualquier caso, cuando veamos que el sujeto no va a poder tolerar el sufrimiento, defenderemos una mayor intervención médica que le ayude a controlar los síntomas. En este sentido, resulta crucial realizar una valoración exhaustiva del dolor. Por ejemplo, un paciente cuyo nivel habitual de dolor sea superior a "4" (sobre 10) será candidato a un abordaje médico más agresivo.

El resto de los problemas que surgen cuando proporcionamos un tratamiento hipnótico a pacientes oncológicos son similares a los que hemos visto en otro tipo de pacientes: pacientes escépticos, prohibiciones religiosas, pacientes con modelos biológicos del dolor muy rígidos, etc. (Si desea más información, puede consultar Syrjala & Abrams, 1996.) En la Tabla 6.3, presentamos una lista con las dificultades que aparecen con mayor frecuencia en los pacientes oncológicos, así como las soluciones que hemos encontrado.

La dificultad más corriente con la que nos topamos cuando empleamos el tratamiento hipnótico en estos pacientes es que, en general, se hallan terriblemente cansados y que sus funciones cognitivas están afectadas –la capacidad de concentración y de procesamiento están muy limitadas–. Con estos pacientes, muchas veces, nos veremos obligados a cambiar una cita o a reducir considerablemente el contenido que habíamos previsto para una sesión. De otro modo, en mitad de una inducción, el paciente podría decir: "Ahora no puedo hacer esto", o podría, simplemente, quedarse dormido.

Tabla 6.3

Problemas y soluciones hallados en pacientes oncológicos

Problema	*Soluciones*
Falta de concentración	Emplear imágenes breves. Si está preocupado, hablar de ello. Intentarlo en otro momento. Si están interfiriendo los efectos de la medicación, intentarlo más adelante.
La familia no apoya	Hablar con la familia. Implicar a la familia en el proceso de ayuda al paciente. Ayudar al paciente a resolver el problema.
Quedarse dormido	A los pacientes que padecen dolores fuertes y que presentan dificultades para dormir, les animamos a que sigan descansando. Elevar el tono de voz e incorporar sugestiones que impliquen una imaginación más activa. Si los pacientes se quejan de que, cuando emplean el método por su cuenta, se quedan dormidos, proponerles que utilicen la posición de sentados y que lo pongan en práctica en un momento del día en el que se encuentren más despiertos.
Intrusión del dolor en el momento del trance	Emplear imágenes más activas para involucrar más al paciente. Utilizar imágenes de transformación sensorial que incluyan ciertas dosis de dolor. Decirle al paciente que nos hable.
Cansado o con fuertes dolores	
Primero	Emplear medicación para mejorar el control del dolor. Contemplar la posibilidad de utilizar medicación para la fatiga/depresión.
Después	Comenzar poco a poco, instando al paciente a que realice tareas factibles; por ejemplo, respirar e imaginar un cambio en la descripción del dolor. Emplear imágenes breves, precisan pocas dosis de inducción. Tocar la mano, el pie o el hombro del paciente para ayudarle a centrarse, a alejarse de su dolor, proporcionándole una sensación que compita con él.

En alguna ocasión, estos métodos pueden resultar perjudiciales para el paciente o para su familia, por lo que los clínicos han de estar muy atentos. El problema más grave que hemos visto se ha producido en familias en las que el poder de la hipnosis y de la sugestión se aceptaba sin ningún tipo de reserva ni condición –de un modo poco realista–. Se trataría, por ejemplo, de pacientes que, una vez conocen las técnicas de la autohipnosis, en lugar de recurrir a la medicación para aliviar los síntomas derivados de la quimioterapia –náuseas y vómitos–, emplean dichas técnicas para tratarlos. Estos pacientes acaban desarrollando una serie de respuestas condicionadas de náuseas y vómitos ante intervenciones hipnóticas futuras e incluso, en un caso, ante la presencia del clínico, que estaba asociado a la situación de la hipnosis.

El tratamiento hipnótico ha probado su eficacia a la hora de aliviar los efectos condicionados de la quimioterapia, tales como la náusea anticipatoria (Burish & Tope, 1992). Sin embargo, en nuestra experiencia, el tratamiento hipnótico no siempre funciona como una alternativa a la medicación antiemética para tratar las náuseas y los vómitos causados por los potentes agentes emetógenos de la quimioterapia (Syrjala y col., 1992, 1995). Es importante conocer las investigaciones que se publican sobre este tema; así, seremos capaces de plantear un plan terapéutico más realista.

Si un paciente que está recibiendo quimioterapia presenta vómitos, no sólo náuseas, es fundamental que reciba un tratamiento medicamentoso temprano para esos síntomas. Cuando los vómitos no se tratan adecuadamente, aumenta considerablemente el riesgo de que, en sesiones futuras de quimioterapia, se produzcan tanto náuseas y vómitos, como síntomas anticipatorios (Andrykowski & Gregg, 1992). Además, las náuseas y los vómitos son muy difíciles de tolerar y pueden causar un rápido agotamiento de los recursos internos del paciente.

Por otro lado, si un paciente presenta un síntoma leve de náusea, que le impida comer pero no así el desarrollo de otro tipo de actividades, la intervención hipnótica es muy efectiva. Por ejemplo, podríamos proponerle la imagen de una capa protectora, como Teflón, que le forrara el esófago y el estómago, permitiendo que las píldoras y la comida pasaran a través de ellos sin dificultad, sin esfuerzo e, incluso, sin que apenas se diera cuenta, como describimos en el caso de Pearl.

Puede darse también un uso inadecuado de los métodos hipnóticos cuando los miembros de la familia, una vez ha fracasado el tratamiento médico, creen que estas técnicas van a curar al paciente. En más de una situación, he escuchado a un familiar preguntar, tras la muerte de un paciente, si, con más –o mejores– sesiones de hipnosis, seguiría vivo; es decir, sugiriendo que "algo" podría haber salvado la vida del paciente. Otras veces, cuando gran parte de la existencia de un paciente queda fuera de su control, este tipo de intervenciones se convierten en un método sobre el que él ejerce un control. En estas circunstancias, es corriente la dinámica en la que la familia le insiste al paciente para que ponga en práctica la hipnosis, éste se resiste y, entonces, la resistencia sirve para dividir a los miembros de la familia en dos bandos que pelean por ejercer el control, cuando, en realidad, contra lo único que están peleando es contra el temor a la pérdida. Para evitar este tipo de situaciones, si vemos que una familia está muy implicada en el cuidado de un paciente, abordamos el tema con ellos. Se trata de que el paciente y su familia se den cuenta de que los métodos hipnóticos pertenecen al primero. En el caso de que éste desee obtener la ayuda de algún miembro de su familia, puede pedírsela. Cuando un miembro de la familia plantea una pregunta sobre la intervención hipnótica y el paciente no quiere hablar del tema, ensayamos una respuesta sencilla: "Está bien, no deseo hablar de ello". Si surge algún problema nuevo, animamos al paciente a debatirlo con nosotros.

Merece la pena que mencionemos una situación adicional –una familia que, en su intento desesperado de salvar a un ser querido, emplea la hipnosis de un modo incorrecto.

Ejemplo: La lucha de la madre de Neal por salvarle la vida

Recibí [KS] una llamada de urgencia en relación a un hombre joven, Neal, que sufría alucinaciones, acompañadas de taquicardia e hiperventilación. El estado de la enfermedad de Neal era ya muy avanzado, presentaba insuficiencia hepática y encharcamiento pulmonar; pese a todo, recibía tratamiento quimioterápico para tratar de frenar la enfermedad. Cuando llegué a su habitación, me encontré con dos médicos, una enfermera y la madre del paciente alrededor de su cama. Era la primera vez que veía a Neal, el clínico que le trataba estaba de vacaciones.

El equipo me puso al corriente del estado de agitación en que se encontraba Neal, gritaba: "¡El avión va demasiado rápido, no puedo pararlo, ayúdenme, ayúdenme!" El equipo médico trataba de tranquilizarle, asegurándole que no se encontraba en un avión, que estaba a salvo; pero su angustia seguía aumentando. Al parecer, el paciente había empezado a alucinar mientras la madre, en un intento de calmar a su hijo –que presentaba dificultades para respirar y cuya mente estaba bastante confundida a causa de la medicación y de los efectos de la enfermedad–, le estaba proponiendo una fantasía en la que ambos navegaban. De pronto, Neal comenzó a alucinar que se encontraba en un avión.

Tras pedirle permiso a Neal para unirme a él, empecé a hablar del avión, describiéndolo como un objeto muy fuerte y seguro, capaz de contenernos, y después le propuse que sujetáramos los mandos del avión entre los dos. Accedió. Entonces, comenzamos a guiar el aparato, aminorando, poco a poco, su marcha y buscando un lugar seguro en el que aterrizar. Cuando Neal me indicó que veía un lugar seguro, tranquilo y cubierto de hierba, aterrizamos. Después, le propuse que, una vez en tierra y a salvo, abandonara el avión, al tiempo que observaba cómo su ritmo cardíaco y respiratorio disminuían. Además, añadí que, tal vez, alguien le estuviera esperando, alguien con quien él se sintiera a salvo y en paz, de modo que pudiera descansar un rato.

Al tiempo que le presentaba las sugestiones, Neal me iba confirmando que las seguía y que respondía a ellas. Me informó de que se había encontrado con un tío y una tía, y que iría con ellos a un lugar agradable y seguro. En ese momento, su ritmo cardíaco y su respiración eran normales, así que salimos de la habitación para dejarle descansar. Una vez fuera, la madre me dijo: "Sé lo que está tratando de hacer, está intentando ayudarle a morir, le está dando permiso para morir. Él no ha conocido a esa tía y a ese tío de los que ha hablado, están muertos. No le voy a permitir que muera, ¡tiene que luchar!" Le aseguré que mi único objetivo con su hijo había consistido en tratar de que se calmara, conduciéndole hacia un lugar tranquilo en el que pudiera descansar y sentirse a salvo. Por desgracia, en ese momento, los médicos y la enfermera se acercaron a mí para pedirme consejo sobre el modo en que debían actuar en caso de que se repitiera la situación. La madre de Neal aprovechó ese intervalo para volver junto a su hijo y proponerle que se imaginara que estaba navegando. Cuando entré en la habitación, encontré a Neal muy asustado y gritando: "¡Me estoy hundiendo, me voy a ahogar, el bote se hunde!" La madre, a su vez, le decía: "¡Sujeta el mástil! ¡Debes mantenerlo derecho!" Entre tanto, el ritmo cardíaco de Neal se había vuelto a disparar y le costaba respirar. Al final, perdió la conciencia y no la volvió a recuperar. Por desgracia, su madre, tratando de hacer todo lo que estaba en su mano para salvar a su hijo, se quedó sin la oportunidad de decirle adiós. Estaba tan desesperada por salvarle la vida que quiso creer que la hipnosis y su amor podrían hacerlo.

Cuando el clínico que había atendido a Neal volvió de vacaciones, hablé con él sobre lo ocurrido. Me contó que había enseñado a Neal, antes de que fuera sometido al tratamiento para el cáncer, a utilizar los métodos autohipnóticos y que los resultados obtenidos habían sido muy buenos. La madre, deseosa de ayudarle a utilizar esos métodos, asistió a alguna sesión de tratamiento y escuchó las cintas que le dieron a Neal para que practicara por su cuenta. Este tratamiento, unido a la colaboración de la madre, le fueron de gran ayuda a Neal durante las primeras fases del tratamiento. Entre los dos, habían conseguido emplear con éxito las técnicas para controlar el dolor. Ahora bien, aunque la intervención hipnótica le hacía sentirse mejor, nada podía hacer frente a un deterioro progresivo de su organismo.

Estas situaciones tan lamentables no son demasiado corrientes, pero, cuando se producen, nos recuerdan que la hipnosis es un potente instrumento que, como cualquier instrumento, corre el riesgo de ser utilizado de manera incorrecta por parte de personas que tratan de resolver un problema cuya naturaleza no conocen demasiado bien. Además, en los pacientes oncológicos, la familia constituye un elemento fundamental que no se debe ignorar. En la actualidad, dadas las insuficiencias del sistema sanitario, cada vez se insta más a las familias a asumir ciertos aspectos del cuidado de los pacientes. Así, un miembro de la familia puede aprender las técnicas hipnóticas junto al paciente y, cuando éste se halle muy cansado, ayudarle a ponerlas en práctica.

En los casos de dolor muy persistente o de procedimientos médicos múltiples, esta estrategia constituye una solución excelente para determinados pacientes. De todos modos, una cierta reflexión por nuestra parte, en cuanto al rol que juega la familia en el tratamiento hipnótico –como elemento que proporciona apoyo, que participa o que se resiste–, nos sirve para anticipar o para prevenir las dificultades. En una situación como la de Neal, en la que podemos pensar que para la madre va a ser difícil asumir la separación de su hijo, es mejor pedirle que abandone la habitación mientras realizamos nuestra intervención hipnótica. No obstante, se ha de buscar el modo de explicar esta decisión al familiar, para que no se sienta marginado.

CONCLUSIÓN

Es importante reconocer que el contexto en el que tiene lugar la hipnosis va a marcar diferencias en cuanto al modo en que se debe emplear y en cuanto a su eficacia. El clínico que trabaja fuera del entorno médico se enfrenta a una serie de retos que no están presentes para quienes se sitúan en un marco hospitalario o clínico. Estos últimos tienen un mayor acceso a los historiales médicos de los pacientes y pueden estar presentes durante las pruebas a las que se les somete. Ahora bien, también los especialistas que trabajan en un marco diferente al hospitalario pueden reunir la información relativa al abordaje médico del dolor de su paciente. En este caso, tras obtener el permiso del paciente, se pondrán en contacto con el oncólogo que le trata y recogerán la información pertinente. Al margen del contexto en el que se encuentren, los clínicos que sean capaces de establecer una buena comunicación, entre quienes aportan los cuidados psicológicos y quienes aportan los cuidados médicos, aumentarán sus posibilidades de éxito a la hora de manejar el malestar de sus pacientes.

7 El dolor de cabeza

Joseph Barber

"Me siento como si, cada mes, perdiera una semana de mi vida. Es como si el dolor fuera un monstruo que me devorara, empezando por la cabeza, aplastándola. Tomar medicación es como tomar agua, no me sirve de nada. Me siento muy mal, ¡no puedo seguir aguantando este espantoso dolor!"

Helen, de 34 años, casada y con dos niños, cuando no está taladrada por el dolor de una migraña, es una mujer muy agradable y optimista. Escribe una columna de opinión muy famosa para uno de los periódicos de más tirada de la nación. Desde el nacimiento de su segundo hijo, hace cinco años, su ciclo menstrual trae aparejado un dolor de cabeza de tipo migrañoso cuya intensidad va, progresivamente, en aumento.

"Me da miedo pensar que pueda perder el control de mi vida. No se trata sólo de que, durante cuatro días al mes, no sirva para nada, sino que estoy empezando a anticiparme a esos días, sintiéndome cada vez más ansiosa e irritable, antes incluso de que el dolor comience. ¡Mis hijos van a pensar que estoy chiflada! Mi marido va a dejar de ser tan paciente conmigo. Por favor, ¿puede ayudarme?"

El caso de Helen le resultará muy familiar a cualquier clínico que trate pacientes con cefaleas. El tema de este capítulo consiste en ver qué podemos hacer por Helen y por los pacientes que padecen el mismo sufrimiento que ella.

Pese a que su etiología es muy compleja y variada (para una revisión más detallada, véase Oleson & Bonica, 1990), voy a tratar de simplificar el problema, reduciendo las diversas categorías de cefaleas que existen a unas pocas, las cuales abarcan la mayoría de los dolores de cabeza susceptibles de ser tratados a través de métodos psicológicos: cefalea de tipo tensional, migrañosa, en racimos, vascular y postraumática.

EL DOLOR DE CABEZA DE TIPO MIGRAÑOSO

La migraña es un tipo de dolor muy incapacitante, ya que produce un gran impacto sobre las actividades sociales y laborales de un individuo. Estudios epidemiológicos recientes señalan que entre un 15 y un 30 por ciento de los adultos padece el atroz e incapacitante dolor de la migraña (Oleson & Bonica, 1990, p. 697).

La Sociedad Internacional para el Dolor de Cabeza ha adoptado las categorías de "migraña con aura" y "migraña sin aura" para distinguir los dos tipos de migraña, pese a que existen otras variedades, por ejemplo, hemipléjica, oftalmopléjica, basilar, retinal y facial.

Aunque la idea de que la migraña se debe a causas psicológicas está muy extendida, las pruebas no apoyan esta creencia, sino que proponen la influencia de factores genéticos en alrededor del 50 por ciento de los casos (Selby & Lance, 1960). En las mujeres, los cambios hormonales, unidos al ciclo menstrual, pueden constituir el factor etiológico predominante (Oleson & Bonica, 1990, p. 699). La alergia o la intolerancia alimenticia es también una fuente importante de ataques de migraña. La comida rica en tiramina (por ejemplo, el queso muy curado, el arenque en vinagre, el vino tinto) puede provocar un ataque migrañosos en las personas propensas a sufrirlos. Pese a que el estrés psicológico facilite los ataques de migraña en los individuos que tienen una predisposición biológica, no parece que sea su causa fundamental.

Dicho de una manera sencilla, el dolor de la migraña es, básicamente, el resultado de una dilatación excesiva de los vasos del cuero cabelludo, de las meninges y del cerebro. Este exceso de dilatación produce una estimulación automática de los nociceptores que rodean esos vasos sanguíneos, y es lo que causa el dolor. Se trata de una descripción demasiado simplificada –aún nos queda mucho por descubrir en torno a la patofisiología de la migraña–, pero suficiente para los clínicos que tratan a este tipo de pacientes a través de la hipnosis y la sugestión.

El dolor de la migraña se caracteriza porque, casi siempre, es unilateral (lo que le da nombre al síndrome, pues procede del griego, "hemikranios"), sigue el ritmo de las pulsaciones cardíacas, puede ser de una intensidad severa y puede provocar náuseas y una especial sensibilidad a la estimulación sensorial (fundamentalmente, a la luz y al sonido). Las personas que sufren un ataque de migraña pasan por un periodo de incapacidad que oscila entre las cuatro y las setenta y dos horas. En términos prácticos, cuando una persona experimenta un ataque migrañoso, es muy probable que no pueda trabajar durante todo ese día y, tal vez, el día siguiente. Como es lógico suponer, la vida familiar y social del paciente se ven también interrumpidas.

En la *migraña con aura* (antiguamente denominada migraña clásica), el dolor está precedido (en general, menos de una hora) por un aura que, aunque idiosincrásica, suele estar caracterizada por una serie de síntomas visuales tempranos, que incluyen una sensación de luz parpadeante o brillante, y pueden llevar asociada una sensación de visión de túnel. En ocasiones, aparecen también otros síntomas de tipo sensorial, por ejemplo, las disestesias.

En la *migraña sin aura* (antiguamente denominada migraña común), el dolor no está precedido por dicha aura. Comparándola con la migraña con aura, existen también otras diferencias en cuanto a la calidad del dolor. Sin embargo, estas diferencias no afectan al propósito que aquí nos ocupa, el tratamiento del dolor migrañoso por medio de técnicas hipnóticas.

El abanico de medicamentos que se suelen emplear para tratar la migraña es amplio: ergotamina, aspirina, sumatriptan, betabloqueantes, bloqueantes de los canales de calcio y antiinflamatorios no esteroideos. Pese a que la medicación, en general, es de gran ayuda para los pacientes que sufren este tipo de dolor; en algunos casos, no resulta efectiva y, en otros, los efectos secundarios que causa son tan molestos que los pacientes se resisten a su uso continuado.

Tratamiento hipnótico

En los casos en que, una vez realizada la evaluación médica, se ha visto que las soluciones médicas no eran las más apropiadas (o que el tratamiento hipnótico podía ser un complemento a esos tratamientos médicos), he encontrado que el empleo de sugestiones poshipnóticas es útil en el tratamiento del dolor, en general, y en el de la migraña, en particular. Mi experiencia, y la de los colegas a los que he consultado, indica que el único medio exitoso para lograr un alivio de la migraña es la prevención. Esto es, una vez que el ataque de migraña ha comenzado, se han producido tal número de cambios fisiológicos y la intensidad del dolor es tal que la única salida válida es la medicación. De hecho, una vez el ataque ha alcanzado un cierto punto, sólo las medicaciones opiáceas pueden aportar alivio al paciente.

Sin embargo, el empleo de la hipnosis para prevenir el ataque ofrece una alternativa efectiva a la medicación. Animo al paciente a interpretar el aura prodrómica como señal de dos acontecimientos simultáneos:

1. El revés del proceso fisiológico que conduce a la migraña, concretamente, la gradual reducción de la dilatación de los vasos sanguíneos implicados.
2. Un periodo de descanso que posibilita el primer fenómeno.

Consideraciones especiales

Algunas veces, claro está, los pacientes padecen migrañas sin auras. Puesto que el tratamiento arriba descrito depende de la percepción del aura como señal (a modo de clave poshipnótica), a este tipo de pacientes les indico que, en realidad, sí tienen un aura, pero que no la perciben. Esta afirmación, pese a no ser cierta, en un sentido estricto, es útil desde el punto de vista terapéutico.

Otra complicación que puede presentarse es que el paciente trate de mantenerse despierto (como le ocurría a Elaine, de la que hablaré un poco más adelante). En ese caso, le señalo que el aura está ahí para protegerle de la migraña, incluso cuando duerme. Al igual que sucede con otro tipo de señales que se dan durante el sueño, ante la señal del aura, el paciente se despertará, pudiendo entonces poner en marcha el proceso hipnótico, del mismo modo que si el ataque se hubiera producido en un periodo de vigilia.

Si bien no siempre que he tratado de ayudar a pacientes que presentaban cefaleas de otras clases lo he logrado, todos los que sufrían dolores de tipo migrañoso mejoraron con el tratamiento hipnótico. Seguimientos de seis meses, llevados a cabo sobre veintiséis pacientes, revelaron que quince de ellos evitaron los ataques de migraña, una vez el aura había dado su señal; ocho obtuvieron éxito en todos los casos, excepto en dos situaciones; y tres informaron de que habían conseguido eliminar su dolor de cabeza cuando éste se iniciaba durante el estado de vigilia, pero que habían fracasado completamente si se producía durante el sueño.

EJEMPLO: ELAINE, 35 AÑOS, MIGRAÑA CON AURA

Elaine, una mujer casada y madre de dos niños que regentaba su propio negocio, me fue derivada por su neurólogo. Padecía de ataques de migraña desde hacía cinco años, desde el nacimiento de su segundo hijo, que coincidían con su periodo menstrual. Este tipo de migrañas, asociadas a la menstruación, son las más comunes. (El caso de Elaine recuerda al de Helen, descrito al comienzo de este capítulo.) Los distintos tratamientos medicamentosos a los que había sido sometida habían fracasado. Cuando sufría un ataque de una migraña, debía permanecer, prácticamente, en la cama durante el tiempo que durara, alrededor de tres días.

En la primera entrevista, recogí su historia clínica y hablamos de cómo el problema estaba afectando a su vida. Dado el elevado nivel de motivación que mostraba y que sus dolores de cabeza, en principio, no parecían estar complicados por elementos de tipo psicológico, consideré a Elaine una buena candidata para un tratamiento psicológico –esto es, sufría dolores de cabeza que la incapacitaban y quería librarse de ellos–. En mi opinión, Elaine tenía también unas expectativas muy sanas y realistas en cuanto al papel del tratamiento psicológico, en el que incluyo la hipnosis.

En la primera sesión, dejando a un lado explicaciones concretas, pasamos directamente a la inducción hipnótica. Soy incapaz de recordar el tipo de inducción que empleé, pero esto no afecta al tema que nos ocupa, puesto que la inducción puede ser independiente de las sugestiones terapéuticas que se le proponen al paciente.

Tras la inducción, le presenté las siguientes sugestiones:

> Está usted a punto de iniciar un interesante proceso de aprendizaje en torno al empleo de la capacidad de su mente para lograr una salud y un bienestar mayores...
>
> En el futuro, cada vez que empiece a notar las sensaciones del aura, ésta será la señal para que su cuerpo actúe del modo siguiente:
>
> Cuando sienta por primera vez las sensaciones del aura, dejará de hacer lo que esté haciendo [aquí, se presentan ejemplos basados en actividades que para ella sean habituales, conducir, trabajar en la oficina, etc.], encon-

trará un lugar en el que podrá sentarse o tumbarse cómodamente. Una vez sentada o tumbada, respire profundamente, tome aire y... conténgalo... conténgalo durante un momento. Ahora, mientras sigue conteniendo el aire, dirija sus ojos tan lejos como pueda y manténgalos allí. Entonces, a medida que va permitiendo que el aire salga, sin mover los ojos, deje que sus párpados se cierren. Ahora... sumérjase profundamente en la experiencia del bienestar y de la relajación.

Siempre que haga esto... siempre que descanse, sobre un sofá, una cama, una silla... y respire profundamente... y siempre que dirija los ojos tan lejos como pueda, y los mantenga allí, y baje suavemente los párpados... dejando que el aire salga y relajando los ojos... siempre que haga esto, volverá a vivir la experiencia que está teniendo en este momento, aquí, conmigo.

Con los ojos cerrados, respirando tranquilamente, sintiéndose cada vez más y más centrada en el bienestar de su experiencia interna, prepara a su cuerpo para desandar el camino del dolor de cabeza. Empezará a notar que ve una imagen en su mente... la imagen de unos vasos sanguíneos hinchados que ahora, poco a poco, están empezando a relajarse, están empezando a reducir su hinchazón...

Observe atentamente cómo los vasos sanguíneos empiezan a relajarse, a reducir esa dilatación, a facilitar la normal circulación de la sangre a través de su cuerpo. Siga respirando tranquilamente y observe cómo sus vasos siguen relajándose...

Tal vez descubra que, al cabo de un rato, empieza a dormirse... o tal vez descubra que, alrededor de veinte minutos después, se siente despierta, relajada, y nota que el aura ha desaparecido...

Al tomarse ese tiempo, permitiendo que su cuerpo se relaje, ayudará a esos vasos sanguíneos a reducir su tamaño, e irá invirtiendo el proceso del dolor de cabeza. Ya no tiene por qué seguir sintiendo el dolor de cabeza...

Pero es muy, muy importante que... siempre que note el aura, sepa que se trata de la señal para que, de forma automática, ponga en marcha el proceso de reducir la dilatación de los vasos sanguíneos. Siempre que note el aura, sin excepciones, dejará lo que esté haciendo y seguirá las instrucciones que le he dado.

Este tratamiento hipnótico estuvo seguido de un tiempo de adiestramiento, en el que Elaine pudo poner en práctica el proceso de autohipnosis. Por ejemplo, le pedí a Elaine que respirara profundamente, tomara aire y lo contuviera, que dirigiera sus ojos hacia arriba, tan alto como le fuera posible, y bajara los párpados suavemente... y que, después, continuara a su forma. Entonces, observé su conducta, añadiendo sugestiones que la condujeran hacia una experiencia que ella pudiera repetir siempre que apareciera el aura.

De este modo, en base a la observación de su facilidad para relajarse y de su capacidad de cumplir las sugestiones poshipnóticas, concluí que Elaine era capaz de producir una experiencia hipnótica efectiva. Unos días después, la vi de nuevo para confirmar que aún podía crear una experiencia hipnótica. Sin embargo, todavía no había forma de saber si se iba a cumplir el objetivo primordial de este tratamiento, esto es, la reducción del dolor. Deseaba que Elaine tuviera ocasión de experimentar la eficacia del método, por lo que fijamos una cita que coincidiera con su ciclo menstrual, momento en el que, casi con toda seguridad, se iba a producir el ataque de migraña.

En esta nueva cita, alrededor de dos semanas después, Elaine me contó que, la mañana anterior, se había despertado antes de lo habitual y con la sensación de que estaba teniendo un aura prodrómica. Comenzó el tratamiento autohipnótico que habíamos establecido para ella y experimentó los mismos sentimientos vividos en mi consulta. No tuvo un ataque de migraña.

En la siguiente cita, dos meses después, Elaine informó de que seguía evitando los ataques de migraña. No obstante, siete meses más tarde, se puso de nuevo en contacto conmigo, ya que había padecido un ataque. Cuando acudió a la consulta, me explicó que, unos días antes, se había despertado sintiendo el aura, por lo que había puesto en marcha el proceso de autohipnosis, pero que, media hora después, el inicio de un ataque de migraña la obligó a permanecer encamada durante el resto del día. Se sentía muy desanimada y se preguntaba si habría "desaparecido" el efecto hipnótico.

Al estudiar más detenidamente con Elaine lo que había ocurrido, vimos que, lo más probable era que, al cabo de un rato de despertarse, se hubiera vuelto a quedar dormida, y que, en realidad, no hubiera seguido el procedimiento hipnótico en su totalidad. Empleé sugestiones hipnóticas, para volver a establecer en su mente lo que era la experiencia hipnótica, y le recordé la importancia de llevar a cabo la totalidad del proceso en el mismo momento en que el aura hiciera aparición.

Tres semanas después, Elaine me telefoneó para decirme que había logrado evitar un nuevo ataque. En una cita de seguimiento, tres meses después, me informó de que seguía manteniendo las migrañas a raya.

Ejemplo: Matt, 55 años, migraña sin aura

Matt, un contable de 55 años, había empezado a experimentar los dolores de cabeza de tipo migrañoso dos años atrás. También, al final de la infancia y en la adolescencia, había padecido este problema –pero con auras–, que cesó a la edad de 20 años. Alrededor de 30 años después, los dolores habían vuelto a aparecer, esta vez, sin auras. En el curso de los últimos dos años, su neurólogo había probado diferentes combinaciones de medicación, sin resultado alguno. En torno a dos veces al mes, sin que se produjera un desencadenante claro, Matt debía guardar cama, aquejado de fotofobia y de fuertes dolores de cabeza. Matt y su neurólogo estaban interesados en la posibilidad de que el tratamiento hipnótico aliviara esos síntomas.

En nuestra primera entrevista, recogí información en torno a las circunstancias de su enfermedad, sin que nada llamara especialmente mi atención. Le propuse iniciar un tratamiento hipnótico. Matt se mostró un tanto ambivalente, por un lado, estaba ansioso por verse libre de sus dolores de cabeza; por otro, la idea de ser hipnotizado le despertaba cierto recelo. Temía que esto pudiera implicar una entrega de su voluntad. Traté de tranquilizarle, explicándole cómo entiendo yo la hipnosis y su modo de aliviar el dolor –sin que nadie deba entregar su voluntad.

Unos días después, recordé a Matt que íbamos a emplear el poder de su imaginación para actuar sobre el proceso fisiológico que le conducía hasta el ataque de migraña. Pese a que el paciente no presentaba ninguna señal prodrómica que le anunciara el dolor de cabeza, mientras estaba hipnotizado, le propuse que tal vez su cuerpo le estuviera enviando algún otro tipo de mensaje de advertencia más sutil. No sabía qué tipo de mensaje sería, pero, le dije, si se concentraba, quizá pudiera empezar a recordar una señal, casi imperceptible, que, en su pasado reciente, hubiera estado asociada con el comienzo de la migraña.

Tras repetir estas sugestiones, le pedí a Matt que:

> ... cuando yo deje de hablar, tómese su tiempo y permítase centrarse profunda, profundamente dentro de usted mismo, de modo que sienta con mayor claridad y certeza su propia conciencia. Concéntrese en la sensación de que puede ser consciente de su cuerpo y sus necesidades.
>
> Ahora, desde este lugar, trate de recordar su último dolor de cabeza. Recuerde los minutos previos a ese último dolor de cabeza. ¿Hubo algún indicio de que fuera a sufrir un dolor de cabeza?

Algunos minutos más tarde, no fue capaz de aportar ninguna información nueva en este sentido. Después, le propuse que tratara de recordar el dolor de cabeza anterior a ese último, y el anterior, hasta descubrir lo que pudiera haber de común en las situaciones que antecedieron a cada dolor de cabeza. Tras apoyarle y animarle continuamente, al final, Matt señaló que tenía la vaga sensación de oler algo metálico. Era incapaz de concretar más –un olor metálico impreciso.

Continué:

> Está bien. Existe algo relacionado con el proceso que crea sus dolores de cabeza que, asimismo, le hace sentir un olor metálico. Por lo tanto, quiero que sepa que, en el futuro, cada vez que tenga la impresión de estar oliendo algo metálico, sabrá que ese olor es una señal para que interrumpa lo que en ese momento esté haciendo y haga lo siguiente.

Entonces, le presenté a Matt las mismas sugestiones que le había aportado a Elaine, con objeto de crear una experiencia autohipnótica que evitara el dolor de cabeza. Repetí las sugestiones, añadí nuevas sugestiones poshipnóticas para poder evaluar su receptividad y, al final, le pedí que pusiera término a la experiencia hipnótica.

Nuestra primera sesión estaba llegando a su final. Si la frecuencia de su dolor de cabeza se podía predecir a partir de su historia reciente, existían muchas posibilidades de que sufriera un ataque de migraña diez días después. Pensé que una nueva sesión le sería muy útil para asegurar el triunfo, por lo que nuestra siguiente cita se produciría tres días más tarde.

En la segunda sesión, le pedí a Matt que, durante un momento, imaginara que estaba empezando a sentir el olor metálico y que, después, se dejara llevar por su instinto. Tras una breve discusión, en la que clarificamos algunos puntos (pues no entendía muy bien lo que yo trataba de hacer y se sentía muy raro cerrando los ojos e ignorándome), aspiró profundamente, mantuvo el aire durante unos segundos, dirigió los ojos hacia arriba y, dejando que el aire saliera, cerró los ojos y se quedó quieto y relajado.

Tras dos o tres minutos, le pedí que me explicara cómo se sentía. Me contestó que se sentía muy bien y que estaba observando con curiosidad sus vasos sanguíneos, buscando alguno que pudiera estar hinchado, pero sin encontrarlo.

Le dije que, cuando pusiera fin a la experiencia hipnótica, se sentiría despierto y bien. En la media hora siguiente, repetimos tres veces este proceso, para confirmar su receptividad al tratamiento hipnótico.

Fijamos la siguiente sesión para cuando, previsiblemente, hubiera sufrido ya un nuevo dolor de cabeza. Le insistí en que si, entre tanto, experimentaba algo que le pareciera fuera de lo normal, me llamara.

A su vuelta, comentó que no había experimentado ningún tipo de dolor ni señal; pero, a la semana siguiente, me telefoneó y me pidió un cambio de cita. Quedamos en vernos cuatro días después. Al de dos días, Matt me llamó y, un tanto excitado, me contó que, una hora antes, había percibido el mismo olor metálico del que habíamos hablado en la consulta. Ante la señal, había interrumpido su trabajo, poniendo en marcha el proceso hipnótico; había experimentado una cierta sensación de náusea, pero no el dolor de cabeza. Ahora se sentía bien.

Como parecía que podía manejar solo la situación, cancelamos nuestra siguiente cita y acordamos vernos dos semanas después. Esto nos iba a permitir enfrentarnos a una de las complicaciones más comunes que se presentan en el tratamiento de las migrañas.

Resultó que, alrededor de cinco días después de nuestra conversación telefónica, Matt, al volver a la oficina, después de comer, notó el olor metálico. No estaba muy seguro, por lo que decidió esperar hasta ver si se hacía más patente. Cuando llegó a la oficina, la sensación había desaparecido, así que empezó a trabajar. Un cuarto de hora después, de pronto, experimentó un fuerte ataque de migraña. Tomó sus pastillas y se tumbó a oscuras. Pero el dolor de cabeza siguió aumentando, incapacitándole para el resto de ese día y parte del siguiente.

Al escuchar a Matt, recordé que éste era uno de los grandes obstáculos en la utilización de la hipnosis para evitar las migrañas. El paciente no está muy seguro de si está experimentando un aura, por lo que la ignora y sigue con su trabajo, hasta que se ve sorprendido por el comienzo de la migraña. O, en ocasiones, en especial en pacientes cuyas vidas laborales son muy intensas, el paciente notará el aura, pero, debido a la presión del trabajo, tenderá a negar la sensación o a posponer, "sólo unos minutos", la interrupción del trabajo. De hecho, no dejan de trabajar hasta que el ataque de migraña les obliga a parar.

En el caso de Matt, y en otros del mismo estilo, con paciencia acompañada de rotundidad, insisto en que sólo es posible evitar el dolor de cabeza a través de una rápida y oportuna respuesta al síntoma prodrómico. En ocasiones, les recuerdo que sólo existen dos opciones: por una parte, si, por error, creen que están experimentando un aura y no es así, significará que habrán dejado de trabajar durante un rato, sin necesidad; por otra parte, si, por error, creen que no están experimentando un aura, esto implicará que habrán perdido, por lo menos, un día entero de trabajo como consecuencia del dolor de cabeza. Esta disyuntiva, por lo general, resulta muy clarificadora para aquellos pacientes a los que les cuesta aceptar la conveniencia de actuar con prontitud y decisión, incluso cuando uno no está del todo seguro de si lo que está experimentando se trata o no de una verdadera aura.

Dada la intensidad que un dolor de tipo migrañoso entraña y dada la inevitabilidad de un ataque una vez éste se ha puesto en marcha, para mí, supone un cierto misterio el hecho de que el tratamiento hipnótico de la migraña resulte tan efectivo. Existen otros tipos de cefaleas, tal vez menos fuertes, pero que no responden tan bien a la intervención hipnótica.

EL DOLOR DE CABEZA CAUSADO POR TENSIÓN MUSCULAR

Es el tipo de cefalea más común. El dolor de cabeza de tipo tensional está causado, fundamentalmente, por la isquemia y la fatiga de los músculos del cuero cabelludo sujetos a tensión (debido a una postura incorrecta –incluida la "postura" de la mandíbula–, debido al estrés psicológico o a ambos). Como es muy frecuente asociar la tensión psicológica con este síndrome, el nombre de "dolor de cabeza de tipo tensional" hace creer a mucha gente que esa tensión es más psicológica que muscular. Sin embargo, en mi experiencia, los pacientes que padecen dolores de cabeza causados por tensiones musculares responden muy bien a las intervenciones físicas.

Por ejemplo, hace algunos años, mi dentista me preguntó si sufría de dolores de cabeza. Sí, los tenía casi a diario, pero no les prestaba demasiada atención, daba por supuesto que guardaban relación directa con la tensión psicológica que vivía cada día por el hecho de trabajar en una clínica especializada en el dolor. Evaluó mi "mordedura" y llegó a la conclusión de que los dolores de cabeza eran el resultado de una tensión crónica creada por una maloclusión leve (Fricton, 1982, p. 25). Una breve e indolora corrección de la oclusión condujo al cese repentino de mis dolores.

Más recientemente, empecé a sufrir frecuentes y fuertes cefaleas, causadas por tensión muscular, por lo que decidí consultar con un médico especialista, quien concluyó que el normal desgaste de las vértebras cervicales, unido a una postura poco correcta, provocaba una presión de los nervios cervicales que desembocaban en las cefaleas. Me dieron una tabla de ejercicios para estirar los músculos adecuados y para corregir mi postura; poco a poco, los dolores mejoraron. Cuando, por cualquier circunstancia, no realizo mis ejercicios, un "amable" dolor de cabeza me recuerda que he de ser más concienzudo.

Ciertamente, la hipnosis puede ser un instrumento útil a la hora de reducir el dolor de cabeza causado por una tensión muscular, pero no es curativo, sino paliativo. En cuanto al grado de mejoría que posibilita, es similar a la medicación –por ejemplo, la aspirina–. No obstante, minutos u horas después, el dolor volverá, puesto que la causa que lo origina no ha sido modificada. Como comentábamos más arriba, el tratamiento físico es fundamental para obtener el éxito terapéutico. Es cierto que determinadas sugestiones que ayuden al paciente a relajarse pueden ser útiles; sin embargo, desde mi experiencia, he de afirmar que los tratamientos físicos son los más rápidos y eficaces para disminuir la tensión muscular.

En consecuencia, cuando este tipo de pacientes acuden a mí en busca de ayuda, prefiero enviarles a un médico especialista y explicarles que, de ese modo, tienen muchas más posibilidades de obtener un resultado satisfactorio que si emprendiéramos un tratamiento hipnótico. El abordaje físico correctivo puede curar, y no sólo aliviar los síntomas. Claro que existen excepciones, pero, en general, en esa clase de dolores de cabeza, sólo se obtendrá éxito acudiendo al origen físico de la tensión muscular.

En ocasiones, puede ocurrir que el origen principal de la tensión muscular no sea una postura incorrecta, sino un conflicto emocional. En ese caso, es fundamental atender la fuente del conflicto y el modo en que el paciente le hace frente.

Ejemplo: Durkin, 39 años, dolor de cabeza causado por tensión muscular

Durkin era un estenógrafo que padecía de dolores de cabeza desde la época del instituto. Su médico me lo envió tras probar con él, sin ningún éxito, diferentes tipos de tratamientos farmacológicos.

Como siempre que asumo un paciente nuevo, quería conocer el origen de la tensión de Durkin. Al de pocos minutos de iniciada la primera entrevista, elaboré una hipótesis. Durkin era un hombre de una estatura muy baja, medía poco más de un metro y treinta centímetros. Vivía solo. Según su relato, carecía de amigos y se mantenía alejado de su familia. Se quejaba de que las máquinas de escribir eran demasiado grandes y de que las teclas estaban excesivamente distanciadas; pese a todo, su trabajo le gustaba. Además, expresó también su disgusto por el hecho de que, por lo general, los muebles fueran demasiado grandes. Se preguntaba por qué la gente toleraba semejante incomodidad. Sus quejas iban acompañadas de una expresión más bien seria en su rostro, que en absoluto dejaba entrever algún tipo de tinte irónico en sus palabras.

A medida que nuestra conversación avanzaba, iba siendo patente que para Durkin el mundo era un lugar que le intimidaba, que estaba repleto de incomodidades y de peligros físicos. Me formulé la hipótesis de que, tal vez, la mayor parte de su tensión –si no toda–, tanto emocional como física, procediera de una sensación de amenaza constante.

El médico de Durkin le había explicado que el tratamiento hipnótico podría ayudarle, así que eso era lo que Durkin esperaba de mí. Acordamos iniciar dicho tratamiento al día siguiente.

Cuando nos encontramos de nuevo, Durkin me informó de que, como era habitual, le dolía la cabeza. La intensidad de su dolor era de 6 puntos (sobre 10), y el componente afectivo, de 8. Tras la inducción hipnótica, le propuse que empezara a relajar toda la musculatura y que, a medida que sus músculos se fueran relajando, el dolor iría disminuyendo de forma natural. Estuve un buen rato repitiéndole estas indicaciones, tratando de que alcanzara un nivel profundo de relajación. Hallándose aún en estado hipnótico, Durkin me dijo que estaba muy relajado, que no sentía dolor y que se encontraba muy bien.

El problema, claro está, consistía en prolongar ese alivio más allá del ámbito de la consulta. Me preguntaba cómo podría ayudar a Durkin a sentirse lo suficientemente a salvo en el mundo como para mantener un nivel más bajo de tensión muscular. Incapaz de llegar a una solución satisfactoria, le pedí su opinión:[1]

> Durkin, mientras sigue descansando y sintiéndose muy cómodo, quisiera pedirle que los músculos de su voz fueran activos e independientes del resto, de modo que pueda hablar conmigo pese a estar muy, muy relajado. Deje que los músculos de su voz se vuelvan independientes y activos, de forma que los músculos de la respiración... y de la laringe... y de la mandíbula... y de la lengua... y de los labios... ahora, todos los músculos que toman parte en su voz se vuelven independientes y activos. Y ahora, ¿puede explicarme cómo se está sintiendo?
>
> "Me siento bien".
>
> "¿Cómo siente su cabeza?"
>
> "Mi cabeza está bien".
>
> "¿Completamente bien?"
>
> "Sí, no siento ningún tipo de dolor".
>
> "Eso está muy bien. Ahora, Durkin, quiero que imagine que puede hablar desde la parte más profunda y sabia de su interior y que me puede decir qué es lo que necesita para sentir siempre este bienestar".
>
> "No lo sé".
>
> "Está bien, pero imaginemos que, en el interior de usted, en esa parte de usted que, algunas veces, le sorprende con lo que sabe... imaginemos que pudiera escuchar una voz procedente de su interior. Aunque crea que no tiene la respuesta, escuche esa voz y dígame lo que oye".
>
> Tras una larga pausa: "Necesito ser grande".
>
> "Eso está bien, necesita sentirse grande".
>
> "No, necesito *ser* grande".
>
> "¿Qué altura tendría que tener para estar a gusto?"
>
> "Tengo que ser lo suficientemente alto como para pegar a los matones".
>
> "¿Conoce a algún matón?"

---

1. Las sugestiones que presentamos a continuación, para lograr una "voz activa e independiente", trataban de facilitar que el paciente pudiera hablar durante el estado hipnótico. Creo que este tipo de sugestiones son útiles para evitar que una experiencia hipnótica se vea interrumpida cuando el paciente intenta hablar, pero no sabe cómo hacerlo.

Tras una larga pausa: "La gente se ríe de mí".
"¿De qué se ríen?"
"Piensan que soy demasiado bajo".
"Ya... *piensan* que es demasiado bajo. ¿Es eso cierto?"
"Sí".
"Y, ¿cómo le hace sentirse?"

En ese momento, Durkin empezó a llorar en silencio. Me mantuve a su lado, apoyándole, expresándole mi interés por sus sentimientos y mi gratitud por que me hubiera hablado de un tema tan doloroso para él. A medida que escuchaba mis propias palabras en torno a la valentía de Durkin, empecé a formular un plan para posibilitarle que se sintiera menos tenso. Después de todo, Durkin estaba siendo muy valiente al tratar conmigo abiertamente un asunto tan doloroso (del que, seguramente, nunca habría hablado con nadie).

Le señalé lo importante que era que pudiera reconocer su coraje. Asimismo, le recordé que ser valiente no es lo mismo que no tener nunca miedo. Quedaba poco tiempo para que la sesión llegara a su final, por lo que le sugerí que pensara en su valor y que fuera consciente de todas las ocasiones en las que sintió miedo pero siguió adelante. Y le propuse que habláramos de ello en otro momento. Tras presentarle otras sugestiones encaminadas a que se sintiera menos tenso, a que fuera menos crítico consigo mismo y a que se mostrara curioso en relación a lo que en la siguiente cita íbamos a trabajar, dimos por finalizada la experiencia hipnótica.

Tres días más tarde, Durkin llegó a la consulta con una actitud que parecía menos agresiva que la que presentó en la primera cita. Me contó que le dolía la cabeza, pero que "no demasiado". Situó la intensidad de su dolor en torno a los 4 puntos y el componente afectivo, en 1. Respondiendo a una clave poshipnótica, Durkin entró en un estado hipnótico y empezó a relajarse.

Retomamos la conversación de la sesión anterior, y le pregunté si había tenido oportunidad de pensar sobre el coraje. Me dijo que, en realidad, no, pero que había actuado como yo le había explicado, esto es, con valentía. Seguimos hablando del valor, del miedo, de las amenazas y del hecho de que el coraje depende tanto de las amenazas, como del miedo.

Durante los cuatro meses siguientes, Durkin y yo nos vimos con una frecuencia semanal para seguir hablando, desde el estado hipnótico, del coraje. Pese a que los dolores volvieran de forma ocasional, la mejoría que experimentaba era evidente. Además, me explicó que, ahora, se sentía más confiado y que, al final, había llegado a la conclusión de que, ciertamente, era una persona con mucho valor.

El seguimiento que llevamos a cabo un mes, tres meses y seis meses después, confirmó que la mejoría de Durkin era estable. Ya no se quejaba de sus dolores de cabeza, aunque reconocía que, de cuando en cuando, los tenía.

El tratamiento de Durkin ilustra muy bien el hecho de que, algunas veces, el dolor puede ser síntoma de un problema de carácter psicológico. En el caso de Durkin, la ansiedad crónica producía una tensión muscular, también crónica, que originaba el dolor de cabeza. Lógicamente, no era posible hacer que Durkin creciera, ni que la gente modificara su modo de reaccionar ante una estatura tan pequeña. No obstante, se podía facilitar el cambio en la actitud de Durkin hacia sí mismo. Si bien este caso demuestra la mejoría espectacular que, en ocasiones, se produce en algunos tipos de cefaleas que parecen intratables, no todos los casos arrojan resultados tan satisfactorios.

En resumen, aunque la mayoría de los problemas originados por tensiones musculares tengan una base física, en determinados casos, es preciso atender los conflictos emocionales no resueltos. Debemos ser ingeniosos y orientar al paciente hacia los aspectos emocionales de su problema, especialmente, si tiende a somatizar –y, por consiguiente, a evitar ser consciente de sus conflictos emocionales.

EL DOLOR DE CABEZA EN RACIMOS

El dolor de cabeza en racimos, al igual que la migraña, puede ser un tipo de dolor muy incapacitante. El dolor de cabeza en racimos es unilateral, intenso, va acompañado de fenómenos automáticos (lacrimación, rinitis, rinorrea)[2] y de sudor en la frente. Por lo general, el dolor comienza sin previo aviso y dura entre 15 minutos y tres horas. Se denomina "en racimos" debido a la frecuencia de los dolores –normalmente, se producen en racimos, separados por intervalos libres de dolores, excepto en el caso de la variante denominada "crónica", que no está asociada a intervalos libres de dolor–. Los racimos varían, van desde un ataque cada dos días, hasta ocho en un día. A diferencia de las migrañas, la mayoría de las personas que padecen este tipo de cefaleas son hombres; además, parece que no existen factores de orden familiar que incidan en el dolor de cabeza en racimos. Desconocemos la etiología de este síndrome (Oleson & Bonica, 1990, p. 717).

Los tratamientos farmacológicos han demostrado su eficacia en estos casos. Por lo general, se emplea ergotamina para tratar el ataque agudo; además, existen otras medicaciones capaces de prevenir los ataques. No conozco ningún artículo o trabajo en el que se refleje la utilización de la hipnosis para abordar este síndrome. Por mi parte, he tratado a cuatro pacientes que padecían dolores de cabeza en racimos. En todos los casos, me impresionó mucho la ansiedad que presentaban ante la posibilidad de que se produjera un nuevo ataque, así como de que el tratamiento no fuera efectivo. (A todos ellos, claro está, se les había realizado una evaluación médica previa; pero no se había encontrado un tratamiento que aliviara su sufrimiento.)

Como ocurre con todos los síndromes de dolor recurrente, el tratamiento hipnótico del dolor de cabeza en racimos exige que el paciente sea capaz de utilizar la autohipnosis y de responder a las sugestiones que buscan la analgesia. De mis cuatro pacientes, dos experimentaron una reducción importante en la frecuencia, de modo que, tres años después, los ataques no se habían repetido. (Tal vez esto refleje el curso normal de la enfermedad; no está claro qué papel ha podido jugar

---

2. La lacrimación hace referencia a las lágrimas de los ojos; la rinorrea, a la mucosa de la nariz; la rinitis, a la inflamación de la mucosa epitelial que cubre las fosas nasales.

la hipnosis, si es que ha jugado alguno, aparte de respecto a la creación de la analgesia durante los ataques.) Los otros dos pacientes lograron niveles variables de éxito, en cuanto a la disminución de su dolor, pero, cinco años después del tratamiento, seguían sufriendo ataques.

EJEMPLO: MICK, 44 AÑOS, DOLOR DE CABEZA EN RACIMOS

Mick, ingeniero de profesión, me fue enviado por su neuróloga, tras diversos e infructuosos tratamientos de tipo medicamentoso. Desde hacía cinco años, padecía fuertes dolores de cabeza en racimos, que se organizaban en periodos de uno a tres días, repitiéndose cada diez. Informó de que, algunas veces, en los minutos anteriores al inicio del dolor, notaba un olor "raro" ("como de goma quemada"). Había ocasiones en las que la medicación le permitía continuar con su actividad, y otras en las que ningún fármaco podía aliviar un intenso y extenuante dolor en la parte derecha de su cabeza y de su cara.

La enorme desesperación que Mick sentía le hizo acercarse a mí, aunque sin demasiada confianza o esperanza en que pudiera ayudarle. Sabía que sus cefaleas eran de origen físico, por lo que se mostraba un tanto pesimista en relación a un tratamiento de tipo psicológico.[3] Por consiguiente, dediqué una gran parte de nuestra primera entrevista a explicarle el plan de tratamiento que, en mi opinión, podría ayudarle. Le confirmé que el origen de sus dolores de cabeza era físico y que, pese a que el estrés psicológico pudiera influir en la intensidad o en la aparición del dolor, seguramente, no era el factor más importante de su enfermedad. Hablé con él sobre la interrelación entre la mente y el cuerpo y sobre las dimensiones psicológicas de la experiencia del dolor. Le señalé que, tal vez, su formación técnica pudiera facilitar el tratamiento que quería proponerle, puesto que éste iba a consistir en que el "centro ejecutivo de control" de su cerebro influyera sobre "las operaciones periféricas", en las que se incluyen la recepción y el procesamiento de los mensajes de dolor.

Mick parecía un poco intrigado con mis explicaciones, pero aceptó la propuesta; así que fijamos cuatro citas, en las que emplearíamos métodos psicológicos para influir sobre su experiencia dolorosa.

En nuestra siguiente cita, sin emplear aún la palabra "hipnosis", le recordé que nuestro objetivo consistía en realizar una "auténtica obra de ingeniería" con la información relativa a su dolor de cabeza, de modo que, aunque el aspecto físico siguiera presente, no tendría por qué padecer dolores tan fuertes. En este mismo contexto, le presenté unos cuantos ejemplos sencillos de las interacciones mente-cuerpo, como la vasodilatación de los vasos sanguíneos subcutáneos de la cara que se produce cuando sentimos vergüenza. Parecía interesado y abierto a las posibilidades que le proponía.

3. Su neuróloga y yo habíamos decidido que, cuando me derivara un paciente para tratamiento, no mencionaría el término "hipnosis", puesto que, desde mi punto de vista, esto podría crear expectativas erróneas. A los pacientes, solía decirles que soy un psicólogo que cuenta con una gran experiencia en el campo del dolor físico.

Confiaba en que Mick respondiera a mis sugestiones siempre que, para él, fueran razonables. Continué:

> Mick, creo que, por esta mañana, ya hemos hablado bastante, así que ahora vamos a buscar un modo de acceder al centro ejecutivo de control en su cerebro, de manera que, la próxima vez que experimente un dolor de cabeza, éste no sea tan fuerte. ¿Está de acuerdo?

Mick asintió y añadió que me estaría muy agradecido si lograba "reducir a la mitad" la intensidad de su dolor de cabeza.

> Ahora, mientras sigue ahí sentado cómodamente en esa silla, ¿por qué no deja que sus párpados se cierren, de forma que me pueda escuchar desde lo más profundo de su ser?

Continué con la inducción hipnótica, y, al cabo de unos minutos, Mick descansaba tranquilo. Tras asegurarme de que se encontraba en un nivel adecuado de concentración hipnótica, empecé a presentarle las sugestiones terapéuticas siguientes:

> Está comenzando un proceso de alteración de su sistema nervioso que son de una gran importancia para el futuro de su salud y de su bienestar. Le voy a hablar de algunos de los cambios específicos que puede esperar.
>
> Durante el resto del día, tal vez note un nivel general de bienestar y de relajación, pero quizá note también un ligero cambio en la conciencia de su cuerpo.
>
> Hasta ahora, pensaba que ese terrible dolor de cabeza y de cara podía llegar en cualquier momento, sin previo aviso. Sin embargo, ahora, imagine que esto va a cambiar.
>
> De ahora en adelante, cada vez que tenga el mínimo presentimiento de que el dolor se abre camino, experimentará un curioso hormigueo que comenzará en la cabeza y se irá extendiendo hacia la cara, y que le provocará una extraña sensación de bienestar.
>
> Por ejemplo, cada vez que aparezca ese raro olor, que en el pasado ha sido la señal de que iba a comenzar el dolor de cabeza... cada vez que note ese olor... notará también ese curioso hormigueo que se extiende, desde la cabeza, hasta la cara y que le provoca una sensación muy profunda de bienestar.
>
> Es capaz de recrear esa sensación de bienestar que ahora está sintiendo. Siempre que desee sentirse como ahora se siente... tranquilo, descansado, relajado, cómodo... lo único que tiene que hacer es sentarse en una silla o recostarse en un sofá o en la cama... tomar aire y retenerlo... retenerlo un momento. Y después, a medida que va dejando que salga, con los ojos cerrados, nota que le inundan esas sensaciones de bienestar... como el agua en una bañera caliente.

Al principio, por razones que tal vez le parezcan un poco misteriosas, tendrá la oportunidad de descubrir que solía tener dolores de cabeza, pero que esto ha empezado a cambiar.

Tras repetir estas sugestiones y presentarle otras, encaminadas a aumentar su grado de confianza en cuanto a su capacidad para reducir los dolores de cabeza, le señalé que, al despertarse, se sentiría reconfortado y bien. Así lo hizo. Después, le di una cinta, en la que se recogía el tratamiento hipnótico que acababa de vivenciar, y le pedí que, durante los días siguientes, la escuchara por la mañana y por la noche. De esta forma, le estaba brindando la oportunidad de poner en práctica sus habilidades hipnóticas, así como de poder escuchar repetidamente las sugestiones terapéuticas y beneficiarse de ellas. Suponía que, para nuestro siguiente encuentro, habría tenido ya ocasión de padecer algún dolor de cabeza y, tal vez también, de experimentar una reducción en la intensidad del sufrimiento.

Cinco días más tarde, cuando Mick acudió a mi consulta, me anunció que había tenido un dolor de cabeza muy intenso el día posterior al del tratamiento, pero que el dolor había durado sólo unos pocos minutos, mucho menos de lo que era habitual. Sentía una gran curiosidad por este fenómeno y por el hecho de que, desde ese día, no hubiera sufrido ningún nuevo ataque.

Le señalé que quizá hubiera empezado ya a experimentar los resultados iniciales de su esfuerzo por reconvertir su sistema nervioso y que nuestro trabajo de ese día reforzaría los resultados. Después, emprendimos la tarea hipnótica, que, en buena parte, consistió en repetir las sugestiones que ya le había presentado, pero que incluyó también sugestiones encaminadas a reforzar las ganancias terapéuticas que, en apariencia al menos, ya había logrado.

En las dos sesiones siguientes, continuamos trabajando en esa línea. Mick me informó de un breve, pero muy doloroso, ataque, acaecido en dos ocasiones –sin embargo, la brevedad del dolor constituía un agradable avance para él.

En la sesión de seguimiento que establecimos para un mes más tarde, Mick me contó lo mismo, que, ocasionalmente, había tenido breves e intensos dolores de cabeza, pero que no duraban demasiado y que habían dejado de presentarse en racimos.

Dada la importante mejoría que había experimentado y dado también que parecía tratarse de una mejoría estable, le aconsejé no vernos en seis meses, a menos que le surgiera alguna dificultad. Seis meses más tarde, Mick me explicó que seguía escuchando la cinta una vez a la semana, "para mantenerla fresca". Me contó también que continuaba padeciendo dolores de cabeza con una frecuencia aproximada de uno cada diez días, pero que duraban sólo unos minutos. La brevedad de sus dolores los hacía más tolerables, y Mick se sentía muy satisfecho de poder seguir manteniéndolos a ese nivel. Expresó también su esperanza de que, a medio plazo, la gran confianza que tenía en sus dotes hipnóticas le proporcionara mejorías aún mayores. No ocurrió así, al menos en el año siguiente. Vi dos veces más a Mick, con intervalos de seis meses, y sus dolores de cabeza se mantenían estables, con una frecuencia quincenal –pero una sola vez y durante unos pocos minutos, sin que, en ningún caso, le impidieran continuar con su actividad normal.

El caso de Mick muestra una mejoría espectacular en un tipo de cefalea que no había respondido a otro tipo de tratamientos. De todos modos, no siempre se obtienen estos resultados.

EL DOLOR DE CABEZA VASCULAR

El dolor de cabeza de tipo vascular difiere del de la migraña en que, aunque en ambos parece que la fuente principal del dolor es la dilatación de los vasos sanguíneos del cuero cabelludo y del cerebro, los dolores de cabeza vasculares, en general, no son tan intensos como los de tipo migrañoso ni van acompañados de otros síntomas, como fotofobia, náuseas, etc. A diferencia del dolor de cabeza de origen tensional, el dolor de cabeza vascular late al ritmo cardíaco y se intensifica si el paciente se inclina (se produce una alteración de la presión sanguínea de la cabeza). La etiología de este tipo de dolor es variable; las tres causas más importantes guardan relación con: las hormonas (asociado al ciclo menstrual), la alergia o la intolerancia alimenticia y la tensión muscular. Como es lógico pensar, la evaluación de la etiología es muy importante, de ella derivarán las indicaciones que se le hagan al paciente para que, por ejemplo, evite determinados alimentos, emprenda una tratamiento hormonal o inicie una terapia física. Algunos fármacos, como la aspirina, suelen ser bastante efectivos. En los casos en los que las medicaciones analgésicas no obtengan resultados, quizá el tratamiento hipnótico sea útil. Como ocurre con los dolores migrañosos, el paciente puede responder bien a las sugestiones hipnóticas encaminadas a reducir la dilatación de los vasos sanguíneos hasta un nivel normal.

EJEMPLO: CAROLYN, 14 AÑOS, DOLOR DE CABEZA VASCULAR

Carolyn me fue enviada por su madre, una colega pediatra. La joven llevaba alrededor de seis meses sufriendo intensos dolores de cabeza de tipo vascular. Como sucede con la mayoría de las migrañas, los dolores de Carolyn estaban asociados a su ciclo menstrual. El médico había descartado el tratamiento hormonal. El dolor de cabeza de Carolyn aparecía de forma gradual, a lo largo de una hora aproximadamente, y no respondía bien a la aspirina. El dolor, que duraba todo el día, le hacía sentirse muy abatida e incapacitada.

En la primera parte de la entrevista inicial, estuve con Carolyn y con su madre. Parecía que ambas coincidían en cuanto a la naturaleza y al carácter de los dolores. Por mi parte, no aprecié ningún indicio de problemas psicológicos en Carolyn o en la relación con su madre. Tuve la impresión de que, en este caso, dado que los remedios físicos no habían sido de gran ayuda, la hipnosis podría constituir una buena opción.

Unos días más tarde, Carolyn acudió a su primera sesión. Pese a que parecía un poco ansiosa por el tratamiento, no me hizo ninguna pregunta en ese sentido. Tras una pequeña conversación inicial, en la que le recordé las razones que ya les había descrito a ella y a su madre, comenzamos una inducción hipnótica. Carolyn, que durante nuestra pequeña charla se había tranquilizado bastante, respondía bien a las sugestiones y, poco a poco, fue entrando en un estado de profunda relajación y de disociación.

Sabemos que los adolescentes sienten un comprensible deseo de independencia; en consecuencia, trato de utilizar sugestiones que sean congruentes con ese deseo. En este caso, le presenté también diversas sugestiones y comentarios encaminados a centrar la atención de la joven en su capacidad de controlar su experiencia, de resistirse a cualquier sugestión que no la atrajera y de poner en marcha su propia iniciativa cuando así lo deseara.

Tras establecer un contexto seguro en el que crear las sugestiones, le recordé a Carolyn que el tratamiento implicaría dos objetivos:

1. Carolyn emplearía la hipnosis para reducir los dolores de cabeza cuando éstos hicieran aparición.
2. Carolyn utilizaría la hipnosis para reducir el comienzo de futuros dolores de cabeza alterando fisiológicamente la respuesta de su cuerpo a las hormonas que ahora estaban produciendo la reacción de dolor.

Lo que sigue es un pasaje que recoge, en parte, lo que le dije a Carolyn para alcanzar el primer objetivo:

> Carolyn, puesto que estás aprendiendo un nuevo sistema para utilizar el poder de tu sistema nervioso, puedes cambiar también tus sentimientos en relación a los dolores de cabeza. En el futuro, cuando notes que el dolor aparece, todo lo que tienes que hacer es emplear tu nuevo poder.
>
> Cada vez que sientas que el dolor aparece, deja de hacer lo que tengas entre manos, busca un lugar seguro y cómodo para sentarte o para tumbarte, e imagina que los vasos sanguíneos de tu cabeza, poco a poco, empiezan a hacerse más pequeños.
>
> A medida que ves cómo tus vasos se van encogiendo muy despacio... muy poco a poco... puedes percibir también que empiezas a sentirte muy, muy relajada. Sentirás el mismo grado de concentración y de bienestar que estás sintiendo en este momento.
>
> Aunque yo no esté allí contigo, aunque seas tú la que esté controlando este proceso, recordarás el sonido de mi voz, recordarás que has aprendido este proceso conmigo y confiarás en tu capacidad de hacer esto sola.

He aquí un pasaje de las sugestiones que le presenté a Carolyn para obtener el segundo objetivo:

> A medida que sigas experimentando cambios en tu cuerpo... a medida que sigas creciendo y madurando... percibirás cambios que te sorprenderán.
>
> Continuas creciendo y madurando, y tu cuerpo está más sano, y tu cuerpo seguirá aceptando los cambios que se produzcan. De la misma forma que, algunas veces, te duelen las articulaciones, debido al crecimiento de tus hue-

sos, tendrás también dolores de cabeza causados por las nuevas hormonas que produce tu cuerpo.

Pero los dolores de cabeza son como los dolores del crecimiento de tus articulaciones. Son sólo temporales. Igual que te has acostumbrado al crecimiento de tus huesos, estás ya empezando a acostumbrarte a las hormonas nuevas. Aunque no me veas, al de un tiempo, notarás que los dolores de cabeza son cada vez menos y menos frecuentes, y que cada vez te molestan menos.

En las próximas semanas y meses, tu cuerpo se va a ir adaptando a las hormonas que produce y tus vasos sanguíneos pronto se sentirán mejor. Tus vasos sanguíneos pronto reaccionarán mejor ante las hormonas que fluyen por ellos. Dentro de poco tiempo, no habrá nada que te moleste, no padecerás esa clase de dolores de cabeza que ahora padeces.

Todos sufrimos dolores de cabeza de vez en cuando, pero no pasa nada. Hasta ahora, has tenido dolores de cabeza, y, tal vez, de vez en cuando, los sigas teniendo, no pasa nada.

Me sorprenderá mucho que me llames la semana que viene y me digas que ya no te duele la cabeza. Me sorprenderá mucho si me telefoneas, digamos, dentro de un mes, para contarme que ya no tienes dolores de cabeza. Pero, Carolyn, no me sorprenderé nada si hablamos dentro de, digamos, seis meses, y me dices que ya no te duele la cabeza. Y no me sorprenderá saber, dentro de unos pocos meses, que te resulta incluso difícil recordar cómo eran los dolores. Puesto que pronto van a formar parte de tu pasado... no de tu presente, no de tu futuro. Al igual que otros muchos cambios que has experimentado como parte de tu crecimiento, estos dolores de cabeza serán parte de tu pasado... de tu crecimiento.

Al finalizar el tratamiento, le aconsejé a Carolyn que nos viéramos con una periodicidad mensual, durante los meses siguientes, para reforzar el tratamiento y para seguir sus progresos.

Un mes más tarde, Carolyn me informó de que, la semana anterior, había tenido un dolor de cabeza y que no había apreciado ninguna diferencia con respecto a los anteriores. Se preguntaba si el tratamiento estaba funcionando. Le dije que no era extraño que hubiera tenido un ataque, ya que los cambios no se producen de manera instantánea, pero que, en unos meses, tendríamos más información. Además, empleé sugestiones hipnóticas para reforzar las sugestiones que le había presentado anteriormente y le entregué una cinta con las sugestiones para que la escuchara siempre que sintiera la necesidad de hacerlo.

Un mes más tarde, Carolyn me informó de que había experimentado su dolor de cabeza habitual, pero que pensaba que había sido menos intenso –3, en lugar de 8–. Me explicó que el componente afectivo había sido de 1 (en un comienzo, era de 7). Señaló también que había escuchado la cinta dos veces, por la noche, una semana antes del dolor de cabeza. Volví a utilizar las sugestiones hipnóticas para reforzar el trabajo que ya habíamos realizado y le aconsejé que continuara escuchando la grabación siempre que quisiera.

En la visita del mes siguiente, la cuarta del tratamiento, Carolyn anunció que, la semana anterior, había pensado que iba a tener un dolor de cabeza, pero que, al final, no había sido así; aparte de esto, no había vuelto a pensar en los dolores de cabeza. Utilicé sugestiones hipnóticas del modo que lo había hecho en las sesiones anteriores, para reforzar las sugestiones ya presentadas.

En el quinto mes, Carolyn volvió a informar de que, en un par de ocasiones, había pensado que le iba a doler la cabeza, pero que no había ocurrido. Le dije que, en mi opinión, ya no era necesario que siguiéramos utilizando el método hipnótico, puesto que parecía que tenía la situación bajo control. Le recordé que escuchara la cinta siempre que lo deseara, si le parecía que iba a resultarle útil para seguir manteniendo a raya al dolor de cabeza, y le aconsejé que me llamara si tenía alguna dificultad. De no ser así, nos veríamos tres meses más tarde y me contaría lo bien que iba.

Durante los tres meses siguientes, no tuve noticias de Carolyn, y, en la entrevista de seguimiento, me contó que se había olvidado de la cinta y de su dolor de cabeza –se había olvidado incluso de nuestra cita y fue su madre quien se la recordó unos días antes–. Le pedí a Carolyn que me telefoneara si le surgía algún problema; y que, en cualquier caso, me llamara en seis meses para contarme lo bien que seguía.

Un año después, los dolores de origen vascular de Carolyn habían desaparecido, pese a que, de manera ocasional, sufría cefaleas que parecían estar causadas por una contractura muscular.

Una de las ideas erróneas que se suele tener en relación al tratamiento hipnótico es que, una vez se obtienen resultados positivos, el tratamiento seguirá siendo efectivo. Por desgracia, no siempre ocurre así, y ésa es la razón por la que considero fundamentales las entrevistas de seguimiento para el mantenimiento del éxito terapéutico. Estos contactos con los pacientes nos proporcionan la oportunidad de controlar su situación (a veces, los pacientes no nos llaman aunque se encuentren mal); además, sirven para reforzar el curso inicial del tratamiento.

El caso de Carolyn es muy instructivo, pues revela con suma claridad que, incluso cuando persiste la supuesta causa del dolor, el tratamiento hipnótico puede funcionar. Este caso ilustra también que los resultados no tienen por qué ser inmediatos y que, pese a ello, es importante continuar con el tratamiento cuando pensemos que se trata de una línea de actuación razonable.

EL DOLOR DE CABEZA POSTRAUMÁTICO

Algunos pacientes, tras sufrir una conmoción cerebral, experimentan dolores de cabeza muy persistentes. Aunque no existe relación entre la severidad de la lesión original y la incidencia del dolor de cabeza postraumático, sí se establece una conexión entre la severidad de la lesión y la duración de los síntomas (Oleson & Bonica, 1990, p. 720). La etiología de este tipo de dolor de cabeza es aún desconocida.

Se trata de un síndrome que, por lo general, responde bien a la medicación. Sin embargo, en algunos casos, la farmacología apenas produce efecto. En esos casos, el tratamiento hipnótico puede ser de gran ayuda.

Al igual que ocurre con todos los síndromes dolorosos, hemos de evaluar correctamente al paciente para determinar, entre otras cosas, el significado que el dolor tiene para él. Desde mi experiencia, considero que el dolor de cabeza de tipo postraumático está más cargado de significación que otros. En algunos casos, el paciente no ha tenido aún ocasión de hablar sobre el significado de la lesión original. Muchas veces, el poder hablar de ello facilita la resolución del síndrome. En los casos en los que la lesión despierta un sentimiento de culpabilidad en la mente del sujeto, el abordaje del tema puede acarrear un alivio importante de la ansiedad o de la culpa, lo que a su vez provocará una disminución en la intensidad y/o grado de malestar causado por la cefalea. Cuando el dolor de cabeza de tipo postraumático proviene de una lesión leve, el tema de la rabia no resuelta (la victimización), las reacciones de evitación y/o la necesidad de compensación juegan un papel fundamental en cuanto a la efectividad del tratamiento del dolor, por lo que deben ser también evaluados (Pepping, comunicación personal, 1995).

En los casos en los que, además del dolor de cabeza postraumático asociado a una lesión, existe también amnesia, los pacientes recurren a la hipnoterapia como un medio para "descubrir lo que ocurrió de verdad" y causó la lesión. Algunos profesionales acompañan a los pacientes hacia experiencias reconstructivas que les ayudan a componer un recuerdo fiable de los acontecimientos que condujeron a la lesión inicial. En ocasiones, tras realizar ese recorrido, los pacientes experimentan una mejoría en su dolor. Sin embargo, no debemos perder de vista que, a través de este procedimiento, tal vez, se obtenga no tanto un recuerdo fiable, como una fabulación creíble. Este aspecto es crucial en los casos en los que interviene alguna clase de acción legal.

Ejemplo: Tanya, 26 años, dolor de cabeza postraumático

Tanya me fue enviada por su neurólogo un año después de que, tras un accidente de tráfico, sufriera una leve conmoción cerebral. Desde entonces, padecía de constantes dolores de cabeza. Los diferentes fármacos y terapias físicas que se habían probado con Tanya no habían conseguido aliviar su dolor de una forma significativa.

En la primera entrevista, Tanya calificó la intensidad de su dolor de 7 y el componente afectivo de 10, lo cual significaba que el dolor suponía para ella la carga más grande que podía llegar a imaginar. No es muy frecuente que un paciente aporte una puntuación tan elevada, así que me pregunté hasta qué punto ese dolor y ese sufrimiento seguirían guardando relación con el accidente y con lo que significaba para Tanya, y hasta qué punto guardarían relación con la estimulación nociva actual. Cuando le pregunté qué era lo que tanto le molestaba de su dolor, Tanya me dijo que no sabía por qué, pero que, sencillamente, le fastidiaba mucho.

Su neurólogo le había ya informado de que la etiología del dolor de cabeza postraumático, aunque se suele relacionar con el tipo de lesión sufrida, es desconocida. No obstante, esa clase de dolor, por lo general, desaparece al de un año de producirse la lesión. En el caso de Tanya, esto no fue así.

Tras la primera entrevista, decidí que era razonable pensar en el método hipnótico para tratar el dolor de la joven, dada la importancia que el componente afectivo tenía en el mantenimiento de su dolor y de su sufrimiento. Le expliqué las razones que recomendaban el empleo de la hipnosis, y Tanya se mostró ansiosa por comenzar. Fijamos cuatro sesiones para las cuatro semanas siguientes.

Como se trataba de un dolor constante y que distraía su atención, la inducción hipnótica incorporó la experiencia del dolor de cabeza:

> ... Imagine que puede sentirse a sí misma desde el *interior* del dolor... deje que su mente se centre en el dolor. A medida que escucha el sonido de mi voz, nota que mi voz parece provenir del centro mismo del dolor...
>
> ... Siga escuchando el sonido de mi voz, procedente del centro mismo de su cabeza, de su mente, de su conciencia...
>
> ... Déjese llevar por el consuelo de mi voz, por la agradable certeza de que, en este momento, todo está bien... sabiendo que ahora no tiene que hacer nada... no tiene ninguna obligación... ningún compromiso... nada que hacer, sólo escuchar el sonido de mi voz y notar cómo le envuelve y cómo le aporta una sensación, cada vez mayor, de bienestar...

Tras comprobar que Tanya respondía a las sugestiones y contestaba verbalmente a mis preguntas sobre cómo se sentía ("Ha dejado de dolerme la cabeza"), le presenté sugestiones encaminadas a lograr mejorías futuras en su dolor de cabeza. Entre otras:

> ... El accidente le produjo heridas importantes. Pero, ahora, sus heridas están curadas. No necesita seguir sintiendo el dolor de cabeza, la herida de su cabeza está ya curada...
>
> ... Cada mañana, cuando se despierte, descubrirá lo bien que se siente. Quizá, alguna vez, le sorprenda notar que... se siente bien... se siente a gusto... Es casi como si hubiera olvidado todo lo relacionado con su dolor de cabeza...

Al final de la primera sesión, Tanya me dijo que se sentía muy sorprendida y muy bien, que no había tenido ningún dolor de cabeza. Parecía encantada con los resultados. Le recordé que aún nos quedaban tres citas, en las que podríamos conocer mejor lo que necesitaría en el futuro.

En la siguiente cita, Tanya me contó que el dolor de cabeza había vuelto dos horas después de nuestra sesión anterior y que permanecía igual, como si el tratamiento no hubiera tenido lugar. Utilicé las sugestiones poshipnóticas para recrear la experiencia hipnótica, y Tanya respondió bien. Siguiendo las sugestiones de bienestar y comodidad, informó de que volvía a sentirse bien, que ya no le dolía la cabeza. Reforcé las sugestiones presentadas anteriormente y añadí otras, encaminadas a lograr que el bienestar se mantuviera y a que no sintiera la necesidad de sufrir más dolores de cabeza. Además, le enseñé a emplear las sugestiones autohipnóticas, por si el dolor volvía.

En las dos entrevistas siguientes, se repitió el mismo patrón: Tanya se sentía bien durante el tratamiento, pero el dolor de cabeza volvía pronto y se mantenía hasta la siguiente sesión de tratamiento.

En nuestra cuarta cita, empecé a tomarme más en serio mi hipótesis inicial, en el sentido de que una parte importante del dolor y del sufrimiento de Tanya guardaba relación con el accidente de tráfico, con sus heridas y con lo que esto pudiera implicar. Pese a tratarse de un tema del que ya habíamos hablado en la entrevista inicial, y pese a que, en ese momento, Tanya no había dado cuenta de ninguna preocupación especial en torno a este asunto, pensé que una exploración más detenida podría ser productiva.

Le pregunté cómo entendía lo que le estaba ocurriendo con sus dolores de cabeza. Aunque, en general, Tanya era una mujer que se expresaba muy bien, respondía de manera muy escueta a este tipo de preguntas. No sabía por qué tenía los dolores de cabeza, ni por qué éstos no respondían mejor al tratamiento. "Pero ha de haber una buena razón", dijo.

En la primera entrevista, Tanya me había contado que su mejor amiga, que era quien conducía el coche en el momento del accidente, había muerto. Cuando insistí un poco más, Tanya no me aclaró mucho acerca de este hecho, excepto que sentía una gran pena por la muerte de su amiga.

Sin embargo, ahora, en estado de hipnosis, respondió más ampliamente a las preguntas relacionadas con el accidente. Estaba muy enfadada con su amiga por haber tenido el accidente. "Si no hubiera muerto, podría matarla, ¡siento una rabia enorme hacia ella!" A Tanya le enfadaba que, por culpa de la forma de conducir de su amiga, hubiera sufrido una pérdida tan terrible y hubiera estado a punto de morir.

A través de la fantasía, introduje a Tanya en una conversación con su amiga, en la que debía hablar acerca de sus sentimientos. Tanya se implicó mucho y le expresó a su amiga toda la rabia que le producía que condujera tan mal. De pronto, Tanya dejó de hablar y empezó a llorar, al principio, muy suavemente, después, sollozando. Parecía que, por primera vez tras el accidente, estaba viviendo una liberación catártica de sus sentimientos de dolor y de pérdida.

Apoyé a Tanya en su liberación emocional y, cuando fue adecuado, traté de facilitarle una salida más tranquila a sus sentimientos en relación a su amiga. Después de varios minutos, Tanya dijo: "Creo que han sido mis sentimientos de odio los que me han producido estos dolores de cabeza".

Le dije que estaba de acuerdo con su interpretación y añadí que, si era así, "ahora, ha encontrado un modo sano de expresar sus sentimientos, y ya no tendrá que guardar nada en el interior de su cabeza".

Resulta siempre difícil conocer las verdaderas razones de un cambio sintomático. Tal vez los dolores de cabeza de Tanya se hubieran resuelto igual, dado el tiempo transcurrido desde el accidente. En cualquier caso, cuando Tanya abandonó mi consulta, ya no le dolía la cabeza, y así se mantuvo en las visitas de seguimiento que realizamos uno, tres y seis meses después.

El caso de Tanya demuestra la complejidad de algunos dolores de cabeza, así como la importancia de que nuestro plan terapéutico sea flexible. Estaba claro que las sugestiones encaminadas a reducir el dolor de una forma directa no funcionaban. Como ocurre en muchos de estos casos, sólo es posible obtener una mejoría sustancial y duradera, al precio de llevar a cabo también un apuntalamiento emocional del dolor.

8 El dolor dental

Roseann Mulligan

El señor Plum, un hombre de 62 años, soportó durante varios meses un molesto dolor de mandíbula, antes de decidirse a acudir al dentista, quien le recetó antibióticos y le recomendó volver dos semanas después. Su médico no tenía demasiadas dudas acerca de las opciones que se le presentaban al señor Plum una vez acabara de tomar los antibióticos; de modo que éste decidió consultarme para pedir una segunda opinión. Cuando le vi por primera vez, llevaba cuatro días tomando antibióticos, su dolor había aumentado y se mostraba ansioso por conocer la causa y poder tomar una decisión al respecto. Al examinarle, pude apreciar una infección crónica en una muela que debería ser extraída. Por lo general, ese tipo de infecciones están aisladas del resto del cuerpo y su principal efecto consiste en la destrucción de tejido, lo que, con el tiempo, puede extenderse. Los antibióticos no resuelven la situación, pero se suelen prescribir por su probada eficacia a la hora de aumentar el efecto de la anestesia local que se le administra al paciente para extraerle la pieza dental en cuestión. Por esta razón, los pacientes se sienten mejor durante la extracción si, previamente, han tomado este tipo de fármacos. Le propuse al señor Plum que siguiera tomando los antibióticos y que volviera al de unos días para que le extrajera su muela. Sin embargo, el paciente estaba totalmente desesperado a causa de su dolor y de la incapacidad del médico anterior para mejorarlo. No quería esperar, así que decidí extraerle la muela ese mismo día.

Su presión sanguínea era elevada, por lo que traté de que se calmara antes de iniciar la intervención. Le pregunté: "Señor Plum, ¿le gustaría que le ayudara a sentirse más relajado y bien, para que pueda recibir su tratamiento?"

No dudó. "Puedo hacerlo yo mismo".

Le propuse que, en ese caso, hiciera lo que tuviera que hacer para sentirse mejor, y que le dejaría solo durante unos minutos. Le observé cómo se acomodaba en el sillón, su lenguaje corporal me indicaba que, interiormente, se estaba preparando para el procedimiento.

Cuando volví a su lado, me anunció que ya estaba listo. Le inyecté anestesia local en los tejidos y, en cuanto verifiqué que empezaba a hacer su efecto, me dispuse a iniciar la extracción.

Al principio, todo iba bien. Mis sugestiones, para reinterpretar las sensaciones que pudiera estar experimentando, unidas a la preparación que el señor Plum había realizado por su cuenta, parecían ser efectivas. Se le veía bastante tranquilo, hasta que comencé a ejercer cierta presión sobre la muela; entonces, con una mueca, me señaló que le dolía. Le apliqué dos nuevas dosis de anestesia local, pero no sirvieron de nada.

Era evidente que el señor Plum no iba a estar tranquilo durante la extracción, pero lo que a mí más me preocupaba era su hipertensión. Le expliqué que no podría continuar con la intervención, ya que habíamos alcanzado el límite recomendado de anestesia local y que, además, nuevas dosis no le iban a servir de ayuda. Me insistió en que continuara, asegurándome que podría soportar el dolor. Consciente de que ese nivel de tensión elevaría su presión sanguínea, creando tal vez una situación de urgencia, le anuncié que deberíamos seguir en otro momento. (Al margen de su problema de hipertensión, no estaba dispuesta a causarle un dolor innecesario. El tratamiento dental no tiene por qué provocar dolor.)

Tras recetarle un analgésico y darle una nueva cita para esa misma semana, el señor Plum salió de la consulta a regañadientes y un tanto decepcionado, por tener que seguir soportando su dolor, pero respetando mi decisión.

Tres horas más tarde, el señor Plum me llamó de urgencia para decirme que el efecto de la anestesia se había pasado, que no había comprado los analgésicos y que tenía un dolor insoportable.

Cuando volví a examinar al señor Plum, descubrí que su presión sanguínea había aumentado. Pese a ello, tuve la impresión de que podría llevar a cabo la extracción sin ningún tipo de riesgo. Por otro lado, el incremento de la presión sanguínea suponía una razón de peso para tratar de aliviar el dolor del señor Plum a través de la extracción exitosa (e indolora) de su muela. ¡Ésta era la ocasión para demostrar que los tratamientos dentales no tienen por qué ser dolorosos!

Le expliqué que, puesto que esa mañana habíamos empleado un tipo de anestesia local, que ambos sabíamos que no había sido efectiva, iba a utilizar un método completamente diferente que podría servirnos, sobre todo, si teníamos en cuenta que, por la mañana, habíamos ya realizado una buena parte del trabajo preliminar.

Comencé, diciéndole: "... la anestesia que estoy utilizando penetra en los nervios, entra en las raíces a través del acceso que hemos creado con nuestro trabajo de esta mañana... Ahora, voy a emplear un instrumento para extender el material por toda la muela... de modo que, tal vez, experimente una cierta sensación de presión. Pero seguirá sintiéndose tranquilo y contento por lo bien que va el proceso".

En realidad, lo que estaba utilizando era una pasta de anestesia tópica, que crea una sensación de adormecimiento en la superficie de las encías, y un instrumento quirúrgico para manipular los tejidos, provocando la "sensación de presión". Claro que este tipo de anestesia tópica no es suficiente para llevar a cabo una extracción, simplemente, estaba tratando de producir una experiencia hipnótica que crease la anestesia adecuada. El señor Plum respondió bien a las sugestiones, cerró los ojos y se relajó.

En el momento en el que ejercí una presión máxima sobre la muela –el punto más doloroso del proceso–, el señor Plum permaneció tranquilo y relajado, sin realizar ningún gesto que delatara su sufrimiento. Durante todo el tiempo que duró la extracción, seguí hablándole y presentándole sugestiones para que se sintiera bien y tranquilo y, al finalizar, para que la recuperación fuese rápida y sin complicaciones.

Si el señor Plum fue consciente de todo este proceso, no lo expresó en ningún momento. Cuando le anuncié que ya habíamos terminado y que podía abrir los ojos, me preguntó, lleno de sorpresa: "¿Ya ha terminado? ¡No he sentido nada!"

En odontología, quizás más que en otros campos, suele ocurrir que la expectativa del paciente en relación al dolor, y por consiguiente su percepción del dolor, no guarda relación con la importancia real de la estimulación fisiológica. No es nada extraño que los miedos, las ansiedades y las fobias, que el paciente proyecta sobre este tipo de procedimientos, ejerzan un notable impacto sobre la experiencia del dolor. Cuando el proceso es doloroso, el sufrimiento resultante que causa en el paciente puede parecer totalmente desproporcionado. El sujeto se siente angustiado. La respuesta típica del dentista ante esa angustia consiste en negar la experiencia del paciente, bien mediante acciones (siendo incapaz de detenerse un momento, para permitirle a su paciente que recobre la calma), bien mediante afirmaciones ("Esto no puede dolerle mucho"). En el primer caso, se percibe al dentista como si fuera un sádico; en el segundo, como incapaz de mostrarse empático. Ninguna de estas percepciones es correcta. Lo que ocurre es que el dentista responde en función de su conocimiento de la estimulación fisiológica real que está provocando.

Algunos dentistas bienintencionados tratan de aliviar las ansiedades de los pacientes por medio de estrategias cognitivas, describiendo el proceso que se va a llevar a cabo y racionalizando la magnitud de su impacto. Para un importante número de pacientes, este enfoque no es demasiado útil e incluso puede llegar a provocar el efecto contrario. La descripción del dentista de lo que va a ocurrir puede estimular la imaginación de un sujeto hasta tal punto que, al final, acabe más atemorizado. Tal vez, el paciente sea capaz de comprender la lógica de la explicación, pero la interpretación que realiza, desde sus temores de lo que va a producirse, supera con creces a la racionalidad.

Todos hemos sentido molestias en la boca, empezando por la erupción de los dientes durante la infancia. Es muy poco probable que las personas para las que todo lo relacionado con el cuidado bucal esté cargado de sentimientos negativos elijan la carrera de odontología. Por consiguiente, se podría concluir que quienes se ocupan del cuidado dental, como grupo, seguramente, responderán mejor a este tipo de tratamientos (por ejemplo, su componente afectivo del dolor será menor) que la media de la población. Esto, en parte, explica por qué no siempre reconocen o comprenden la vivencia de angustia o de sufrimiento que experimenta un paciente, al margen de la intensidad de la estimulación fisiológica.

Es una pena que los dentistas utilicen sus propias percepciones del grado de dolor, causado por un determinado procedimiento, como criterio principal mediante el que juzgar la posible reacción de un paciente. Es bastante habitual escuchar a un odontólogo racionalizar y decir que no está haciendo "nada más" que un tipo concreto de tratamiento. "Nada más" que implica una rutina, una práctica médica habitual. Si bien acepta que el paciente experimente ciertas sensaciones negativas, estima que éstas son tolerables para la mayoría de la gente. De hecho, a los pacientes que no encajan en este patrón de conducta, los clínicos les suelen etiquetar de "pacientes problemáticos".

MANEJO DE LOS COMPONENTES DEL DOLOR EN ODONTOLOGÍA

La odontología moderna es bastante consciente del componente sensorial del dolor y conoce bien diversas modalidades para reducirlo. Éstas incluyen los anestésicos de naturaleza tópica, zonal o sistémica, que pueden ser empleados para disminuir las sensaciones. Por desgracia, no todos los dentistas tienen una formación similar en lo que respecta al manejo del componente afectivo del dolor. Una vez conocidas las variables del paciente (peso, presencia o ausencia de infección) y las variables de lo fármacos (tipo, dosis y modalidad), el abordaje del componente sensorial del dolor resulta relativamente sencillo. Esto, claro está, en el caso del componente afectivo del dolor, no es así.

Durante muchos años, se ha defendido el uso de un protocolo para la reducción del estrés en tratamientos odontológicos con pacientes que presentaban problemas médicos o psicológicos (McCarthy, 1989, pp. 41-43). Dicho protocolo toma en consideración factores tales como el momento del día en que se cita al paciente (la mañana es cuando el paciente está más descansado) y la duración de las citas (mejor que sean breves). Otro componente de este protocolo incluye la valoración de la necesidad de agentes ansiolíticos, previos y posteriores a la operación. Esta técnica se centra en la modificación del entorno fisiológico, a través de la manipulación del medio físico o a través de fármacos que actúen sobre el sistema nervioso central. No se presta atención alguna al manejo conductual del estrés psicológico, el cual puede tener un impacto mucho más importante e inmediato sobre el bienestar del paciente.

Esto no significa que los dentistas de Estados Unidos no empleen técnicas de tipo psicológico o que éstas no formen parte del currículo de las escuelas odontológicas. Pero la realidad es que la cantidad de métodos psicológicos que se les enseña a los estudiantes nada tiene que ver con la formación que reciben en relación a las técnicas farmacológicas. Además, la instrucción, en ocasiones, es meramente didáctica, no experimental, y suele incluir interacciones en situaciones sencillas o de "no confrontación" con sujetos normales, pero no con pacientes muy angustiados, excesivamente atemorizados o con pacientes a los que no les haya funcionado la analgesia.

TÉCNICAS HIPNÓTICAS EN ODONTOLOGÍA

La zona de la boca y de los dientes es una parte del cuerpo que está muy inervada. Debemos ser conscientes de que cualquier manipulación en este área puede provocar una importante variedad de respuestas, tanto de orden fisiológico, como psicológico. No es nada habitual que un paciente se muestre indiferente ante la perspectiva de un tratamiento odontológico, sino más bien al contrario, la ansiedad que sienten los pacientes antes de acudir a consulta es la causa más frecuente de que a los dentistas se les solicite un tratamiento previo con agentes ansiolíticos. Los pacientes, además, anticipando el posible dolor tras la intervención, suelen demandar también analgésicos.

Esa mayoría de sujetos, ansiosos frente al tratamiento odontológico, por lo general, responde bien a las intervenciones psicológicas. Las personas que son muy receptivas a los métodos hipnóticos quizá no precisen una verdadera inducción para alcanzar un estado hipnótico. El clínico astuto reconocerá enseguida esa capacidad y la utilizará, presentándole al paciente amables sugestiones orientadas a prevenir posibles molestias durante y tras el tratamiento. Este proceso de apoyo y contención debería ponerse en marcha desde la primera toma de contacto entre el paciente y la consulta del dentista, por lo que es fundamental que todo el personal tenga formación suficiente en este sentido.

En odontología, el empleo de la hipnosis puede ser sumamente eficaz. A diferencia de lo que sucede con la mayoría de las técnicas psicológicas, son diversos los agentes capaces de introducirla en el foro del tratamiento: el paciente, el dentista u otro miembro del equipo. Además, se puede utilizar tanto para aliviar los componentes sensorial y/o afectivo del dolor, como para llevar a cabo otro tipo de aplicaciones odontológicas (Auld, 1989; Eli, 1992; Erickson, Hershman & Secter, 1990; Finkelstein, 1991).

Normalmente, la primera consulta que realizo consiste en una reunión informativa que al paciente le da la oportunidad de establecer contacto conmigo. Si el paciente es muy fóbico, la entrevista se desarrolla en un espacio menos ansiógeno: en mi despacho, en lugar de en la sala de tratamientos. La siguiente cita se lleva a cabo en la consulta y suele empezar con una inducción hipnótica que grabo y doy al sujeto para que practique en casa. En las visitas siguientes, hipnotizo al paciente, al tiempo que observo su facilidad o dificultad para crear la experiencia hipnótica, así como su manejo de las técnicas autohipnóticas. Estas observaciones guían mi comportamiento futuro con él.

En cualquier caso, el enfoque que se utiliza para tratar a un paciente determinado depende tanto de su necesidad, de su motivación y de sus expectativas, como de la naturaleza del tratamiento que se va a practicar.

Ejemplo: Señora White, 82 años, llevaba mucho tiempo sin ir al dentista

La señora White solicitó una revisión odontológica en la clínica para ancianos en la que residía. En la primera entrevista, me explicó que, aunque no sufría ninguna molestia, llevaba mucho tiempo sin ir al dentista y consideraba que un examen del estado de su boca no le vendría mal.

A lo largo de las sesiones diagnósticas, la señora White se mostró cooperadora y agradable, así como bien orientada. El examen de sus signos vitales y de su historia médica indicaba que su estancia en una residencia guardaba relación con su estado físico. Era una mujer caucasiana, de complexión menuda, su peso no superaba los 45 kilos, y presentaba un historial de problemas cardíacos inespecíficos, de dolor en el pecho, mareos y caídas. Mi impresión fue que se trataba de una persona frágil, desde el punto de vista físico. La observación de sus signos vitales revelaron que se hallaba en la frontera de la hipertensión. A nivel comportamental, se mostró un tanto vacilante y preocupada sobre quién se iba a ocupar de ella. Me puse en contacto con su médico de cabecera, quien me confirmó los problemas cardíacos de la paciente.

Tuvimos que realizar dos consultas en la clínica dental, con objeto de revisar los datos diagnósticos que ya teníamos y de elaborar un enfoque terapéutico para la señora White, quien seguía colaborando bien en el proceso. Acordamos que, en la siguiente visita, procederíamos a la sustitución de algunos de sus empastes.

Cuando la señora White llegó a la siguiente cita, Spencer, el estudiante que se iba a ocupar de ella, confirmó que su estado médico se mantenía estable con respecto al último examen que habíamos llevado a cabo. Después de revisar el caso entre los dos, le di permiso para que comenzara con el tratamiento.

Tras 25 minutos, en los que me ocupé de otros pacientes, me acerqué a la sala en la que se encontraban la señora White y Spencer para ver cómo iban las cosas. Enseguida, me di cuenta de que algo iba mal. Spencer, centrado en el trabajo que estaba realizando, parecía ignorar las dificultades de la señora White, quien mantenía las manos apretadas contra su pecho. Teniendo en cuenta su historia cardiovascular, que incluía una angina, le pedí a Spencer que me informara sobre el estado de la paciente.

Spencer, sin mostrar signo alguno de preocupación, me explicó que le había preguntado a la señora White qué le ocurría y que ésta le había respondido que le dolía el pecho. Él concluyó que el dolor del pecho era producto de su imaginación o, en todo caso, que no era de naturaleza cardíaca –puesto que el tratamiento que estaba llevando a cabo no implicaba una dosis demasiado importante de tensión–. Por consiguiente, continuó con su tratamiento.

Era evidente que la interpretación de Spencer, en cuanto a la magnitud del tratamiento, y la experiencia de la señora White no coincidían. Por desgracia, Spencer confió en su propia interpretación, sin tomar en consideración la experiencia de su paciente. Detuve el tratamiento odontológico de inmediato y procedí a examinar el estado de la paciente, notando la presencia de un movimiento de párpados. Cuando le pregunté sobre su dolor, la señora White abrió un momento los ojos y, sin mirarme, susurró: "sí", justo antes de volver a cerrarlos de nuevo. Comprendí que estaba sufriendo una angina de pecho, por lo que, rápidamente, le administré una dosis sublingual de nitroglicerina, al tiempo que Spencer reexaminaba sus signos vitales. Después, me aproximé más a la paciente, para que pudiera oírme sin dificultad, y comencé a hablarle con suavidad y firmeza, al mismo tiempo:

> Señora White, escúcheme con atención. Lo más probable es que se sienta sorprendida del rápido alivio que va a experimentar en su pecho, quizá sea el alivio más rápido que haya sentido nunca... cada vez que tome aire, notará que la tensión y la opresión, que antes ha sentido en su pecho, se irán relajando... notará que va sintiéndose mejor. Con cada nueva respiración, permitirá que el sentimiento de bienestar aumente y fluya por todo su pecho, y experimentará un maravilloso sentimiento de alivio y de tranquilidad. Y notará que ese maravilloso sentimiento de bienestar y de calma va más allá de su pecho, hacia otras zonas de su cuerpo... cada vez que respire... hacia los brazos, las manos, el cuello, la mandíbula, hacia la cabeza. Es fantástica la velocidad con la que ese bienestar se extiende por todo su cuerpo.

Unos minutos más tarde, la señora White me dijo que se sentía mucho mejor y que el dolor de pecho, prácticamente, había desaparecido. La paciente se encontraba reclinada sobre el sillón, así que continué con las sugestiones, centrándome en la relajación y animando a la mujer a sentirse "todavía mejor, tal vez mejor de lo que nunca se haya sentido". Mi objetivo consistía en evitar la súbita aparición de una cefalea, que es uno de los posibles efectos colaterales de la nitroglicerina sublingual. Tras un periodo breve de tiempo, la paciente empezó a sentirse mejor, le desapareció el dolor en el pecho, no mostró signos de cefalea, sus signos vitales se estabilizaron, por lo que no precisó ningún otro tipo de intervención médica. Entonces, me centré en el procedimiento odontológico que había quedado interrumpido.

Era muy importante redefinir el episodio. Parecía que el tratamiento odontológico había sido el causante de la angina. En primer lugar, le informé de que la parte más difícil del tratamiento ya había concluido. (La interpretación de Spencer, en el sentido de que el procedimiento no era técnicamente complicado y que no implicaba más que una pequeña cantidad de estimulación sensorial nociva, era correcta; sin embargo, la percepción de la señora White constituyó el factor crítico desencadenante del episodio.)

Recogí las dificultades que ella había experimentado (al margen del nivel técnico del tratamiento o de su implicación sensorial). La señora White pudo oír o no la opinión de Spencer, respecto a la simplicidad relativa del tratamiento, cuando le pregunté a éste por el estado de su paciente. Se trata de una información irrelevante. En todo caso, lo que sí captó, a partir del comportamiento de Spencer (por ejemplo, al ignorar el dolor del pecho y continuar con el tratamiento), fue que éste negaba su experiencia. Puesto que yo era la profesora y, por lo tanto, a los ojos de la señora White, un médico más experimentado, era muy posible que concediera más peso a mi interpretación que a la de Spencer. En consecuencia, si deseaba mantener nuestra comunicación y afianzar mi nivel de credibilidad, era fundamental que reconociera la dificultad del tratamiento.

Después, le presenté sugestiones en relación a su interés por cuidarse (un ejemplo de ello era que hubiera acudido a la clínica dental por decisión propia). Valoré este esfuerzo y le recordé que era ella quien gobernaba su cuerpo, y que, por consiguiente, era la única que podría decirnos si debíamos continuar con el tratamiento que habíamos comenzado o si debíamos dejarlo para otra sesión.

Estas nuevas sugestiones iban encaminadas a reforzar las ideas siguientes:

1. Estaba preocupada por su angina, pero no excesivamente asustada por el hecho de que hubiera tenido un episodio de dolor en el pecho durante el tratamiento.
2. Me sentía capaz de hacer frente a cualquier posible nuevo ataque que pudiera sufrir durante el tratamiento.
3. Pensaba que era muy importante que cuidara sus dientes (y, por extensión, también el resto de su cuerpo).
4. No creía que su problema cardiovascular fuera tan grave como para desaconsejar la intervención odontológica.
5. Le devolvía a ella el control sobre el tratamiento.

Dado que la expresión directa de estas ideas a la señora White podría haberle parecido muy paternalista, las sumergí en el contexto de una conversación en torno al bienestar en la que, además, le di mi enhorabuena por ser capaz de cuidar de ella misma. Al presentarle únicamente dos opciones con respecto al tratamiento, continuar con él o dejarlo para la semana siguiente, estaba limitando, de una forma deliberada, la elección de la paciente; de modo que, eligiera lo que eligiera, el tratamiento (que, en mi opinión, era muy necesario) se iba a llevar a término, pese al ataque sufrido. (Es importante señalar que una experiencia de este tipo puede ser lo suficientemente traumática como para dificultar intervenciones médicas posteriores.)

Antes de finalizar la experiencia hipnótica, le propuse a la señora White que, en las visitas siguientes, se sentiría muy relajada y bien. "Y no sé en qué momento empezará a sentirse tan tranquila y tan a gusto como se siente ahora... Tal vez esto ocurra cada vez que entre por la puerta de la clínica dental o cuando se siente en el sillón y su cabeza entre en contacto con el reposacabezas, o quizá en el instante en que se encienda el foco... En realidad, no importa demasiado el momento... lo único que debe saber es que se puede sentir todavía más relajada y mejor de lo que se está sintiendo ahora... y que, cada vez que vuelva, el grado de bienestar irá en aumento". Le propuse que, en el futuro, cuando tocara su hombro, podría sentirse tranquila y bien. El empleo de las sugestiones poshipnóticas facilita mucho el trabajo hipnótico.

La señora White decidió continuar con el tratamiento ese mismo día. En las siguientes visitas que realizó a la clínica, mientras ella se acomodaba en el sillón y al tiempo que intercambiábamos distintos cumplidos, le tocaba el hombro y le proponía que hiciera lo que necesitara para sentirse más cómoda. Su respuesta fue siempre la misma, se sumergía en una profunda experiencia de bienestar y de tranquilidad. No se produjeron nuevos episodios de angina durante el tratamiento odontológico. De este modo, pude atraer la atención de la señora White, evaluar y evitar lo que podría haberse convertido en una urgencia médica y consolidar una relación que resultaría útil para intervenciones futuras.

Podría argumentarse que la señora White no fue hipnotizada, puesto que no se le presentó ningún tipo de inducción formal. Además, se podría decir también que fue la nitroglicerina, y no la hipnosis, la que produjo el efecto deseado sobre los síntomas. Pero recuerde que los sujetos que son muy receptivos a la sugestión hipnótica no siempre necesitan una verdadera inducción para desarrollar un estado hipnótico (Hilgard & Hilgard, 1994, p. 15). De hecho, Hilgard y Hilgard sostienen que, en tales situaciones, la inducción formal es mucho menos importante, para reducir el dolor, que las sugestiones terapéuticas. Diversas manifestaciones físicas confirmaban el estado hipnótico de la paciente: el parpadeo; el hablar tranquilo y escueto; la mirada vidriosa cuando abría los ojos; el cierre espontáneo de los ojos; y la rapidez con la que se produjo el alivio del dolor en el pecho.

Por lo general, cuando la señora White sufría una angina de pecho, debía tomar más de una dosis de nitroglicerina sublingual para mejorar el dolor. Normalmente, el alivio del dolor se producía al cabo de 10 ó 15 minutos de la ingesta repetida de nitroglicerina, y el empleo de esta medicación solía ir acompañada de cefalea. Dado que este episodio de angina no siguió ese curso, podríamos concluir que la sugestión hipnótica produjo un efecto positivo; por un lado, modificando la gravedad del ataque y, por el otro, facilitando que sus respuestas futuras al estrés que implica el tratamiento odontológico fueran más benignas.

No deberíamos dejar pasar por alto los fenómenos hipnóticos que se producen de manera natural. En algunos casos, los sujetos emplean el refugio de un estado hipnótico como mecanismo de defensa. Se trata de un estado hipnótico espontáneo que ha sido bien documentado en la literatura hipnótica (Barabasz & Barabasz, 1992; Spiegel & Spiegel, 1987). Teniendo en cuenta la actitud, bastante generalizada, de temor hacia los tratamientos odontológicos, es posible que el paciente experimente un estado hipnótico en el momento mismo en el que llega a la consulta o durante la intervención, especialmente, si se presentan dificultades. El clínico agudo será capaz de reconocer con facilidad ese estado y de emplearlo en beneficio del paciente, proporcionándole las sugestiones adecuadas, encaminadas a reducir su malestar, así como sugestiones positivas, con vistas a facilitar el proceso de recuperación tras el tratamiento.

Quizá piense que el ejemplo anterior es muy poco corriente y que es el resultado de la inexperiencia de un estudiante en proceso de aprendizaje. Un profesional experimentado podría argumentar que él no cometería un error semejante. Lo cierto es que no es nada difícil ceder a la tentación de concluir un tratamiento y pedirle al paciente, ante sus manifestaciones de malestar, que "aguante un poco más, que ya casi hemos terminado". En una situación así, es muy posible que el sujeto se sienta solo, sin el apoyo de la anestesia y sin apoyos psicológicos que le ayuden a tolerar el dolor o el miedo.

Facilitando el desarrollo natural del estado alterado del paciente

En mi experiencia, las vivencias hipnóticas espontáneas se producen con relativa frecuencia en pacientes que presentan temores y fobias hacia los procedimientos odontológicos; a veces, incluso, aunque no estén en la consulta, sino simplemente hablando de la necesidad de acudir al dentista. Cada vez que esto ocurre, el paciente es muy receptivo a las sugestiones terapéuticas que le van a ayudar a tolerar la angustia que le provoca el dentista. Cuando un sujeto se encuentra sentado en el sillón del dentista y aparecen sus dificultades, evidentemente, la motivación para disminuir su dolor y aumentar su sensación de bienestar es muy fuerte. En consecuencia, tal vez no precise una verdadera inducción hipnótica, sino tan sólo unas pocas frases que apoyen y alienten sus inclinaciones naturales. Podríamos decirle:

> En realidad, no hace falta que permanezca aquí. ¿Por qué no se va a algún otro lugar en el que se sienta más tranquilo y más cómodo? Mientras esté allí, yo me ocuparé de todo y, cuando haya terminado, se lo haré saber, para que vuelva.

Otros pacientes podrían necesitar alguna sugestión adicional, por ejemplo:

> A algunas personas les ayuda mucho cerrar los ojos, a la hora de elegir el lugar al que van a dirigirse.

La observación del parpadeo, del movimiento de los ojos y de otras manifestaciones fisiológicas, relacionadas con la capacidad de un paciente para experimentar un estado hipnótico, proporcionará las claves para conocer su situación.

EL ORIGEN DE LOS TEMORES Y DE LAS FOBIAS AL DENTISTA

¿Qué le sucede a un adulto que sufre una experiencia traumática en la consulta de un dentista? ¿Ignora el paciente la experiencia, como si de un episodio cualquiera de su vida se tratara, o, por el contrario, afecta de modo permanente a su capacidad para manejar cualquier tipo de malestar asociado al cuidado dental o para tolerar un posible tratamiento futuro? Hilgard y Hilgard (1994, p. 145) postulan que, probablemente, en la base de las fobias graves, exista un episodio temprano traumático en la consulta de un dentista o una proyección sobre uno mismo de la experiencia vivida por otro –los dos fenómenos se producirían durante la infancia.

Aunque es cierto que los miedos y fobias relacionados con el dentista son bastante frecuentes en los niños, en muchos casos, tales miedos continúan en la edad adulta (Dworkin, 1986). Las investigaciones muestran que entre un 8 y un 16 por ciento de la población señala el miedo como la razón principal para no acudir al dentista (Gerschman, 1988). En un estudio llevado a cabo (Rodolfa, Kraft & Reilley, 1990) con objeto de examinar los orígenes de los miedos y de las fobias de estos pacientes, se vio que los acontecimientos traumáticos tenían el mismo peso, a la hora de provocar esos temores, que las situaciones traumáticas vividas durante la infancia.

Algunos pacientes reconocen que una mala experiencia previa con el dentista ha sido la causante de su ansiedad o de su fobia, mientras que otros no tienen muy claro por qué se angustian ante la idea de un tratamiento odontológico. Además, existe un tercer grupo de sujetos que no da cuenta de ningún miedo en este sentido, pero que, en cualquier caso, no acuden a consulta, porque la experiencia constituye para ellos un desafío ante otro tipo de fobias. Por ejemplo, a los pacientes claustrofóbicos les puede resultar intolerable tanto la sala en la que se realizan los tratamientos, como la proximidad tan prolongada del equipo terapéutico.

Según mi experiencia, las mujeres que han sufrido algún tipo de agresión física o sexual –bien en la infancia, bien en la edad adulta– tienen más posibilidades de desarrollar fobias relacionadas con la salud bucal. Esta clase de fobias pueden llegar a ser tan intensas que incluso afecten al cuidado dental habitual (por ejemplo, al cepillado de dientes). La incapacidad de una paciente para tolerar cualquier clase de dolor o de tratamiento orales podría ser la manifestación de una historia de abusos; lo mismo podría decirse de esas pacientes que incluso sujetan las manos del médico para interrumpir el tratamiento.

Desde la más tierna infancia, la boca es el centro del mundo sensorial, el medio a través del cual pasan la comida, el juego, la vocalización y la exploración. Se trata de una estructura muy inervada, fuente de gran cantidad de estímulos para la persona. Puesto que la boca es una "zona erógena" y una región con grandes resonancias emocionales (Gerschman, 1988), la relevancia de los acontecimientos que afectan a esta cavidad queda fuera de toda duda. No es nada sorprendente que muchos pacientes vivan los cuidados bucales con una importante carga emocional.

Uno de los miedos más frecuentes de los pacientes dentales es el de perder el control (Lightfoot, 1994). La posición misma del paciente le coloca en un lugar de vulnerabilidad emocional y física. Tumbarse en uno de esos modernos sillones de los dentistas requiere depositar una buena dosis de confianza en el médico, el cual, ubicado en una posición de superioridad con respecto al paciente, maneja sus instrumentos cortantes frente a los ojos vigilantes de aquél. No es extraño que al sujeto le resulte insoportable permitir y tolerar un tratamiento prolongado en una zona anatómica que cumple funciones vitales para la supervivencia (nutrición y respiración) y funciones de carácter emocional (comunicación y gratificación sexual).

En la medida en que un número creciente de personas reconoce la necesidad de los cuidados dentales y de la prevención, es muy posible que cada vez más pacientes acudan a psicoterapia para superar los temores que les impiden ir al dentista. El tratamiento hipnótico, claro está, puede ser de gran ayuda en este sentido. Existen distintas estrategias que han probado ya su eficacia en relación a los miedos y a las fobias odontológicas: desde la relajación, hasta la desensibilización sistemática combinada con métodos hipnóticos –técnicas que tendremos ocasión de comentar un poco más adelante– (Rodolfa, Kraft & Reilley, 1990).

¿CÓMO ENTENDEMOS EL DOLOR OROFACIAL CRÓNICO?

Recientemente, un grupo de investigadores de la Universidad de Alabama encontró que, entre las mujeres que habían sufrido abusos físicos o sexuales, un porcentaje importante padecía enfermedades gastrointestinales, tales como reflujo gastroesofágico (un 92 por ciento) y síndrome del intestino irritable (un 82 por ciento). Midieron el umbral del dolor en las pacientes que presentaban historias de abusos y descubrieron que el umbral era significativamente más bajo que el de aquellas mujeres que no habían padecido abusos (Scarinci, McDonald-Haile, Bradley & Richter, 1994). Teniendo en cuenta estos resultados, hemos de recordar que, además de sus otras funciones, la cavidad oral es la puerta de acceso al tracto intestinal. Existen una serie de músculos en la boca que son los que nos permiten masticar y tragar; las articulaciones temporomaxilares, así mismo, desempeñan también un papel fundamental en la masticación de los alimentos que luego pasarán al tracto digestivo. Por consiguiente, todas estas estructuras están consideradas como parte de la primera unidad funcional del tracto gastrointestinal. Es importante tener en cuenta que la disfunción de estas articulaciones desemboca en un dolor oral o facial, experimentado por unos seis millones de personas en Estados Unidos.

Pese a que el dolor orofacial crónico pueda ser el resultado de enfermedades como la odontalgia atípica,[1] lo más común es que involucre a las estructuras anatómicas, que antes hemos mencionado, y que incluya dolencias, tales como el dolor facial atípico, el dolor miofascial atípico y la disfunción de la articulación temporomaxilar (Van der Bijl, 1995). Estas afecciones, que pueden causar un dolor muy incapacitante, tienen una incidencia mayor entre las mujeres. Por lo general, se trata de pacientes que, para controlar eficazmente su dolor, requerirán, además de un abordaje estrictamente médico, un tratamiento psicoterapéutico (Van der Bijl, 1995).

---

1. La odontalgia atípica hace referencia a un dolor que parece localizado en un diente, pero para el que no se encuentran indicios de patología, de infección o de cualquier otra fuente de dolor.

Existen muy pocos estudios clínicos que hayan examinado la eficacia del tratamiento hipnótico en los trastornos psiquiátricos (Brown, 1992); por lo tanto, no es extraño que carezcamos de pruebas sobre la utilidad de la hipnosis para el abordaje de los pacientes que presentan dolor orofacial crónico. Una reciente revisión bibliográfica de la literatura científica en lengua inglesa, en torno al control del dolor y de la ansiedad en odontología, identificó 71 artículos concernientes al dolor orofacial crónico, ninguno de los cuales mencionaba la hipnosis (Hassett, 1994). La mayoría de las descripciones del tratamiento hipnótico para el dolor orofacial hacen referencia a la reducción de la tensión física crónica que soportan los músculos de la cara (Glazer, 1990; Neiburger, 1990). Cuando el dolor orofacial está causado por el estrés y por la ansiedad, las técnicas hipnóticas pueden resultar útiles en el manejo de las respuestas de estrés. Los autores encontraron un breve informe sobre un caso –en el que se describía el uso de la hipnosis en el tratamiento de un dolor miofascial y de un chasquido en la articulación temporomaxilar– que respondía bien a la relajación y a las imágenes. Sin embargo, es difícil interpretar este informe, pues incluye a un único paciente, no describe con detalle los métodos empleados y no realiza un seguimiento (Simpson, Goepferd, Ogesen & Zach, 1985).

Cualquier discusión sobre el dolor orofacial debe incluir el tema del bruxismo. Es una afección en la que se produce un fuerte rechinar de dientes –normalmente, por la noche– y que constituye uno de los principales factores etiológicos de ciertos tipos de dolores orofaciales crónicos. Desde hace años, sabemos que el tratamiento hipnótico es eficaz para la eliminación de hábitos orales, como el bruxismo. Este éxito quedó demostrado a través de dos estudios diferentes en los que se analizaron los resultados electromiográficos de la actividad nocturna del músculo masetero en pacientes que padecían bruxismo. Para ello, se realizaron registros antes y después de aplicar un tratamiento hipnótico destinado a disminuir la actividad muscular. Estas evaluaciones identificaron un descenso significativo de los niveles de actividad del músculo masetero, así como de la sensación subjetiva de malestar en la cara (Clarke & Reynolds, 1991; Mulligan & Clark, 1979). Diversos textos y manuales proporcionan ejemplos de inducciones que probaron su eficacia en el tratamiento tanto de pacientes con bruxismo (Erickson, 1990; Golan, 1990; Neiburger, 1990; Reaney, 1990; Simpson, Goepferd, Ogesen & Zach, 1985), como de pacientes con elevados niveles de estrés y ansiedad (Field, 1990; Reaney, 1990; Wright, 1990).

PREPARACIÓN DEL PACIENTE ODONTOLÓGICO

Es posible emplear diferentes enfoques para conseguir que un paciente tolere el dolor oral o que se sienta cómodo a lo largo de un tratamiento dental. En algunas ocasiones, el dentista trabajará directamente con el paciente; en otras, lo hará conjuntamente con el psicoterapeuta. Una vez finalizado el tratamiento dental, el psicoterapeuta puede continuar ocupándose del paciente. La fórmula que se emplee se adaptará siempre a las necesidades del sujeto. Por otra parte, el resultado de este proceso está también condicionado por el tipo de contacto que el paciente establezca con los profesionales sanitarios cuando se acerca por primera vez a consulta.

Cuando el dentista trata la ansiedad del paciente

El dentista puede manejar con facilidad la situación de un paciente que, como resultado de una mala experiencia previa, padezca una fobia dental. Cuando la fobia no es más que un elemento de una problemática psicológica más compleja, es necesaria la intervención del psicoterapeuta. El dentista no siempre tiene conocimiento, desde un primer momento, del diagnóstico de fobias múltiples o de otros tipos de trastornos psiquiátricos. Sólo cuando fallan los métodos hipnóticos, comprende el grado de complejidad del problema de su paciente y se plantea la necesidad de derivarlo a psicoterapia. Es evidente que un psicoterapeuta no debe llevar a cabo un tratamiento odontológico; sin embargo, no parece tan claro, aunque sí igualmente importante, que un dentista no debería tratar de descubrir la naturaleza de la fobia que padece su paciente. La complejidad oculta de dicha fobia puede llegar a convertirse en una sorpresa muy desagradable para el profano.

Cuando un paciente acude a mí, pidiéndome ayuda para manejar sus miedos y sus fobias dentales, mi objetivo consiste en enseñarle a hacer frente a esos miedos, no en destapar la fuente de su temor. La autohipnosis es una técnica que al paciente le puede ayudar mucho en este terreno. En primer lugar, grabo nuestras sesiones de hipnosis; después, le pido al sujeto que utilice la cinta, por su cuenta, para alcanzar estados de relajación profunda. Suelo recomendar que se practique, por lo menos, una vez al día. Estoy convencida de que al paciente, cuanto más practica, más fácil le resulta sumergirse en una experiencia hipnótica profunda, al margen de mi intervención. Esto coincide con el hallazgo de Hilgard y Hilgard, en el sentido de que la práctica de la autohipnosis le permite al sujeto adquirir una destreza mayor en su empleo (1994, p. 73). Siguiendo este protocolo, el paciente se reconoce con más facilidad como agente participante del estado hipnótico, aprendiendo, por lo tanto, a producirlo en el momento en que lo necesite, bien para sentirse más cómodo en el sillón del dentista, bien en cualquier otra situación.

Trato de adaptar al paciente mi método de inducción hipnótica, en función de las respuestas que observo en él. A medida que se va convirtiendo en un experto en la técnica de la autohipnosis, modifico el tipo de ayuda que le proporciono. Además de las sugestiones terapéuticas relacionadas con la relajación y el bienestar en el contexto del tratamiento, por lo general, suelo incluir también sugestiones que fortalezcan el ego del sujeto, de modo que se convierta en dueño de sí mismo –a través de la sugestión implícita de que es capaz de controlar sus miedos.

El equipo: el psicoterapeuta y el dentista

En una situación ideal, el dentista y el psicoterapeuta cooperarán. Entre ambos, deben abrirse canales de comunicación a través de los cuales el terapeuta, antes de que el paciente acuda a la consulta del dentista, le informe a éste sobre las necesidades y preocupaciones generales del paciente, de modo que pueda intervenir con mayor éxito. Tanto para el dentista, como para el psicoterapeuta, es muy gratificante establecer una colaboración que les facilite el tratamiento de futuros pacientes. No siempre una fobia dental guarda relación directa con una experiencia previa vivida en una consulta odontológica; en ocasiones, puede tener que ver con otro tipo de situaciones traumáticas reales o percibidas por el paciente. Hemos de comprender muy bien el simbolismo y la realidad del papel que desempeña la boca en la vida de una persona.

LA REDUCCIÓN DE LA ANSIEDAD Y LA ANALGESIA

Como todos sabemos, nadie se muestra entusiasmado ante la perspectiva de una visita al dentista. Por lo general, los pacientes se sienten nerviosos e incómodos cuando acuden a consulta. Algunos pueden incluso mostrarse irritables. Una de las sensaciones más comúnmente expresada por los individuos que han sido hipnotizados es la sensación de relax y de ausencia de tensión que nunca antes habían experimentado (Hilgard & Hilgard, 1994, p. 17). Esta percepción, claro está, ayuda a mejorar los sentimientos negativos que, con tanta frecuencia, se viven en relación al tratamiento dental.

Muchas veces, en odontología, los objetivos fundamentales de la inducción hipnótica consisten en reducir la ansiedad y aumentar el nivel de bienestar del paciente. Si el clínico logra unir ambas sugestiones, conseguirá que su paciente mantenga un nivel adecuado de bienestar durante el tratamiento. Esto se puede conseguir sin presentar sugestiones directas, empleando un enfoque permisivo con las necesidades del sujeto. Este tipo de enfoque es útil también con quienes experimentan un nivel muy elevado de ansiedad, por las posibles implicaciones de su dolor (por ejemplo, ¿las úlceras de la boca son una clase de cáncer?), al margen del grado de dicho dolor.

Del mismo modo, podemos facilitar la reinterpretación de las experiencias. Así, lo que anteriormente era una experiencia temida (tumbarse en el sillón del dentista y sentirse expuesto y vulnerable) puede dejar de ser una situación amenazadora. A los niños, por ejemplo, acostumbro a pedirles que se imaginen a sí mismos cómodamente acurrucados en la cama o que imaginen que la vibración de los instrumentos es como una máquina de producir cosquillas que les hacer reír, pero no demasiado. A los adultos, se les puede pedir que fantaseen que se encuentran sobre una hamaca, en una playa desierta, o sobre una algodonosa y mullida nube.

Los objetivos terapéuticos de la relajación y la hipnoanalgesia se producen pese a que el paciente no alcance un nivel muy profundo de absorción hipnótica (Hilgard & Hilgard, 1994, p. 80). En un estado mínimo de profundidad, el paciente se siente involucrado en la experiencia, lo que le ayuda a reducir su dolor. Esto tiene dos consecuencias positivas para los profesionales:

1. Minimiza el tiempo necesario para la inducción de la experiencia hipnótica.
2. Reduce, de manera significativa, determinadas circunstancias adversas, tales como la pérdida de contacto con el dentista que se produce durante una experiencia de hipnosis muy profunda.

Algunos pacientes se resisten a la relajación, al sentir que deben permanecer alerta. Un comentario del tipo de: "tal vez ahora desee mirar sus ojos cerrados", en general, reduce el nivel de vigilancia del paciente, pues implica que él sigue "mirando", al tiempo que facilita que cierre los ojos y le permite un grado mayor de concentración.

Prefiero que mis pacientes cierren los ojos, por razones de seguridad, puesto que trabajo a muy poca distancia y con materiales que, en ocasiones, pueden salpicar. Si el sujeto no responde a mi indicación de cerrar los ojos, le ofrezco un espejo (y unas gafas de seguridad) para que pueda mirar lo que hago.

Cuando se trata de un paciente que está muy alerta, le muestro las zonas de la boca en las que estoy trabajando y trato de captar su colaboración para lograr dormir ciertas áreas y poder llevar a cabo mi trabajo. Utilizando un método de reducción directa, le muestro el paralelismo entre la sensación de adormecimiento, provocada por un anestésico local utilizado en una sesión anterior, y el objetivo actual del adormecimiento. A medida que me voy moviendo de una sección a otra de su boca, le sugiero que traslade la sensación de adormecimiento a esa nueva zona. En general, los pacientes no suelen preguntar si esto es posible. A menos que ellos me lo pidan, tampoco yo acostumbro a presentarles nuevas sugestiones sobre cómo llevar a cabo dicha tarea. Nunca charlo con el paciente o con mi asistente cuando aquél se halla hipnotizado. Todos mis comentarios van dirigidos a mantener la experiencia del paciente, proporcionándole sugestiones terapéuticas y dando instrucciones a mi ayudante. Por lo general, el paciente, al final, deja caer el espejo, cierra los ojos y se sumerge completamente en la experiencia hipnótica.

APROXIMACIONES A LA ANALGESIA

Es posible enseñarle al paciente diferentes sistemas para modificar su dolor por medio de un entrenamiento en la hipnosis. Algunas personas son capaces de aprender, en un lugar diferente al de la consulta del dentista (por ejemplo, en la consulta de un psicólogo), los fenómenos hipnóticos que les ayudarán durante el tratamiento odontológico. A aquellos pacientes que tienen dificultades con el proceso de inducción autohipnótica, el psicoterapeuta les puede proporcionar una cinta que recoja el tratamiento hipnótico y aconsejarles que practiquen con ella todos los días. Esta práctica le sirve al sujeto para desarrollar sus propias técnicas autohipnóticas. Puede llevar la cinta al consultorio del dentista, escucharla mientras se encuentra en la sala de espera, incluso durante la intervención, lo que le ayudará a introducirse en la experiencia hipnótica.

Con algunos pacientes, empleo una inducción formal. Por ejemplo, existe una variación de la inducción de la anestesia de guante, que el paciente acepta con mayor facilidad y que consiste en utilizar las manos para trasladar el dolor de la cabeza y de la cara. Si desea una explicación más detallada sobre el método de la anestesia de guante, puede consultar los manuales de Bassman y Wester (1991) y de Mulligan y Lindeman (1979).

Ejemplo: Señora Scarlatti, 88 años, con quejas múltiples

El caso de la señora Scarlatti muestra muy bien la eficacia de este enfoque hipnótico. La señora Scarlatti era una mujer muy solitaria; nos contó que, pese a que algunos miembros de su familia vivían a 70 kilómetros, tenía muy pocas visitas. Su hijo, sin embargo, la definía como a una mujer muy quejica que exageraba para llamar la atención. La señora Scarlatti presentaba síntomas de dolor facial crónico, con implicaciones en la articulación temporomaxilar, que no habían recibido ningún tipo de atención médica en los últimos años, debido a que estaba recluida en su casa.

Esta negligencia, en cuanto al cuidado de su salud, le causó importantes dolores de muelas que, finalmente, la obligaron a acudir a mi consulta. Una vez finalizado el tratamiento adecuado, se quejó de dolor en el cuello.

Puesto que el historial médico de la señora Scarlatti incluía una artritis severa, le proporcioné un soporte especial para que el cuello estuviera más sujeto durante el tratamiento. Pese a esta medida, la mujer siguió quejándose de un fuerte dolor en el cuello. Su artritis no le permitía llevar las manos hasta la zona dolorida; por consiguiente, le pedí que guiara las mías hasta el lugar exacto en el que se ubicaba su dolor. Después, le pregunté si estaría interesada en ayudarme a mejorar ese dolor. Respondió de modo afirmativo. Entonces, le pedí que se centrara en su respiración, al tiempo que yo le hablaba.

> Dentro de un momento, le voy a pedir que respire profundamente y que deje que el aire salga muy despacio... ahora, empiece a inspirar muy profundamente y a dejar que el aire salga muy, muy despacio... y, a medida que el aire va saliendo, nota que se va sintiendo más relajada, más a gusto... cada vez que el aire sale, siente su espalda contra el cómodo sillón... ahora, vuelva a respirar muy profundamente... respire profundamente y deje que el aire salga muy, muy despacio... y tome conciencia de que se siente mejor que hace un momento... y es curioso que ahora, pese a que yo no se lo haya dicho, usted ya sabe que, al final de la tercera respiración, se sentirá todavía más relajada y más cómoda de lo que nunca hubiera imaginado... así que por qué no sigue adelante y nota que, al respirar profundamente por tercera vez, siente con agrado el sillón contra su espalda... y sigue estando más y más relajada, más y más a gusto, a medida que continúa respirando y que yo sigo hablándole de otras cosas... Y es curioso que, antes de que mencionara la sensación de su espalda contra el sillón, usted ni siquiera hubiera percibido la sensación... pero que, una vez mencionada, ha sido

consciente de la agradable sensación de notar su espalda apoyada en el sillón... A veces, sintonizamos con una parte del cuerpo e ignoramos el resto... otras veces, cuando ignoramos el resto del cuerpo, una parte de él puede responder y causar dolor... pero, ahora que usted ya no ignora su cuello, el dolor no tiene por qué molestarla... de modo que, siga respirando profundamente, dejando que el aire salga muy despacio y que, cada vez que el aire salga, el dolor vaya desde su cuello hasta mis manos, sabiendo que, cuando el dolor esté en mis manos, podré librarme de él, dejar que caiga al suelo... barrerlo y deshacerme de él... cada vez que respire, deje que el dolor fluya desde su cuello hasta mis manos.

Seguí animando a la señora Scarlatti a permitir que el dolor pasara a mis manos; después, le proporcioné sugestiones poshipnóticas encaminadas a que, siempre que lo necesitara, pudiera trasladar el dolor también hacia una parte de su propio cuerpo, imaginando mis manos apoyadas sobre su cuello. Una vez despierta, la señora Scarlatti señaló que no sentía ningún dolor. Estaba impresionada por la rapidez con la que el dolor había desaparecido, especialmente, porque, en episodios anteriores, el malestar le había durado varios días.

Resulta sencillo seguir el progreso de un paciente cuando se está empleando este tipo de inducción, puesto que instruimos al sujeto para que apoye su mano sobre la zona dolorida hasta que el dolor se traslade a su mano. Cuando esto ocurre, la mano cae, lo que me permite saber que la experiencia hipnótica puede continuar. Dado que la señora Scarlatti no podía emplear sus manos, le mostré la cantidad de dolor que ella misma podría eliminar durante un tiempo determinado. Para ello, empleando intervalos de tiempo que la observación me indicó que eran los adecuados, le propuse que un cuarto, la mitad, dos tercios y siete octavos de su dolor irían desapareciendo, y que, probablemente, ella desearía que se fuera del todo.

Una vez que la señora Scarlatti me informó de que todo el dolor se había disipado y, tras presentarle las sugestiones finales apropiadas, la desperté. Al mismo tiempo, comencé a sacudirme las manos con cierta energía, dando claramente a entender que me estaba "librando" de algo. Un miembro de mi equipo que pasaba por allí, al ver la escena, me trajo toallas, pues pensó que se me habrían terminado. Se quedó bastante perplejo cuando le dije que no las necesitaba. A la señora Scarlatti, sin embargo, no le extraño nada mi comportamiento. De hecho, si no llego a mantener mi parte del trato, sacudiéndome el dolor que ella había enviado a mis manos, es muy probable que su confianza en mí se hubiera visto seriamente comprometida, lo cual, a su vez, hubiera supuesto una amenaza importante para la eficacia de las estrategias hipnóticas similares que pensaba emplear en las siguientes visitas. Es interesante señalar que la señora Scarlatti no hizo ningún comentario cuando vio a su dentista, de pie, haciéndole indicaciones sobre el cuidado dental para el futuro, al tiempo que se "sacudía" el dolor de cuello de ella.

Utilicé esta técnica de inducción en dos nuevas sesiones con la señora Scarlatti. En la última, llegó con dolor de cuello, por lo que, antes de dar comienzo al tratamiento, la conduje hasta un estado hipnótico y le presenté una serie de sugestiones, dirigidas a mantener un cierto nivel de bienestar no sólo durante la sesión, sino a lo largo de todo el día. Cada vez que empleé este tipo de inducción con la señora Scarlatti, su dolor desapareció en un tiempo aproximado de cinco minutos.

Pese a que la inducción y la anestesia de guante que utilicé con esta paciente resultaron efectivas, en general, no suelo emplearlas, pues considero que, a través de una relajación generalizada, se puede obtener el doble objetivo de reducir la ansiedad y de preparar al sujeto para la estimulación sensorial que supone el tratamiento. Suelo enseñar a mis pacientes a emplear la relajación como si se tratara de una técnica de inducción habitual.

Si veo que a la persona le incomoda la experiencia de la relajación, la sustituyo por otras técnicas. Por lo general, a los pacientes artríticos, les cuesta encontrar una postura en la que se sientan cómodos. En consecuencia, no sería adecuado presentarles sugestiones encaminadas a lograr una relajación progresiva (puesto que dichas sugestiones dependen del nivel de bienestar del paciente). Con la señora Scarlatti, ligué el bienestar a su respiración, ya que se trataba de una tarea que para ella no entrañaba ninguna dificultad. Uní también el bienestar a esos objetos inanimados, como el sillón, con los que su cuerpo estaba en contacto.

Cuando el paciente tiene fobia a las agujas o es muy sensible al dolor oral, la técnica de la relajación suele ser muy efectiva. (En Erickson, Hershman & Secter, 1990 y en Wester & Smith, 1990, se pueden encontrar ejemplos de este tipo de inducciones.)

EMPLEO DE LAS CAPACIDADES DEL PROPIO PACIENTE

Incluso aquellas personas que, en situaciones estresantes, son capaces de desarrollar, por su cuenta, un estado hipnótico, a modo de defensa automática, pueden beneficiarse del método de la autohipnosis. Esto explicaría la menor receptividad al dolor que presentan algunos pacientes. A menudo, sujetos con elevados umbrales de dolor dan cuenta de este fenómeno, al afirmar que el tratamiento no ha sido doloroso. No es que no experimenten ningún tipo de sensación en la zona tratada, sino que lo que sienten no les molesta. El componente sensorial se mantiene, pero el afectivo disminuye.

Ejemplo: Señora Marple, 67 años, alérgica a la anestesia

La señora Marple presentaba una afección sistémica importante de los tejidos conectivos que la obligaba a tomar diversas medicaciones. Bien como consecuencia de las interacciones adversas provocadas por la ingesta de tantos fármacos, bien debido a su enfermedad, la señora Marple insistía en que era alérgica a todos los anestésicos locales y que, por consiguiente, debía ser tratada a través de la hipnosis. Era una mujer muy agradable y estaba bien orientada. Me explicó que había visitado a diferentes médicos en relación a sus diversas molestias, pero que entre ellos no se incluía ningún profesional de la salud mental. Portaba un bastón que, en apariencia, no utilizaba como apoyo. Pese a que, según me dijo, su nivel de actividad física en los últimos tiempos era mucho menor, se había adaptado bien al cambio. No presentaba aspecto de estar deprimida, y solía traer un libro de crucigramas que la ayudaba a matar el tiempo mientras esperaba que el servicio de transporte la condujera hasta su casa.

Los miles de problemas físicos de la señora Marple eran muy reales; cualquiera podía apreciar los múltiples signos físicos, incluidas las lesiones vasculares diseminadas en su cara, manos y brazos, así como la deformación de sus dedos, manifestaciones todas ellas de sus dolencias. Tras un exhaustivo examen, llegué a la conclusión de que debería extraerle 18 piezas dentales y llevar a cabo un trabajo extensivo de restauración. A causa de sus dolencia sistémica, opté por extraerle tres o cuatro piezas cada vez. En cada sesión, hipnotizaba a la señora Marple utilizando una inducción a la relajación. A petición de ella, empleamos el sistema de imaginación guiada para ayudarle a "huir" hacia una playa, mientras llevábamos a cabo el tratamiento. Cada vez que le extraíamos una muela, la señora Marple nos preguntaba si podía quedarse con ella para que, cuando practicara en casa, pudiera centrarse en la muela, como parte de su inducción. Durante las sesiones, se mostró muy relajada y cómoda, por lo que llevamos a término nuestro trabajo empleando la hipnosis como único agente anestésico.

Aún hoy, la señora Marple (a la que seguimos viendo con regularidad) afirma que nunca fue hipnotizada. Creo que esto se debe a que para ella la hipnosis consistía en no sentir nada. Sin embargo, no es así; sentía "algo", pero lo que sentía no la molestaba demasiado. Pensaba, así mismo, que la hipnosis sería un proceso mucho más espectacular, algo parecido a lo que había visto en la televisión. Pese a mis esfuerzos iniciales por explicarle lo que era y lo que no era la hipnosis, no conseguí convencerla. Tampoco me esforcé por cambiar sus creencias, el tratamiento había sido llevado a cabo con éxito, la paciente se encontraba bien –y, claro está, ése era el objetivo.

9 Los procedimientos médicos dolorosos

Christel J. Bejenke

El señor Galt, que durante las semanas anteriores a su operación quirúrgica se había mostrado muy temeroso, la mañana de la intervención, se presentó muy tranquilo y relajado. Las enfermeras de la planta, testigos de la agitación del señor Galt previa a mi visita preparatoria, se sorprendieron mucho al ver su comportamiento. Pese a que la operación quirúrgica tuvo que ser retrasada varias horas, lo que por lo general provoca un gran malestar en los pacientes, a menos que sean sedados, él no requirió ningún tipo de sedante y llegó al quirófano contento y relajado. Le ayudé a entrar en un estado hipnótico por medio de una clave poshipnótica (una respiración profunda), lo que facilitó una suave inducción a la anestesia general.

Una vez finalizada la operación, el señor Galt se despertó inmediatamente después de que se llevara a cabo la extubación. De hecho, en otro momento, me dijo que, aunque ya le había explicado que tal vez no recordaría las palabras del cirujano en la sala de reanimación, recordaba cada detalle. (Curiosamente, fue su esposa la que dijo "que no había entendido nada".) El señor Galt no sintió dolor en la sala de reanimación, durmió bien, rechazó todas las ofertas de inyecciones analgésicas, pero aceptó dos pastillas analgésicas.

El señor Galt pensaba que iba a permanecer dos días en el hospital tras la operación. Sin embargo, cuando fui a visitarle a la mañana siguiente, ya había abandonado el hospital (alrededor de doce horas después de ser dado de alta de la sala de reanimación). Esa tarde, se sintió tan bien que se fue al cine y, a la mañana siguiente, hizo footing. El señor Galt estaba encantado con esta experiencia y me comentó que sus amigos y su familia no podían salir de su asombro.

En este capítulo, se describen algunas de las observaciones y conclusiones que he extraído de mi trabajo como anestesista; así como una gran cantidad de enfoques clínicos que pueden ayudar a que nuestra práctica médica sea menos traumática de lo que normalmente se piensa. Estos enfoques, en los que incluimos la hipnosis y la sugestión, pueden mejorar o incluso prevenir el dolor y el sufrimiento de forma directa e indirecta.

El objetivo, cuando tratamos el dolor, consiste en establecer el bienestar. Los profesionales que se ocupan del dolor *crónico* saben muy bien que se trata de una enfermedad multidimensional; así como que su contrario, el bienestar, no siempre equivale a una "ausencia de dolor", sino que la ausencia de dolor es sólo un componente más del bienestar.

Sin embargo, el dolor *agudo* se sigue considerando unidimensional. Si esto fuera realmente así, seríamos capaces de controlarlo por medio de enfoques unidimensionales; por ejemplo, utilizando dosis adecuadas de medicaciones opiáceas. Pero las cosas no son tan sencillas, debemos pensar también en la presencia de otros factores. Uno de los factores que mejor conocemos es la ansiedad. En ocasiones, el tratamiento con ansiolíticos ayuda a controlar el dolor; de todos modos, no siempre se produce el mismo resultado. De hecho, muchas veces, vemos a pacientes muy sedados y casi incapaces de hablar, pero cuyo ritmo cardíaco y presión sanguínea reflejan aún niveles inaceptables de dolor y/o ansiedad.

Por otro lado, es posible lograr que un paciente llegue a la sala de reanimación –incluso tras una operación quirúrgica importante– sonriente y con un ritmo cardíaco y presión sanguínea normales. Este tipo de pacientes, que se encuentran totalmente despiertos y se muestran cooperadores, hablan de un malestar casi insignificante. Puesto que el centro de atención de este libro es la hipnosis, quizá piense que se trata de sujetos que han sido hipnotizados. Algunos de ellos, efectivamente, han sido sometidos a esta técnica; a otros, sin embargo, se les han aplicado otro tipo de estrategias.

Los estudios ya clásicos de Egbert (1986; Egbert, Battit, Turndorf & Beecher, 1963; Egbert, Battit, Welch & Bartlett, 1964), con pacientes sometidos a cirugía, proponen algunas líneas de actuación para preparar a los pacientes. Este autor mostró que una visita informativa con el anestesista lograba que los pacientes estuvieran más tranquilos que si hubieran tomado varios miligramos de sedantes; además, las dosis de medicación analgésica que precisaban tras la operación eran menores.

¿Qué factores hemos de tomar en consideración para ayudar a los pacientes a alcanzar ese nivel de bienestar? Permítanme que mencione sólo unos pocos, que pueden presentarse de manera aislada o combinados. Entre ellos, incluiremos la sensación del paciente de:

- impotencia y dependencia
- pérdida de control
- incapacidad para comprender la complejidad de su enfermedad, así como los procedimientos recomendados

- verse a sí mismo como víctima de su enfermedad y/o de un "sistema hostil"
- verse como un mero sujeto pasivo y mudo de la incomprensible y compleja tecnología médica.

En mi experiencia, los componentes fundamentales para contrarrestar las consecuencias negativas de dichas percepciones son la INFORMACIÓN, las INSTRUCCIONES y las SUGESTIONES (con o sin hipnosis), así como *el mensaje implícito de responsabilidad y de cuidado*, por parte de quienes van a llevar a cabo el tratamiento. Para obtener resultados óptimos, dichos componentes han de presentarse antes de iniciar el tratamiento.

Lo ideal –como muestra Egbert en su estudio– es que sea el *médico* responsable de llevar a cabo el tratamiento quien transmita al paciente la información y las sugestiones que procedan. Sin embargo, cada vez más, una parte importante de la preparación del paciente la realizan especialistas formados en los aspectos psicológicos de la práctica médica. Los objetivos, tanto del médico como del psicólogo, consisten en:

- restablecer o mantener la sensación de competencia por parte del paciente
- aumentar la sensación de control del paciente
- fomentar su autodominio e independencia
- ayudar al paciente a que conserve su dignidad
- incluir al paciente como participante integral y activo de su propio cuidado, en lugar de considerarlo como simple receptor pasivo.

El enfoque empleado para alcanzar estos objetivos va a depender de las necesidades del paciente y de las circunstancias clínicas.

Puesto que los *médicos* están muy familiarizados con la afección clínica, con el tratamiento que se va a llevar a cabo y con los componentes técnicos de la intervención, están en posición de aportarle al paciente instrucciones y sugestiones suficientemente explícitas y detalladas. Además, como son ellos los que se harán cargo de la intervención, podrán ofrecerle también garantías concretas en relación al tratamiento que va a recibir.

Otros profesionales, por ejemplo, los psicólogos, han de ser mucho más cautos a la hora de hablar de los detalles. Como especialistas, sabemos los conocimientos y la experiencia que se requieren para estar al día en nuestro propio campo; por mucha información que acumulemos sobre otra especialidad, nunca la dominaremos. Por ejemplo, cuando un paciente me plantea preguntas, relacionadas con la anestesia y con la operación, que podría responder fácilmente –puesto que me paso el día en los quirófanos–, le animo siempre a que se ponga en contacto con el médico que le va a intervenir. Es imposible saber lo que un cirujano tiene pensado para *ese* paciente concreto, en *ese* momento concreto. Conozco por experiencia lo difícil que es, para mí y para el paciente, que un cirujano, un internista o cualquier otro especialista dé consejos con respecto a la anestesia. No se trata sólo de que sea inútil, sino también contraproducente. Incluso las variaciones más insignificantes pueden confundir al paciente y poner en peligro la credibilidad de la persona que ha realizado dichas "suposiciones erróneas". Al paciente, esta situación le crea un conflicto, pues no sabe en quién de los dos confiar –en realidad, debería confiar en ambos–, con lo que se desbarata la intención de transmitirle una sensación de seguridad. De este modo, se puede perder el efecto benéfico de la intervención. Por otro lado, las profesionales de la psicología tienen una ventaja con respecto al resto de los clínicos: no se trata sólo de que posean una especie de percepción de las necesidades psicológicas de sus pacientes, sino que cuentan también con las herramientas para centrarse en determinadas cuestiones que a los médicos les cuesta más entender o hacer frente.

Cuando el paciente ha recibido ya la información y las instrucciones pertinentes, el clínico puede emplear las técnicas hipnóticas para aumentar la receptividad de aquél a nuevas posibilidades. En estado hipnótico, es posible explorar, con un sentido menos crítico que en un estado de conciencia, determinadas ideas que quizá sean muy útiles.

APLICACIONES DE LA HIPNOSIS Y DE LA SUGESTIÓN

Los enfoques que utilizan la sugestión son adecuados para preparar a los pacientes para una intervención quirúrgica, así como para otro tipo de prácticas médicas, entre las que se incluyen los procedimientos diagnósticos y terapéuticos siguientes:

- endoscopias (pulmonares o intestinales)
- quimioterapia
- radiación
- radiología invasiva
- procedimientos cardiológicos invasivos, tales como la angiografía, la inserción de un marcapasos y las angioplastias
- estancia en la unidad de cuidados intensivos
- ventilación artificial prolongada prevista
- diálisis renal crónica
- preparación para transplante de órgano o de médula
- obstetricia

Para poder aplicar las estrategias adecuadas, hemos de comprender ciertas características de los pacientes que van a ser sometidos a pruebas médicas dolorosas. He aquí un resumen de lo que he aprendido a través de la observación de pacientes en diferentes situaciones de estrés:

1. En condiciones de estrés y de ansiedad, los pacientes se vuelven mucho más vulnerables a las sugestiones.
2. Este estado de elevada sugestibilidad abarca desde el momento en el que se considera la posibilidad de una intervención estresante, hasta que se produce una recuperación total.
3. Las afirmaciones realizadas durante estos estados de conciencia funcionan como sugestiones tan poderosas como las que se dan en una situación de hipnosis (véase el ejemplo de abajo).

4. En ese estado, parece como si los pacientes siguieran determinados principios hipnóticos (por ejemplo, "el efecto dominante" o "las personas de autoridad superior") y presentaran síntomas de hallarse hipnotizados (por ejemplo, concentración, amnesia consciente, literalidad, falta de juicio crítico).
5. Las afirmaciones realizadas por personas con autoridad y que se ocupan de su cuidado son especialmente poderosas; mientras que las afirmaciones realizadas por otros apenas tienen efectos.
6. Parece como si existiera una jerarquía en cuanto a la percepción que el sujeto tiene respecto a la autoridad (por ejemplo, la persona que realiza las pruebas, por lo general, es la que tiene una mayor autoridad).

Permítanme ejemplificar estas observaciones por medio de un caso que conozco bien.

Ejemplo: Señora Roark, receptora de una sugestión no deliberada

La señora Roark, con quien empleé la hipnoanestesia para una intervención de Marshall-Marchetti (una operación mayor abdómino-vaginal), se mantuvo despierta y sin dolor durante toda la operación; pero, al llegar a la sala de reanimación, comenzó a experimentar un dolor insoportable. (La razón por la que utilicé la hipnoanestesia no guarda relación con el tema que ahora nos ocupa.) No era posible controlar su dolor a través de las mismas técnicas hipnóticas que, a lo largo de las dos horas que había durado la operación, la habían ayudado a sentirse bien. Le pregunté a la señora Roark si sabía por qué *ahora* sentía un dolor tan fuerte, después de haber pasado por una intervención dolorosa sin experimentar la más mínima molestia. Le recordé que ella sabía cómo controlar su dolor, puesto que eso era lo que había hecho en el quirófano, para sorpresa de médicos y de enfermeras. Se sentía tan confundida y frustrada como yo, e incapaz de hallar una explicación. Una vez más, la conduje hasta un estado hipnótico y le planteé la misma pregunta. Su respuesta, entonces, no se hizo esperar: "Cuando fui a ver al Dr. X [su cirujano] por primera vez [varias semanas antes] y hablamos de la operación, me dijo: *Cuando se despierte, en la sala de reanimación, sentirá un dolor tremendo*".

Este cirujano no había hipnotizado a la paciente –no sabía nada de métodos hipnóticos–. Es evidente que, al aportar esta información –para obtener el "consentimiento informado" de la paciente–, no había tratado de producir un efecto perjudicial en ella. Sin embargo, analizando retrospectivamente la entrevista, podemos suponer, por una parte, que esa "información" funcionó como una sugestión a la que la señora Roark fue muy receptiva y, por otra, que la mujer se encontraba en un estado muy próximo a la hipnosis (amnesia consciente de una conversación que, una vez hipnotizada, pudo repetir de modo literal). Vi con claridad que *estaba cumpliendo, sin darse cuenta, la sugestión no deliberada de su cirujano.*

Pero podríamos preguntarnos por qué la paciente cumplió *esta* sugestión, presentada en una conversación informal, y por qué el trabajo hipnótico realizado con posterioridad –que le había posibilitado la creación de su propia analgesia para la intervención quirúrgica y que estaba orientado también al control del dolor postoperatorio– no anuló la sugestión.

Tal vez la mujer creyera que, para que la operación fuera bien, debían cumplirse *todas* las afirmaciones del cirujano. El sufrimiento descrito por el médico –o, mejor, "prescrito"– parecía constituir un componente necesario para el éxito de la intervención. Es importante señalar que la afirmación del cirujano a la señora Roark fue más poderosa que la sugestión que yo le presenté mientras se encontraba en un estado hipnótico. Esto demuestra, además, que, *para que las sugestiones sean efectivas, no es preciso que se dé un estado hipnótico formal. En situaciones de estrés y de ansiedad, determinadas afirmaciones pueden ser vividas como convincentes sugestiones.*

En relación a estas cuestiones, muchos de nosotros somos capaces de recordar ejemplos similares, aunque quizá menos drásticos, de nuestra práctica: la mayoría de los anestesistas, por ejemplo, hemos visto pacientes que, pese a contar con dosis técnicamente adecuadas de anestesia epidural o local, sentían molestias inexplicables. Conocemos también el caso contrario: pacientes con dosis muy bajas de anestésicos que no padecían ningún tipo de molestia. Como ocurre con mucha frecuencia con el menospreciado "efecto placebo", estos resultados no siempre se corresponden con los efectos fisiológicos y farmacológicos. Tenemos la obligación de tomarnos en serio estos ejemplos y de ser muy conscientes del gran impacto que causan nuestras afirmaciones en los pacientes. Debemos tener en cuenta lo siguiente:

1. Conversaciones y comentarios, en apariencia inocentes e informales, pueden funcionar como poderosas sugestiones.
2. Determinadas palabras, empleadas sin gran cuidado, pueden tener efectos muy *perjudiciales*.
3. Los comentarios, procedentes de personas con autoridad, funcionan como sugestiones especialmente efectivas.
4. Las palabras con *connotaciones negativas* pueden provocar reacciones adversas.
5. Lo contrario también es cierto: las palabras con *connotaciones positivas* pueden provocar reacciones facilitadoras que se traduzcan en efectos beneficiosos.
6. El lenguaje corporal, los suspiros, "los silencios cargados de significado" y otras comunicaciones no verbales contienen sugestiones tan efectivas como las de las palabras.
7. La sugestibilidad se puede emplear de forma terapéutica, en beneficio de los pacientes.

La Tabla 9.1 muestra ejemplos de frases con connotaciones negativas, a las que los pacientes se ven expuestos con mucha frecuencia (columna de la izquierda), así como el mensaje que llevan implícito (en *cursiva*). En la columna de la derecha, se proponen modificaciones en las que se incluyen sugestiones positivas.

En situaciones de estrés, los pacientes regresan a un pensamiento de proceso primario (Bonke, 1990), por lo que se vuelven literales y concretos en su pensamiento y tienden a pensar en categorías absolutas. Se puede utilizar ese estado en beneficio del paciente: cuando empleamos un lenguaje adecuado y presentamos sugestiones meditadas, es posible observar los efectos siguientes:

Tabla 9.1
Frases con sugestiones o connotaciones negativas no deliberadas (*izquierda*) y alternativas posibles de carácter neutro o que contienen sugestiones positivas (*derecha*)

Interpretación del paciente	*Alternativas posibles*
"Le **dormirán**" (*para muchas personas, se trata de un eufemismo de la muerte, especialmente, para los niños que han perdido una mascota o a un abuelo*)	"Un anestesista le administrará el anestésico. La anestesia está relacionada con el **bienestar**. Y el anestesista estará con usted y controlará que todo vaya **bien**, mientras se encuentra muy, muy relajado..."
Al final de la operación, cuando el paciente se está despertando	
"**Todo ha terminado**". (*"estoy muerto"*) "**Ha terminado**". (*"muerto"*)	"¡Buenos días!" o "Hola" (*en tono alegre*), "El doctor **ha terminado ya la operación** y usted se encuentra **bien**..." "Pronto se encontrará lúcido y le **sorprenderá** descubrir que todo ha sido **más fácil** de lo que pensaba y que se **siente mejor** de lo que había imaginado".
En la sala de reanimación o más tarde	
"Si tiene **algún dolor**, me llama". (*me **va** a doler*) "Llámeme **cuando le empiece a doler**". (*lo mismo*) "¿Le duele?"	"Permítame que le ayude a sentirse **más cómodo**. Hay muchas formas de hacerlo: ¿quiere...(una almohada bajo las rodillas/otra manta)?, ¿quiere que le suba un poco la cabeza?, ¿le aparto la luz de los ojos?, ¿quiere enjuagarse la boca? Y si quiere algún medicamento, llámeme..." (*Con estas estrategias, no sólo no se menciona el "dolor", sino que no se **destaca** que se trate de una condición sine qua non*).
"Pondré esto aquí para que lo tenga a mano si se siente mal (o para cuando lo necesite)" (al tiempo que la enfermera coloca una palangana junto a la cara del paciente). (*se supone que me voy a sentir mal y voy a vomitar*)	"¿Puedo ayudarle a encontrarse más cómodo?" (*Primero, no se debe poner una palangana en la cara del paciente cuando llega de la sala de reanimación –se trata de una vieja costumbre–. Si fuera necesario, se acercaría rápidamente la palangana. Si se tratara de algo inevitable, habría que hacer algún comentario como:*) "... algunas veces, tras una operación, apetece aclararse la garganta o enjuagarse la boca..."
"Avíseme cuando se sienta mareado". (*lo mismo*)	(Si *el paciente vomita, se puede* ***utilizar*** *de forma positiva:*) "**¡BIEN!** ¡Ya se ha librado de **ESO**! Su estómago no estaba de humor como para digerirlo. Ahora se sentirá mucho mejor y estará deseando saciar su hambre y su sed tan pronto como el doctor X lo indique...

- Los pacientes muy aprensivos se tranquilizan, cooperan mejor y tienen mayor sensación de control.
- Pocas veces se precisan sedantes.
- Disminuye la necesidad de agentes anestésicos.

- Tras la intervención, los pacientes se despiertan tranquilos, con sensación de bienestar y con una "sonrisa" característica, signo bastante poco común en una sala de reanimación.
- Disminuye, de forma significativa, el uso de narcóticos.[1]
- Descienden notablemente las náuseas y los vómitos. (Con las técnicas y agentes anestésicos de hoy en día, los vómitos ya no son demasiado corrientes, pero, hasta hace cinco años, eran muy habituales.)
- Los pacientes empiezan a moverse antes, se les da pronto de alta y reanudan enseguida su actividad normal.
- Por lo general, los pacientes se muestran muy cooperadores y colaboradores, por lo que el trato con ellos mejora.

Ejemplo: Señora Rearden, 45 años, con un cáncer avanzado de pecho y mastectomías bilaterales

La señora Rearden, con un cáncer de pecho avanzado, debía someterse a una mastectomía derecha radical modificada y a una mastectomía izquierda simple. Estaba muy preocupada por la operación. Había acudido a mí, varios meses antes de la intervención, a fin de reducir su ansiedad. En aquel momento, recibía tratamiento de quimioterapia para reducir el tamaño de su tumor, como paso previo a la operación. Anteriormente, había logrado disminuir su ansiedad siguiendo un tratamiento hipnótico, por lo que decidió solicitar un abordaje de ese tipo para controlar la gran angustia que le provocaba la intervención quirúrgica. Llevamos a cabo el citado tratamiento unos días antes de la operación, durante una consulta de preparación a la anestesia.

Empleamos la inducción del "lugar favorito", seguida de dos fraccionamientos[2] a través de la respiración y de la presión en el hombro, seguida de un ensayo de la intervención desde la perspectiva de una recuperación total (véase la Demostración 9.1 al final del capítulo). Esto incluyó sugestiones encaminadas a que lograra un sueño reparador y tranquilo antes de la operación; que se sintiera bien antes, durante y tras la operación; que las hemorragias fueran mínimas; que la recuperación fuera rápida, con una baja formación de edemas y una mínima acumulación de suero y de linfa tras la operación. En el tratamiento hipnótico, contemplamos también el duelo por los órganos que iba a perder.

Debido a su alto nivel de angustia, el oncólogo le había prescrito sedantes y píldoras para dormir. Sus padres habían recorrido una larga distancia para estar con ella y ofrecerle su apoyo emocional. Tras el tratamiento hipnótico, la señora

1. Tras las operaciones mayores, los pacientes que han sido preparados por medio de la hipnosis suelen requerir dosis menores de medicación para controlar el dolor que aquéllos que han sido preparados con sugestiones, pero sin hipnosis.
2. Un fraccionamiento es un procedimiento "creciente" que supone un rápido redespertar del paciente, seguido de una nueva inducción al estado hipnótico, que provoca una experiencia hipnótica más profunda.

Rearden no necesitó tomar ninguna pastilla; ante la sorpresa de todos, estaba tranquila y jovial, y pudo dormir bien. No quiso que su familia y sus amigos la entretuvieran, prefirió irse sola a la playa a pasear.

El día de la intervención, la señora Rearden se mantuvo tranquila ("menos nerviosa que si me fuera de viaje", dijo), pese a que hubo de esperar varias horas antes de ser conducida al quirófano. Más tarde, me contó la irritación que le habían causado unas personas que, con toda su buena intención, trataron de distraerla para que se sintiera tranquila y a gusto. Recordaba cómo yo le había acompañado al quirófano, pero no recordaba nada más hasta el momento en que se había despertado. Aunque no le administraron ningún sedante, supuso que alguien "me habrá dado algo". Durante su traslado al quirófano, induje de nuevo un estado hipnótico en la señora Rearden, utilicé claves poshipnóticas y le seguí presentando sugestiones.

La paciente no presentaba ninguno de los signos que se suelen a asociar a un estado hipnótico, tales como el aletargamiento o la catalepsia. De hecho, siguió hablando, se mostró colaboradora, se colocó ella misma sobre la mesa de operaciones y participó de forma adecuada en todo lo que se le pidió. (Este ejemplo anula los temores de que un estado hipnótico dificulte la cooperación del paciente y retrase el proceso en la sala de operaciones.) Es importante señalar la amnesia de la señora Rearden en relación a estos acontecimientos, lo que nos indicaría que se encontraba en estado hipnótico.

Seguí presentándole sugestiones, mientras le administraban la anestesia, durante la intubación, la intervención, la salida de la anestesia, así como durante su traslado a la sala de reanimación. Necesitó una cantidad mínima de anestesia para la operación, y, nada más extraerle los tubos, se despertó, sonriente. Cuando le dijimos, en la sala de reanimación, que había perdido muy poca sangre, se alegró mucho, pero no le extrañó. No sentía dolor. Posteriormente, me contó que, esa noche, las enfermeras de la planta habían insistido en administrarle una inyección de un opiáceo (Demerol). La paciente dijo que no lo necesitaba (pero aceptó, me explicó, para que se tranquilizaran). La medicación le provocó náuseas. Al día siguiente, se negó a tomar más opiáceos y se sintió bien. El cirujano la visitó ese día y le dijo que "nunca había visto a nadie con ese temperamento". Al contarme esto, añadió, riendo: "Ambos sabemos que eso no tiene nada que ver con el 'temperamento'".

El resto de la recuperación de la señora Rearden fue mucho más sencillo de lo esperado. Le habían dicho que, durante dos semanas, no podría conducir, pero lo hizo (tras recibir el permiso de su cirujano), sin sentir ningún dolor, al cuarto día de la operación.

Una secuela muy habitual de la mastectomía radical modificada es la acumulación prolongada de suero, que puede durar varias semanas y supone repetidas aspiraciones de ese fluido. Cuatro días después de ser dada de alta del hospital, le practicaron ese tratamiento a la señora Rearden en una única ocasión –lo que se halla muy por debajo de la media.

ELEMENTOS CLAVE PARA LA PREPARACIÓN DE UN PACIENTE QUE VA A SER SOMETIDO A PROCEDIMIENTOS ESTRESANTES

La preparación para un procedimiento determina, en gran medida, que la experiencia médica del paciente sea agradable o desagradable. Por consiguiente, es muy importante que sepamos emplear bien esa ocasión.

En la situación clínica, no se pueden separar los tres elementos de *la información, las instrucciones y las sugestiones* (con y sin hipnosis). Con objeto de obtener un resultado óptimo y beneficioso para el paciente, debemos lograr que los tres se encuentren enlazados.

Información

La mayor parte de los pacientes se sienten perplejos, abrumados e intimidados ante la aparente complejidad de lo que se supone tienen que asimilar y para lo que, muchas veces, carecen de puntos de referencia. Según su propia descripción, una reacción muy habitual, frente a esta situación, consiste en "desconectar", esto es, en dejar de escuchar, de registrar, de asimilar o de procesar la información que se les da. De hecho, es corriente que muchos pacientes no recuerden lo que han hablado en una consulta con el cirujano o con el oncólogo; especialmente, si el contenido de esa entrevista ha incluido aspectos que percibe como "amenazadores".

(Conozco a un neurocirujano que registra las conversaciones que mantiene con sus pacientes antes de la operación. Si éstos niegan haber recibido una determinada información, les hace escuchar la cinta. Por lo general, a los pacientes les cuesta dar crédito a lo que están escuchando; en especial, cuando oyen sus propias preguntas o comentarios.)

Antes de inundar al sujeto con demasiada información, hemos de conocer el modo en que él entiende el procedimiento, la percepción que tiene de su papel frente a la prueba, sus temores y su potencial capacidad para hacerles frente. En muchas ocasiones, una reformulación del concepto que tiene el paciente es suficiente. Si dice: "Estoy aquí porque no tengo otra elección", se le puede responder: "Tengo la impresión de que usted lo ha pensado mucho y que, al final, ha decidido que (si se ocupa de esa hemorragia/si le quitan ese bulto/si le sujetan esa hernia) su vida será mejor". O, si el paciente dice: "Ya sé que me voy a sentir fatal después de la operación. Siempre siento náuseas y me paso varios días vomitando. Y el dolor es tremendo", el clínico, sin ofrecerle garantías o falsas promesas, puede ayudarle enormemente con un sencillo comentario: "¿Le molestaría que, esta vez, las cosas fueran un poco diferentes?" Además, se le deben dar las razones de por qué la experiencia *puede* ser diferente (que no pensamos que ese dolor tan fuerte y esas náuseas tan prolongadas estén ya justificadas; que, en la actualidad, existen opciones más fiables; y que los métodos para controlar el dolor y las náuseas son ahora bastante más efectivos. Es preciso explicarle bien al paciente esas opciones, de modo que tenga la posibilidad de elegir la que prefiera). Como corolario del "leer entre líneas", muchas veces, tenemos que "leer entre las palabras del paciente" para conocer sus preocupaciones y poder encauzarlas adecuadamente.

Cuando hablamos con un paciente, hemos de emplear un lenguaje comprensible para él, de modo que reciba una verdadera información y que se beneficie de esta interacción (en lugar de, simplemente, cumplir la ley en relación al consentimiento informado). Por otro lado, le daremos el tiempo suficiente para que digiera esa información. Si estamos un poco atentos, captaremos, por ejemplo, que "le estamos perdiendo". Si observamos que la confusión del paciente va en aumento, iremos más despacio o, si es necesario, cambiaremos de estrategia. La información que proporcionamos debe ser objetiva, concreta, honesta, directa y tan explícita y detallada como sea preciso. La información, incluso si contiene aspectos difíciles, no tiene por qué incrementar los temores del sujeto. Al contrario, los pacientes que, de entrada, se muestran muy angustiados suelen tranquilizarse cuando revisan y discuten las opciones, los procedimientos, la secuencia de los acontecimientos, las posibles sensaciones, las posibles complicaciones y los riesgos. Es sorprendemente pequeño el porcentaje de pacientes que prefiere no saber nada de todo esto. Pero incluso esos pacientes se interesan y quieren obtener información cuando descubren que ésta no tiene por qué ser incomprensible para ellos. Uno de dichos pacientes me dijo en una ocasión: "La comprensión te da poder y te hace libre". La eficacia de este enfoque se pone en evidencia ante los comentarios de los sujetos que ya han sido operados: "Fue exactamente como usted me había dicho". (Los pacientes, cuando se dan cuenta de esto, se tranquilizan mucho, se vuelven más colaboradores y sienten una confianza mayor hacia un sistema médico que "ha mantenido su promesa". Estas vivencias conllevan efectos muy beneficiosos para posibles intervenciones futuras; esto es muy importante, sobre todo, en el caso de pacientes con cáncer, para los que esa operación quizá no haya sido más que la primera de toda una serie de angustiosas intervenciones.)

En las consultas informativas, además, el paciente tiene la impresión de que tiene *opciones*. Pese a que, en apariencia, se trate de opciones mínimas, ayudan a aumentar su sensación de *control*, lo que contrarresta la omnipresente sensación de indefensión, infantilización y victimización frente al "sistema" médico. Las decisiones son fundamentales para que aumente la confianza, disminuya la ansiedad, así como para que los estímulos aversivos se vuelvan más tolerables. Se puede incluir, por ejemplo, la decisión de tomar o no sedantes y en qué momento, el tipo de anestesia que se usará, el modo de controlar el dolor después de la operación (inyección intramuscular, analgesia controlada por el paciente, epidural, etc.).

En el caso de los adolescentes, e incluso de los niños, las *decisiones* son muy importantes: qué sabor prefiere que se aplique a la mascarilla de la anestesia; en qué punta del pie le colocarán el oxímetro; en qué brazo le pondrán la abrazadera para medir la presión sanguínea; si prefiere recibir la anestesia a través de una mascarilla o a través de una inyección; si prefiere estar sentado o tumbado durante la aplicación de la anestesia.

Tanto los adultos, como los niños experimentan una sensación especial de *control* cuando se dan cuenta de que pueden ejercer su influencia sobre algunas funciones fisiológicas, como el ritmo cardíaco, la oxigenación o la concentración de dióxido de carbono. Para ello, centramos su atención en el electrocardiógrafo, en el oxímetro o en el capnógrafo. Al observar los registros numéricos o gráficos, el paciente es testigo de su influencia sobre la lectura numérica, o sobre la frecuencia o la amplitud de los movimientos del gráfico. Por ejemplo, cuando la atención del sujeto está centrada en el *oxímetro,* que refleja numéricamente el ritmo cardíaco y el grado de oxigenación (algunas veces, también gráficamente), o el *ECG*, se le informa de que *puede* cambiar su ritmo cardíaco. Esto, por lo general, se produce a medida que se va sintiendo más relajado o sedado; pero el cambio puede ser muy espectacular si "mantiene una respiración profunda y larga" (por ejemplo, si realiza la estrategia de Valsava). Cuando la atención se centra en el *capnógrafo* (que refleja una lectura numérica y gráfica del dióxido de carbono exhalado), los pacientes observan que, cuanto más largas y lentas son las respiraciones, la línea del gráfico se vuelve más horizontal (en este caso, a los niños se les habla de "montañas largas y llanas"); mientras que las respiraciones rápidas y superficiales provocan líneas con estrechos picos (para los niños, "cumbres altas y delgadas"). A los niños les encanta poder elegir entre "cumbres altas y delgadas" o "montañas largas y llanas".

En ningún caso se trata de un simple ejercicio para pasar el tiempo, sino que permite mejorar la ventilación espontánea, la oxigenación y, en consecuencia, una tranquila inducción de la anestesia, a través de la mascarilla, en el caso del capnógrafo. El oxímetro facilita también una inducción más tranquila y suave por medio de una relajación progresiva y de una mejor oxigenación. Son ejemplos que suponen la transformación de experiencias potencialmente traumáticas en vivencias de signo positivo, mediante el empleo de funciones fisiológicas. Todos esos métodos que acabamos de describir se pueden utilizar también para inducir un estado hipnótico, que, bajo esas circunstancias, no es raro que se produzca de manera espontánea.

Como ya hemos mencionado con anterioridad, el enfoque del médico ha de ser diferente del planteado por el psicólogo, pero el efecto en el paciente puede ser parecido. Aunque el médico es el único capaz de proporcionar determinada información, el psicólogo puede ayudar a su paciente a tener la capacidad, la calma y la tenacidad necesarias para obtener la información adecuada sin sentirse abrumado, intimidado o culpable –y, por consiguiente, para retenerla, asimilarla y poder manejarla–. Esta información, una vez obtenida, se puede incorporar al resto del trabajo psicológico con el paciente. Sin embargo, el psicólogo, más que repetir lo que él cree que ha dicho el médico, debe utilizar sugestiones generales: "... a medida que el tiempo avanza... le sorprenderá descubrir que todo lo que el médico le ha explicado lo entenderá mejor y tendrá más sentido. Y si hay algo que necesite aclarar, le resultará muy sencillo y natural preguntar..."

Si se desea reducir el número de visitas y de conversaciones telefónicas con el médico, una opción útil y rentable para el paciente consiste en llevar un magnetófono a todas las consultas. (Claro que se debe tener en cuenta y respetar que no todos los médicos se sienten cómodos con este sistema y que, por lo tanto, *se les debe pedir permiso.*) El paciente, en un momento de mayor tranquilidad, podrá revisar la información que ha grabado y escuchar lo que antes no ha podido oír; de este modo, será capaz de plantear con eficacia las cuestiones que queden pendientes. En mi experiencia, he visto que esta estrategia les resulta de gran utilidad a los pacientes oncológicos.

Con mucha frecuencia, los pacientes tienen percepciones erróneas y extrañas con respecto a los procesos fisiológicos o a las intervenciones médicas. Así, una parte esencial de la información incluye una explicación tanto de las funciones fisiológicas, como del objetivo y de la base de la intervención. Cuando el sujeto recibe sugestiones que le tranquilizan y le dan cierta seguridad, es capaz de tolerar con serenidad sensaciones que, de otro modo, resultarían muy molestas y desagradables.

Instrucciones

Los consejos que, con muy buena intención, dan algunos médicos y enfermeras para que el paciente se relaje *no* le son de gran ayuda, sino que más bien le confirman su incapacidad de hacerlo y aumentan su sensación de indefensión. Sin embargo, puede ser muy útil mostrarle al sujeto el *modo* de relajarse.

Las instrucciones eficaces son las que le enseñan al paciente lo que puede hacer *él* para influir de forma beneficiosa en el curso de su enfermedad. Y, lo que es más importante, a medida que descubre sus capacidades y habilidades para hacer determinadas cosas, disminuye la posible sensación de victimación o de pasividad, al tiempo que aumenta la vivencia de ser un miembro activo del equipo terapéutico. Esta experiencia le confiere una gran sensación de poder.

Por lo general, los pacientes carecen de la confianza necesaria en su propia capacidad para reunir la información que precisan, así como para expresar sus dudas y preocupaciones. En este sentido, es importante que sepan que contarán con más de una ocasión para obtener esa información. Por ejemplo, los pacientes suelen pensar que, si no hablan con el anestesista antes de la intervención, cuando se encuentren en el quirófano, estarán demasiado sedados como para plantear sus preocupaciones. Pero, para asegurarse de que al anestesista le llegan sus temores o peticiones, se puede, por ejemplo, poner una nota junto a la pequeña pizarra que aquél revisa siempre antes de la intervención. (La nota podría decir: "A mi anestesista: tras mi última operación, [sentí náuseas durante mucho tiempo/sentí mucho dolor en la sala de reanimación/tuve mucho frío]. ¿Hay algo que pueda hacer para que, esta vez, no me ocurra lo mismo?") Es posible tomar en consideración una petición de este tipo, especialmente, si el anestesista conoce el problema. Al paciente le tranquiliza mucho saber que ha sido capaz de comunicar sus preocupaciones.

Con el fin de contrarrestar la sensación de indefensión que experimenta el paciente, se le puede informar e instruir para que, antes y después de la operación, realice una serie de sencillas tareas que le ayudarán a controlar el dolor y a recuperarse mejor de la intervención. Aunque la persona que prepara al paciente desconozca cierta información muy específica en torno a la operación, los principios que presentamos a continuación son de aplicación casi universal.

Antes de la operación, es importante *mantener una actividad y una nutrición normales*, así como descansar bien. La mayoría de los pacientes cree que da lo mismo dormir bien o mal la noche previa a la operación, puesto que, "de todos modos, ya voy a dormir". Para eliminar esta concepción errónea, se podría decir: "El día de la operación, se sentirá mucho mejor y se recobrará con más facilidad si ha dormido y ha descansado bien y si los días previos ha estado relajado".

La relajación de los músculos que rodean la incisión disminuye el dolor postoperatorio. Para transmitir esta idea al paciente, podríamos decirle: "Usted sabe que, cuando tiene una herida en la mano, se siente mucho mejor si la mano está relajada que si está tensa. Tras la operación, es lo mismo. Así que es importante que empiece ya a relajar esa zona, a sentirla como si se tratara de una muñeca de trapo. Esto ayudará también a que los nutrientes alcancen más fácilmente esos tejidos, con lo que la cicatrización será mejor".

Podemos instruir y animar al sujeto para que relaje las estructuras adecuadas (por ejemplo, el abdomen, los hombros, el cuello y las extremidades). Una almohada "bajo las rodillas" y una ligera elevación de la posición de la cabeza relajarán los músculos abdominales y facilitarán la respiración. Ambos serán muy beneficiosos en el caso de incisiones abdominales. Y el paciente puede pedir una almohada a las enfermeras, lo que hace aumentar su sensación de control. (Cuando esté contraindicada la utilización de una almohada, el equipo deberá explicar las razones.)

Para incisiones torácicas, enseñaremos al paciente, y le animaremos, a practicar una respiración de tipo abdominal. (Este ejercicio, por lo general, es más difícil para las mujeres que para los hombres.) Las extremidades que han sido operadas se sienten mejor cuando se elevan –esto es algo que hacen las enfermeras de forma rutinaria–. Tras una mastectomía radical modificada, a la mujer le cuesta sostener el brazo del lado que ha sido operado, aunque la postura sea beneficiosa. Se le puede instruir para que solicite ese apoyo y "permita que el brazo esté totalmente relajado, dejando que la enfermera lo ponga sobre la almohada". Existen ejercicios muy útiles, tales como respirar profundamente, mover los brazos y las piernas, los dedos de las manos y los de los pies, tensar y relajar los músculos de las piernas. Además, le animaremos a que le pida a su médico otros ejercicios que sean beneficiosos para su situación particular.

La información y las instrucciones van juntas y tratan de contrarrestar la imagen que el paciente tiene respecto a sí mismo, un sujeto incompetente, indefenso y temeroso de perder el control. Si sabe lo que va a ocurrir y siente que hay cosas que puede hacer, experimentará menos miedo de perder el control. Como resultado, esos pacientes tienden a mostrarse más tranquilos y colaboradores, por lo que es más sencillo cuidar de ellos. Y, en general, se recuperan con mayor rapidez.

Sugestiones

La generalidad o especificidad de las sugestiones está determinada por las necesidades del paciente y de la situación. La experiencia me dice que las sugestiones *indirectas*, *indefinidas* y *permisivas* suelen ser más efectivas que las directas e impositivas, ya que utilizan las capacidades innatas del sujeto, su imaginación, su creatividad y sus experiencias vitales. Además, ese tipo de sugestiones tienen menos posibilidades de provocar resistencias.

Cuando se crea una sugestión, resulta muy útil implicar a todos los sentidos del paciente. Debemos tener en cuenta que el sonido es uno de los modos de percepción más tenaces, incluso en un estado de anestesia y de sedación profundas; por consiguiente, es muy importante centrarse en la experiencia que el paciente tiene en relación al sonido.

También aquí, nuestro objetivo consiste en apoyar la independencia y la autosuficiencia del paciente, por las razones que ya hemos descrito más arriba y porque se darán ocasiones en las que no tendrá a nadie cerca para inducir, reforzar o para intensificar su estado hipnótico. Apoyaremos la independencia y la autosuficiencia del sujeto, reforzando sus capacidades y diseñando sugestiones que se *perpetúen a sí mismas*. Para ello, uniremos las sugestiones a claves que suponemos se van a producir de manera repetida durante periodos largos de tiempo. Ejemplos de este tipo de claves incluirían la respiración, el pitido rítmico de los monitores, los sonidos de los ventiladores, la presión de la abrazadera que mide la tensión arterial, el timbre de los teléfonos, los pasos de las enfermeras y de las visitas, el agua de las cisternas, etc.

Cuando las sugestiones sin inducción hipnótica, también conocidas como "*sugestiones despiertas*", forman parte de una visita informativa e instructiva, se incluyen en el diálogo normal y, por lo tanto, se expresan en un tono de conversación normal. Alguien que no esté familiarizado con los métodos hipnóticos tal vez no reconozca este tipo de comentarios como sugestiones. Es obvio que no es muy adecuado presentar sugestiones de un estilo impositivo ("no sentirá dolor", o: "no tendrá vómitos y comerá con muchas ganas todo lo que le pongan"). No es éste el modo en el que solemos hablar habitualmente. Por otro lado, las sugestiones indirectas, permisivas e indefinidas son vividas por el paciente como una parte más de la conversación. Dichas sugestiones le permiten tomar decisiones, le transmiten un respeto por su individualidad y su libertad y alientan a su parte creativa a crear soluciones aún mejores.

Además de los ejemplos que ya hemos presentado, la Demostración 9.2 muestra el modo de manejar las preocupaciones que, con mayor frecuencia, expresan los pacientes. (Véase el apéndice de este capítulo.)

Ejemplos de sugestiones realizadas antes de una intervención

Muchas veces, los pacientes se sorprenden cuando se les comunica que la operación ya ha finalizado. En su caso, no sé bien si esa sorpresa se deberá al hecho de que todo parezca haber ido tan rápido, por despertase tan bien o por el hecho de sentirse mucho mejor de lo que hubiera podido imaginar.

> Mis pacientes me hablan, muchas veces, de su enorme sensación de alivio cuando, al despertar en la sala de reanimación, notan una presión bajo los vendajes (el miedo al dolor se calma). Es la señal de que la operación ha terminado y de que el proceso de curación está ya en marcha.
>
> Quizá le sorprenda lanzar la vista atrás, hacia unos días antes de la operación, y descubrir que todo ha sido mucho más fácil de lo que hubiera imaginado.
>
> Cuando mire hacia atrás, después de la intervención, tal vez piense que ésa no ha sido la parte más dura, sino otras fases ya pasadas: acudir al médico, recibir toda la información, tomar la decisión, etc.

En el apéndice de este capítulo, encontrará más ejemplos. Además, en la Tabla 9.2, aparecen numerosas muestras de verbalizaciones que se pueden emplear como sugestiones para preparar a un paciente ante una intervención quirúrgica.

Este tipo de sugestiones alivian la ansiedad que experimenta el paciente en los momentos previos a la operación, reduce las dosis de medicación que precisa antes, durante y tras la operación y acelera su proceso de recuperación. Además de todo esto, las sugestiones ayudan a contrarrestar el temor que podría sentir ante la aparición de experiencias inesperadas e incomprensibles para él, pues, si está bien preparado, no le abrumarán.

Acostumbro a centrarme en los sonidos que el sujeto va a escuchar a lo largo del proceso:

> Como ya sabe, en el quirófano, se producen muchos sonidos y conversaciones, y tal vez le *tranquilice escuchar* ese ajetreo a su alrededor, pues así sabrá que todo lo que está ocurriendo es en beneficio *suyo.* Todos en esa sala están trabajando *para usted*, para conseguir que todo vaya bien. Quizá le suene como el rumor de un arroyo o como las suaves gotas de la lluvia... y lo único que significa es que puede sentirse bien, tranquilo y relajado... Ni siquiera se tendrá que preocupar por prestar atención a esos sonidos, a menos que alguien le llame por su nombre.

De este modo, el paciente recibe la información de que en el quirófano se producen ruidos; pero se le induce a experimentarlos como fuente de seguridad. Por otro lado, al centrar su atención en determinados sonidos que sabemos que se van a producir, conseguimos que responda ante su aparición (incluso tras la intervención). Por ejemplo:

> Así que, cuando escuche el pitido... de los monitores y de las máquinas... sabrá que no corre ningún peligro... puesto que todo está siendo vigilado con gran atención... Y, cuando escuche el resoplido del aparato para la respiración... y cuando sienta que su pecho sube y baja... y que su respiración le resulta *sencilla*, gracias a la ayuda de la máquina... [De esta forma, la máquina *ayuda*, no domina o aturde].... sabrá que puede relajarse todavía más... porque la máquina está haciendo el trabajo de respirar

> por usted... Y todos esos sonidos le indicarán... que alguien está vigilando esos sonidos... y que le está vigilando a *usted* para asegurarse de que todo marcha bien... de que no corre ningún peligro... [Esto contrarresta los temores tan comunes de que no habrá nadie vigilando. "*No corre ningún peligro*" es una de las afirmaciones más importantes que un paciente puede escuchar antes, durante y tras la operación.]

Puesto que el paciente *tendrá* muchas posibilidades de estar expuesto a sugestiones de signo negativo, es importante prepararle de modo que pueda ignorarlas o rechazarlas. Como vimos con la señora Roark, las sugestiones negativas no siempre son fáciles de borrar, anular o modificar. Por otra parte, se puede utilizar un enfoque positivo como un método muy eficaz para reducir la tensión. Así, lograremos que la experiencia quirúrgica sea menos traumática para nuestros pacientes y, al mismo tiempo, facilitaremos el trabajo de todo el equipo médico.

Resulta muy útil invitar a la familia a participar en la consulta previa a la operación, siempre que el interesado esté de acuerdo –por lo general, tanto el paciente, como los miembros de su familia suelen aceptar encantados esta oferta–. La familia, además de proporcionar información adicional, que quizá el paciente haya olvidado mencionar, supone un gran apoyo para la dura prueba que éste ha de pasar. También a ellos les beneficia este sistema, puesto que la información y las sugestiones que reciben les tranquilizan mucho:

> Algunas familias no saben que, cuando un paciente es transportado hacia la zona del quirófano, puede pasar bastante tiempo antes de que se inicie la operación. En ese tiempo, el paciente se encuentra muy bien atendido, y, claro está, en el quirófano también lo está. Por eso, quizá les parezca que [el paciente] pasa más tiempo en el quirófano del que pasa en realidad. Ya saben que, una vez finalizada la intervención, el cirujano les informará de cómo ha ido todo –siempre supone un gran alivio verle aparecer–. Después de la operación, y durante varias horas, [el paciente] estará en la sala de reanimación. Eso no significa que esté dormido todo el tiempo –de hecho, la mayoría de los pacientes suelen estar despiertos–. Pero es un lugar en el que está muy bien cuidado, tiene una enfermera, sólo para él, que está muy pendiente de todo lo que pueda necesitar.

Cuando los miembros de la familia participan, el paciente cuenta no sólo con unos aliados muy importantes, sino también con profesores particulares que van a seguir presentándole las sugestiones que ya conocen. En estas circunstancias, es poco probable que la familia le importune con sus comprensibles preocupaciones y ansiedades.

EJEMPLOS DE SUGESTIONES LIGADAS A LOS ACONTECIMIENTOS

Una vez finalizada la operación, la presión sanguínea se mide en intervalos fijos de tiempo; algunas veces, mediante mecanismos automáticos. Por lo tanto, podemos emplear esta situación, definiéndola como una clave y ligándola con una respuesta terapéutica: "Cada vez que note la presión de la abrazadera que le mide la tensión arterial, pensará en lo bien que se siente".

Existen otros muchos acontecimientos que pueden ser utilizados:

> Cuando oiga el *pitido de los monitores...*
> Cuando note la *presión bajo los vendajes...*
> Cuando la *enfermera* entre en la habitación...
> Cada vez que sienta que la máquina de la *respiración* le ayuda a respirar...

(Si desea consultar más ejemplos, acuda al apéndice final de este capítulo.)

Ejemplos de sugestiones ligadas a los comentarios de los pacientes

Podemos emplear *cualquier* comentario, observación o pregunta, que realice el paciente, como clave para una respuesta terapéutica. Es importante ligar la información que le damos, incluida la referida a las funciones fisiológicas, a la sugestión.

Los pacientes que se sienten muy asustados porque han sufrido ya alguna mala experiencia (por ejemplo, intensos dolores, náuseas y vómitos) se tranquilizan mucho si se les dice: "¿No estaría bien que, esta vez, las cosas fueran diferentes? Existen muchas posibilidades de que así sea". Pero, siempre que se pueda, debemos mostrarle las *razones* que sustentan nuestra afirmación.

> [*En relación a las náuseas*] Los anestésicos de hoy en día ya no provocan vómitos. Además, contamos con medios muy eficaces para prevenir las náuseas. Y *si* se producen, disponemos de potentes fármacos para ocuparnos de ello.
>
> [*En relación al dolor*] En la actualidad, la concepción que tenemos sobre el dolor es muy diferente de la que teníamos antiguamente. Contamos con mejores medios para que el paciente se sienta bien, y ya no pensamos que deba sufrir. Creo que le va a sorprender mucho comprobar que se siente mucho mejor de lo que pensaba. Y si se quiere sentir aún *mejor*, todo lo que tiene que hacer es pedirlo.

Un paciente, al empezar a despertarse en el camino hacia la sala de reanimación, dice: "Ha sido sencillo", o: "Ha sido pan comido". Nuestra respuesta podría ir en esta línea: "Si la peor parte ha sido sencilla, imagínese lo fácil que le va a resultar el resto".

Nada más terminar la operación, un paciente dice, sorprendido: "¡No me ha dolido!", o: "No siento náuseas". Podríamos responderle: "Ése era el plan, así que ahora ya sabe que este bienestar puede durar y durar".

Cuando se le administre algún tipo de medicación para el dolor, incluiremos un comentario de este estilo: "Le voy a dar una medicina muy potente que le hará sentirse bien durante un tiempo. [No conviene mencionar un tiempo concreto, ya que, muchas veces, el "efecto placebo" precede y dura más que el efecto farmacológico.] Si necesita alguna otra cosa [en lugar de "cuando vuelva a sentir dolor"], no tiene más que decírmelo".

Algunas de las sugestiones que guardan relación con las funciones fisiológicas tienen que ser concretas. Por lo general, tanto los pacientes, como los médicos desconocen que incluso las funciones autónomas pueden verse afectadas por las sugestiones. Disbrow, Bennett y Owings (1993) mostraron que el íleo postoperatorio se resolvía antes en pacientes que recibían sugestiones en este sentido. Asimismo, existen determinadas instrucciones preoperatorias que consiguen disminuir la pérdida de sangre durante la intervención: Bennett, Benson y Kuiken (1986) informaron de que un grupo de pacientes –que, antes de la operación, había recibido la instrucción de: "es muy importante que, en la operación, la sangre se desplace desde (la zona que va a ser operada) hacia otras zonas del cuerpo"– perdió una cantidad de sangre significativamente menor de la esperada. Enquist, Von Konow y Bystedt (1995) alcanzaron resultados similares, en el *Karolinska Institute de Estocolmo*, para casos de operaciones mayores, en las que la pérdida de sangre suele ser importante. Las instrucciones y sugestiones de Enquist se presentaron en el contexto de una experiencia hipnótica; las instrucciones y sugestiones de Bennett, en el curso de una conversación normal.

EJEMPLOS DE APARATOS CORRIENTES QUE RESULTAN ANGUSTIOSOS

Más abajo, presentamos ejemplos de cómo emplear la *información*, las *instrucciones* y las *sugestiones* para mejorar la angustia y el malestar provocados por ciertos aparatos médicos que resultan incómodos, molestos, dolorosos y, en ocasiones, amenazadores para el paciente.

El *tubo respiratorio* puede provocarle al paciente un intenso dolor cada vez que respira; pero las modernas técnicas anestésicas (por ejemplo, la anestesia epidural torácica) son muy efectivas y le ayudan a sentirse mejor, especialmente, si se crea la analgesia como medio preventivo:

> Esos tubos le ayudan a expulsar el fluido y el aire acumulados y hacen que sus pulmones funcionen de un modo más saludable... Cada vez que escuche ese gorgoteo del aparato de succión, sabrá que le está protegiendo de sus posibles dificultades para respirar (una de las grandes preocupaciones de los pacientes en relación a la cirugía torácica) y que le conducirá hacia una mejor curación.

Los *catéteres vesicales* se suelen considerar muy molestos, en especial, tras intervenciones vaginales. Las pacientes se quejan más de las molestias que les causan los catéteres (una ganas tremendas de orinar), que del dolor derivado de la operación.

> Cuando se despierte de la operación y note un pequeño tubo –llamado catéter– drenándole la vejiga, sabrá que la intervención ha finalizado y que ya se ha iniciado el proceso de recuperación. [*Esta sugestión reemplaza la conciencia de una sensación desagradable, que ni siquiera se menciona, por un hecho que salta a la vista y al que se le asigna una connotación agradable; es decir, se*

> *traslada el foco, de una sensación física molesta, a una emoción positiva.*] Y se sentirá muy aliviada... [*Esta sugestión abierta apunta hacia: aliviada, ¿en qué sentido?, ¿de la orina?, ¿de sus preocupaciones? La paciente completará la sugestión en función de lo que en ese momento necesite.*]... porque eso significa que no tiene ni siquiera que pensar en buscar un cuarto de baño [*Esta sugestión tiene múltiples significados: a la paciente no le agradaría tener que ir corriendo al cuarto de baño justo después de la operación –así que ése es el beneficio–. Pero dice también: "No tiene ni siquiera que pensar en...", con lo que se le está sugiriendo que se despreocupe de la sensación del catéter*], pues su vejiga está siendo vaciada de forma automática y constante. De hecho, puede ya relajar esos músculos, puede dejar que se vayan aflojando, pues no hay nada que deba contener. Eso le ayudará a que esa zona sane mejor.

Hemos de prestar atención también a otro importante aspecto fisiológico: un problema habitual en las intervenciones vaginales es la dificultad para *recuperar*, de forma natural, la función de la micción durante unos días, a veces incluso semanas, tras la retirada del catéter. Sería conveniente presentar una sugestión similar a la siguiente:

> Y cuando sienta que esa zona se va curando –su cuerpo sabe muy bien lo que ha de hacer con los desechos, para que no se produzca una hinchazón excesiva [*el edema, que es muy común, suele ser uno de los causantes de la incapacidad de orinar*], y el modo de transportar los nutrientes a los tejidos–, empezará a desear que llegue el día en que el doctor X [el cirujano] le retire el catéter. Deseará que su vejiga empiece a funcionar enseguida, sin ninguna dificultad y de forma natural, de modo que, tan pronto como contenga la cantidad justa de orina... ni mucha, ni poca... la justa, será capaz de eliminarla completamente de forma natural. [*Así, se hace frente a los problemas que se suelen presentar tras la retirada del catéter –la incapacidad de orinar–. Pero, si no se realiza la sugestión de manera adecuada, podemos hacer que la paciente tenga que ir al cuarto de baño cada pocos minutos –"... ni mucha, ni poca... la justa..." evita ese problema.*]

Los *tubos naso-gástricos*, que se colocan tras algunas operaciones gastrointestinales, cumplen la función de drenaje de las secreciones gástricas que se producen de forma natural y que, si no se eliminasen, pondrían al paciente en peligro. Se trata de unos tubos que pueden ser muy molestos, en particular, para la nariz y para la garganta, y que, algunas veces, provocan náuseas. Una sugestión muy útil para prevenir este tipo de molestias sería:

> Cuando se despierte de la operación y note ese pequeño tubo en la nariz, sabrá que la intervención ha terminado y que se encuentra a salvo. Y sentirá un enorme alivio. Significa que le está permitiendo descansar a su parte del cuerpo que ha sido operada para así facilitar su curación; puesto que los jugos del estómago, que podrían interferir en la cicatrización de los tejidos, están siendo expulsados.

Una vez resuelto el íleo, se puede retirar el tubo. Se ha visto que existen determinados tipos de sugestiones capaces de acelerar este proceso. Disbrow y sus colaboradores (1993) demostraron que el íleo producido como consecuencia de una intervención gastrointestinal se resolvía el doble de rápido en pacientes que habían recibido sugestiones fisiológicas precisas (sin hipnosis): "Su estómago se revolverá y gruñirá, sus intestinos se moverán con fuerza y borbotearán, y pronto sentirá hambre..." y "volverá a comer su manjar favorito tan pronto como le sea posible".

La *ventilación mecánica vía endotraqueal* o los *tubos traqueotómicos* son obligatorios después de determinadas operaciones mayores y en algunas enfermedades graves. Se suele dar por supuesto que la sensación del tubo endotraqueal y la ventilación "obligada" son tan desagradables y molestas que se debe sedar y/o paralizar a los pacientes, muchas veces, durante largos periodos de tiempo. De otro modo, los pacientes tosen con violencia, se "pelean con el ventilador" (se resisten al aire que les llega de la máquina o respiran "contra" él). Esto les conduce a un malestar aún mayor, al empleo de una gran cantidad de esfuerzo e incluso al agotamiento; todo lo cual, a su vez, entraña consecuencias perjudiciales de tipo cardiovascular y respiratorio.

En mi experiencia, los pacientes que han sido preparados adecuadamente (con información, instrucciones y sugestiones) son capaces de tolerar, sin dificultades, la ventilación mecánica: pueden permanecer despiertos, pero tranquilos y colaboradores. Los pacientes tienen que recibir una información y unas instrucciones muy explícitas y precisas, de modo que alcancen una buena comprensión de la fisiología, de las sensaciones que van a experimentar y de las razones de la intervención. Las sugestiones podrían ser las siguientes:

> Cuando se despierte de la operación y note el tubo de respirar en su (nariz/boca/garganta), sabrá que la operación ya ha terminado, que se encuentra a salvo y que se ha iniciado el proceso de curación. Y sentirá un gran alivio. Significa que a [la zona operada] se le está dando la oportunidad de descansar y de sanar con rapidez y sin dificultad. Como sabe, esa sofisticada máquina le *ayuda* para que no tenga que realizar ni siquiera el trabajo de respirar por usted mismo. [*Esta sugestión transforma en beneficioso algo que, de otro modo, se podría vivir como una agresión.*] Esa máquina conoce muy bien el tipo y la cantidad de aire que necesita. Así que, cuando escuche el jadeo y el resoplido de la máquina y sienta que su pecho sube y baja... [*Si se presenta esta sugestión hallándose el paciente en estado hipnótico, haremos coincidir la palabra "sube" con la inspiración y "baja" con la exhalación. Además, la exhalación va acompañada de la presión hacia abajo del hombro y de la palabra "abajo".*]... podrá ponerse cómodo y relajarse, y dejar que la máquina haga el trabajo por usted. [*Esta sugestión se autoperpetúa, puesto que la respiración se repite una y otra vez. Cada nueva respiración refuerza la sugestión de forma automática y provoca, entonces, una mayor relajación.*] Y ya no tendrá que prestar atención ni a los ruidos de la máquina, ni a todos los sonidos, pitidos, gritos, conversaciones, timbres de teléfonos que oirá. Porque

cuenta, a su alrededor, con personas muy competentes y serias que conocen su significado. *Ellas* vigilan todo y le vigilan a *usted*, para asegurarse de que todo funciona bien. [*Esta sugestión es importante, ya que a los pacientes les asusta la cacofonía de los sonidos y pueden colocarse en posición de hipervigilancia hacia los ruidos de "su" ventilador y de "sus" monitores, los cuales, por ahora, constituyen su "tabla de salvación".*] De hecho, todos esos sonidos podrían combinarse y formar un agradable y tranquilizador susurro. Sonaría como el murmullo de un arroyo; como las olas del océano que, dulcemente, vienen y van; como una cascada; como la lluvia suave; como el viento –en realidad, no lo sé–. Tal vez sienta una pereza tan agradable –puesto que están haciendo todo ese trabajo por usted– que lo único que le apetezca sea ponerse bien cómodo y descansar, para que el proceso de curación avance del mejor modo posible.

Parálisis (eufemísticamente denominada "relajación muscular"). A los pacientes les resulta inimaginable la sensación de parálisis, pues la mayoría de nosotros no la hemos vivido nunca, y puede convertirse en una experiencia aterradora.

Por lo general, los médicos creen que los pacientes, si están sedados, no registran la experiencia de parálisis; pero estudios realizados sobre la conciencia intraoperatoria han mostrado que eso no es del todo correcto. Por consiguiente, es razonable suponer que lo mismo es cierto para el estado de sedación profunda –quizás incluso para un estado de inconsciencia–. Y aquí se incluirían esos tranquilizantes tan comunes, como el Midazolam y el Triazolam, elegidos por sus supuestas propiedades "amnésicas".

La experiencia de parálisis puede provocar terror, a menos que sea explicada de forma adecuada con anterioridad. Lo que sigue es un ejemplo de una explicación en este sentido:

> Algunas veces, la máquina para la respiración funciona mejor si el paciente toma una medicación que hace que sus músculos estén completamente relajados. Se trata de una sensación muy diferente a todas las que ha experimentado hasta ahora, *pero puede estar seguro de que se encontrará totalmente a salvo.* Todos los músculos de su cuerpo se relajan... [*Es importante evitar la palabra "paralizan".*] ... los dedos, los pies, el pecho. Para algunas personas, se trata de una experiencia muy interesante... [*de esta forma, se traslada la atención, del miedo, a la novedad, la curiosidad, "la experimentación y la observación científicas"*] y desean averiguar lo que se siente cuando quieren mover un dedo y éste no se mueve. [*Es mejor no decir: "No pueden".*] [*Así, se describe el modo de funcionamiento de la parálisis y lo que hace sentir.*] Después de un rato, un dedo o un párpado se moverán un poquito... y luego, volverán a no hacerlo. [*A medida que la parálisis va desapareciendo, los pacientes recuperan cierta capacidad de movimiento, pero entonces se les administra otra dosis de medicación para evitar nuevos movimientos.*]

Estos ejemplos ilustran que la información, las instrucciones y las sugestiones van entrelazadas y son interdependientes, así como que toda situación médica es susceptible de convertirse en una intervención muy útil. En apariencia, todas esas verbalizaciones pueden parecer simples conversaciones de rutina; pero, en realidad, son instrumentos terapéuticos.

Los ejemplos de arriba muestran, además, la importancia de que la *persona que prepara al paciente* conozca bien todos los detalles del procedimiento médico que se va a realizar. Cuando los *pacientes* reciben toda la información que precisan para comprender "su" procedimiento y cuando esa información se asocia con los otros dos componentes (instrucción y sugestión), en general, toleran con serenidad y cooperación experiencias que, de otro modo, les resultarían muy desagradables.

PREPARACIÓN PREVIA AL PROCEDIMIENTO MÉDICO CON INDUCCIÓN HIPNÓTICA FORMAL

Cuando la preparación previa al procedimiento médico se realiza *sin* métodos hipnóticos formales, todas las interacciones (incluidas la información y las instrucciones) han de ir intercaladas de sugestiones numerosas. Por el contrario, cuando se van a emplear métodos hipnóticos, es fundamental realizar una clara distinción entre el trabajo relativo a la información y a la instrucción, por un lado, y el trabajo hipnótico, por el otro.

Existen dos razones por las que la información y las instrucciones han de preceder siempre al trabajo hipnótico:

1. Un consentimiento informado que estuviera basado en la información presentada durante un "estado alterado de conciencia inducido" no sería válido desde un punto de vista legal.
2. No debemos nunca poner al paciente en una posición tal que le haga preguntarse si podría llegar a olvidar la información que reciba.[3]

Veamos, ahora, algunos principios generales a seguir cuando empleamos métodos hipnóticos para preparar a nuestros pacientes:

1. Cuando los sujetos no están familiarizados con la hipnosis (como es el caso de la mayoría de mis pacientes), personalmente, soy partidaria de la relajación progresiva o del "lugar favorito", así como de las sugestiones indirectas, permisivas y abiertas. Este tipo de enfoques se viven como muy naturales y familiares, por lo que no suelen generar en el paciente la sensación de hallarse bajo el control de otra persona o de amenaza.

---

3. Esto podría parecer paradójico, teniendo en cuenta la afirmación que antes he realizado en el sentido de que los pacientes sometidos a un importante nivel de estrés pueden padecer una amnesia espontánea. Sin embargo, esa amnesia no ha sido inducida de forma intencional y no conduce al paciente a preguntarse por la posibilidad de coerción.

2. Es posible lograr un elevado nivel de profundización a través de fraccionamientos numerosos y breves.
3. Al mismo tiempo, se pueden incluir claves (por ejemplo, respiraciones profundas, presión en el hombro o combinaciones de ambas), que funcionan no sólo como inducciones rápidas y técnicas para lograr una profundización, sino que fomentan también un bienestar a través de una experiencia que, de otro modo, resultaría dolorosa. Esas claves son especialmente útiles para los procedimientos que se realizan con anestesia local o con sedantes. Se puede instruir a las enfermeras de la sala de reanimación para que pongan su mano sobre el hombro del paciente o para que le recuerden que respire profundamente. (En mi experiencia, las enfermeras de las sala de reanimación saben apreciar esa oportunidad de ayudar al paciente a sentirse mejor.)
4. A continuación, se "ensaya" la experiencia del procedimiento (en estado hipnótico), esto es, se revisa desde la perspectiva de la futura recuperación total (véase la Demostración 9.1). Durante la intervención, se intercalan sugestiones encaminadas a lograr que el paciente se encuentre a gusto, controle la pérdida de sangre, ignore los comentarios que pueda escuchar en el quirófano, no padezca efectos secundarios desagradables, sane rápidamente, recupere sus funciones fisiológicas tras la intervención y aumente su sensación de control (véase la Demostración 9.2).
5. Por medio de la distorsión, es posible ampliar las experiencias agradables y limitar las de signo contrario.
6. Si la sesión informativa logró que el paciente tuviera los datos necesarios, esto se reforzará de una forma no directiva.
7. Es imposible anticipar todo lo que va a ocurrir en la intervención; por lo tanto, se debe incluir la sugestión de que el paciente posee la habilidad de adaptarse con facilidad a los acontecimientos inesperados, al tiempo que se mantiene en calma, tranquilo y relajado. (Se le podría decir: "Y sentirá curiosidad por esos aspectos de los que no hemos hablado, y le agradará descubrir, tras la operación, lo fácil que le ha resultado hacerles frente".)
8. Si lo consideramos adecuado, prestaremos atención a la capacidad del paciente para tomar sus propias decisiones y le ofreceremos sugestiones en la línea de fortalecer su ego.

En la Tabla 9.2, se recogen con más detalle las verbalizaciones o formulaciones de las sugestiones concretas que se le presentan al paciente en las sesiones de tratamiento hipnótico *formal*. Todas las afirmaciones contenidas en esa tabla se pueden utilizar en intervenciones hipnóticas formales. La Demostración 9.2 reúne, por su parte, las afirmaciones recomendadas para la puesta en práctica, a modo de ensayo, de la experiencia quirúrgica. Recuerde que casi todas las sugestiones incluidas en las secciones que hacen referencia al uso de las sugestiones *sin* hipnosis formal se pueden también utilizar *con* enfoques hipnóticos formales.

Tabla 9.2
Ejemplos de sugestiones durante intervenciones hipnóticas formales para la preparación del paciente*

Verbalizaciones	Comentarios
Evolución del tiempo tras el alta del hospital	
"Cuando, algún tiempo después de su recuperación, mire hacia atrás... (no sé cuándo será) –puede ser una semana más tarde, o un mes, o entre ambos, o tal vez antes– cuando mire hacia atrás, descubrirá... que todo le ha resultado mucho **más sencillo** de lo que hubiera imaginado..."	Sugestión en el sentido de que toda la experiencia **podría ser más sencilla** para el paciente de lo que piensa en ese momento. Lo que sigue es una "**visión retrospectiva**" de los hechos o acontecimientos que se van a producir, en la que incluimos diversas opciones positivas.
Visita al anestesista	
"... que en ese encuentro con el anestesista... **supo preguntarle lo que necesitaba**... para sentirse más seguro".	Sugestión para sentirse lúcido y para no vivir la "**intimidación ante la presencia de una bata blanca**".
Noche previa a la operación	
"... que, la mañana de la intervención, se despertó muy, muy **despejado**... con la **sensación**... de que había hecho todo lo que tenía que hacer... y que estaba en buenas manos".	Sugestión para lograr que el paciente duerma tranquilo y que tenga la sensación de que todo está **bajo control.**
Llegada al hospital	
"... que... cuando se instaló en la cama... se vio a sí mismo respirando **profundamente**... y hundiéndose... en ese **delicioso bienestar**... que está sintiendo en este momento... que podría durar y durar... y durar... y hacerse **más profundo** cada vez que pasara algo... pero que... cuando tuvo que comunicarse con alguien... o responder alguna pregunta... fue capaz de hacerlo... de forma **sencilla, natural**... conociendo todo lo que debía conocer... y pudiendo preguntar todo lo que necesitó..."	Sugestión indirecta para lograr una **experiencia hipnótica automática,** una vez en el hospital: en este caso, al paciente se le instruyó en la inducción autohipnótica a través de una respiración profunda; por lo tanto, se emplea la respiración para inducir un estado hipnótico o para que sea más profundo. Esta sugestión evita que el paciente caiga en un estado de somnolencia, que dificultaría la comunicación con él y que supondría una seria preocupación para los médicos (a menos que estuvieran muy familiarizados con la hipnosis). En este nivel, es muy importante recibir algún tipo de información por parte del paciente.
Traslado al quirófano	
"... y cuando le colocaron... sobre la cama de ruedas, en la que le iban a trasladar al quirófano... volvió a respirar profundamente... y, **de manera instantánea, sintió cómo se sumergía en un bienestar aún mayor**... y que todo lo que ocurriera... como el chirrido de las ruedas... o el movimiento del ascensor... o las conversaciones a su alrededor... eran otra señal... igual que la respiración profunda... o la presión de mi mano sobre su hombro de este momento... para hacer que se sintiera aún mejor..."	Sugestión de que todo lo que se va a producir funcionará como una **clave para profundizar más en el estado hipnótico**; se presentan diversos ejemplos, de modo que el paciente asuma que todo cumple la misma función. Se trata, de nuevo, de **sugestiones que se autoperpetúan**, puesto que sabemos que sus claves se van a repetir una y otra vez.

* Para una introducción al concepto básico de "ensayo desde la perspectiva de una progresión temporal", véase la Demostración 9.1.

Tabla 9.2
(continuación)

Llegada al quirófano	
"... y, cuando llegó al quirófano... y vio al anestesista que se iba a ocupar de usted... en el momento en que se colocó sobre esa mesa de operaciones... **volvió a respirar profundamente**... lo que le permitió sumergirse **en un nivel de bienestar aún más profundo** ... que, con cada **sonido, palabra, contacto, pitido, conversación o con el contacto de la abrazadera que mide la presión sanguínea,** se hacía aún más profundo".	Sugestión para **reinducir o profundizar en el estado hipnótico. Confianza** en el anestesista. Se emplean todas las posibles sensaciones como una **clave para lograr un mayor nivel de profundización.** Esta sugestión contiene también el **mensaje implícito** de que las conversaciones no tienen por qué ser algo diferente a simples mensajes que conducen a un bienestar mayor.
Empleo de la distracción como medio de utilizar la propia creatividad	
"... Tal vez... haya ya descubierto... que hay muchas cosas maravillosas sobre las que podría soñar... y que podría deslizarse en ese **estado de sueño seguro** ... mientras los otros hacen su trabajo... **se ocupan de usted** ... con tanto cuidado... con tanta **eficiencia**".	Sugestiones para que surjan las capacidades internas. Se le confirma que, cuando no es capaz de hacerlo por sí mismo, otros cuidan de él.
Inducción a la anestesia	
"... y al notar que el anestésico empezaba a hacer efecto... pudo darle la **bienvenida**, por todo lo **bueno** que le iba a traer... **aumentando ese bienestar** que ya sentía... para que se produjera una **completa** armonía entre su propio bienestar... y el bienestar que la anestesia le estaba ayudando a lograr..."	Los pacientes en estado hipnótico **notan siempre** "que hay algo diferente" (por lo general, dicen: "algo va mal") cuando la anestesia empieza a hacer efecto. Si no están preparados, pueden asustarse mucho y llegar a poner fin al estado hipnótico de forma espontánea, requiriendo altas dosis de anestesia.

Sugestiones el día de la operación

Es muy corriente que las enfermeras y los médicos intenten disminuir la ansiedad del paciente distrayéndole con bromas, comentarios graciosos, tomándole el pelo, etcétera. Otras veces, se le trata de forma impersonal, como si fuera un objeto, mientras el equipo médico mantiene sus propias conversaciones. En ambos casos, el paciente tiene la impresión de que, para nosotros, su bienestar –incluso su propia vida– no son más que una mera rutina y que no apreciamos la gravedad de la situación.

El reconocimiento de dichas percepciones puede conducir hacia otro tipo de estrategias más útiles: por ejemplo, en el caso de pacientes que, antes de la operación, han tenido ya una experiencia hipnótica, se les puede reinducir en el quirófano. Cuando se trata de sujetos que no han sido previamente preparados en este sentido, es posible aportarles sugestiones durante su traslado al quirófano. También en estos casos, podremos dirigir su atención hacia el "lugar favorito", diciendo: "Si, en este momento, pudiera darle una varita mágica, le diría que pensara en un lugar maravilloso al que ir. ¿Cuál sería?" En la mayoría de los casos, los pacientes responden a esta pregunta sin dudar.

Después, se les va guiando, poco a poco, por medio de cuestiones que dirijan su atención hacia detalles concretos de "ese lugar", para así involucrar a todos sus sentidos:

> qué aspecto tiene el cielo, qué sensaciones le produce el suelo bajo sus pies... si hay nubes en el cielo, y si las hay, si son grandes y abultadas o si son pequeñas, si están quietas o se mueven... y si se mueven, si todas lo hacen en la misma dirección... o si algunas se mueven en una dirección y el resto en otra... la posición en la que se encuentra el sol... si puede sentir el calor del sol... cómo es la otra parte...

Este estilo de interrogatorio rápido facilita que el paciente se sumerja en su propia imaginación. Cuando no responde directamente a una pregunta, esto puede indicar que se halla demasiado absorto y disociado de las circunstancias del hospital.

Entonces, le iremos presentando, de manera intercalada, las sugestiones (siempre podemos modificar las formulaciones de la Demostración 9.2 si lo consideramos adecuado).

Es importante no imponer "mi" idea de ese lugar, ni describir *por* él "el lugar del paciente". Esto ocurre, con bastante frecuencia, cuando los médicos o las enfermeras tratan de "meterse en la conversación", pensando que lo único que hago es "charlar", sin darse cuenta que es una técnica que implica cierto control y limitaciones. Tienden a contarle al paciente sus propias experiencias –que casi nunca coinciden con las del aquél y que, por tanto, les restan efectividad.

Este ejemplo muestra la estrategia de *distracción* del ambiente del quirófano. El enfoque contrario, esto es, la *utilización* de ese entorno para centrar la atención del paciente, es también muy efectivo: es posible reinterpretar y transformar los sonidos del quirófano –en general, angustiosos y amenazadores– en una sensación de protección, de bienestar y de seguridad:

> Todos esos sonidos... le indican... que se encuentra seguro: ... los pitidos de los monitores... el resoplido de las máquinas... los chirridos... no son más que la señal... de que puede dejarse llevar hacia un bienestar más profundo... en el que se escuchan sonidos metálicos... o rumores o zumbidos... o a personas hablando... y lo único que significa es que se está preparando todo para usted... para atenderle... para vigilarle... y no tiene necesidad de prestar atención a ninguno de esos sonidos... están ahí para hacerle saber que está a salvo... y que todo va a ir bien... así que puede seguir relajándose...

Cuando centramos la atención del paciente en los monitores, por ejemplo, en los sonidos rítmicos del electrocardiograma o en el oxímetro, podemos utilizarlos como garantía de que todo está siendo controlado, y ligar esos sonidos a una relajación progresiva y a una experiencia hipnótica agradable.[4]

---

4. Para una descripción más completa sobre el empleo de diversos aparatos como soporte de la inducción hipnótica en anestesiología, tanto con niños, como con adultos, véase Bejenke (1990).

En unos pocos minutos, el paciente estará absorto en su imaginación interna. Entonces, empiezo a cambiar mis sugestiones, para centrarme en la ausencia de dolor y de efectos secundarios, en la pronta y sencilla recuperación, y en todo lo que sea importante para esa persona concreta.

Debemos puntualizar que estas interacciones con el paciente no exigen un tiempo adicional, sino que se producen mientras el anestesista va ajustando y calibrando los monitores, intubando, etc. Pero este enfoque requiere un nivel alto de concentración, de modo que empleemos bien el tiempo para crear sugestiones meditadas y útiles.

Sugestiones para preparar a los niños

Como describen LeBaron y Zeltzer en el Capítulo 11, y como veremos en el caso de Cindy, los pacientes pediátricos se pueden beneficiar enormemente de estas técnicas. Estos métodos son muy efectivos a la hora de evitarle al niño el trauma psicológico que le puede provocar un entorno hospitalario; para ello, *antes* de que entre en el quirófano, se le conducirá hasta un estado hipnótico.

Es relativamente sencillo distraer a un niño por medio de técnicas como: visitar su lugar especial, jugar a su juego favorito, ver un programa imaginario de televisión, balancearse en un columpio, jugar con su mascota o con un amigo, realizar un vuelo espacial. Con los niños, se pueden emplear también los diferentes aparatos y actividades del quirófano. Podemos utilizar los monitores, las luces de la sala y otros elementos quirúrgicos, como soporte de la inducción hipnótica. En concreto, el monitor del electrocardiograma constituye una herramienta muy útil para distraer o para inducir un estado hipnótico en un niño. La irregularidad de las líneas del monitor de un ECG se puede interpretar como el revoloteo de un pájaro, la señal del ECG, como su gorjeo, lo que crea rimas y ritmos al compás de la señal del ECG ("pi... pi... pi... Lisa quiere dormir...").

Ejemplo: Cindy, 4 años, reimplantación del dedo de una mano

En el camino hacia el quirófano (una distancia de unos 150 metros), le hablé a Cindy de su programa favorito de televisión ("Woody, el pájaro carpintero"). Como tenía el estómago lleno (lo que aumenta el riesgo de la anestesia), era preciso emplear anestesia por vía intravenosa. Cuando llegamos al quirófano, se hallaba en un estado hipnótico profundo y no reaccionó ante la colocación de la cánula intravenosa, pese a que, unos pocos minutos antes, no tolerara el más leve roce.

Las tres horas que duró la operación se desarrollaron sin incidentes. Durante todo ese tiempo, le fui presentando sugestiones relacionadas con la ausencia de dolor y con una sencilla y pronta recuperación. Con el fin de evitar la aspiración de los contenidos gástricos, a los pacientes que tienen el estómago lleno, no se les retiran los tubos hasta que están totalmente despiertos. Se trata de un proceso muy desagradable, contra el que, normalmente, oponen una firme resistencia y que, entre otras cosas, les provoca una fuerte tos. Para proteger a Cindy de esta experiencia, hacia el final de la operación, cuando aún estaba anestesiada, le informé de que iba a notar como una especie de "pajita en la boca". Le dije: "cuando estés preparada para que te la quite, no tienes más que sonreírme". Ante el asombro de las enfermeras (que conocen bien lo desagradable que es este proceso de extubación), Cindy se sentó sobre la mesa de operaciones, al tiempo que una amplia sonrisa iluminaba su cara. Se trataba de una imagen un tanto extraña: ¡una sonriente niña de cuatro años, con un tubo endotraqueal saliendo de su boca! No tosió ni opuso resistencia, mientras le retiraban el tubo, y su recuperación fue excelente.

Sugestiones durante la inducción a la anestesia

Durante la inducción a la anestesia general, le sigo hablando al paciente, ofreciéndole sugestiones de apoyo, más allá del momento en el que se supone que está dormido. Todas las acciones que se ejecutan sobre el paciente van acompañadas de comentarios explicativos y tranquilizadores, así como de sugestiones. Por ejemplo, mientras le coloco el tubo endotraqueal, le puedo decir: "... y ahora sentirá cómo coloco un tubo suavemente en su garganta, para facilitarle la respiración". A esto le añadimos sugestiones para alcanzar un buen nivel de bienestar, durante y tras la operación, y, además, sugestiones que se dirijan a las preocupaciones concretas de ese paciente.

Sugestiones durante la intervención

Continúo presentándole sugestiones al paciente, incluso cuando se halla completamente anestesiado. Los profesionales que desempeñan su labor en el quirófano aún no han incorporado el hecho de que, a un nivel, la persona sigue oyendo, por lo que no es muy extraño que alguien haga una observación poco afortunada (por ejemplo, un mal pronóstico, informes patológicos o comentarios negativos sobre el paciente). Cuando no me es posible evitar ese clase de observaciones o evitar que el paciente los oiga (por ejemplo, bloqueando sus canales auditivos, por medio de algodón, o creando ruidos, mediante la fricción de sus orejas, o hablándole), me dirijo a él, llamándole por su nombre, y realizo afirmaciones correctivas que *nunca* pueden ser falsas o engañosas (Bejenke, 1990, 1993, 1995b; Bonke, 1990; Moerman, Bonke & Oosting, 1993).

Sugestiones durante la salida de la anestesia

Es muy importante hablarle al paciente antes de la salida de la anestesia. Según las circunstancias, elaboro un tipo diferente de sugestiones. Por ejemplo, encuentro muy útil recordar la presencia del tubo endotraqueal, "que está ahí para facilitarle la respiración", de los catéteres y de otras sensaciones que el paciente nota que han surgido mientras se hallaba dormido. Si la ventilación artificial postoperatoria estaba ya prevista, entonces le habré preparado previamente, con sugestiones positivas, para esa eventualidad; antes de que se despierte, reforzaré esas sugestiones. Es interesante observar la calma con la que esos sujetos toleran la ventilación artificial tras la operación; en contraste con la resistencia que otros oponen. (Si el paciente *no* ha sido preparado para la intervención, se le pueden presentar las sugestiones en este momento.)

Ejemplo: Señora Francon, tranquila durante la parálisis

La señora Francon, una paciente que había sido sometida a una histerectomía y cuya profunda parálisis muscular, creada para la operación, no había desaparecido al término de ésta, requirió ventilación mecánica vía endotraqueal durante unas horas. Padecía una parálisis tan profunda que era imposible examinar su nivel de conciencia; pero hablé con ella como si se encontrara despierta, le recordé que la presencia del tubo endotraqueal garantizaba su seguridad, le expliqué la función del ventilador y le dije que yo estaba ahí para cuidar de ella. Entrené a las enfermeras para que la trataran del mismo modo. Sus signos vitales no indicaban nivel alguno de malestar. Se mantuvo tranquila y cooperadora incluso cuando la parálisis muscular comenzó a ceder. (Ése es el momento en el que, por lo general, los pacientes se agitan y empiezan a oponer resistencia.) Una vez la parálisis hubo remitido y fue extubada, informó de que, desde su llegada a la sala de reanimación, se encontraba despierta (esto es, varias horas). Recordaba cada detalle de una experiencia en la que no había sentido ningún tipo de ansiedad, gracias a las explicaciones que había recibido y al contacto constante con las enfermeras. De hecho, dijo, la experiencia le había resultado bastante interesante. En este caso, no realicé una inducción hipnótica, pues, en un principio, no había sido indicada. La paciente recibió sólo la información, las instrucciones y las sugestiones positivas habituales antes de la operación, entre las que se incluyeron sugestiones para el momento de despertarse, a las que respondió bien. Durante el periodo de parálisis, recibió una medida combinación de sugestiones y de información.

Sugestiones en la sala de reanimación

Las enfermeras informan de que los pacientes que reciben una adecuada preparación para su operación les permiten desarrollar su trabajo con mucha mayor facilidad. Se despiertan bien; muchas veces, llegan a la sala de reanimación ya despiertos y sonrientes; están tranquilos; se muestran racionales y cooperadores; requieren dosis mínimas de medicación; y los tubos y catéteres les provocan muchas menos molestias que a la media. Es importante mencionar que, incluso las enfermeras que desconocen el cuidado especial recibido por estos pacientes, notan que algo diferente ocurre. En la sala de reanimación, a través de las claves poshipnóticas, puedo reinducir o profundizar en el estado hipnótico del paciente con cierta facilidad; asimismo, es posible entrenar a las enfermeras en técnicas sencillas de profundización, por medio de claves que previamente he establecido con el paciente.

Ciertos comentarios de los pacientes en la sala de reanimación, tales como: "¡Esto ha sido fácil!" "¡No ha sido nada!" "¡No puedo creerlo!" "¿Cuándo podré bailar?" "¡Asombroso!" y "Debe estar tomándome el pelo", nos dan la oportunidad de responder de forma inmediata a esa alegría y apoyar esa experiencia con una nueva sugestión positiva: "Ése era el plan..." o: "... si la parte más dura ha sido tan sencilla, imagínese lo fácil que le va a resultar el resto".

Sin embargo, para conseguir esos resultados, es fundamental preparar al paciente antes de la operación. De otro modo, la aplicación de las técnicas hipnóticas en la sala de reanimación no lograría efectos tan satisfactorios. En ese punto del proceso, los pacientes han vivido ya un trauma físico y psicológico importante que no han sabido manejar; por lo tanto, están tensos, asustados, enfadados y, muchas veces, sufriendo fuertes dolores. Es corriente que se encuentren confusos y que sean incapaces de escuchar, pues las medicinas que se les administran les dejan un tanto aturdidos. Pero, como comentábamos al comienzo de este capítulo, el dolor y el "sufrimiento" no se deben tratar sólo con medicación. Los pacientes que no han sido preparados requieren, muchas veces, dosis altas de medicación para conseguir un bienestar muy limitado.

Incluso en situaciones en las que surgen complicaciones importantes, el curso postoperatorio de los pacientes que han sido preparados tiende a ser menos penoso. Dichos pacientes rara vez se quejan de dolor y, la mayoría de las veces, hay que insistirles para que tomen dosis mínimas de analgésicos. Además, se muestran más activos y suelen ser dados de alta antes que aquéllos que no han sido entrenados. El caso que presentamos a continuación ilustra el curso de un paciente que fue preparado por medio de información, instrucciones e hipnosis.

Ejemplo: Señor Galt, 55 años, miedo a morir

El señor Galt, del que hablamos al comienzo de este capítulo, experimentaba un gran temor frente a una futura intervención quirúrgica: una paratiroidectomía. Se describía a sí mismo como un "maniático del control" y consideraba que el sometimiento a la anestesia suponía la pérdida suprema de control. La inquietud que le causaban algunos aspectos de la operación no era nada en comparación con su miedo a morir durante la anestesia. El señor Galt había visitado a varios médicos, en busca de segundas opiniones sobre la cirugía, y había dedicado horas y horas a la revisión de la literatura médica. Durante un tiempo, padeció de insomnio, como consecuencia de su enorme angustia.

La consulta conmigo, unos días antes de la intervención, incluyó una explicación minuciosa de las opciones anestésicas, acompañada de las instrucciones pertinentes, y un ensayo hipnótico (similar al que describimos al final del capítulo). Tras la experiencia hipnótica, el señor Galt comentó, de forma espontánea: "He aprovechado la fuente de mi propio poder". A partir de ese momento, se sintió mucho más tranquilo, dejó de tomar sedantes y pudo dormir sin problemas los días previos a la operación.

La mañana de la intervención, el paciente llegó descansado y tranquilo –para sorpresa de las enfermeras de la planta, que conocían sus temores–. Tuvo que esperar varias horas antes de ser conducido al quirófano. Por lo general, se trata de una espera muy angustiosa para los pacientes, a menos que se encuentren sedados. El señor Galt no necesitó sedantes y llegó al quirófano muy despierto, pero tranquilo y colaborador. Le ayudé a crear un estado hipnótico, empleando una clave poshipnótica (una respiración profunda) que facilitó una suave inducción a la anestesia general.

Una vez finalizada la intervención, el señor Galt se despertó inmediatamente después de ser extubado. No tenía ningún dolor, pasó una noche tranquila y rehusó todas las ofertas de inyecciones analgésicas –aceptó dos pastillas analgésicas–. Abandonó el hospital doce horas después de ser dado de alta de la sala de reanimación. Esa noche, se sintió tan bien que se fue el cine y, a la mañana siguiente, se fue a hacer footing. Como es lógico, el señor Galt estaba encantado con su experiencia.

Consideraciones especiales

Es peligroso sugerir la desaparición de cualquier sensación desagradable tras la operación, ya que esto puede interferir con una evaluación adecuada del paciente. Las sugestiones, en consecuencia, deben incluir comentarios como:

> ... aunque, tras (la operación, el procedimiento) se sienta muy bien, cuando el médico vaya a examinarle, se permitirá experimentar las mismas sensaciones que tienen los pacientes que no saben lo que usted sabe sobre cómo hacer para sentirse bien. Es importante, para que su médico pueda conocer exactamente la fase de curación en la que se halla. En el momento en que acabe su examen, podrá volver a su estado especial de bienestar.

No resulta ni apropiado, ni necesario darle al paciente la impresión de que la analgesia que se consigue a través de las técnicas hipnóticas será total y constante (excepto en el caso de la hipnoanestesia). El objetivo consiste en establecer un bienestar multidimensional, que rara vez se obtiene por medios exclusivamente farmacológicos. No debemos transmitirle la impresión de que, si acepta la medicación analgésica, significa que ha fracasado.

Al paciente le supone un gran esfuerzo mantenerse y continuar en un estado hipnótico. Pese a que las sugestiones poshipnóticas son muy útiles, es importante reforzarlas de vez en cuando. Si el sujeto se encuentra sedado o si la persona que le ha instruido no puede realizar esa medida de refuerzo, aquél no siempre será capaz de inducir un estado de autohipnosis. Animo siempre al paciente a que pida medicación "cuando sienta que quiera tomarse un pequeño descanso" del trabajo que está haciendo tan bien. Esto es muy importante, por ejemplo, para que duerma por la noche.

La autohipnosis supone un esfuerzo para el sujeto, por eso he diseñado sugestiones que se autoperpertúan. Resultan de gran ayuda, pero hay que señalar que no tienen el mismo valor que el refuerzo realizado por una persona entrenada. Por consiguiente, suelo enseñarles a las enfermeras y a los familiares claves muy simples para alcanzar ese propósito. De esta forma, apoyamos también a la familia, en su deseo de serle útil al paciente, y logramos que los lazos entre ellos se fortalezcan.

No es bueno para el paciente que, por mostrarnos excesivamente entusiastas en relación a las sugestiones positivas, acabemos informándole de forma errónea o incluso engañándole. Es de vital importancia ser honestos con él y presentarle los hechos con rigor, sin exagerarlos o minimizarlos. Le hablaremos también de los riesgos que entraña la operación –siempre con cuidado y respeto.

Estamos expuestos, casi constantemente, a ruidos, sonidos, pitidos, teléfonos, etcétera. Puede suceder que ciertos sonidos, que han sido propuestos como claves para la inducción, creen una experiencia hipnótica en un momento inadecuado. Para evitar esta posibilidad, acostumbro a incluir la condición –es lo mismo que hago cuando enseño la técnica de la hipnoanalgesia, que, por ejemplo, un joven esquiador con una lesión podría utilizar incorrectamente y retomar su afición antes de tiempo– de que: "... sólo le va a funcionar cuando sea para su bien, en el momento oportuno, en el lugar adecuado; por lo demás, le ayudará a sentirse a gusto y, al mismo tiempo, atento a cualquier cosa que pueda necesitar". O: "Siempre que sea bueno para usted sentirse a gusto, así será; pero seguirá estando atento, despierto ante cualquier cosa que tenga que hacer, ante sus actividades y sus responsabilidades".

Debemos advertir a los pacientes que no abusen:

> Como tras la operación se va a sentir mucho mejor de lo que hubiera imaginado, algunas personas tienden a pedirse a sí mismas más de lo que es bueno para ellas. Y es importante que sepa que su cuerpo se merece el mismo tiempo para curarse, semanas o meses, que el de cualquier otra persona que haya pasado por una operación como la suya. La diferencia es que usted se siente muy bien y puede disfrutar de ese proceso de cuidado y atención hacia su cuerpo.

HIPNOANESTESIA

Una de las aplicaciones más llamativas de la hipnosis es en el caso de los pacientes que han sufrido quemaduras –como muestra David Patterson en el Capítulo 10–. La intervención hipnótica puede mejorar espectacularmente la experiencia del paciente en torno a sus heridas, los tratamientos y la recuperación; y resulta muy útil también para controlar el dolor y para mejorar su nutrición y su actividad. La hipnoanestesia aligera los numerosos y dolorosos procedimientos terapéuticos que se aplican en estos casos. Lo ideal es que el tratamiento hipnótico comience en el momento en que el paciente llega a la sala de urgencias y que continúe mientras permanece en el hospital, así como durante una eventual cirugía reconstructiva y a lo largo del proceso de rehabilitación.

Los pacientes que han experimentado los beneficios de la anestesia hipnótica pueden también utilizar ese instrumento para hacer frente a cualquier otro tipo de intervención. Por ejemplo, en el caso de una cirugía reconstructiva, en el que la anestesia implica un riesgo alto, es posible emplear la hipnosis para llevar a cabo intubaciones o traqueotomías, mientras el paciente permanece despierto y sin que ello le entrañe un nivel demasiado elevado de dolor o de malestar.

El uso de la hipnoanestesia en otras clases de intervenciones es un tema demasiado complejo como para ser abordado aquí. La descripción detallada de todas sus fases requeriría todo un capítulo. Sin embargo, señalaremos algunas consideraciones de vital importancia que se han de tener siempre en mente: la hipnoanestesia es una técnica que sólo la deben emplear los clínicos que cuenten con una formación y una experiencia amplias con los métodos hipnóticos. Si el clínico no es anestesista, es preciso que un especialista en este campo se halle también presente en el procedimiento, puesto que la analgesia no es más que *una* de sus muchas responsabilidades fundamentales a la hora de garantizar el bienestar y la seguridad del paciente. Esta tarea no puede realizarla nadie más, ni siquiera un médico especialista en otra área (del mismo modo que un médico general o un traumatólogo no harían nunca una operación cardiovascular, pese a estar cualificados para desempeñar técnicas quirúrgicas). Los pacientes que cuenten con un buen entrenamiento y que tengan experiencia en la autohipnosis podrán aplicar sus conocimientos; ahora bien, siempre es conveniente que exista una buena comunicación y entendimiento por parte de los médicos que participan en el procedimiento.

Las afirmaciones en el sentido de que la hipnoanestesia es más segura que la anestesia convencional son hoy insostenibles y constituyen el reflejo de una información trasnochada. La hipnoanestesia se aconseja, por ejemplo, en el caso de pacientes "alérgicos a todos los anestésicos", condición muy especial de la que, hoy en día, no se tiene constancia de que exista. Es cierto que los pacientes se recuperan con una rapidez excepcional tras la hipnoanestesia; pero también es verdad que se consiguen los mismos resultados cuando, antes de la intervención, se realiza una preparación por medio de métodos hipnóticos formales (combinados con información y instrucciones, tal y como hemos descrito anteriormente), seguida de la correcta aplicación de una anestesia convencional.

EMPLEO DE LAS TÉCNICAS HIPNÓTICAS EN OTRO TIPO DE INTERVENCIONES

Endoscopias

La inducción a una relajación progresiva (utilizando el sistema de apretar-relajar la mano para lograr tanto la inducción original, como fraccionamientos e inducciones rápidas) es de gran utilidad. Se puede usar como una clave para relajar los esfínteres orales, esofageales, rectales, etc.

Justo antes de que el doctor X empiece a insertarle el instrumento en su (boca, recto, etc.)... puede apretar el puño... y cuando lo afloje... tal y como hemos estando practicando... todos los músculos de esa zona... en la que el doctor tiene que trabajar... se relajan tanto como su mano cuando deja que el puño se afloje... relajados y flojos... de modo que el instrumento pueda pasar con suavidad, con cuidado, fácilmente... y cualquier presión que sienta... no es más que otra señal... como la presión de mi mano sobre su hombro... que le permitirá sumergirse en un estado de bienestar más profundo y más relajado...

Pacientes oncológicos

Karen Syrjala y Sari Roth-Roemer han estudiado los efectos beneficiosos de las intervenciones hipnóticas en el tratamiento médico de los pacientes cancerosos. Permítanme que vuelva a insistir en que una preparación exhaustiva (como la que hemos esbozado en este capítulo) ayuda a los pacientes con cáncer a vivir una operación como un proceso mucho más sencillo de lo que habían anticipado. Esto, a menudo, le sirve al sujeto para modificar la percepción que tiene con respecto a su enfermedad –de una experiencia horrible e inmodificable–, lo cual constituye una herramienta terapéutica de gran valor para su curso médico (Bejenke, 1993, 1995a).

Como hemos apuntado anteriormente, otra intervención preparatoria muy útil consiste en enfrentar la conciencia, la despedida y el duelo por el órgano que se va a perder en la operación. Esto, que puede hacerse de muchas formas, proporciona un gran alivio al paciente y, muchas veces, provoca una pérdida de sensación en ese órgano antes de la operación, lo que acarrea implicaciones analgésicas importantes, tanto para antes, como para después de la intervención quirúrgica (Bejenke, 1995a). Además, podemos ayudarle a recuperar el optimismo y la sensación de que tiene cierto margen para la elección y el control. Todo ello es de un valor terapéutico incalculable en la evolución médica del paciente.

Obstetricia

Aunque el parto, por lo general, no implica procedimientos médicos dolorosos, la preparación para el parto constituye una útil e importante aplicación de los métodos hipnóticos, por lo que lo incluiremos también en este capítulo.

En *Anesthesia for Obstetrics*, Hughes y DeVore escriben: "La experiencia del parto abarca desde el martirio, hasta el éxtasis. Sin embargo, una comparación entre los niveles del dolor reveló que el grado de dolor que acompaña al parto se encuentra, en general, entre el dolor del cáncer y el que supone la amputación de un dedo" (1993, p. 103).

En cuanto a la cirugía, la anestesia en obstetricia es ahora mucho más segura y flexible, y dispone de una gran variedad de opciones. De todos modos, muchas mujeres desean un "parto natural", pues no ven el alumbramiento como si se tratara de un acontecimiento médico; quieren vivir la experiencia del nacimiento como un acontecimiento familiar, y tal vez piensen que un parto natural es más seguro para su bebé.

Es evidente que los factores psicológicos desempeñan un papel fundamental en el dolor que sienten las pacientes. De hecho, existen múltiples técnicas psicológicas que persiguen la analgesia en el parto. Métodos tales como: "el parto natural" (Dick-Read, 1959), "la psicoprofilaxis" (Lamaze, 1958) y la técnica del "nacimiento sin violencia" de LeBoyer (1975) hacen uso de distintos enfoques psicológicos –que deberían ser conocidos por todas aquellas personas que se ocupan de preparar a las mujeres para el parto mediante técnicas psicológicas, incluida la hipnosis.

Moya y James (1960) demostraron que el equilibrio ácido-básico de la sangre del recién nacido (una medida importante de su salud) era significativamente mejor (justo después del parto y una hora más tarde) cuando en el parto se había utilizado hipnoanestesia en lugar de anestesia general; y Flowers afirmó que la hipnosis acortaba el parto (Flowers, Littlejohn & Wells, 1960). Después de estos primeros estudios, se han realizado numerosas investigaciones, en torno a los efectos nocivos del estrés materno sobre el feto, que han desembocado en el desarrollo de técnicas anestésicas seguras y efectivas para el alumbramiento –entre las que se incluyen: la raquianestesia y la anestesia epidural, con o sin dosis mínimas de narcóticos (Morishima, Pederson & Finster, 1978; Myers, 1975; Shnider y col., 1979)–. Esas modernas técnicas anestésicas han logrado que el parto sea más agradable para la madre y más seguro para el bebé. Una vez reconocido el importante efecto benéfico que supone la reducción del estrés materno, se evidencia la necesidad de incluir la hipnosis en la preparación de la futura madre.

¿Cuál es el momento idóneo para empezar con el entrenamiento hipnótico del parto? Debe ser lo suficientemente tarde como para que la mujer haya pasado ya esas fases de la gestación en las que el riesgo de pérdida es más común; pero con el tiempo suficiente para que la paciente esté preparada, en el caso de que el parto se produzca de forma prematura. Entre las seis y las diez semanas anteriores a la fecha previsible del alumbramiento, puede ser adecuado.

Los objetivos de la paciente y su respuesta al entrenamiento determinarán el enfoque y el número de sesiones que va a precisar. Es evidente que aquí no se produce el nivel de urgencia del que hablábamos en muchas de las afecciones vistas hasta ahora. Así, podemos establecer el ritmo de las sesiones a lo largo de un cierto periodo de tiempo, en el que la paciente tenga la oportunidad de practicar y de llegar a dominar el método.

Es importante que tanto la paciente, como la persona que le instruye conozcan la anatomía y la fisiología del parto, y que el instructor emplee una terminología comprensible para la mujer. Por lo tanto, es útil familiarizarse con el folleto que los tocólogos les suelen dar a sus pacientes y revisar su concepción del parto antes de emprender el trabajo hipnótico. Dado que muchas mujeres acuden a clases de psicoprofilaxis (Lamaze), el instructor conocerá lo que la paciente aprende en dichas clases, para poder armonizar ambos enfoques.

El objetivo consiste en evitar las palabras que impliquen asociaciones negativas; por eso, evito el término "dolor" del parto y, en su lugar, empleo la palabra "contracción". En todo caso, a la mujer se le debe insistir en que el parto supone una dura tarea y que, por consiguiente, se merece descansar tan profundamente como le sea posible; en especial, entre las contracciones. Por esta razón, durante el periodo de instrucción, doy mucha importancia a las técnicas que buscan alcanzar rápidamente un elevado nivel de profundización y que incluyen siempre claves que se repiten de forma automática (por ejemplo, la presión de la abrazadera que mide la tensión arterial, de la que ya hemos hablado con anterioridad).

Además, podemos también utilizar las contracciones, en cuanto estímulo que se repite y que, en ese momento, tiene un importante significado. Podríamos decir, por ejemplo:

> Cada vez que sienta que una contracción se va desvaneciendo, puede empezar a aflojar y a hundirse sobre las reconfortantes almohadas, dejándose llevar hacia ese maravilloso y profundo bienestar que conoce tan bien, y que puede durar y durar. De hecho, tal vez descubra que el descanso entre las contracciones le parece que dura mucho más de lo que había imaginado... para que pueda tener un descanso profundo y maravilloso... y, cuando llegue la siguiente contracción, se sienta como nueva, fortalecida y llena de energía... Quizá no tenga ni que prestar atención al comienzo de la nueva contracción –porque, a su alrededor, hay expertos vigilando, contando y registrando los tiempos, y, cuando necesiten su ayuda, se lo harán saber... para que disfrute de esa sensación de tranquilidad, de bienestar... Y tal vez sienta que la contracción pasa con mayor rapidez y facilidad..." (Digo "... tal vez sienta...", para así no influir sobre la duración real de las contracciones).

Es importante preparar a las pacientes de tal modo que sean capaces de adaptarse con rapidez y afrontar adecuadamente cualquier problema inesperado que se pueda presentar. En este terreno médico, más que en ningún otro, las condiciones pueden cambiar de un momento a otro y de forma crítica. Si preparamos a la mujer sólo para cierta secuencia de acontecimientos, cualquier otra circunstancia le provocaría gran ansiedad. Por consiguiente, cuando creamos sugestiones, es importante ser muy cuidadosos, por ejemplo:

> A medida que vaya avanzando a través de las diferentes fases del parto y del dar a luz, sentirá mucha curiosidad por saber cuáles le resultarán familiares y cuáles serán un tanto diferentes de lo que había imaginado. Y empezará a impacientarse por tener la oportunidad de emplear su propia creatividad, una y otra vez, por encontrar vías para utilizar sus habilidades. En un determinado momento, creará la clase de bienestar o de relajación que precise; en otro, fuerza y resistencia; en otro, calma y concentración; y en otro, alguna otra sensación que pueda necesitar. De forma que consiga sus objetivos del mejor modo posible para usted y para su bebé, y, al mismo tiempo, se sienta orgullosa de su capacidad para emplear sus propias herramientas con tanta creatividad.

> De modo que, cuando, algún tiempo después del parto, mire hacia atrás, le impresionará darse cuenta de la facilidad con la que, en cada momento, se iba adaptando a los imprevistos. Ya sabe que, en un parto, las cosas cambian muy rápidamente. Por lo tanto, es importante que sea flexible y que esté dispuesta a acomodarse a lo que sea mejor y más seguro. Y es muy tranquilizador para usted saber que los profesionales conocen exactamente las necesidades de cada momento y que todo lo que tiene que hacer es colaborar con ellos.

(Esta sugestión incluye la eventualidad de una cesárea de urgencia y de cualquier otra intervención no planificada, sin necesidad de nombrarlas.) Es importante también animar a la mujer a que siga las instrucciones y recomendaciones de médicos, comadronas y enfermeras.

Existen distintas razones por las que debemos estimular a la paciente para que utilice las medicinas con libertad: tiene que entender que la ingesta de algún fármaco no supone el fracaso del parto natural, sino que aumenta su propia capacidad para llevar a cabo la tarea que se espera de ella ("... de modo que esté descansada en la parte importante"). Hay que decir también que la analgesia proporcionada mediante la medicación, si se utiliza de acuerdo con la información médica actualizada, no sólo es muy segura, sino que, además, beneficia al feto.

Podemos, así mismo, enseñar a las pacientes inducciones rápidas, ligadas a dos tipos de claves muy útiles:

1. Claves que se producen de forma automática (tales como la presión de la abrazadera que mide la tensión arterial, las contracciones, las conversaciones, los exámenes, etc.), como ya hemos visto con anterioridad. No incluyo aquí el pitido del monitor fetal, pues puede convertirse en una fuente de ansiedad para la madre. En general, trato de restar importancia a los sonidos del monitor fetal y de asignarles un papel muy pequeño. Por ejemplo, podría decir:

> Ya sabe que, en las salas de parto, se producen muchos sonidos y que no tiene que preocuparse por ellos, pues está rodeada de profesionales formados para saber lo que significan. Así que puede relajarse y dejar que ellos hagan su trabajo. Su única tarea consiste en aprovechar todas las oportunidades que tenga para descansar, de manera que esté preparada para el paso siguiente. Y todos esos sonidos la sumergirán en un bienestar aún más profundo –como una ola suave o como una brisa ligera.

2. Claves creadas por el profesional y la paciente. Considero que la presión en un hombro es la más útil, especialmente, si se combina con la exhalación; la presión de la mano, la unión de los dedos pulgar e índice, etc., también son efectivas. Son claves que puede emplear la misma paciente o que el instructor utiliza como refuerzo.

Cuando la paciente esté de acuerdo, se podrá crear la hipnoanestesia, que presenta unas características muy similares a las de la anestesia epidural, en la que desaparecen las sensaciones por debajo de la cintura. Hoy en día, muchas mujeres prefieren un grado mayor de conciencia durante el alumbramiento, pese al malestar que lleva asociado; algunas, incluso, viven una sensación de privación si se les elimina una parte importante de esa experiencia. Por consiguiente, es necesario comprender con claridad los deseos, las expectativas y las necesidades de la paciente.

Por medio de los enfoques hipnóticos, podemos establecer otra forma de analgesia que le permita a la mujer experimentar las *sensaciones* del parto *sin* sufrir dolor.

> Podrá, al mismo tiempo, experimentar esa sensación de bienestar que usted misma ha creado (mencionaremos aquí las tácticas que ha aprendido) y apreciar lo bien que va avanzando el parto. Cada vez que note una nueva contracción, podrá respirar profundamente, y, al aspirar, sentir que se está llenando de bienestar, y, al exhalar, expulsar todo lo que no necesite. Y se sentirá muy contenta por lo bien que lo está haciendo y porque cada nueva contracción le acerca al momento de sostener al bebé entre sus manos. Sentirá que el canal del parto está relajado, que se abre con cuidado, fácilmente... y que responde de forma natural, del modo adecuado, a las oleadas de relajación que las contracciones le envían a esa zona... una y otra vez...

Las sugestiones para la analgesia deben tomar en consideración los diferentes niveles y la progresión de la intensidad de las contracciones. Las sugestiones pueden ser "dormir entre" las contracciones, hasta el momento en el que su participación sea necesaria, "de modo que se sienta muy fuerte para la parte importante". (Nótese que no digo: "la parte dura".)

Hacia el final del parto, a la madre se le pide que empuje. Podemos prepararle por medio de sugestiones relacionadas con el "empujar".

> ... y cuando la comadrona o el médico le digan que ha llegado el momento de empujar, se sentirá tan descansada y habrá reunido tanta energía... que le será muy sencillo empujar del modo correcto, en el momento adecuado, durante el tiempo oportuno... y se sentirá en armonía con su cuerpo... con su bebé... y con el equipo... y, cuando la contracción disminuya, podrá volver a sumergirse en ese estado de relajación y juntar todavía más fuerzas para una nueva contracción, que quizá sienta que tardará un buen rato en llegar.

Los instructores cumplen funciones muy importantes. Además de ofrecer un apoyo emocional, ayudan también a que la mujer se sienta mejor, dándole masajes, distrayéndola, animándola y marcándole el ritmo. Será el médico quien decida en qué momento se incluye al instructor. Una sesión inicial conjunta puede resultar muy útil, pero permito que sea la pareja quien tome esa decisión. En mi opinión, se va mucho más rápido si el instructor no está presente en la sesión inicial. Una vez que la paciente ha adquirido las habilidades autohipnóticas suficientes (alrededor de la segunda sesión), el instructor asistirá a una o varias sesiones de entrenamiento, de modo que se familiarice con el empleo de las claves y que practique bajo la supervisión del profesional hasta estar preparado. A algunas parejas les gusta elegir sus propias claves. Creo que es muy difícil predecir el tiempo que va a necesitar una persona para manejar estas técnicas. Las personas que han acudido a las clases de Lamaze aprenden pronto a observar; por otro lado, las preconcepciones de la madre pueden facilitar o entorpecer el proceso de aprendizaje. Para una madre preparada, el nacimiento de un bebé supone una experiencia gratificante y enriquecedora; sentimiento que puede aumentar cuando se da la participación del padre.

Además de la ya reconocida utilidad de la hipnosis para el momento del parto, esta técnica es de gran ayuda también en las primeras etapas del embarazo. Las mujeres que presentan problemas psicológicos –como la ansiedad asociada al embarazo– o que sufren determinados problemas médicos –como hiperemesis, dificultades alimenticias, insomnio, fatiga, etc.– obtienen importantes beneficios del empleo de la hipnosis.

La *hiperemesis* (en su forma leve, referida a las "náuseas matutinas"), las náuseas y los vómitos fuertes y constantes en la primera fase del embarazo, además de ser profundamente desagradables y debilitantes, se convierten, muchas veces, en una afección médica seria; en algunos casos, se mantienen incluso hasta el parto y requieren un cuidado intenso. El tratamiento hipnótico puede mejorar de forma sustancial este problema, o incluso resolverlo, y evitar la hospitalización. Se puede pedir a los profesionales de la psicología que traten estos síntomas de la mujer embarazada.

CONCLUSIONES

A menudo, infravaloramos el grado de angustia que experimentan los pacientes en el periodo que rodea a un procedimiento médico. Es importante que los sujetos sean capaces de utilizar distintas estrategias para alterar sus experiencias y percepciones negativas en torno a su afección, en torno al tratamiento y en torno al papel que ellos van a desempeñar en ese contexto. Todo ello entraña importantes beneficios, entre los que se incluye la reducción del dolor. Cuando veamos que el paciente se encuentra en un estado de elevada sugestibilidad, podremos emplear esta circunstancia en su provecho: para crear una sensación de competencia y de control, para convertirle en participante activo de su tratamiento y para descubrir o desarrollar nuevas capacidades que le ayuden a afrontar y a influir en su recuperación.

En este capítulo, he explorado una variedad de técnicas hipnóticas que se pueden emplear en el periodo que rodea a los procedimientos médicos. Utilizando la cirugía y la anestesia como prototipos, he descrito las vías para que los clínicos de diferentes disciplinas ayuden a sus pacientes mediante intervenciones muy sencillas, más accesibles de lo que se suele pensar. Se requiere muy poco tiempo para facilitarle un poco las cosas a una persona que va a ser sometida a un procedimiento médico traumático. Este hecho es de gran importancia para los médicos, pues tienen la posibilidad de incorporar, en su relación habitual con sus pacientes, la mayoría de las técnicas que acabo de describir.

APÉNDICE

Demostración 9.1

Ensayo de la experiencia quirúrgica: demostración

En este ejemplo, se contempla la cirugía desde la perspectiva de un momento futuro en el que el paciente esté ya recuperado. Se utilizan sensaciones, que normalmente resultarían inquietantes o perturbadoras, para potenciar el estado de bienestar y la sensación de control del paciente.

> Me pregunto si le sorprenderá –no sé en qué momento, *después* de la operación, puede ser un mes más tarde, una semana, unos días– cuando mire hacia atrás y descubra... lo fácil que le ha resultado todo... mucho más de lo que hubiera imaginado. [*Nota: No se hacen promesas o predicciones concretas. Es muy importante NO sugerir nada que, luego, pueda ser diferente: no debemos anticipar o predecir acontecimientos médicos, pero podemos darle al paciente la opción de contemplar lo que ocurra desde un perspectiva más positiva y podemos también apoyar su capacidad para manejarlo en su propio beneficio.*]
>
> Me pregunto si recordará, en especial, cuando se vaya de aquí, lo relajado y tranquilo que se sintió, pese a que estuvo muy despierto y lleno de energía, y lo agradable que ha sido aprender nuevas tácticas con tanta facilidad, tan rápidamente... y esa maravillosa sensación de confianza y de éxito... que sabía que necesitaba para encontrarse más a gusto, más confiado.
>
> De hecho, tal vez haya experimentado también la sensación de alegría, al anticipar las cosas *buenas* que le esperaban... todos esos cuidados, todos esos mimos. Y, el día de la operación... aún no sé en qué momento... le habrá maravillado lo rápido que ha pasado el tiempo.
>
> Lo bien que durmió esas noches, con o sin medicinas [*dejando que el paciente elija.*] Lo fresco que se despertaba por las mañanas, en especial la mañana de la operación. Y la sensación de que el tiempo transcurría con gran rapidez desde el momento en que se levantó, llegó al hospital, se cambió de ropa, etc.
>
> La sensación de que, a medida que se acercaba la operación, se iba sintiendo más relajado –como ahora–. Y, en el momento en el que se metió en la cama del hospital, respiró profundamente [*clave*] –así– y se dejó llevar por esta agradable sensación de bienestar que está sintiendo ahora... pese a que fuera capaz de comunicarse adecuadamente con quien deseara hablar con usted –sin dificultad, de manera lógica–. [*Es importante que el paciente se mantenga bien despierto y receptivo en el momento anterior a la operación, de modo que pueda comunicarse con el equipo médico.*] Pudo pedir lo que necesitó... entender como entiende siempre... manteniendo la cabeza lúcida y tranquila.
>
> Y, después de la operación –todavía no sé bien cuándo podría ser–, miró hacia atrás y se quedó maravillado de lo rápido que había transcurrido el tiempo de espera. [*Esta sugestión supone un importante apoyo, ya que el*

tiempo de espera, algunas veces, se prolonga por espacio de varias horas, lo que puede provocar en el paciente una gran ansiedad.] Y, cuando le colocaron en esa cama con ruedas para conducirle hasta el quirófano, respiró *profundamente* una vez más, [*clave*]... el momento en el que sintió esa cama, los meneos de las ruedas, el roce con el suelo, las puertas que se abrían y se cerraban, y las conversaciones a su alrededor... no eran más que otra señal [*clave*], igual que su respiración de este momento o la presión de mi mano sobre su hombro [*más claves*]... otra señal que le permite dejarse llevar hacia un bienestar aún más relajado.

Lo mismo ocurrió cuando se instaló en la mesa de operaciones, aunque fue capaz de hablar con los médicos y con las enfermeras con mucha tranquilidad. De hecho, cada sonido que emitían sus cuerdas vocales y cada palabra, moldeada por sus labios y por su lengua, le iban relajando más y más. [*Por lo general, la necesidad de comunicarse y de hablar pone al paciente en un estado de alerta. Sin embargo, esta sugestión convierte a la comunicación en una clave para profundizar en la experiencia.*]

Y le tranquilizó mucho el ser consciente de todas esas luces brillantes, de todos los monitores que estaban siendo aplicados y acoplados, y del oxígeno... de cómo la presión de la abrazadera que mide la tensión arterial y todos los pitidos y sonidos le indicaban que se encontraba a salvo; sabiendo que toda la gente que le rodeaba estaba trabajando *por* usted, para que todo marchara bien, de modo que pudiera relajarse, sumergirse en esa sensación de bienestar, sin nada que le alterara, nada que le molestara.

Las sugestiones son tan "genéricas" que se pueden aplicar a prácticamente todas las situaciones médicas para las que es importante que un paciente esté preparado. Más allá de este aspecto, es complicado seguir generalizando, puesto que, en la medida en que varía el tipo de anestésico, varían también las situaciones.

A los pacientes que fueran a ser sometidos a una anestesia general, les presentaría una descripción de la inducción anestésica, de la intubación, de las sensaciones durante la operación, del final de la anestesia y de la extubación. Con los que fueran a recibir otros tipos de anestesia, repetiría esas experiencias. Este proceso requiere la presencia de un profesional bien formado que sea capaz de crear sugestiones convincentes y significativas; por lo tanto, es importante que se trate de un anestesista. Un enfoque más genérico podría ser:

Y, cuando mire hacia atrás y vea ese día en el que se colocó sobre la mesa de operaciones, se sentirá encantado de haber tenido la oportunidad de poder hablar con los médicos y con el anestesista de todo lo que necesitó. Así que, cuando el anestésico empezó a hacer su efecto [*Como es una sugestión muy general, puede incluir cualquier tipo de anestesia.*], pudo darle la bienvenida, porque sabía que le iba a traer muchos beneficios, que iba a aumentar esa sensación de bienestar que usted mismo había creado.

[*Esta sugestión es muy importante, por la siguiente razón: he observado que los pacientes que se hallan en un estado hipnótico reconocen inmediatamente el efecto de la medicación. Ésta crea una sensación muy diferente de la del estado hipnótico, por lo que los pacientes la perciben como algo extraño y pueden asustarse. Si no están preparados, tal vez traten de salir de la experiencia hipnótica, para averiguar qué está ocurriendo, o quizá se resistan al efecto sedante de la medicación –por lo que requerirían dosis altas–. En consecuencia, cuando empiezo a inyectar la medicación a un paciente, acostumbro a comunicárselo.*]

Y a lo largo de toda la operación, pudo permanecer a salvo, en ese estado anestésico... deseando despertarse, sentirse fresco. Usted ya sabe que los ruidos y los sonidos van a continuar.

[*Las sugestiones siguientes tratan de proteger al paciente de los posibles efectos perjudiciales de la conciencia intraoperatoria.*]

De hecho, tal vez haya más sonidos de los que nunca antes haya escuchado. Pero serán también una señal para sentirse bien, al igual que esa respiración profunda, o que el sonido de mi voz, o que la presión de mi mano sobre su hombro. Pero no tiene por qué prestar atención a nada en concreto, a menos que se dirijan a usted por su nombre. Todo lo demás se puede mezclar como un relajante murmullo, como el sonido de las olas, de la suave lluvia, de la música... todas esas palabras le relajan.

Como sabe, habrá un momento en el que le lavarán la zona que va a ser operada con una solución desinfectante. Me imagino lo *bien* que se sentirá [*sugestiones para la analgesia*]... me pregunto si lo sentirá como un bálsamo que se vierte sobre la zona que va a ser operada y que penetra en ella para que no sienta nada... *o un ligero adormecimiento.*

[*A menos que el paciente sufra una fobia dental, se le puede hablar de la sensación del anestésico local haciendo su efecto, de modo que la sensación que experimente no le perturbe.*]

(Si el paciente ha desarrollado una pérdida de sensación:)

... o tal vez sienta una especie de rigidez, o que sus manos están, pero no están... las siente, pero no las siente... no lo sé... pero *usted* sabe que existen muchas formas de sentirse bien. Sabe que su cuerpo conoce un montón de cosas. Sabe cómo respirar y cómo sanar, pues tiene mucha experiencia en eso... y en muchas otras cosas en las que ni siquiera habrá pensado... y que le alegrarán mucho...

Sugestiones para disminuir la pérdida de sangre durante la operación

Sabe cómo aportar a sus tejidos la cantidad justa de sangre. Así que, durante la operación, la sangre podría trasladarse desde (la zona que va a ser operada), de modo que no se produzca una hemorragia demasiado importante y para que el doctor X (el cirujano) pueda ver bien, pero la cantidad suficiente como para formar un coágulo sano. Y después, tras la operación, habrá sangre suficiente para transportar a esos nutrientes que ayudan a que la recuperación sea más rápida, más sencilla, más agradable, sin hinchazones, sin que la herida supure...

Preparación del paciente para un curso postoperatorio sencillo

Y me pregunto si –el día posterior a la operación–, cuando el médico le diga que la intervención *ya* ha terminado, se sorprenderá mucho. Tal vez tenga la impresión de que todo fue mucho más rápido de lo que hubiera esperado... o de que se sentía mucho mejor... sin nada que le molestara... o de que se sentía muy descansado, contento, seguro... al notar la presión bajo los vendajes, pues eso le indicaba que todo había ido bien y que el proceso de curación ya estaba en marcha.

Sugestiones para evitar las náuseas y para la reanudación de la peristalsis

O que estaba deseando saciar su hambre y su sed tan pronto como el médico se lo permitiera... o que era ya capaz de sentir cómo su estómago y sus intestinos empezaban a trabajar poco a poco.

Y se sorprendió respirando profundamente... y, en ese mismo instante, sintió que esta sensación de bienestar de ahora se extendía a todo su ser –a su cuerpo y a su mente–. Y que todo lo que ocurría a su alrededor –los sonidos, las sensaciones– eran otra señal, igual que la respiración profunda o la presión de mi mano, para que sintiera aún mejor.

Y, cuando mira hacia atrás, recuerda... los mimos, los cuidados de la sala de reanimación... y la sorpresa en las caras de las enfermeras y de los médicos, por lo *bien* que lo estaba haciendo

Animando al paciente a que solicite o acepte la medicación

Y cómo supo pedir un poco de medicación para sentirse aún mejor; y lo rápidamente que hizo su efecto y todo lo que duró... y lo fácil que estaba resultando todo...

Es importante no abusar

Pero, aunque se haya sentido mucho mejor que la mayoría de los pacientes tras una operación, habrá podido entender que se merece el mismo tiempo que ellos para reponerse completamente –y disfruta de ese tiempo–. [*Es un punto importante, pues, de lo contrario, un paciente, al encontrarse tan bien, podría excederse.*]

Demostración 9.2
Ejemplos de verbalizaciones durante la preparación previa del paciente

*Verbalizaciones**	*Comentario*
Temor al ambiente de la sala	
"... como ya sabe, en el quirófano hay muchos sonidos... y tal vez le tranquilice mucho... escuchar el ajetreo que va y viene... pues le indica que todo lo que está ocurriendo en esa sala... es por su bien. Todos en esa sala... trabajan para ayudarle... y para lograr que todo vaya bien..."	1. Se le **informa** al paciente de que en el quirófano se producen ruidos. Pero, en lugar de permitir que se convierta en una experiencia que da miedo o en lugar de decirle que la ignore (lo que resulta muy difícil), **utilizamos** la experiencia: se le anima a registrarla, pero se **reinterpreta** como la prueba de que todo va bien. 2. Al centrar la atención del paciente en determinados sonidos que sabemos con certeza que se van a producir, los estamos utilizando como una **clave hipnótica** que provoca la respuesta sugerida cada vez que se producen o se repiten dichos sonidos (incluso tras la operación). 3. Resulta muy efectiva la repetición de frases ligeramente diferentes. 4. "Todo va bien" es la afirmación más importante que puede escuchar un paciente.
Inducción a la anestesia	
"... cuando empiece a notar (sentir) la anestesia... podrá darle la bienvenida, por todo lo bueno que le va a acarrear... esa sensación de bienestar que usted mismo habrá empezado ya a crear irá acrecentándose..."	Esta frase calma el miedo del paciente a la anestesia. Es posible llevar a cabo un ejercicio de relajación de este estilo mientras colocamos los monitores. Al hablarle al paciente de "esa sensación de bienestar que usted mismo habrá empezado ya a crear", le estamos transmitiendo la impresión de que también una parte del control está en sus manos. (A medida que comienzan la inducción y/o la sedación, se repite: "Ahora estoy empezando a... etc.")
Intubación	
"... una vez que esté lo suficientemente relajado – como parte de la **moderna** y **segura** anestesia... y para facilitarle la respiración durante la intervención–... el anestesista le colocará un tubo a través de la boca o de la nariz... De este modo, le resultará muy sencillo y seguro respirar..."	Estudios recientes, en torno al nivel de conciencia intraanestésica, señalan el periodo de inducción como uno de los momentos de mayor conciencia. Si el paciente entiende la intubación como un parte **normal** e **importante** para su **seguridad**, evitaremos que experimente el temor y el trauma psicológico de suponer que "algo va muy mal".
Ventilación	
"... Y cuando oiga los soplidos del respirador... y cuando note que su pecho sube y baja... con esas sencillas respiraciones que la máquina le ayuda a realizar..."	Las respiraciones son "sencillas" y la máquina "ayuda"; no fuerza ni agobia. (Cuando... entonces: ver más adelante.)

* Estas verbalizaciones se pueden emplear con o sin hipnosis.

Demostración 9.2 (continuación)

Parálisis

"... le permite saber que puede seguir relajándose... pues la máquina está haciendo por usted el trabajo de respirar... Y todos esos sonidos le indican... que alguien está vigilando esos sonidos... y que le está **vigilando** a usted... para garantizar que todo funciona correctamente... y que se encuentra a salvo..."

1. Supone una sugestión indirecta para obtener una relajación más profunda.
2. Se le informa de la "relajación" muscular (eufemismo para la parálisis). De otro modo, el paciente puede vivir una gran angustia, al sentir que algo va mal y que nadie lo ha advertido (lo cual podría acarrearle consecuencias muy perjudiciales).

Reducción de la ansiedad: orientación futura

"... No sé si se **sorprenderá** más... al oír que la operación **ya ha terminado**... que todo parece haber ido mucho **más rápido** de lo que hubiera esperado... o si se sorprenderá más al ver la **facilidad** con la que se despierta... o que se siente **mucho mejor** de lo que hubiera podido imaginar..."

1. Pueden producirse cosas "buenas" de forma inesperada.
2. **Dobles (o múltiples) situaciones difíciles.**
3. No se realizan promesas, pero **se ofrecen distintas posibilidades**, entre las que el paciente puede elegir –y la mayoría de los pacientes lo hace.
4. Hablamos del periodo posterior a la temida operación: "Da por hecho que voy a sobrevivir y que me voy a despertar". Sin necesidad de mencionar la posibilidad de morir durante la anestesia –temor que, aunque no se suele verbalizar, es muy común–, esta frase contrarresta dicha preocupación.

Control del dolor

"... y cuando sienta esa **presión** bajo las vendas... a medida que se vaya despertando... podrá estar **tranquilo**... pues es la señal de que la operación ya ha terminado... de que se ha iniciado el proceso de **curación**... y de que se encuentra a **salvo**..." "... Le hará saber también que es el **momento** de empezar a **relajar** todos esos músculos... porque, como usted ya sabe, cuando tenemos una pequeña herida en la mano, **nos sentimos mucho mejor** si la relajamos... que si cerramos el puño..."

1. **Las afirmaciones "cuando... entonces"** son muy útiles: vinculan un hecho a una sugestión positiva.
2. Se reinterpreta un estímulo nocivo: **el dolor, como presión**.
3. Al paciente se le transmite la idea de que **puede hacer algo** por él mismo; esto es, abandona el estatus de víctima pasiva, para adquirir el de **participante activo.**
4. Se establece una **analogía** con un hecho que resulta **muy familiar**, pero que es **mucho menos nocivo** (una pequeña herida en la mano versus una incisión quirúrgica), y se ofrece un remedio lógico y simple.

Prevención de las náuseas; recuperación de la peristalsis y de la función intestinal

"... y me pregunto qué será lo que **MÁS ansíe**... ayudar a saciar su hambre y su sed tras la operación... de modo que le cueste esperar hasta que el Dr. X le permita tomar ese primer sorbo. Me pregunto si, camino del quirófano y al despertar en la sala de reanimación, pensará en su **comida favorita**; ésa que puede ya **saborear**, disfrutando del sabor y la textura de cada bocado... y puede ya oír esos agradables gorjeos en su estómago y en sus intestinos... Y disfrutará comiendo la cantidad que es buena para usted –ni mucho, ni poco– y el estómago y los intestinos la digerirán sin problema... y avanzará por la dirección correcta... y se sentirá muy bien al comprobar que la comida pasa con tanta suavidad..."

El hambre, la sed y la peristalsis constituyen excelentes **sugestiones antináusea**, ya que el hambre y las náuseas no pueden coexistir. (Nota: las náuseas y los vómitos van acompañados de peristalsis retrógrada; el hambre y la sed, de peristalsis anterógrada.) Añado la **advertencia**: "tan pronto como lo permita su médico", pues se han dado casos de ingestas más prematuras de lo adecuado, tras una sugestión de este tipo, y de ingestas excesivas, tras sugestiones en las que se le hablaba al paciente de un hambre feroz. En ambos casos, las consecuencias derivadas pueden ser muy graves.

"Dirección correcta" (¡el vómito es el reverso de la peristalsis!)

Demostración 9.2 (continuación)

Molestias del catéter

"... Cuando sienta el catéter en la vejiga... podrá sentirse **aliviado**... sabiendo que la operación ha **finalizado ya**... y que **ha comenzado el proceso de recuperación**... y es bueno que sepa... que su vejiga se **vacía de manera automática**... que no tiene que ir al cuarto de baño... De hecho, lo único que por el momento ha de hacer... es permitir que sus músculos... que también ellos se **relajen**... porque, en ese momento, no hay nada que deba retener..."

"Cuando... entonces...": Muchas veces, a los pacientes les molestan más los catéteres que el dolor derivado de la operación; pero, cuando reciben sugestiones pre e intraquirúrgicas, son capaces de tolerarlos sin grandes dificultades. "Aliviado" es un término **abierto**: ¿aliviado de qué? (¿De tener que ir al cuarto de baño?, ¿de la orina?, ¿de preocupaciones?, ¿del dolor?) El paciente lo interpretará del modo más conveniente a sus necesidades y a su situación. "Por el momento" y "en ese momento", afrontan el hecho de que, tras la retirada del catéter, el paciente siga dejando "los músculos relajados" y no controle bien la orina.

Recuperación de la función de la vejiga

"... pero puede que esté **deseando** que llegue el momento –al de unos días de la operación– en el que su médico decida que es la hora de retirar el catéter... Para ese momento, todo ahí abajo estará (lo suficientemente) **curado**... y su vejiga será capaz de **empezar a trabajar**... de modo que le indicará la **cantidad exacta** de orina que ha de vaciar... con facilidad... **ni mucho ni poco... lo justo**".

Tras algunas operaciones pélvicas, la vejiga puede necesitar un tiempo para restablecer su normal funcionamiento. Muchas veces, es preciso volver a colocar el catéter. Esta sugestión es muy efectiva, y son muchos los pacientes que no precisan una recaterización.

Prevención de complicaciones pulmonares

"... Esa presión bajo las vendas puede servirle también como recordatorio... de que es el momento de **respirar profundamente**... para así llenar sus pulmones de oxígeno... y que **la curación sea más rápida**... Y, tras retener el aire durante un momento en los pulmones... puede dejarlo salir con un **suspiro de alivio**..."
(*Es importante practicar esto antes de la operación*)
"... Y me pregunto... cuántas cosas le recordara esa forma tan estupenda de respirar... tal vez le recuerde a alguien de la televisión... o a la luz del sol... o al teléfono... a unas bellas flores... realmente no lo sé..."

Después de una operación, es muy importante que el paciente realice respiraciones profundas; pero, en general, esto es muy difícil de lograr. La táctica de Valsava (retener una respiración profunda) es muy efectiva para expandir pulmones atalectáticos, y sus resultados son similares a los obtenidos mediante aparatos mecánicos (por ejemplo, los espirómetros incentivadores). Esta afirmación contiene una **instrucción y** un **incentivo,** le ayuda al paciente a colocarse en una posición de **control,** le coloca en un **rol activo** e incluye sugestiones, para lograr la relajación y el bienestar del sujeto, que se **autoperpetúan** ("suspiro de alivio"). Se autoperpetúan porque, claro está, el paciente es consciente de "la presión bajo las vendas", que constituye la clave poshipnótica para que lleve a cabo una respiración profunda, etc. (además de algunas de las otras claves que hemos mencionado).
(*Se puede repetir en la sala de reanimación.*)

Reducción de la sensación de impotencia / Aumento de la sensación de control

"... Para relajarse aún más, puede pedir a las enfermeras que le coloquen una almohada bajo (las rodillas/el brazo, etc.) o que le ayuden a cambiar de posición, a darse la vuelta..."

Le aporta al paciente una sensación **adicional de control** (¡el control sobre las enfermeras!); disminuye su sensación de impotencia.
(*Se repite en la sala de reanimación*)

Demostración 9.2 (continuación)

Orientación futura

"... Quizá se **sorprenda mucho** cuando eche la vista atrás, unos días después de la operación... y se dé cuenta de que todo le ha resultado mucho **más sencillo**... de lo que había imaginado.. y estará **encantado** de lo **sorprendidos y contentos que están los médicos** y las enfermeras... con su **rápida y sencilla recuperación**... de modo que podrá **disfrutar** de sus cuidados... de sus mimos... y deseará que llegue el momento de llegar a casa... para poder cuidar de sí mismo... sabiendo exactamente lo que **le conviene** hacer... cuándo debe descansar... y sintiéndose **contento consigo mismo y con su éxito**... cada vez más **fuerte**... cada vez **mejor**... en todos los sentidos... día a día... hora a hora... minuto a minuto..."

No se realiza la **promesa** de que no vaya a tener molestias; pero se le aportan al paciente diversas opciones y **oportunidades para reinterpretar** de manera positiva sensaciones y experiencias, y para **abandonar las negativas**.

(Se repite en la sala de reanimación)

En estas sugestiones, se incluye una **advertencia**: muchas veces, los pacientes van tan bien que es preciso recordarles que su cuerpo se **merece** los mismos cuidados y el mismo tiempo de recuperación que el del resto de la gente; pero que ellos tienen la ventaja de **poder disfrutarlos** más, porque se sienten mejor.

Se incluyen sugestiones de autorrefuerzo.

10 El dolor de las quemaduras

David R. Patterson

Era relativamente nuevo en el equipo de la unidad de quemados cuando me consultaron un complicado caso. Chuck, un hombre de edad avanzada que presentaba importantes quemaduras, se negaba a cooperar cada vez que debían cambiarle los vendajes. Pese a que los cirujanos le habían administrado dosis altas de morfina y de valium, para Chuck los cambios de vendajes seguían constituyendo una experiencia terriblemente dolorosa.

No era prudente aumentarle la medicación analgésica; además, si Chuck no permitía que se trataran pronto sus heridas, tenía muchas posibilidades de sufrir un importante deterioro en su estado. En este tipo de casos, las heridas que no son tratadas pueden llegar a ser mortales. Cuando le expliqué esto a Chuck –al igual que habían hecho otros miembros del equipo–, me suplicó que le dejáramos morir. Me contó que, para él, el dolor era tan insoportable que se sentía incapaz de volver a "esa habitación". Aunque en mi interior dudaba que pudiera ayudar a Chuck, traté de establecer para él una estrategia que hiciera frente a su difícil dilema.

Como ilustra la experiencia de Chuck, si existe un dolor aún más terrible que el de una quemadura grave, es el dolor que causa su tratamiento. La detersión de la herida supone la limpieza del tejido quemado, para así crear la ocasión de que crezca un nuevo y áspero tejido y la herida vaya sanando. Como podemos imaginar, la limpieza del tejido resulta muy dolorosa. De igual modo, el cambio frecuente de los vendajes estimula también el tejido dañado y le provoca al paciente un tremendo dolor.

No hace demasiado tiempo, la mayoría los pacientes con quemaduras muy graves moría como consecuencia de sus heridas, por lo que la cuestión del dolor ocasionado por el tratamiento no constituía el problema más acuciante. En la actualidad, sin embargo, las terapéuticas han avanzado mucho; de modo que un número cada vez mayor de personas sobreviven a sus lesiones y han de afrontar el reto de soportar un largo y duro tratamiento (Currerie, Braun & Shires, 1980). Pacientes que, hace unos años, hubieran muerto como consecuencia de las quemaduras sufridas, hoy en día, deben hacer frente a meses de cuidados hospitalarios, que incluyen procedimientos dolorosos casi diarios. Por desgracia, el entusiasmo en este campo se ha dirigido hacia un descenso de la mortalidad, pero no así hacia una reducción del sufrimiento que padecen los pacientes que sobreviven a quemaduras graves.

Por lo general, las quemaduras constituyen un tipo de trauma y suelen ir acompañadas de problemas sociales serios. Sólo en los Estados Unidos, se estima que, cada año, acuden 70.000 personas a los servicios de urgencias y se producen 60.000 hospitalizaciones relacionadas con este problema (Patterson, Everett, Bombardier y col., 1993). Los esfuerzos por reducir el dolor y el sufrimiento de los supervivientes se complican por los males sociales que, con tanta frecuencia, acompañan a las heridas. Estos pacientes suelen presentar diagnósticos de desórdenes de personalidad e historias de problemas psiquiátricos, consumo de drogas, falta de empleo y de vivienda. Con mucha frecuencia, las quemaduras son la consecuencia de ataques físicos. Una vez hospitalizados, los pacientes pueden experimentar diversos síntomas psiquiátricos que van a exacerbar el dolor o a complicar el tratamiento. Al revisar la literatura (Patterson, Everett, Bombardier y col., 1993), hemos visto que entre un 19 y un 57 por ciento de los quemados padece delirios; entre un 23 y un 61 por ciento, depresión moderada; entre un 13 y un 47 por ciento, ansiedad generalizada; y un 30 por ciento, estrés postraumático. La presencia de ansiedad subclínica es casi una constante en los sujetos que son sometidos a tratamiento para sus quemaduras. Puesto que existe un gran número de variables psicológicas que interactúan con el dolor, es fundamental que el clínico sea consciente de su presencia.

El control óptimo del dolor de estos pacientes requiere una comprensión mínima del cuidado que supone este tipo de trauma. Los pacientes con quemaduras graves experimentan importantes cambios metabólicos que exigen una resucitación de líquidos y una ingesta calórica masiva. Una quemadura se puede convertir en una herida abierta e infectada. Si no se tratan, esas heridas provocan desfiguraciones importantes, amputaciones o la muerte. La mayoría de las unidades de quemados efectúa tratamientos muy agresivos para las quemaduras graves, tales como la excisión quirúrgica temprana y el injerto (Burke, Quinby & Bondoc, 1976; Engrav, Heimbach, Reus, Harnar & Marvin, 1983). Este tipo de estrategias terapéuticas implican una limpieza frecuente de las heridas (entre una y dos veces al día), así como la realización de múltiples operaciones quirúrgicas.

Los pacientes que presentan quemaduras en las articulaciones, si no están entablillados y no realizan constantes ejercicios, acaban sufriendo contracturas importantes. La experiencia menos dolorosa para un quemado consiste en permanecer mínimamente tranquilo hasta que sus heridas pierdan la sensibilidad. Sin embargo, este tipo de enfoques pasivos para tratar las quemaduras arrojan resultados muy pobres a largo plazo, y tal vez también índices más elevados de mortalidad. En consecuencia, la mayoría de las unidades de quemados llevan a cabo procedimientos diarios muy molestos para el paciente. Para intervenciones quirúrgicas mayores, se emplea la anestesia general, pero sería demasiado arriesgado y costoso utilizar esta técnica cada vez que hubiera que practicar algún tipo de cura. Por último, el tratamiento de las quemaduras requiere que el paciente pase por múltiples e invasivos procedimientos médicos diarios que no van acompañados de anestesia general. Esto puede durar unos pocos días o varios meses.

Un paciente con una quemadura grave es único en diferentes sentidos, incluso si lo comparamos con los pacientes que han sufrido otros tipos de traumas físicos. Todas las personas que han padecido algún traumatismo experimentan dolores; pero una quemadura es diferente, pues su abordaje exige cuidados constantes que suelen provocar sensaciones nocivas de gran intensidad. Por consiguiente, los grandes quemados experimentan terribles dolores diarios que, algunas veces, se prolongan por espacio de varios meses.

Cuando la superficie de la piel quemada es amplia, el cuerpo sufre cambios metabólicos masivos, como medio de defensa. Por ejemplo, las necesidades calóricas de una persona con amplias zonas quemadas son equivalentes a las de alguien que se pasara 24 horas corriendo. Lo mismo ocurre con los líquidos. Así mismo, la fisiología de una quemadura grave, además de precisar cuidados médicos muy agresivos, causa importantes y prolongados cambios en el sistema sensorial de un paciente. Cuando se despierta, el sujeto ha de empezar a hacer frente a una lesión que le puede costar la vida y, en algunos casos, a la posible pérdida de seres queridos y/o de alguna propiedad, como consecuencia del fuego.

Los elementos únicos de las quemaduras le siguen afectando al paciente incluso tras ser dado de alta del hospital. Las desfiguraciones visibles pueden acarrearle una estigmatización social, problemas sexuales y una tendencia al aislamiento social. Las articulaciones que han sufrido quemaduras tienden a contraerse y, en consecuencia, generan un debilitamiento de los movimientos. La intensidad y la cualidad del dolor que estos pacientes deben soportar durante largos periodos de tiempo no están presentes en ningún otro tipo de traumas físicos. Además, es muy frecuente que el sujeto experimente miedo a morir, delirios, estrés postraumático y depresión. Por lo tanto, las quemaduras producen una serie de complicaciones físicas y emocionales cuya extensión no es comparable con la mayoría del resto de los traumatismos.

El control efectivo del dolor exige la comprensión de las diferentes fases que comprenden el cuidado de las lesiones, así como un conocimiento básico de las estrategias de dicho cuidado. Los pacientes que presentan quemaduras graves recorren tres diferentes fases de cuidados: *cuidado intensivo, cuidado agudo y rehabilitación*. En el caso de pacientes con quemaduras menos graves, el proceso incluye sólo las dos últimas etapas.

El cuidado intensivo va dirigido a los pacientes cuyas lesiones suponen una amenaza para su vida. En esta fase, se somete al sujeto a procedimientos agresivos diversos que, con frecuencia, le producen cambios en su sistema sensorial. En la fase aguda de cuidados, el paciente, cuya vida ya no corre peligro, se encuentra en un estado de alerta mayor y el impacto de sus heridas le provoca una sensación de amenaza. Continúa siendo sometido a múltiples procedimientos médicos. La fase de rehabilitación se inicia una vez el paciente ha sido dado de alta del hospital; se trata de un periodo en el que quizá no experimente ya una estimulación nociva aguda, pero en el que el dolor crónico y el estrés emocional siguen constituyendo problemas potenciales. La aplicación óptima del tratamiento hipnótico para el cuidado de las quemaduras varía substancialmente en función de cada fase.

LA NATURALEZA DEL DOLOR DE LAS QUEMADURAS

La comprensión de la naturaleza del dolor de las quemaduras es un requisito fundamental para el empleo del tratamiento hipnótico. Es muy importante establecer la diferencia entre el *dolor asociado a los procedimientos* y el *dolor de fondo*. El primer tipo de dolor hace referencia a lo que los pacientes experimentan cuando son sometidos al campo de las intervenciones médicas y terapéuticas más arriba descritas. Casi siempre es posible predecir el momento del inicio de este dolor asociado a un procedimiento, por lo que una herramienta psicológica como la hipnosis se convierte en el accesorio ideal para tratar de controlarlo. El dolor de fondo hace referencia al dolor que experimentan los pacientes entre los procedimientos, mientras se encuentran prácticamente inmovilizados. Se trata de un dolor de baja intensidad, de duración larga y difícil de predecir.

La literatura es sorprendemente escasa a la hora de definir los aspectos cualitativos y cuantitativos del dolor de las quemaduras. Pese a la ingesta de drogas opiáceas, los pacientes califican su dolor dentro de un rango que va de fuerte a terrible (Perry, Heidrich & Ramos, 1981). La calificación de los dolores varían enormemente no sólo de un paciente a otro, sino también, dentro de un mismo paciente, a lo largo de su tratamiento (Choiniere, Melzack, Rondeau, Girard & Paquin, 1989). Además, el dolor originado por las quemaduras suele llevar asociados determinados síntomas psicológicos, tales como el trastorno por estrés postraumático o la depresión (Klein & Charlton, 1980; Perry, Cella, Falkenberg, Heidrich & Goodwin, 1987). También nuestro trabajo nos ha mostrado que el dolor procedente de las quemaduras no guarda relación con el tamaño o con la profundidad de éstas (Patterson, Marvin, Campbell, Everett & Heimbach, 1993). Así, es posible que un paciente con una quemadura superficial experimente un grado mayor de dolor que otro con una lesión más profunda. Por otra parte, los sujetos que presentan una pequeña área afectada suelen informar de un dolor mayor que el de aquéllos con una superficie quemada más amplia. No nos es posible, pues, predecir el sufrimiento que causa una quemadura, una vez conocida su naturaleza y su extensión.

Al margen de las importantes aplicaciones del tratamiento hipnótico, las medicaciones opiáceas siguen siendo la piedra angular en este tipo de terapéuticas. Estas drogas se adaptan, en cada caso, a las características del dolor que hemos descrito más arriba (Patterson & Sharar, en artículo de prensa). Para un dolor de fondo, se administran opiáceos de acción prolongada, tales como la morfina o la metadona, o morfina administrada por el propio paciente a través de una máquina analgésica. Para el dolor asociado a los procedimientos, un buen plan de tratamiento incluirá opiáceos más potentes y de acción breve, tales como la hidromorfona o una forma más fuerte de morfina sintética. Estos últimos tipos de drogas producen un poderoso efecto analgésico, pero se metabolizan de forma rápida y no causan un aletargamiento prolongado. Por lo general, los opiáceos se administran acompañados de tranquilizantes, encaminados a reducir la ansiedad que acompaña a esta clase de lesiones (Patterson & Sharar, en artículo de prensa).

En cualquier caso, es importante que los responsables del control del dolor de las unidades de quemados no posterguen el uso adecuado de la medicación analgésica. Está demostrado que los pacientes que sufren dolores agudos, procedentes de quemaduras o de otros tipos de heridas, reciben poca medicación (Angell, 1982; Melzack, 1990). Los defensores del tratamiento hipnótico han de tener mucho cuidado para no transmitir la idea de que los efectos beneficiosos del tratamiento hipnótico invalidan la utilidad de las drogas opiáceas.

Nuestras investigaciones experimentales nos han llevado a concluir que las drogas opiáceas, pese a su importancia, no ofrecen un tratamiento totalmente satisfactorio del dolor de las quemaduras. Existe una alta variabilidad en cuanto a la receptividad analgésica a los opiáceos –algunas personas presentan, incluso, reacciones aversivas–. Además, como ya se ha mencionado, los pacientes informan de elevados niveles de dolor pese a la morfina. Las últimas novedades en el cuidado de las quemaduras incluyen enfoques diferentes para tratar el dolor, uno de ellos es el tratamiento hipnótico.

Cada vez es más evidente la importancia del tratamiento de este tipo de dolores (así como de la lesión que los origina). En las últimas décadas, se han realizado distintos estudios en los que se ha visto que el tratamiento agresivo del dolor agudo puede prevenir muchos de los efectos fisiológicos nocivos de las quemaduras y mejorar su pronóstico (Patterson & Sharar, en artículo de prensa). Nuestras investigaciones han demostrado que, en pacientes hospitalizados, un mejor control del dolor lleva asociado un mejor ajuste tras el abandono del hospital (Ptacek, Patterson, Montgomery & Heimbach, 1995). Tanto razones prácticas, como humanitarias apoyan la importancia del control efectivo del dolor causado por las quemaduras.

COGNICIONES Y SUGESTIONES

En otro contexto, he tenido ocasión de debatir con mis colegas los enfoques cognitivo-conductuales del dolor originado por las quemaduras (Everett, Patterson & Chen, 1990; Patterson, 1992). Es muy útil explorar estos enfoques a la hora de formular sugestiones para reducir el dolor de las quemaduras por medio del tratamiento hipnótico. Hemos dividido los enfoques psicológicos, en torno al tratamiento de este dolor, en tres áreas de intervención: *cognitiva, preparatoria y conductual.*

La prolífica literatura en el campo de la psicoterapia cognitivo-conductual se ha extendido también al terreno del control del dolor (Fordyce, 1976; Holzman & Turk, 1986). Ciertamente, los pacientes que se van a someter a un tratamiento de sus quemaduras tendrán pensamientos en torno a su experiencia, y es posible alterar muchos de ellos para incidir positivamente en su nivel de bienestar. Como primer paso en el empleo del tratamiento hipnótico, es útil discernir tanto los pensamientos del paciente en cuanto a sus cuidados, como los estilos cognitivos generales que utiliza cuando se enfrenta a procedimientos aversivos.

Como norma general, los pacientes se acercan a los procedimientos médicos aversivos con uno o dos estilos cognitivos. Pueden ser *represores* y desear saber tan poco como sea posible sobre lo que les espera o pueden ser *sensibilizadores* y tratar de obtener toda la información que esté disponible (Everett y col., 1990). Para analizar los estilos cognitivos de los pacientes, les preguntaremos por el modo que tienen de acercarse a un procedimiento médico (por ejemplo: "Si tuviera que ir al dentista, ¿cuánta información le gustaría tener de antemano?" "Cuando las enfermeras le están sometiendo a alguna clase de intervención, ¿suele prestar atención a lo que hacen o prefiere dejar que su mente divague?"). Los pacientes que son del tipo represor responderán mejor a técnicas de distracción, tales como la imaginación agradable ("mientras le estén cambiando los vendajes, estará en una playa tranquila"), la disociación ("cuando le limpien las heridas, descubrirá que es capaz de evadirse de la experiencia, de irse tan lejos como desee"), la distorsión temporal o la amnesia.

Los pacientes sensibilizadores, probablemente, no responderán bien a esas sugestiones y se mostrarán hipervigilantes ante el procedimiento. En lugar de ignorar el estilo cognitivo de estos pacientes, adaptaremos las sugestiones a su estilo y trataremos de centrar su atención en las sensaciones físicas. De este modo, les permitimos vivir una mayor sensación de control sobre sus experiencias. Por ejemplo, podríamos decir:

> Mientras la enfermera le limpia la herida, fíjese en lo que está sintiendo. Tal vez, al principio, tenga la sensación de que lo que experimenta es dolor. Es una razonable primera impresión. Pero préstele atención a la sensación y trate de notar otras sensaciones aparte de la de dolor. Por ejemplo, quizá experimente una sensación de intenso calor que no necesariamente sea dolorosa. La presencia de una sensación de calor intenso no significa que tenga que sentir dolor. De hecho, a medida que le vaya prestando más atención a su herida, se irá dando cuenta de que experimenta distintas sensaciones que no tienen por qué ser desagradables. Y cuanta más atención preste, más fácil le resultará darse cuenta de que las sensaciones van cambiando. De la misma forma que es imposible mantener un único pensamiento eternamente, usted no podrá experimentar una única sensación... al final, su experiencia tiene que cambiar.

A través de estas sugestiones, se les permite a los pacientes centrar su atención en el procedimiento, al tiempo que se les presentan sugestiones encaminadas a lograr la analgesia. Todo ello, respetando el enfoque propio del sujeto de hacer frente a la situación.

Existe un importante cuerpo de investigación que indica que, si a un paciente le proporcionamos información en relación al procedimiento médico al que va a ser sometido, su dolor y su ansiedad pueden disminuir. Everett y col. (1990) dividen la información preliminar, en torno al tratamiento de las quemaduras, en dos categorías: *información sobre el procedimiento* e *información sensorial.* La primera se refiere a lo que le va a ocurrir al paciente durante el procedimiento; mientras que la información sensorial se refiere a lo que puede experimentar en las diferentes etapas de la intervención. Los principios del tratamiento hipnótico son útiles para asegurar que esta información se presenta del modo más beneficioso para el paciente. Por ejemplo, se le puede decir que, "cuando le apliquen la solución antiséptica en la herida, va a experimentar una sensación de escozor". Dado que las personas interpretan la información de una forma bastante literal, tanto cuando se encuentran en un estado hipnótico, como en situación de estrés, si añadimos: "... eso durará un periodo corto de tiempo...", podemos facilitar su sensación de bienestar. El empleo de la sugestión hipnótica nos ayudará a ir un poco más lejos. Por ejemplo, podríamos afirmar:

> ... Cuando le apliquen la solución antiséptica, tal vez experimente una sensación de escozor que durará un periodo corto de tiempo. La presencia de esta sensación significará que el cambio de vendajes ya ha terminado, y que lo único que falta es que las enfermeras le pongan un nuevo y agradable vendaje. Quizá se sienta tan feliz de saber que ha superado el cambio de vendas que ni siquiera experimente la sensación de escozor.

La tercera área de los enfoques cognitivo-conductuales del dolor de las quemaduras incluye técnicas conductuales. Las técnicas conductuales se pueden dividir en condicionamiento de estímulo (clásico) y de refuerzo (operante). Una adecuada comprensión del condicionamiento clásico es muy útil para comprender el uso del tratamiento hipnótico con el dolor de las quemaduras. Por otro lado, la aplicación del condicionamiento operante nos ayuda a identificar las circunstancias en las que el tratamiento hipnótico será menos eficaz.

Los principios del condicionamiento clásico nos sirven para predecir una conducta si somos capaces de identificar el estímulo que provoca la respuesta. En el caso del dolor causado por una quemadura, el paciente sufre una serie de procedimientos altamente aversivos que se pueden emparejar con estímulos identificables. Los objetos, los sonidos y los olores de una sala de tratamientos pueden provocar ansiedad y sufrimiento, incluso auténtico dolor, en los pacientes que van a ser sometidos a los cuidados correspondientes. Esto es especialmente evidente en el caso de los niños que, al ver la bata blanca de un médico, empiezan a llorar. Las terapias conductuales tratan las fobias uniendo un estímulo condicionado con una respuesta de relajación. Con la hipnosis, los estímulos asociados a ansiedad y dolor se pueden ligar a sugestiones encaminadas a producir bienestar y analgesia. Así, prepararemos a un paciente para un proceso de cambio de vendajes diciéndole:

> ... Cuando esté tumbado sobre la superficie metálica y la enfermera empiece a tirar de sus vendajes, sentirá ese bienestar que está experimentando en este momento... Todos los objetos, los sonidos y los olores de la habitación le recordarán que se encuentra totalmente relajado.

De este modo, los estímulos que normalmente provocarían ansiedad se convierten en claves para la analgesia.

Los principios del refuerzo operante no son de tanta utilidad a la hora de estructurar las sugestiones, pero nos ayudan a predecir situaciones en las que el tratamiento hipnótico no va a servir de mucho. Por ejemplo, algunos pacientes, pese a recibir dosis altas de medicación, sufren de dolores entre los procedimientos. Este modelo de conducta es más claro en el caso del dolor de fondo que en el del dolor asociado a un procedimiento. Dado que el dolor de fondo casi siempre se puede controlar a través de dosis regulares de drogas opiáceas, cuando un paciente se queja repetidamente de ese tipo de dolor, debemos pensar en la presencia de nuevos factores. El alivio derivado de los opiáceos o de otras drogas inductoras de bienestar, la satisfacción de las necesidades de dependencia o la gratificación obtenida por la conducta solícita de la familia constituyen elementos más potentes, a la hora de provocar sufrimiento (para obtener esas recompensas), que la estimulación nociva procedente de la lesión misma. En estas circunstancias, el tratamiento hipnótico centrado en la analgesia no va a ser demasiado útil, pues se ocupa más de la reducción de la conciencia del dolor que de las necesidades reales del paciente. Por consiguiente, lograremos un mayor alivio de su sufrimiento si le proporcionamos regímenes de medicación con una contingencia temporal o si nos dirigimos a sus necesidades emocionales.

CONSIDERACIONES GENERALES PARA EL USO DE LA HIPNOSIS EN EL DOLOR ASOCIADO A LAS QUEMADURAS

Revisión de la literatura sobre la hipnosis en el tratamiento de las quemaduras

Se han publicado numerosos informes en relación al empleo del tratamiento hipnótico con pacientes quemados. El primero, y tal vez el más influyente, fue un informe realizado por Crasilneck y sus colegas en 1955. Los autores afirmaron que eran capaces no sólo de reducir el dolor en seis de los ocho pacientes estudiados, sino también de incrementar el apetito y la movilidad de algunos de ellos. Además, el trabajo del clínico exigía sólo un tiempo medio de noventa minutos; las inducciones posteriores podían ser realizadas a través del equipo médico.

Desde que, en 1955, Crasilneck, Stirman, Wilson y col. publicaran ese primer informe, han aparecido 14 nuevos trabajos, sobre el uso de la hipnosis para el abordaje del dolor causado por quemaduras, en los que se da cuenta de hallazgos muy positivos. Cuando, en colaboración con otros colegas (Patterson y col., 1987), revisamos esos estudios, encontramos que seis de los doce informes estimaban el éxito en un 100 por cien; en tres de ellos, se hablaba de entre un 62.5 y un 75 por ciento de resultados positivos y en el resto se presentaban resultados estadísticamente significativos. Por desgracia, salvo en dos de los casos presentados, se trataba de estudios que no tenían una forma objetiva de medida. En relación a las dos excepciones: Wakeman y Kaplan (1978) dirigieron un estudio bien diseñado en el que se revelaba que los pacientes que utilizaban la hipnosis requerían menos medicación para manejar el dolor que un grupo control; y Hammond, Heye y Grant (1983) informaron de un significativo efecto analgésico cuando se empleaba una lámpara solar para inducir una quemadura solar y los propios pacientes servían como control. El resto de los informes, pese a su inadecuado diseño, arrojaban información de cierto interés clínico. Por ejemplo, Finer y Nylen (1961) informaron de un paciente que fue sometido a cinco operaciones mayores, utilizando la hipnosis como único anestésico. Schafer (1975) encontró que los niños y los adolescentes ansiosos eran los que peor respondían a este tipo de técnicas. Este hallazgo apoya nuestra experiencia clínica en el sentido de que, si exponemos a un niño a diversos procedimientos dolorosos sin recurrir a la analgesia adecuada, su nivel de ansiedad alcanzará un punto en el que fracasará cualquier tipo de intervención, incluida la hipnosis, encaminada a controlar su dolor o a calmarle. Por otro lado, existen distintos estudios en los que se informa de que los niños, cuando nos acercamos a ellos en un momento temprano del proceso, responden bien a la hipnosis (Patterson y col., 1987). (Sam LeBaron y Lonnie Zeltzer abordan el tratamiento del dolor en los niños en el Capítulo 11.)

En nuestros estudios, hemos tratado de utilizar toda la información clínica ya existente y de remediar algunas de las deficiencias observadas en los diseños. Además de la ausencia típica de grupo control, las dificultades que más se repetían en estos estudios incluían: (1) faltaba una medida objetiva, (2) faltaba una descripción clara de las intervenciones hipnóticas, (3) no se informaba de la duración de los tratamientos y del número de procedimientos por los que pasaban los pacientes y (4) no se describía el tipo de dolor. Con respecto a este último punto, no está claro si estos estudios se centraban en el dolor de fondo o en el dolor asociado a los procedimientos.

En el primero de una serie de estudios, hicimos frente a algunos de estos problemas, investigando si una Analgesia de Inducción Rápida (RIA) (Barber, 1977) produciría una disminución, en la escala análoga visual (EAV) (Gift, 1989), de la intensidad del dolor en pacientes quemados sometidos a múltiples procedimientos (Patterson, Questad & DeLateur, 1989). Informamos de que un grupo de ocho pacientes con quemaduras mostraron un descenso significativo en los niveles de dolor tras el tratamiento hipnótico, descenso que no apareció en un grupo control formado por catorce pacientes. Por desgracia, el diseño del estudio no incluía un grupo control asignado al azar. En consecuencia, dirigimos un nuevo experimento en el que los pacientes eran asignados al azar a grupos en los que recibían tratamiento hipnótico, medicación para el dolor o la atención-control de un psicólogo (Patterson, Everett, Burns & Marvin, 1992).

Tal y como esperábamos, los pacientes que, además de la medicación para el dolor, recibieron tratamiento hipnótico mostraron mayores descensos en la EAV que los grupos control. En estos dos estudios, el sujeto era incluido en el protocolo en función de sus niveles elevados de dolor (por ejemplo, EAV>5). Sin embargo, cuando tratamos de repetir estos hallazgos con todos los pacientes de la unidad de quemados, los niveles de dolor de los sujetos que habían sido hipnotizados no diferían de los del grupo control (Everett, Patterson, Burns, Montgomery & Heimbach, 1993). Concluimos que el tratamiento hipnótico sería más efectivo para los pacientes que presentaban niveles elevados de sufrimiento. Es lógico pensar que tal vez los que experimentaban dolores extremos fueran más receptivos al empleo de una técnica nueva.

En resumen, existen informes muy convincentes en los que se muestran los efectos analgésicos del tratamiento hipnótico para el dolor de las quemaduras. Por desgracia, las conclusiones que podríamos obtener a partir de ellos tienen muchos límites. Aunque otros estudios más controlados siguen indicando la eficacia del tratamiento hipnótico, sus resultados no son tan espectaculares como los que se reflejaban en los primeros.

Respuesta a las sugestiones hipnóticas

Uno de los hallazgos más repetidos en la literatura de la hipnosis experimental es que existen importantes variaciones interpersonales en cuanto al grado de receptividad hipnótica (Hilgard, 1967b). Estudios recientes proponen que la mayoría de la gente se incluye dentro de un rango moderado de receptividad a la sugestión hipnótica (Bates, 1993). Se ha descubierto que el nivel de respuesta a las pruebas de receptividad constituye una variable importante en la literatura del control experimental del dolor. Como era de suponer, los sujetos que arrojaban mejores resultados de receptividad mostraban una mayor reducción del dolor inducido de forma experimental (Bowers & LeBaron, 1986; Hilgard, 1980). De todos modos, se ha visto que esta relación no es tan clara cuando la reducción del dolor clínico se convierte en la variable dependiente (Gillett & Coe, 1984; Tenenbaum, Kurtz & Bienias, 1990). De hecho, la evidencia señala que, en conjunto, los sujetos con puntuaciones más bajas en cuanto a su receptividad podrían ser candidatos para un tratamiento hipnótico. La utilidad de esta variable para predecir los efectos clínicos sigue confusa (Patterson, Goldberg & Ehde, en artículo de prensa).

La receptividad es una variable difícil de estudiar en una unidad de dolor. Es muy corriente que los pacientes carezcan de movilidad en los brazos, lo que les impide llevar a cabo las sugestiones que requieren escalas como el *Perfil de Inducción Hipnótica* (Spiegel & Spiegel, 1987); además, la medicación, el cansancio y los cambios psicológicos pueden impedir la administración de escalas largas como la *Escala Stanford de Susceptibilidad Hipnótica* (Weitzenhoffer &

Hilgard, 1959). Si bien esas variables afectan también al uso clínico del tratamiento hipnótico en una unidad de quemados, las intervenciones clínicas tienen la posibilidad de proporcionar la flexibilidad necesaria para sortear las dificultades. En cualquier caso, se ha investigado muy poco sobre la influencia de la receptividad en relación al control del dolor de los pacientes con quemaduras. Aunque se trata de una variable que juega un cierto papel a la hora de determinar qué pacientes tienen una respuesta analgésica, existen otras variables –como la disponibilidad de un paciente a mostrar nuevos modos de comportamiento en relación al dolor– que pueden tener una enorme importancia en el contexto clínico.

Proceso de curación

La posibilidad de que el tratamiento hipnótico pueda atenuar la progresión de una quemadura o facilitar su proceso de curación ha sido debatida con gran entusiasmo. En este sentido, existe un antecedente en la literatura dermatológica: DuBrueuil y Spanos (1993) concluyeron que el tratamiento hipnótico es muy eficaz en el caso de las verrugas. Ewin (1986) sostiene que este tipo de abordaje es igualmente válido en el tratamiento de las quemaduras. Afirma que el clínico, si interviene desde el inicio (desde la sala de urgencias), puede prevenir que una quemadura de primer grado (superficial) progrese hacia una de segundo grado (extensión parcial), o que una de segundo grado progrese hacia una de tercer grado (extensión total). Una razón fundamental es que el proceso inflamatorio está mediatizado por el sistema nervioso central y que, por lo tanto, es susceptible de modificación a través de técnicas como la hipnosis (Chapman, Goodell & Woff, 1959).

Ewin ha presentado diferentes estudios de casos que apoyan esta idea de que se puede enlentencer o incluso frenar la progresión de las lesiones a través de una aplicación temprana del tratamiento hipnótico (Ewin, 1979, 1986). Basa su afirmación en estudios que muestran que es posible estimular la formación de ampollas por medio de la sugestión hipnótica. Sin embargo, la base empírica que sustenta la formación de ampollas a través de la hipnosis es, cuando menos, cuestionable (Spanos, McNeil & Henderikus, 1982). Además, otros autores argumentan que la inflamación de la piel y la formación de ampollas son procesos diferentes y que no podemos emplear el uno como prueba de la existencia del otro (Van der Does & Van Dyck, 1989).

En sus intervenciones hipnóticas, Ewin instruía a los sujetos para que "enfriaran" la zona afectada. En un estudio controlado, Moore y Kaplan (1983) instruyeron a pacientes con quemaduras en ambos muslos para que se calentaran una de las piernas, de modo que se estimulara el flujo sanguíneo. En cuatro de los cinco sujetos estudiados, la curación se aceleró en el miembro que había sido objeto de las sugestiones. Se trataba, por consiguiente, de unos hallazgos aislados, pero esperanzadores, que asociaban la mejoría de los pacientes a la vasodilatación, en lugar de a la vasoconstricción. Pese a que algunos de los informes publicados arrojaban resultados prometedores, Van der Does y Van Dyck (1989) se mostraron escépticos en su revisión de los efectos del tratamiento hipnótico de las quemaduras. Sostienen que los hallazgos están basados en un número muy limitado de casos y que no existe un cuerpo de estudios experimentales que apoye esos resultados clínicos. Hay que reconocer que la investigación en este área es inadecuada y que se tiende a exagerar los éxitos obtenidos por medio de las intervenciones hipnóticas. Para medir correctamente la eficacia del tratamiento hipnótico, necesitamos investigaciones controladas que estudien los efectos de dichas intervenciones sobre las quemaduras, así como muestras amplias de sujetos que presenten niveles elevados y bajos de receptividad.

Contraindicaciones del tratamiento hipnótico

Existen al menos dos tipos de pacientes que responden mal en la unidad de quemados. Un grupo incluye a quienes, como consecuencia de sus creencias religiosas, encuentran inaceptable o amenazador el concepto de tratamiento hipnótico. Me he topado con numerosos pacientes que, literalmente, consideran la hipnosis como el "trabajo del diablo". Muchas veces, los intentos por convencerles de lo contrario provocan una hostilidad aún mayor. A menos que sea un representante de la religión del paciente quien le anime a probar el tratamiento hipnótico, es muy contraproducente insistir en su empleo. El otro tipo de pacientes de la unidad de quemados que responden mal al tratamiento hipnótico son los que demandan drogas constantemente. Estos pacientes presentan una típica pérdida de contacto con el aspecto sensorial de su dolor, y su conducta está guiada por la búsqueda del bienestar emocional que les proporciona la medicación opiácea. Dado que, en estos casos, son más importantes los efectos emocionales de las drogas que la necesidad de la analgesia, el tratamiento hipnótico supone un esfuerzo inútil. Tales pacientes muestran poco interés en el tratamiento hipnótico y, cuando lo hacen, no son buenos colaboradores.

Otro grupo potencialmente problemático está integrado por los pacientes cuya conducta en relación al dolor está dirigida, además de por la estimulación sensorial nociva, por sus necesidades de dependencia. En estos casos, es la atención por parte del equipo médico y de la familia la que provoca una gran parte de su conducta de sufrimiento. La eliminación del dolor podría representar la pérdida de una fuente importante y real –y tal vez escasa– de cuidados para estos individuos. Se trata de pacientes que acogen con entusiasmo la presencia del clínico y la atención que le va a proporcionar. Sin embargo, el éxito del procedimiento se verá frustrado por las dinámicas que acabamos de describir. Con estos sujetos, los esfuerzos dirigidos a sus necesidades de dependencia tienen más posibilidades de ser efectivos que la hipnosis centrada en la analgesia. En este sentido, la visita de un clínico consciente del estado emocional del paciente es más útil que la del clínico preocupado por reducir el dolor. Además, es mejor fijar visitas regulares, en lugar de condicionarlas al estado del paciente, para prevenir que éste genere síntomas que garanticen la presencia del equipo.

Existen otros pacientes de la unidad de quemados para los que el tratamiento hipnótico carece de efectividad; no siempre conocemos la causa de ese fracaso terapéutico. Un principio importante, que hemos de recordar siempre, es que ninguna intervención para controlar el dolor, incluido el tratamiento hipnótico, funciona con todos los pacientes. Ni siquiera las drogas opiáceas más potentes funcionan con todos los pacientes de la unidad de quemados. Quiero subrayar este punto porque, en ocasiones, me he topado con clínicos que sostenían que el tratamiento hipnótico era efectivo con todos los sujetos que sufrían quemaduras y que, por consiguiente, debía emplearse en todos los casos. Este tipo de afirmaciones pueden provocar un justificado escepticismo entre el equipo de la unidad de quemados. Con toda seguridad, el profesional que comprenda las limitaciones del tratamiento hipnótico y la necesidad de modalidades terapéuticas múltiples generará un mayor nivel de confianza, tanto en el equipo, como en los propios pacientes.

APLICACIONES DE LA HIPNOSIS PARA EL CUIDADO DE LAS QUEMADURAS

Preparación del paciente

Los pacientes que se hallan hospitalizados como consecuencia de quemaduras graves suelen ser muy receptivos al tratamiento hipnótico. Se enfrentan a la perspectiva de un largo y duro proceso que, incluso en el más estoico de los sujetos, provoca enormes dosis de dolor y de ansiedad. En una unidad de quemados, es corriente que, ante la oferta de tratamiento hipnótico, el paciente comente: "Probaré lo que sea, con tal de librarme de este dolor". Mi primer trabajo con la hipnosis lo realicé en la región del Pacífico Noroeste, donde la independencia y la fortaleza se consideran importantes virtudes. Sin embargo, esos valientes leñadores, granjeros y pescadores de salmón acogían bien, si no con entusiasmo, la idea de un tratamiento hipnótico.

Para minimizar la resistencia e incrementar los efectos de la analgesia con los pacientes quemados, hemos de seguir una serie de pasos. En primer lugar, las personas que se encuentran en una unidad de quemados, aunque tienen más posibilidades de presentar trastornos de personalidad, por lo general, no manifiestan rasgos neuróticos ni desean recibir tratamiento psicológico o psiquiátrico. Los profesionales que practican la hipnosis deben recalcar que su presencia guarda relación con el control del dolor y que intentan ver a tantos pacientes como les es posible. De esta forma, los sujetos no sentirán que se les trata de una manera especial, como si tuvieran problemas de salud mental. En segundo lugar, el tratamiento hipnótico ha de presentarse de tal modo que disuada a los pacientes de la creencia de que, si no son capaces de participar en el proceso, se debe a su carácter débil o difícil. Me gusta comparar el funcionamiento de la hipnosis con la experiencia de "perderse" en las actividades deportivas, en el trabajo duro, en el arte o en la música.

Antes de empezar, es útil saber cómo han vivido los pacientes los procedimientos médicos a los que ya han sido sometidos. Suelo indagar en los pensamientos que han tenido durante el proceso de cambio de vendajes. Para mí, es fundamental conocer si los pacientes pueden diferenciar entre "dolor" y "mal". Si una persona afirma que el procedimiento "duele mucho, pero sé que es bueno para mí", está preparada para el tratamiento hipnótico. Por otro lado, cuando el paciente teme que lo que el equipo le hace le va a perjudicar, adopta una actitud hipervigilante y controladora hacia cada movimiento de los profesionales. En estos casos, es importante instruir al sujeto; si, de todas formas, es incapaz de confiar en el equipo que le atiende, entonces, el tratamiento hipnótico tiene escasas posibilidades de éxito.

Incluso cuando los pacientes se muestran poco dispuestos a abandonar su necesidad de controlar todo lo que ocurre mientras les cambian los vendajes, podemos utilizar el tratamiento hipnótico –como describíamos en el apartado dedicado a los pacientes que afrontan las situaciones amenazadoras estando muy pendientes de los estímulos–. Sin embargo, la base de la intervención hipnótica debería ser los procedimientos de atenuación, comentados en el apartado que hacía referencia a las técnicas cognitivo-conductuales. En estos casos, animaremos a los pacientes a que centren su atención en el procedimiento y a que traten de experimentar los cambios que se producen en sus sensaciones. Aunque, en ocasiones, este enfoque resulte efectivo, en general, funcionan mejor y son más fáciles de aplicar las intervenciones que conducen a los pacientes a una disociación.

Algunos sujetos temen que una experiencia hipnótica exitosa se traduzca en una intolerable pérdida de control. Podemos manejar este tipo de preocupaciones si definimos la intervención como autohipnosis. Además, la autohipnosis presenta otras ventajas, pues, cuando los pacientes han de pasar por procedimientos médicos múltiples, sería muy difícil, si no imposible, contar con la presencia de un clínico en todos ellos. Si les enseñamos a inducirse las experiencias hipnóticas, por un lado, se disminuye su posible resistencia y, por el otro, logramos superar las mencionadas barreras logísticas.

La sala de urgencias

En una primera etapa, lo más probable es que un paciente quemado sea internado en una unidad de urgencias. Esta fase representa sólo una pequeña fracción del tiempo total de tratamiento. La estancia en la sala de urgencias, en general, dura unas pocas horas, a las que les seguirán meses de cuidados. Al mismo tiempo, sin embargo, se trata del último periodo en el que el paciente se encuentra en un estado de lucidez, previo a la confusión y la somnolencia que acompañan a la unidad de cuidados intensivos de quemados. Por consiguiente, esta etapa representa una valiosa oportunidad para la aplicación del tratamiento hipnótico y de otras intervenciones psicológicas.

Existen distintas razones por las que un paciente quemado se mantiene despierto y alerta en la sala de urgencias. En primer lugar, el equipo médico no suele tener ocasión de proporcionarle los agentes analgésicos y sedantes que le producirían somnolencia y confusión. En segundo lugar, en ese momento, el paciente se halla bajo el influjo de los cambios fisiológicos puestos en marcha por su cuerpo para sobrevivir al trauma. La adrenalina secretada en respuesta a la lesión coloca al sujeto en un sorprendente estado de alerta en el que el dolor es mínimo. Por ejemplo, un paciente, antes de ser ingresado, sacó a dos supervivientes de entre los restos de un avión y, después, caminó diez kilómetros, en busca de ayuda, con una pierna rota y con el 40 por ciento de su cuerpo quemado (extensión total). Algunos pacientes me han contado que sentían la necesidad de permanecer conscientes hasta el momento en que otras personas asumieran su cuidado (p. ej., al ingresar en un hospital), momento en el que entraron en un prolongado estado de delirio. En cualquier caso, la mayoría de los pacientes de la sala de urgencias cuenta con el nivel necesario de conciencia para emprender una breve intervención hipnótica.

Aunque en dicha sala los pacientes puedan encontrarse lúcidos y sin demasiados dolores, es también muy probable que estén muy ansiosos, traumatizados, regresivos y sugestionables. Esto implica que, en esta etapa, son los candidatos idóneos para el tratamiento hipnótico. Sin embargo, son sujetos especialmente vulnerables a las sugestiones dañinas. Tanto los clínicos, como el equipo de urgencias han de ser sumamente cuidadosos y comunicarse con el paciente, tomando en consideración el estado de ansiedad y vulnerabilidad extremas que está experimentando.

Por motivos prácticos, normalmente, es un miembro del equipo médico, cuya presencia en la sala es muy frecuente, quien administra el tratamiento hipnótico. Son pocos los médicos y enfermeras de unidades de urgencias que cuentan con una sólida formación en la técnica hipnótica, y quizás sea eso lo que explique la escasa literatura con la que contamos en este área. Ewin (1979) es quien más ha escrito sobre estas unidades, al menos en lo que respecta al cuidado de quemados. Sostiene que las variables de creencia, necesidad y motivación aportan el marco preciso para el éxito del tratamiento hipnótico en este contexto. Sus informes, en torno a la posibilidad de enlentencer o incluso de frenar la progresión de una quemadura en la sala de urgencias, como ya hemos mencionado más arriba, han sido acogidos con cierto escepticismo, debido a que se basan en anécdotas y a que no han sido sometidos a un examen empírico; de todos modos, nos ha ofrecido ejemplos clínicos de inducciones capaces de favorecer la analgesia y útiles para muchos pacientes.

Las inducciones de Ewin (1984) aprovechan la sugestionabilidad, la ansiedad y la regresión emocional que solemos encontrar en los pacientes ingresados en la sala de urgencias. Se les anima a confiar en el equipo médico: "Lo primero que quiero que haga es dejar que seamos nosotros los que cuidemos de sus heridas, de modo que no tenga que preocuparse por ellas" (p. 222). Después, ayuda al paciente a acudir a un lugar tranquilo y seguro. Una vez el sujeto ha encontrado ese lugar, se le presentan sugestiones encaminadas a estimular la curación y el bienestar: "Ahora, al tiempo que permanece en ese tranquilo lugar, quiero que note una sensación de bienestar y de frescor en las zonas heridas. Note ese frescor y ese bienestar y, cuando realmente lo sienta, hágamelo saber levantando muy despacio este dedo..." (p. 224). En los días siguientes, se vuelve a esta inducción inicial y se le pide al paciente que "retorne a ese lugar tranquilo y seguro".

Para que una inducción funcione bien en una sala de urgencias, ha de ser una inducción breve, directa y cuyo control dependa, sobre todo, del terapeuta. Se trata de un contexto muy especial y en el que el paciente precisa ser guiado. Seguramente, cualquier toma de decisión, por pequeña que ésta sea, le va a parecer una ardua tarea y le va a generar un gran temor. Cuanta más competencia y dominio de su trabajo muestre el clínico, mayor confianza sentirá el paciente y mejor responderá al tratamiento.

La unidad de cuidados intensivos

Cuando un paciente que ha sufrido quemaduras se encuentra en una unidad de cuidados intensivos (UCI), se supone que su vida está en peligro. Los centros que se ocupan de este tipo de pacientes poseen una serie de criterios para su ubicación en este nivel de cuidados. Así, los adultos que muestren más de un 20 por ciento de la superficie de su cuerpo quemada y los niños y ancianos cuya superficie corporal afectada se sitúe en torno al 10 por ciento ingresarán en la citada unidad. Además, si se produce alguna complicación que pueda poner en riesgo la vida del paciente (por ejemplo, un fallo renal), éste será reingresado en la UCI. El tiempo de permanencia en esta unidad es muy variable, puede durar un día o varios meses. A la hora de diseñar las intervenciones con estos pacientes, es muy importante conocer el entorno de una unidad de vigilancia intensiva, así como los cuidados que se dan en esta etapa. Los pacientes de una UCI deben soportar múltiples procedimientos médicos potencialmente dolorosos e intrusivos. En general, se les aplican fuertes dosis de medicación que les provoca aletargamiento, amnesia y confusión. En este medio, no es frecuente que el paciente duerma durante periodos largos de tiempo, pues se le despierta con cierta regularidad para comprobar sus signos vitales y para que participe en los procedimientos. Estas unidades se caracterizan por la presencia de equipos de alta tecnología que les aportan un aspecto muy poco humano. Las máscaras, los trajes y los guantes deshumanizan a un equipo al que, tal vez, le falte también tiempo para cuidar el aspecto emocional del paciente.

No es extraño, pues, que, como efecto acumulativo de todas esas circunstancias, los pacientes de la UCI estén aletargados y confusos. El delirio es una complicación bastante frecuente en este medio. La capacidad del paciente para conversar, para mantener un cierto nivel de concentración y para recordar los acontecimientos cotidianos se ve seriamente comprometida. Es corriente que estos sujetos alternen entre el sueño y un estado de vigilia parcial, de modo que los ciclos diurnos se pierden. Los pacientes ingresados en la sala de cuidados intensivos reciben, por lo general, dosis altas de opiáceos. En consecuencia, la posibilidad de que padezcan alucinaciones se ha de añadir a la gama de reacciones cognitivas que experimentan en este contexto.

Los pacientes que son capaces de mantener un cierto nivel de alerta a lo largo de esta experiencia corren el riesgo de sufrir niveles elevados de ansiedad. Muchos de ellos han escapado por muy poco de la muerte, otros han de hacer aún frente a la posibilidad de que sus lesiones les cuesten la vida. El medio extraño y técnico que les rodea es también una fuente importante de ansiedad. Los sujetos viven con el temor de que, en cualquier momento, puedan ser sometidos al procedimiento de detersión de las superficies quemadas, lo que implica soportar dolores tremendos. La capacidad de los pacientes para controlar ese medio, lo que supondría un eficaz antídoto contra la ansiedad, es muy limitada. La regresión emocional suele constituir la vía más sencilla que un paciente puede tomar. Son también esperables, incluso deseables, mecanismos de defensa más primitivos, como la negación.

Cuando nos planteamos la aplicación del tratamiento hipnótico en una unidad de cuidados intensivos, en primer lugar, debemos preguntarle al paciente si se siente capaz, a un nivel cognitivo, de beneficiarse de este tipo de intervención. Un porcentaje significativo de pacientes no reconoce a los miembros de su familia, con lo que le resultará imposible realizar un proceso que exige atención y concentración. Otros sujetos que, en apariencia, se muestran lúcidos son incapaces de mantener una conversación normal. De todos modos, existe un cierto número de sujetos ingresados en la UCI que pueden recibir la ayuda del tratamiento hipnótico.

El estado físico y emocional típico de los pacientes de la UCI proporciona una guía fundamental para la administración del tratamiento hipnótico. En primer lugar, aunque sean capaces de responder a una intervención hipnótica, tal vez no puedan hacerlo durante un periodo prolongado de tiempo. En consecuencia, el clínico cuenta con una ocasión limitada para desarrollar su trabajo y deberá recurrir a inducciones breves. En segundo lugar, en la UCI, donde se somete a los pacientes a una gran cantidad de estímulos, el sujeto se encuentra en un estado de gran vulnerabilidad emocional y sugestionabilidad. Por consiguiente, va a oponer menos resistencia al tratamiento hipnótico que bajo otras condiciones y es probable que responda mejor a las sugestiones. Este estado emocional conlleva una serie de implicaciones a la hora de aplicar el método hipnótico. Las instrucciones se presentarán de forma muy clara. Dado que el paciente no va a mostrarse resistente, serán más beneficiosas las sugestiones directas y simples. El uso de afirmaciones indirectas o confusas servirá sólo para interrumpir su concentración.

Con respecto a la fragilidad emocional del sujeto, es importante reforzar las defensas que protegen su vida. Por ejemplo, será más efectivo centrarse en la situación a la que en ese momento se ha de enfrentar que en el impacto estético de las quemaduras. Debemos evitar el empleo de términos que aumenten su ansiedad en relación a la muerte (p. ej., "no va a sentir nada"). Por último, el clínico ha de tener presente que los pacientes de la UCI, muchas veces, tienen dificultades para discriminar los sueños de la cognición consciente y la realidad de las alucinaciones. Las sugestiones hipnóticas pueden mantener al paciente durante varios días en un estado semejante al del sueño. Se trata de un fenómeno muy beneficioso para él; pero no hemos de olvidar que determinadas intervenciones mal formuladas son susceptibles también de provocar un impacto emocional muy dañino.

Tabla 10.1
Inducción en la UCI

Afirmación al paciente	*Comentario*
Acaba de sufrir un traumatismo, yo formo parte del equipo que se va a ocupar de usted y que va a tratar de que vuelva, cuanto antes, a su vida normal. Tengo gran interés también en que se sienta lo más cómodo posible durante su estancia aquí.	El mensaje implícito es que, con respecto a su supervivencia, el paciente ha pasado ya lo peor. No se menciona la posibilidad de que el paciente no sobreviva.
Como una forma de ayudar a nuestros pacientes a sentirse mejor, solemos ofrecerles, además de la medicación, la posibilidad de un tratamiento hipnótico. Quisiera saber si estaría interesado en este tipo de enfoque. ¿Le gustaría empezar ahora mismo?	La afirmación de que muchos pacientes de la unidad de quemados se someten al tratamiento hipnótico normaliza este enfoque. Muchas veces, los pacientes temen que se les reduzcan las dosis de medicación, pero tienen miedo de admitirlo; por consiguiente, el tratamiento hipnótico se ofrece como una ayuda añadida a las drogas analgésicas. Es poco corriente que, si un paciente de la UCI sabe que no le van a reducir la medicación para el dolor, rechace el tratamiento hipnótico. Muchas veces, reciben la oferta con afirmaciones tales como: "Intentaré lo que sea para librarme de este dolor".
Ahora, ¿le gustaría que, como resultado de nuestra charla, se encontrara en un estado similar al del sueño, del que pudiera despertar en cualquier momento?	Algunos pacientes necesitan estar muy pendientes de los movimientos del equipo o puede que no respondan bien a las sugestiones disociativas. Esta pregunta está diseñada para examinar dicho aspecto. Al paciente, además, se le ofrece la posibilidad de despertarse cuando lo desee, para contrarrestar su percepción del sueño como una metáfora de la muerte.
Bien, ahora, dígame, ¿a qué lugar le gustaría acudir para relajarse?	De este modo, obtenemos una descripción del lugar favorito del paciente para relajarse, en la que se incluyen descriptores que utilizaremos, más adelante, para estimular su imaginación a partir de diversas modalidades sensoriales.
Bien. Ahora, cierre los ojos, respire profundamente y deje que el aire salga muy despacio. (*Cada vez que el paciente expulsa el aire, pongo mi mano sobre su frente y, muy suavemente, le muevo la cabeza hacia un lado.*)... Esto está muy bien...	Las instrucciones son breves, directas y simples. El movimiento de su cabeza está diseñado para sorprenderle, para atraer su atención y para comunicarle mi intención de intervenir activamente y de facilitar la inducción. Si el paciente sufre quemaduras en la frente, podemos elegir cualquier otra zona de su cuerpo, por ejemplo, un hombro.

Tabla 10.1
(continuación)

Ahora, voy a contar hasta diez. Con cada número que cuente, deje que su ser se vaya sintiendo cada vez más y más relajado. Cuando llegue a 10, descubrirá que se encuentra en un estado de relajación muy profundo. ¿Está preparado para empezar? Uno, dos, tres... muy bien, a medida que los números van avanzando, se va sintiendo más y más relajado. Note su respiración, lenta... cuatro, cinco, seis... bien... dejando que su ser se sumerja profundamente en la cama... escuchando los sonidos de mi voz... se siente cada vez más relajado... su respiración cada vez es más lenta... siete... ahora, su cabeza y su cuello están muy relajados... sus manos, sus piernas... todo su cuerpo, pesado y relajado... ocho... mi voz es lo único que puede escuchar... lo único que nota es que se siente muy bien... nueve... y siente esta profunda sensación de relajación, de pesadez, de bienestar... siente que su respiración es aún más lenta... más y más profunda... y, ahora, diez ... (*al llegar a diez, pongo mi palma sobre la frente del paciente y le muevo suavemente la cabeza hacia un lado*).	Al principio, empezamos a contar a un ritmo relativamente rápido. A medida que avanza la inducción, vamos alargando las pausas entre cada número.
Eso está muy bien, profundamente relajado... Es como si estuviera dormido, pero sigue pudiendo escuchar mi voz... Y, a medida que continúo hablando, descubre que se encuentra en un lugar muy tranquilo (*se hace referencia al escenario elegido por el paciente*). Obsérvelo con atención... ¿qué olor percibe? Cuando acude a ese lugar, se siente muy, muy bien. Ahora, siga en ese lugar y note lo bien que se siente... note que, cada vez, está más relajado, y continúe respirando muy despacio... ahora, quisiera que fuera hasta un nivel en el que se encuentre totalmente bien... un estado de su mente en el que su cuerpo sabe lo que necesita para sentirse bien.	
A medida que su mente se va acercando a ese estado especial, quisiera que, cuando llegara a él, la parte profunda de su mente nos hiciera una señal... cuando llegue a ese lugar en el que experimente una sensación de bienestar, de seguridad y de saber lo que usted necesita para curar sus heridas, lo señalará haciendo que este dedo se levante.	La noción de la "parte profunda de la mente" puede ser sustituida por la de "inconsciente", o por cualquier otra metáfora que sea buena para el clínico y para el paciente.

Tabla 10.1 (continuación)

(*Al ver que el dedo del paciente se levanta*) Bien. Ahora, mientras continúa en ese lugar tan especial, note lo bien que se siente al saber que, en lo más profundo de usted, sabe cómo adaptarse a los cuidados de sus quemaduras...	La señal, a través del dedo, le permite al paciente juzgar lo que para él constituye el nivel óptimo de bienestar, así como acelerar el ritmo del conjunto de la inducción. Los pacientes casi siempre hacen esta señal. Sin embargo, si la señal no se produce, el terapeuta puede aprovechar la ocasión para asegurarle al sujeto que, al margen de su nivel actual de bienestar, se puede beneficiar de la técnica o que, tal vez más adelante, pueda alcanzar su nivel óptimo.
... que sus heridas van a curarse rápidamente y que, cuando sea sometido a los diversos tratamientos, experimentará sólo esas sensaciones que necesita tener... de hecho, estaría muy bien que experimentara sólo una sensación de bienestar y de relajación.	Algunos pacientes necesitan experimentar una cierta sensación de dolor, así que trato de que sean ellos mismos los que controlen la cantidad de analgesia que van a sentir.
Lo está haciendo muy bien. Ahora, mantenga su mente en ese estado en el que sabe que hay cosas que puede hacer para recobrarse de sus lesiones de una forma rápida y agradable. Puede permanecer en este estado todo el tiempo que quiera...	En este punto, podemos presentar cualquier otra sugestión que consideremos importante para la evolución del paciente, por ejemplo, en relación a la comida.
De hecho, en el momento en que esté preparado para volver a estar despierto, dejaremos que su dedo nos lo señale de nuevo, levantándose muy despacio.	Se le permite al paciente que decida cuándo desea abandonar la inducción. Sobre todo, cuando el paciente se halle en un estado profundo de relajación, será preciso repetir varias veces estas instrucciones.
Eso va muy bien. Dentro de un instante, voy a empezar a contar hacia atrás, de forma que, temporalmente, pueda volver a un estado de vigilia. Pero, antes de empezar, quiero recordarle un par de cosas. Primero, cada vez que le toque la frente de este modo, cada vez que la enfermera le toque la frente de este modo o cada vez que su esposa le toque la frente de este modo, se sentirá tan relajado como ahora... Sentirá incluso un bienestar mayor que el que siente ahora... (*Podemos repetir esta secuencia para darle un mayor énfasis.*) Quiero también recordarle que usted puede volver, siempre que lo desee, a ese lugar tranquilo... De hecho, se sorprenderá a sí mismo contando de uno a diez y acudiendo a ese lugar cuando le vayan a cambiar los vendajes. Ahora, voy a contar del diez al uno. Cuando llegue al uno, descubrirá que está despierto y que se siente muy bien. Pero, de todos modos, sabrá que puede volver, siempre que lo desee, a este estado de profunda relajación (*se va contando hacia atrás, al tiempo que se presentan sugestiones para que el paciente vuelva al estado de vigilia*).	La presencia de la señal se refuerza con la respuesta: "Eso está muy bien". Se trata de un estímulo muy importante que al paciente le tranquiliza. En la UCI, suelo pedirle a la familia que observe atentamente la inducción y que participe en la sugestión poshipnótica. En el tratamiento hipnótico realizado en la UCI, se considera que el estado de vigilia es tan pasajero como el estado hipnótico. Al paciente se le envía el mensaje de que seguirá despierto hasta que tenga lugar una nueva intervención dolorosa. En ocasiones, mantengo al paciente en estado hipnótico y le instruyo para que se despierte cuando se sienta lo suficientemente descansado y preparado como para seguir afrontando los cuidados.

En resumen, las técnicas que se apliquen en la UCI serán breves, se basarán en sugestiones directas y se centrarán en temas, como la superviviencia del paciente y su bienestar. La Tabla 10.1 ilustra una inducción que podría utilizarse en la UCI, acompañada de las justificaciones correspondientes al comentario realizado.

Cuidados agudos

Durante la etapa de los cuidados agudos, las quemaduras no suponen ya una amenaza para la vida del paciente, pero siguen siendo lo bastante graves como para requerir su hospitalización. Puede que el sujeto tenga quemaduras en menos de un 20 por ciento de su cuerpo. Los cuidados agudos implican cuidados frecuentes, tales como el cambio diario de vendajes o los ejercicios intensivos de rehabilitación (por ejemplo, caminar, ejercicios de movimiento). La estabilidad fisiológica de los pacientes es mayor que la de la UCI. En consecuencia, están más despiertos y habladores y comprenden mejor el impacto de sus lesiones. Sin embargo, siguen sufriendo niveles importantes de dolor. De hecho, como ya no están intubados, reciben menos medicación. Esto, unido a que cada vez están más despiertos, puede llevar a muchos pacientes a experimentar niveles de dolor aún mayores que los que sintieron en la unidad de cuidados intensivos.

La mejoría en el estado de un paciente puede contribuir al incremento de sus niveles de sufrimiento. Los pacientes tienen una capacidad mayor para evaluar las repercusiones futuras de sus heridas. En algunos casos, el sujeto tendrá que enfrentarse a desfiguraciones. Los daños físicos llevarán a muchos pacientes a cambiar de trabajo o a perder el que tenían. A menudo, deben hacer frente, además, a la pérdida de seres queridos, de mascotas o de propiedades, como consecuencia del incendio. Por último, muchas veces, las quemaduras son el resultado de una agresión o de un acontecimiento que ha supuesto una seria amenaza para su vida y que a cualquier persona le costaría mucho superar.

La experiencia de dolor de un paciente que está siendo sometido a cuidados agudos implica la presencia constante de un dolor de fondo, al que se le añaden periodos breves de dolor asociado a los procedimientos médicos. La ansiedad que provocan estos últimos, en ocasiones, produce un agravamiento del dolor. La ansiedad y la depresión pueden estar asociadas también a la causa o al impacto del fuego y de las quemaduras.

La naturaleza de este tipo de dolor facilita el empleo del tratamiento hipnótico en algunos sentidos, pero lo dificulta en otros. El hecho de que el dolor asociado a un procedimiento sea previsible y limitado en cuanto al tiempo son dos aspectos que favorecen el tratamiento hipnótico. El clínico que sabe cuándo y durante cuánto tiempo va a sentir dolor un paciente tendrá la gran oportunidad de emplear el tratamiento hipnótico como una intervención preventiva. De todos modos, el elevado número de procedimientos por los que debe pasar un paciente quemado supone un desafío para la utilización de este tipo de abordajes. Aunque la intervención hipnótica sea muy útil para un cierto número de cambios de vendajes, lo que no tenemos tan claro es si el sujeto seguirá beneficiándose de ella tras una docena de procedimientos relacionados con los cuidados de sus lesiones. Además, en la mayoría de los casos, al clínico no le es posible estar presente en todas las intervenciones, tanto por el tiempo, como por el coste que ello supondría.

Para manejar adecuadamente los distintos retos descritos, el protocolo ideal de un tratamiento hipnótico debería:

1. Iniciarse antes de que el paciente sea sometido a cualquier tipo de intervención dolorosa.
2. Realizarse cuando las dosis de medicación ingeridas por el paciente no interfieran con su atención, aprendizaje y memoria.
3. No requerir la presencia constante del clínico.
4. Implicar la participación del equipo médico, pero sin que ello les suponga una gran cantidad de tiempo.
5. Minimizar la resistencia psicológica que el paciente podría ofrecer en esta fase de sus cuidados.

Para cumplir estos criterios, he adaptado la Analgesia de Inducción Rápida (RIA) de Barber, que en un principio había sido creada para tratar el dolor dental. No obstante, resulta sencillo modificar este protocolo y adaptarlo a los procedimientos que soportan los pacientes quemados. Además, es breve, no exige la participación del clínico durante el cambio de vendajes, incluye al equipo y está estructurada de tal modo que evita suscitar las resistencias del paciente.

Nuestro protocolo supone trabajar con los pacientes entre una y dos horas antes del cambio de vendajes. Al sujeto se le proporcionan sugestiones poshipnóticas relacionadas con los cuidados de sus heridas o con la terapia física. Por otro lado, las enfermeras reciben una serie de instrucciones estandarizadas que refuerzan la inducción, así como diversas claves poshipnóticas para lograr la analgesia del paciente. El lector que esté interesado en conocer todos los detalles de este método puede recurrir a la bibliografía ya publicada (Barber, 1977; Barber & Adrian, 1982). El procedimiento implica que el sujeto visualice cómo desciende por una escalera de 20 peldaños. El clínico, al tiempo que va contando, va intercalando instrucciones para que el paciente preste atención, se relaje, profundice en su estado de relajación y coopere. Al pie de la escalera, el sujeto recibe una serie de sugestiones que buscan conducirle hasta un estado de confusión y de amnesia –supuestamente, esta última sirve para reforzar las sugestiones poshipnóticas–. Después, se le presentan sugestiones poshipnóticas ligadas a los procedimientos que se van a producir en el futuro, con el fin de facilitar un mayor control del proceso (por ejemplo, un toque en el hombro por parte de un miembro del equipo).

Cuando se aplica la Analgesia de Inducción Rápida a los pacientes de la unidad de quemados, es importante leer esta inducción tal y como está escrita en su forma original. Obviamente, debemos sustituir las referencias al tratamiento odontológico por aquéllas que tienen que ver con el cuidado de las quemaduras.

Así, un paciente se relaja, cuenta hasta 20 y escucha que: "tal vez le sorprenda descubrir que la sala en la que se realizan los cambios de vendajes es el lugar en el que va a emerger un recuerdo de bienestar y de relajación". Además, se le recuerda que las sensaciones de analgesia y de bienestar "volverán cada vez que la enfermera empiece a retirarle las vendas". Se trata de que el paciente se sienta bien, en función de diversas características del ambiente que rodea a la sala de cuidados, tales como el hidrotanque metálico, las cortinas y el ajetreo de las enfermeras y los médicos. De esta forma, estímulos que, normalmente, provocan gran ansiedad en los pacientes se convierten en claves poshipnóticas que buscan la analgesia. Los pacientes reciben también claves tactiles: "cada vez que le toquen en el hombro así, experimentará una sensación de..." (Naturalmente, se elegirá siempre una parte del cuerpo que no haya sufrido quemaduras.)

Cuando la Analgesia de Inducción Rápida no es capaz de producir la analgesia, es fundamental acompañar a los pacientes al cambio de vendajes y ayudarles a lo largo del procedimiento. En este sentido, la participación del clínico, muchas veces, implica un entrenamiento similar al del tratamiento hipnótico. Se debe animar a los sujetos a que se centren en su respiración. Se les puede instruir también para que sitúen todas sus sensaciones en una parte de su cuerpo diferente a la que la enfermera está limpiando. Nos hemos dado cuenta de que la evidencia de dolor durante el proceso de cambio de vendajes no debe ser interpretada necesariamente como el signo de que el tratamiento hipnótico ha fracasado. Muchas veces, durante los procedimientos, los pacientes muestran indicadores físicos de dolor, pero más tarde informan de que fueron capaces de controlarlo bien. Estas observaciones coinciden con el trabajo experimental de Hilgard (Hilgard & Hilgard, 1994), que señala que los indicadores fisiológicos del dolor pueden ir acompañados de una ausencia de conciencia de dolor. Es importante también darse cuenta de que, como consecuencia del tratamiento hipnótico y de los agentes farmacológicos, no es extraño que un paciente sufra amnesia de lo que sucede en la sala de cuidados.

Ejemplo: John, 25 años, sufrió una descarga eléctrica

Antecedentes. John fue hospitalizado en una unidad de quemados tras sufrir una descarga eléctrica masiva. Iba con un amigo en su coche y tuvo que detenerse para retirar un cable de alto voltaje que había caído en medio de la carretera mojada. Al tocar el cable, recibió una descarga de gran voltaje que le produjo quemaduras muy graves en los brazos y en las piernas.

John fue evacuado en un helicóptero e ingresado en una unidad de cuidados intensivos de quemados. Su estancia en la UCI duró varios meses, antes de que fuera trasladado a la planta de cuidados agudos, donde permaneció unos cuantos meses más. Entonces, fue transferido a la unidad de rehabilitación, alrededor de ocho meses después del accidente. El alta del hospital se produjo seis meses después, es decir, el ingreso de John se había prolongado por espacio de un año y dos meses.

Cuando John llegó al hospital, presentaba quemaduras muy graves en las cuatro extremidades. El equipo médico controlaba muy de cerca el estado de sus lesiones, con la esperanza de que la amputación no fuera necesaria. Sin embargo, al de un tiempo, hubo que practicarle la amputación del brazo derecho, desde el codo. Dos meses más tarde, una nueva amputación le privó de su pierna izquierda, desde encima de la rodilla. La pierna derecha le fue amputada, por encima de la rodilla, cuatro meses después. Los cirujanos trabajaron con gran tesón para tratar de salvarle una mano, la izquierda, que, en el futuro, tendría que ser sometida a intervenciones quirúrgicas múltiples para mejorar su función.

Por otra parte, las lesiones de John incluían daños severos en los intestinos y en la función de la vejiga, que precisaban remedios quirúrgicos, incluida una colostomía. Además de estos procedimientos, John había sido sometido a múltiples injertos de piel de las zonas quemadas. Su proceso de rehabilitación estuvo dificultado por problemas cutáneos que prolongaron su inmovilización. Al ser dado finalmente de alta, John había pasado por 32 operaciones mayores.

Cuando abandonó el hospital, el joven iba en una silla de ruedas eléctrica y llevaba puesta una prótesis en la extremidad superior derecha. Acababa de ser sometido a una operación urológica, para restaurar la función del tracto urinario, cuyos resultados aún no estaban demasiado claros. Aunque era capaz de orinar de manera esporádica, esto le provocaba un fuerte dolor. La función intestinal se apoyaba en la colostomía. Su funcionamiento sexual estaba comprometido por un fracaso en la erección y una falta de sensación en el pene. El urólogo le había recomendado la inserción de una prótesis. Parecía que John no había dejado de producir esperma; pero, como no tenía pareja, este hecho no era demasiado significativo para él.

Curso hospitalario. El dolor y el sufrimiento extremos se convirtieron en una rutina para John, en especial, durante los primeros ocho meses de hospitalización. Los efectos del trauma mismo fueron suficientes para provocarle un fuerte dolor en las primeras semanas. Después, se tuvo que ir enfrentando al dolor añadido, causado por las múltiples intervenciones a las que fue sometido, así como al dolor que diariamente le producía la detersión de sus heridas.

Mientras permaneció en la UCI, John presentó periodos prolongados de aletargamiento y de confusión. Daba la impresión de reaccionar de forma paradójica a los tranquilizantes (lorazepam), pero no estaba claro hasta qué punto su reacción (ante todo, aumentaba su confusión) era también el resultado del aislamiento social y de la deprivación sensorial características de la UCI.

Con el tiempo, John fue estando más despierto, aunque su experiencia en relación al dolor se mantenía. Empezó a desarrollar un modelo de náuseas, en los días anteriores y posteriores a las intervenciones quirúrgicas, que parecía estar relacionado, al menos parcialmente, con el estrés. Se controló su dolor a través de medicación opiácea (hidromorfona para los cambios de vendajes y metadona para el dolor de fondo). Tras un año de ingesta de un cóctel basado en la metadona para tratar de aliviar sus dolores, pidió que se le fuera retirando la medicación de forma gradual.

Cuando no se sentía mal, John presentaba una actitud muy positiva y afable. Pese a mostrar signos frecuentes de pesar y de ansiedad, sobre todo, con respecto a su familia, no se veían los síntomas de una depresión grave. La admirable dignidad que mostraba frente a sus lesiones parecía reflejar una personalidad bien desarrollada, así como el apoyo de una familia muy afectuosa y sana a un nivel emocional.

Intervenciones psicológicas. Durante el periodo que estuvo en la UCI, John atravesó momentos de gran lucidez e intenso dolor. Soportó también épocas en las que, cuando empezaba a creer que podrían salvarle una extremidad, una nueva amputación arrancaba su esperanza. Sufrió tres amputaciones y, cada vez, tuvo que enfrentarse a la idea de vivir con una extremidad menos. Como psicólogo del equipo, visitaba a John casi a diario, con el objetivo principal de reducir su dolor y de facilitar su adaptación a un difícil futuro.

Para mí, era muy complicado inspirar esperanza a un paciente que debía hacer frente a tres amputaciones. Las estrategias cognitivo-conductuales convencionales (por ejemplo, la decatastrofización o la modificación de los pensamientos) resultaban demasiado simples, en contraste con la magnitud de la pérdida. La intervención hipnótica me dio la oportunidad de descubrir aspectos que podrían serle útiles a John. En concreto, le propuse que se relajara y le ofrecí sugestiones encaminadas a lograr un estado más profundo de concentración en la experiencia; después, basándome en lo que en ese momento conocía de él, le presenté distintas afirmaciones, con la esperanza de que le fueran de alguna ayuda. Así, le dije: "A medida que respira profundamente, tal vez descubra que es capaz de acceder a recursos internos que no sabía que estuvieran ahí", o: "Es muy interesante entender que, incluso cuando toda esperanza parece perdida, usted es capaz de volverse hacia dentro y descubrir que puede tomar distintas sendas". En medio de una conversación normal, estas afirmaciones podrían parecer superficiales o carentes de sentido. Sin embargo, cuando se presentan en un contexto hipnótico, en la UCI, son muy útiles. En respuesta a la intervención hipnótica, John se mostró menos deprimido y sufrió dolores de una intensidad menor. Este enfoque me aportó también a mí algo importante: me dio la oportunidad de decir algo que esperaba fuera útil para John, pese a que, en esa terrible situación de dolor y de pérdida, sentía que mi trabajo era insuficiente. Una parte de mí insistía en que era imposible encontrar las palabras adecuadas; pese a todo, el paciente parecía reconfortado por lo que le decía.

La otra aplicación de la hipnosis consistió en iniciar un control directo del dolor. Durante cerca de un año, John tuvo que soportar la limpieza casi diaria de sus heridas. En realidad, la única razón por la que, algunos días, no era sometido a cuidados era porque tenía que ser intervenido quirúrgicamente. El tratamiento hipnótico le ayudaba a reducir el intenso dolor de los cuidados de sus quemaduras y a prepararse para cada nueva operación.

Las intervenciones psicológicas no hipnóticas constituían también una parte importante de los cuidados de John. Sus padres pasaban la mayor parte del tiempo en el hospital. Como suele ocurrir en el caso de los padres a los que les resulta muy duro ser testigos del sufrimiento de su hijo, la madre de John se mostraba, a veces, muy autoritaria con él. Realicé múltiples intervenciones para facilitarle su relación con John y con el equipo médico. John contaba también con dos hermanas y con un hermano mayor. El hermano adoptó el papel de portavoz del pesar de la familia y, al final, tuvo que acudir a otro psicólogo para que le ayudara a tolerar su angustia.

La mayoría de las visitas que le hacía al paciente tenían por objeto proporcionarle una psicoterapia de apoyo. El propósito fundamental del tratamiento psicológico consistía en ayudarle a enfrentarse a las demandas rotundas del tratamiento, más que en facilitar una exploración profunda del impacto de sus heridas. John nunca mostró síntomas marcados de ansiedad, de depresión o de pobreza en sus relaciones interpersonales, pese a la gravedad de sus lesiones. En este caso, al igual que ocurre en el de muchas personas que adquieren una discapacidad, era muy importante no dar por sentado que iba a requerir una psicoterapia para adaptarse a su nueva situación. Pese a todo, tras el alta del hospital, el joven fue derivado a un psicoterapeuta cercano a su lugar de residencia. Como ya esperábamos, no mostró demasiado interés en seguir un tratamiento de ese tipo. Algunos años más tarde, John me explicó que se hallaba razonablemente contento con su vida. Vivía de forma independiente en la granja de sus padres y trabajaba manejando una máquina cosechadora con la mano que aún conservaba. Echaba en falta una pareja en su vida que pusiera fin a su sentimiento de soledad. Su familia y la pequeña y unida comunidad a la que pertenecía le ayudaban a mantener un buen nivel de funcionamiento.

El trabajo con John muestra algunos de los aspectos más agotadores y gratificantes del trabajo en una unidad de quemados. En muchas ocasiones, el equipo y yo nos sentimos impotentes ante nuestra imposibilidad de reducir el terrible sufrimiento físico y emocional, tanto de John, como de su familia. Por otro lado, nos sentimos también enormemente satisfechos al ver el grado de recuperación de John y al recibir las muestras de agradecimiento de él y de su familia hacia todo el equipo.

La hipnosis nos aportó un medio útil para proporcionarle un apoyo en momentos de desesperación y para reducir su dolor. Sin embargo, como ocurre con mucha frecuencia, la hipnosis estuvo acompañada de diversas intervenciones psicológicas con el paciente y con su familia. Cuando fuimos capaces de ayudarle a manejar los rigores de los cuidados y de la rehabilitación, su sana personalidad y el fuerte apoyo social le bastaron para adaptarse a una discapacidad tan amplia.

Ejemplo: Chuck, 62 años, prefería morir

El cuidado de las quemaduras de Chuck, en un 30 por ciento de su superficie corporal, requería cambios diarios en sus vendajes. A medida que sus quejas en torno a los dolores que padecía iban en aumento, se le fueron administrando dosis cada vez mayores de hidromorfona (Dilaudid) y de diazepam (Valium). Pese a que el paciente decía que el dolor era tan fuerte que no podría soportar un nuevo cambio de vendajes, el equipo de la unidad estimó que se habían alcanzado ya los niveles máximos de medicación. Chuck, de hecho, señalaba que "prefería morir antes que volver a pasar por otro cambio de vendajes".

La primera vez que hablé con Chuck, me aseguró que estaría dispuesto a cooperar con cualquier método que le evitara la agonía de los cambios de vendas. Le expliqué que las intervenciones hipnóticas podían suponer una diferencia muy importante a la hora de afrontar esos procedimientos. Aunque escéptico, Chuck estaba lo suficientemente interesado como para probar esa nueva posibilidad. Llevamos a cabo un tratamiento hipnótico, siguiendo el protocolo que acabamos de describir.

Le propuse que se imaginara bajando una escalera, como vía para inducir el nivel de concentración interna necesario para crear una experiencia hipnótica. Con cada peldaño que descendía, sus piernas se movían, lo que indicaba que estaba respondiendo de forma literal y motora a mis instrucciones, esto es, su grado de concentración en la experiencia era muy alto. Además de presentarle distintas sugestiones encaminadas a que alcanzara un cierto nivel de bienestar, le propuse también la sugestión poshipnótica de que, cuando la enfermera le tocara el hombro, volvería a ese estado de bienestar.

No pude estar presente en el proceso de cambio de vendajes; pero, cuando volví a la unidad, vi a algunos de los miembros del equipo muy excitados por los resultados de la intervención hipnótica, en especial, por la sugestión poshipnótica. En un momento determinado del proceso, la enfermera le había tocado el hombro, lo que hizo que, por espacio de dos horas, permaneciera totalmente tranquilo –incluso, con apariencia de hallarse dormido–. Durante el cambio de vendajes, Chuck en ningún momento dio la impresión de estar sufriendo dolores, ni mostró indicios de darse cuenta del trabajo que la enfermera estaba realizando con él. Una sencilla intervención hipnótica fue suficiente para que fuera capaz de tolerar los numerosos cambios de vendajes que se sucedieron. Cuando visité a Chuck dos meses después de su alta, sentí una enorme satisfacción al oírle decir que seguía beneficiándose del tratamiento hipnótico. El caso de Chuck muestra el increíble potencial de la intervención hipnótica, especialmente, con pacientes tan receptivos.

EJEMPLO: JOE, UN HOMBRE JOVEN Y LLENO DE RABIA

Tras impartir una conferencia al equipo de un centro de quemados, pregunté si, entre la audiencia, habría algún voluntario dispuesto a realizar una demostración. Los asistentes me pidieron, sin embargo, que hipnotizara a uno de sus pacientes, un caso que les estaba costando mucho manejar. Joe era un hombre de veintitantos años que sufría quemaduras en el 40 por ciento de su cuerpo y que se mostraba muy enojado. Pese a aceptar el tratamiento hipnótico, rechazó todos mis intentos por establecer un vínculo con él. Joe respondió a mis preguntas con monosílabos, su tono era muy cortante y no hizo ningún esfuerzo por cooperar. Cuando le pregunté si le gustaría sentirse más relajado por medio del tratamiento hipnótico, su respuesta consistió en un "no" tajante y seco.

Llegados a este punto, seguramente, mis colegas de la audiencia pensarían que iba a fracasar con este paciente. Entonces, empleé el principio Ericksoniano (Erickson, 1980) de la utilización en respuesta a una resistencia. En concreto, ante su falta de entusiasmo, le dije: "Bien... quiero que permanezca tan tenso como pueda, mientras hablo con usted". Un minuto después, Joe estaba tan relajado que empezó a roncar. Su respuesta a mis preguntas, no obstante, indicaba que no estaba dormido, sino experimentando un estado hipnótico profundo. Con el deseo de ayudarle, le ofrecí sugestiones para que lograra la analgesia.

Antes de terminar, le presenté diversas sugestiones, de modo que, al despertar, experimentara un nivel importante de bienestar. Cuando me marché, el equipo se hallaba un tanto confuso, pero parecía menos escéptico que antes de la hipnosis. Aunque esta inducción estuvo diseñada, de entrada, como una demostración clínica, Joe fue capaz de controlar su dolor, al menos durante el tiempo que duró mi visita. Nunca supe hasta cuándo se mantuvo su analgesia, pero algunos miembros del equipo se pusieron en contacto conmigo para solicitarme más información, querían saber cómo utilizar ese tipo de intervenciones con otros pacientes.

Ejemplo: Moe, quemado por los celos

Moe era un antiguo jugador de fútbol, de veintitantos años, que había sido hospitalizado con un 12 por ciento de la superficie de la piel quemada. Gina, su novia, le había arrojado agua hirviendo sobre la espalda, como castigo por su infidelidad. Pese a recibir elevadas dosis de hidromorfona, Moe no podía tolerar los cambios de vendajes. Cuando hablé con él sobre el tratamiento hipnótico para aliviar su dolor, Gina estaba también presente. Aparentemente, ya habían resuelto el conflicto origen de la quemadura.

Moe se mostraba hostil y escéptico en relación al tratamiento hipnótico. A Gina, sin embargo, parecía que la oferta le intrigaba bastante. Observé que estaba muy atenta a todas mis preguntas y comentarios y que mostraba una simpatía y una gentileza interpersonal poco corrientes, en su deseo de ayudar a Moe.

Confiaba en que, si Moe era testigo de una inducción experimentada por alguien que conocía y en quien confiaba, sería capaz de aceptar que se trataba de un procedimiento benigno y perdería su miedo. Además, la buena disposición de Gina a participar constituiría la garantía más fuerte en relación a la aplicación de este tratamiento. Pregunté a Gina si desearía participar en una demostración sobre el funcionamiento de la inducción. Aceptó con gran entusiasmo, y, siguiendo la advertencia de Moe ("¡No le haga daño!"), inicié la inducción hipnótica. Le propuse que se relajara y que experimentara la sensación de bienestar, al tiempo que le presentaba también la sugestión poshipnótica de que, cuando la prueba finalizara, se iba a sentir muy despierta y despejada. Mi objetivo era demostrarle a Moe que la técnica era sencilla y segura.

Moe estuvo muy atento a todo lo que sucedía. De hecho, el procedimiento le fascinó y, posteriormente, aceptó la oferta de participar en una experiencia hipnótica. El tratamiento hipnótico que pusimos en marcha tuvo tanto éxito para aliviar su dolor que Moe pidió que no se le administraran drogas cuando se le fueran a cambiar los vendajes. Las enfermeras, intrigadas con esta demanda, solicitaron la presencia de los médicos durante la limpieza de la herida. Moe permaneció despierto y sonriente, mientras las enfermeras restregaban sus heridas con tanta energía como era preciso. Esto, por lo general, provoca un dolor insoportable.

Es interesante señalar que Moe no volvió a pedir medicación para soportar los procedimientos médicos, pero sí lo hizo para los periodos siguientes a los cambios de vendajes, cuando emergía de su estado hipnótico.

¿Cómo podríamos entender esta respuesta paradójica? Moe presentaba un efecto analgésico muy fuerte mientras se encontraba hipnotizado. Cuando percibía que el estado hipnótico había finalizado, experimentaba una vuelta del dolor de fondo. Pese a que se pudo controlar bien este dolor con la medicación, el paciente podría haber respondido también a una sugestión poshipnótica para que el estado de bienestar continuara. Por ejemplo, podría haberle dicho: "Cuando salga de este estado de hipnosis, seguirá sintiéndose muy bien".

El hecho de que no utilizara la hipnosis de esta forma es un ejemplo interesante del sesgo clínico. Es muy probable que fuera mi propio sesgo –que la hipnosis funciona mejor en los episodios agudos que en el dolor de fondo– el que me impidiera el abordaje del dolor de fondo de Moe a través de la hipnosis. Este caso ilustra muy bien cómo las creencias y expectativas, que tanto el paciente, como el clínico tienen en torno al trabajo de la hipnosis, influyen de forma decisiva en el resultado terapéutico.

En cualquier caso, gracias a la sencilla experiencia de proporcionarle la hipnosis como único anestésico, Moe se vio libre del dolor tan tremendo que, hasta entonces, le habían infligido los tratamientos.

OTRAS LECCIONES APRENDIDAS

Otros pacientes también me han enseñado mucho sobre el empleo del tratamiento hipnótico en una unidad de quemados. Por ejemplo, en relación a la amnesia. Una señora se negaba a aceptar que el tratamiento hipnótico fuera efectivo para el cambio de vendajes, hasta que la enfermera le mostró toda la piel que le acababa de retirar durante la detersión. No recordaba la peor parte de los cuidados de la herida, lo que nos indica que el tratamiento hipnótico puede tener efectos amnésicos.

La experiencia me ha enseñado también las importantes ventajas de la analgesia hipnótica, por ejempo, en sujetos que, como consecuencia de las quemaduras sufridas en las piernas, se niegan a caminar. En muchas ocasiones, el tratamiento hipnótico produce una respuesta analgésica y un aumento en la movilidad de estos pacientes. Dicha movilidad es esencial para que se dé una buena evolución.

Las unidades de quemados suelen ser lugares ruidosos, en los que el personal se mueve deprisa; por lo tanto, no son demasiado propicios para llevar a cabo un tratamiento hipnótico que requiera un ambiente tranquilo y silencioso. Las inducciones realizadas en las unidades de quemados han de integrar los ruidos que envuelven al paciente. Algunas veces, nos vemos obligados a realizarlas en presencia de otros pacientes. Cuando se dé esta circunstancia, hemos de tener sumo cuidado. En una ocasión, en la que hipnoticé a un paciente quemado en presencia de su compañero de habitación, le propuse que el pequeño golpe de una cucharilla sobre una taza de café reinstauraría la experiencia hipnótica de inmediato. Al presentarle la sugestión poshipnótica, no obtuve respuesta alguna. Sin embargo, la enfermera, que se hallaba al otro lado de la cortina, me informó más tarde de que el compañero de habitación había entrado en un estado de profunda somnolencia.

Este incidente me enseñó que es importante ser consciente del impacto que puede tener una inducción en las personas que están escuchando la conversación. Muestra también que una sugestión poshipnótica debe enmarcarse dentro de un contexto. Así, se le podría decir al paciente que respondiera a las sugestiones "en un momento determinado" o "mientras se encuentre en el hospital". Todo clínico que trabaje con la hipnosis debería tener en cuenta que, muchas veces, las sugestiones hipnóticas se toman al pie de la letra.

Perspectivas de la rehabilitación

La fase de la rehabilitación en un paciente quemado, por lo general, coincide con el alta del hospital, pese a que se haya iniciado ya en los estadios tempranos del proceso (Avni, 1980; Patterson y col., 1987). Los pacientes que entran en la fase de rehabilitación suelen tener la mayor parte de la herida curada. En consecuencia, el dolor agudo asociado a los procedimientos ha dejado de ser un problema. Al mismo tiempo, puesto que la mayoría de los centros de quemados desaconsejan el uso de drogas opiáceas tras el alta –debido a los efectos secundarios que provoca su ingesta prolongada–, los pacientes necesitan terapéuticas alternativas para hacer frente al dolor que aún sufren. En este momento, la rehabilitación se convierte en un enorme y, muchas veces, doloroso esfuerzo que centra la vida del paciente. Los sujetos que, durante espacios prolongados de tiempo, han permanecido inmóviles tienen muchas posibilidades de sufrir el agarrotamiento de músculos, tendones y ligamentos. Inevitablemente, una quemadura grave o un injerto supondrá la presencia de cicatrices. Cuando estas cicatrices se ubican en una articulación, la zona afectada se contrae (por ejemplo, brazos, piernas, dedos, cuello). Las quemaduras en las articulaciones suponen un problema muy complicado. Un paciente que no se rehabilite adecuadamente desarrollará una contracción severa en sus extremidades que le impedirá moverse. Cuando esto sucede, el único recurso del que disponemos son los procedimientos quirúrgicos, en los que se elimina una parte de la zona cicatrizada para mitigar los efectos de las contracturas. En consecuencia, la rehabilitación es esencial para la buena evolución del paciente. Las intervenciones hipnóticas, así mismo, le ayudan a tolerar mejor el doloroso proceso de la rehabilitación.

Una vez fuera del hospital, los pacientes experimentan todas las secuelas psicológicas de sus heridas. Por fortuna, a medida que el tiempo avanza, el estado psicológico de la mayor parte de los sujetos va mejorando (Patterson, Everett, Bombardier y col., 1993). Sin embargo, muchos de ellos sufren complicaciones diversas, tales como pesadillas, reacciones fóbicas y ansiedad generalizada. El prurito (picor) resulta sumamente molesto. Además, los pacientes que han sufrido desfiguraciones estéticas deberán enfrentarse a los problemas psicológicos derivados de esta nueva situación. El aislamiento social, la baja autoestima y las dificultades sexuales son problemas frecuentemente derivados de las cicatrices (Cash & Pruzinsky, 1990).

A la hora de valorar el impacto psicológico a largo plazo de las quemaduras, los clínicos han de tener muy presentes las variables sociales y económicas. La angustia permanente frente a las heridas sufridas, a menudo, queda fijada por factores externos. Así, a un paciente que esté aún pendiente de un litigio, en el que se van a juzgar las causas de sus quemaduras, le costará recuperarse de sus heridas psicológicas. Además, el juicio supone un nuevo recordatorio de la experiencia traumática. (En relación a los potenciales efectos nocivos de los procesos judiciales, puede revisar los Capítulos 1, 2 y 3.) Por último, no debemos olvidar que la completa recuperación emocional del paciente podría implicar una reducción de la compensación económica que espera recibir.

Se estima que entre un 39 y un 60 por ciento de las quemaduras se producen en el lugar de trabajo (Patterson, Marvin, Campbell y col., 1993). Es frecuente que los pacientes que sufren quemaduras en el desempeño de sus trabajos estén furiosos con sus jefes; pero quizá esté sentimiento preceda a las heridas. Los síntomas psicológicos reflejan, muchas veces, la ambivalencia del paciente en torno a su jefe y a la perspectiva de volver al trabajo. Existen otros factores capaces de desincentivar la mejoría psicológica del paciente, como la conducta solícita de una esposa o de otro miembro de la familia. Para que el proceso de rehabilitación sea efectivo, es preciso que prestemos toda nuestra atención a este tipo de cuestiones.

El tratamiento hipnótico puede ayudar a los pacientes durante la fase de rehabilitación, pero su aplicación es más complicada. Puesto que ahora los sujetos han dejado de experimentar un dolor insoportable, su motivación para participar en procesos novedosos disminuye considerablemente y es habitual que sus defensas recuperen los niveles que presentaban antes de sufrir el traumatismo. Además, como acabamos de mostrar, muchas de las complicaciones que padecen los pacientes se mantienen bien sujetas por la acción de determinadas fuerzas ambientales. Sin embargo, los clínicos que se muestran sensibles a estos factores son capaces de aplicar eficazmente el tratamiento hipnótico a muchos pacientes, proponiéndoles, en primer término, un cierto grado de bienestar físico y una confianza y optimismo cada vez mayores.

Los pacientes que sufren problemas psicológicos, asociados al trauma que suponen las quemaduras o su ulterior tratamiento, se pueden beneficiar de sesiones breves de tratamiento hipnótico. Las pesadillas, las fobias simples y el prurito responden muy bien a las intervenciones hipnóticas breves. Para algunos de los problemas más crónicos, el clínico, antes de poner en marcha este tipo de tratamiento, tal vez tenga que manejar otros factores. En nuestra unidad de quemados, confiamos en abogados profesionales para abordar los temas que guardan relación con los empresarios y con las compañías de seguros. Cuando trabajamos con un paciente en la fase de rehabilitación, el foco de las intervenciones suele situarse, más que en la disminución del dolor, en el aumento de la actividad física del sujeto.

RESUMEN

Las quemaduras suponen un reto enorme, tanto para las personas que las padecen, como para los clínicos que se ocupan de ellas. Para mucha gente, una quemadura representa la culminación previsible de una serie de acontecimientos vitales desafortunados. La historia previa de dichos sujetos suele incluir situaciones socioeconómicas desfavorecidas, relaciones interpersonales violentas, ingesta de drogas y conductas de riesgo. En otros casos, las quemaduras no eran previsibles, sino que han sido consecuencia de la mala suerte.

En ambas circunstancias, las quemaduras constituyen un acontecimiento traumático que conduce al paciente a situaciones vitales límites. Este trauma puede causar reacciones psicológicas diversas, así como el dolor más intenso y horrible que podamos llegar a imaginar. A pesar del enorme nivel de estrés inherente al tratamiento de estas lesiones, el cuidado de este grupo de pacientes puede resultar muy gratificante. La mayoría de los pacientes quemados que llegan a un hospital sobreviven y, si se les proporcionan los cuidados adecuados, mejoran de forma notable. Es frecuente que se muestren muy agradecidos por los esfuerzos realizados por parte del equipo médico.

Con respecto a la hipnosis, las personas que sufren quemaduras graves son especialmente receptivas. Como consecuencia del traumatismo que acaban de padecer, son sujetos muy sugestionables y que se hallan en un estado muy regresivo. Además, la intensidad de los dolores que soportan les motiva para aceptar un enfoque terapéutico que, en otras circunstancias, probablemente, rechazarían. Cuando trabajamos con estos pacientes, es importante que prestemos atención, por una parte, a la naturaleza de su dolor y, por la otra, a la fase de cuidados en la que se hallan. Podemos emplear la hipnosis en la sala de urgencias, en la unidad de cuidados intensivos, durante los cuidados agudos o en el proceso de rehabilitación. En cada fase, las intervenciones deberán adaptarse a las necesidades emocionales del paciente y a los complicados factores que acompañan a los cuidados.

III POBLACIONES DE ESPECIAL INTERÉS

11 El dolor en los niños

Samuel LeBaron y Lonnie K. Zeltzer

Wendy es una chica atractiva, de 13 años, que quizá tenga leucemia. Es imprescindible realizarle una aspiración de la médula ósea, para así establecer el diagnóstico que marcará el tipo de tratamiento. El médico ha informado a Wendy y a sus padres de que la intervención supone la inserción de una aguja en un hueso, seguramente en la cresta ilíaca del hueso pélvico; después, se le añade una jeringuilla a la aguja y se aspira una cantidad pequeña de médula. El médico insiste en que, aunque suene como algo terrible, la intervención será muy rápida. Wendy entiende las palabras "aguja" y "hueso", y nota, asimismo, que el médico baja la mirada y cambia el tono de su voz cuando le dice que no tiene por qué preocuparse. La chica agarra la mano de su madre y empieza a llorar.

El médico es consciente del miedo de Wendy, pero no sabe qué decir para animarla. La anestesia general está descartada en este tipo de intervenciones, así que, ¿cómo podría tranquilizar a la paciente? La imagina tumbada, en la mesa de operaciones, con la cadera descubierta y llorando, mientras la anestesia local le va durmiendo la piel de la cadera. Supone que, cuando la chica vea la aguja, casi tan gruesa como un lapicero, perderá los nervios, se la arrancará y tendrá que venir la enfermera a contenerla.

El médico sabe que la inserción de la aguja en la piel no es dolorosa, gracias a la anestesia local. Sin embargo, sabe también que la presión que hay que hacer, para que la aguja penetre a través de la dura capa externa del hueso, le provocará un gran sufrimiento. Probablemente, Wendy pensará que le están destrozando la cadera. Una vez la aguja haya penetrado en el hueso, habrá un momento de descanso, hasta colocar la jeringuilla. Después, a medida que la aspiración comience a extraer la médula de lo profundo del hueso, de pronto, se producirá un dolor eléctrico y punzante a lo largo de la pierna y de la cadera. El médico sabe que una sacudida de dolor contraerá el cuerpo y la mente de Wendy durante unos segundos. Es un alivio para él pensar que, entonces, todo habrá terminado.

Sabe también que, después, Wendy les dará la espalda a él, a la enfermera y a sus padres; al tiempo que cubrirá sus ojos empapados de lágrimas y permanecerá inmóvil y en silencio durante un buen rato.

Hasta hace poco tiempo, la mayoría de los clínicos ha ignorado el tema del dolor en los niños (Barber, 1989; Schechter, Berde & Yaster, 1993). Esto, en parte, se ha debido a la falta de técnicas y de conocimientos apropiados –pero sólo en parte–. Nuestras actitudes en relación al dolor y a los niños, así como las propias limitaciones clínicas, influyen también de forma importante en el modo que tenemos de abordar enfermedades y procedimientos dolorosos en los más jóvenes (Barber, 1989). Al no disponer de alternativas mejores, muchos profesionales siguen empleando el método de "sujetar al niño" cuando tienen que realizar intervenciones médicas dolorosas. Esto supone una fuente de tensión no sólo para los niños y sus padres, sino también para médicos y enfermeras.

A los niños que presentan dolores crónicos y recurrentes, causados por enfermedades como la artritis, la anemia drepanocítica, los dolores de cabeza, la hemofilia o los dolores abdominales, normalmente, no se les administra medicación analgésica suficiente; por lo que, muchas veces, se consiente que sufran en silencio. En ocasiones, se les deriva a un profesional de la salud mental para que realice una intervención psicológica, como último recurso, cuando se le ha sometido ya al niño a innumerables pruebas médicas y cuando todos los intentos por aliviar su dolor han fracasado. Por lo general, el médico tiene una formación que le lleva a pensar que, si no existe una causa física identificable, entonces la angustia se ha de atribuir a factores psicológicos. Se espera que el psicólogo o el psiquiatra identifiquen y traten la causa. Sin embargo, en muchas ocasiones, para cuando el problema le llega al profesional de la salud mental, se ha convertido ya en algo serio, mucho más difícil de tratar de lo que hubiera sido en un principio.

Nuestro objetivo en este capítulo consiste en debatir algunas de las razones que subyacen a esas carencias constantes en el tratamiento del dolor en los niños, y que ello sirva como guía para introducir las intervenciones psicológicas que se pueden aplicar en los niños que padecen dolores crónicos y agudos.

LAS CARENCIAS EN EL TRATAMIENTO DEL DOLOR EN LOS NIÑOS

Existen muchas razones por las que, en el pasado, no se ha abordado adecuadamente el dolor en los niños. A lo largo de la historia –y todavía hoy en algunas culturas–, los niños han sido considerados como posesiones absolutas de unos padres que podían manejarlos y utilizarlos a su antojo o, incluso, abandonarlos. Siempre ha existido un consentimiento tácito hacia el castigo físico de los niños, pues se consideraba que los padres eran los árbitros últimos del destino de sus hijos. Esta aceptación del dolor y del sufrimiento en los pequeños hunde sus raíces en las tradiciones –presentes en, prácticamente, todas las culturas– que consideraban la capacidad de tolerar el dolor, bien como una virtud, bien como parte de un destino que se debe aceptar con resignación.

En Estados Unidos, no se habló del concepto de "maltrato infantil" hasta finales de los años 60, momento en el que se incluyó dentro del área de acción de los pediatras. Hoy en día, el médico está obligado, por ley, a informar ante la sospecha de malos tratos. La ironía es que la misma clase médica continúa maltratando a los niños, con la excusa de que el dolor que les infligen es una parte inevitable del cuidado médico.

¿Qué consecuencias acarrean esas carencias en el tratamiento del dolor que sufren los niños? Sabemos que las experiencias dolorosas repetidas producen sentimientos de desamparo, así como la instauración de un miedo ante la posibilidad de intervenciones futuras. El dolor crónico conduce al niño a un estado de ansiedad y de depresión. Se ha demostrado que las experiencias dolorosas tempranas, prolongadas, intensas y/o repetidas alteran no sólo la maduración psicológica del niño, sino también su desarrollo neurológico normal, lo que conlleva un aumento de la sensibilidad al dolor (un descenso en el umbral del dolor, dermatosis somáticas solapadas y, posiblemente, el desarrollo de hiperalgias viscerales). Hay razones para sospechar que los dolores fuertes sufridos en la infancia conducen a dolores crónicos en la edad adulta (Zeltzer, Arnoult, Hamilton & DeLaura, 1994).

Los analgésicos y las técnicas psicológicas con las que contamos hoy en día evitan, en gran medida, el dolor causado por los procedimientos médicos. Sin embargo, las concepciones erróneas existentes en torno al dolor en los niños, las dificultades que supone el examen de dicho dolor y la falta de conocimientos, respecto al mejor modo de reducirlo, han hecho que, al final, acabemos asociando dolor y cuidados médicos. Esto es cierto en el caso de los pacientes adultos, pero lo es mucho más en los niños.

De esta forma, muchas veces, los médicos infligen o no tratan adecuadamente el dolor en los niños, porque, en su formación, les han hecho creer que no existe alternativa, que "todo se hace por el bien del niño" o que "las ventajas son mayores que los riesgos". Seguimos utilizando nuestros métodos dolorosos no por maldad, sino porque carecemos de las habilidades y de los conocimientos necesarios para cambiar. Confiemos en que la conciencia de nuestras limitaciones nos ayude a ser menos insensibles y sordos ante los gritos de los niños que nos recuerdan el terrible daño que les causamos, incluso cuando tratamos de ayudarles.

Vamos a evaluar cada uno de estos aspectos, ya que son de gran importancia para el tratamiento del dolor –incluido el tratamiento psicológico– y para el desarrollo de un abordaje más global del sufrimiento en los niños.

IDEAS ERRÓNEAS CON RESPECTO AL DOLOR EN LOS NIÑOS

Existen muchas ideas erróneas, en torno al dolor en los niños, que han provocado un retraso en la creación de un tratamiento adecuado para el dolor pediátrico.

Mito: Los niños no sienten dolor

Esta creencia servía como justificación para no administrar anestesia a los niños en operaciones de cirugía mayor. Parece increíble que, en América, hasta la última década, las intervenciones neonatales se hayan realizado sin anestesia –o con dosis muy bajas– (Anand, Sipple, Schofield y col., 1988). Se pensaba que los recién nacidos, especialmente los bebés prematuros, como consecuencia de una mielinización insuficiente, carecen de un sistema nervioso lo bastante desarrollado como para sentir dolor. Pero lo que no se tenía en cuenta eran las cortas distancias que los impulsos nociceptivos debían recorrer, desde la periferia del cordón umbilical y del cerebro, en comparación con los adultos. El hecho de que los médicos sean capaces, ante la observación de signos evidentes de dolor, de mantener su idea de que los niños no sufren requiere un análisis psicológico que excede los objetivos de este capítulo; de todos modos, Perry (1984) ha explorado este tema. Se trata de una cuestión que, en cualquier caso, debería alertarnos sobre el poder de nuestras limitaciones personales en el contexto del desempeño de nuestra profesión.

Recientemente, se ha demostrado que las vías aferentes sensoriales están lo suficientemente desarrolladas en los recién nacidos como para que experimenten el dolor. Sin embargo, los sistemas inhibidores del dolor no se hallan aún bien desarrollados. De esta forma, en realidad, los recién nacidos, los bebés y, tal vez, los niños (no sabemos hasta qué edad), ante la misma cantidad de estímulo, pueden sentir más dolor que un adulto. En 1987, la *Academia Americana de Pediatría* publicó un informe en el que se señalaba que la realización de procedimientos dolorosos sin anestesia a recién nacidos no era ética.

Mito: Los niños no recuerdan el dolor

Otra idea falsa es que los bebés y los niños, aunque sientan dolor, no lo recuerdan. Algunos médicos creen que, incluso en el caso de niños más mayores y de adolescentes, no es preciso tratar el dolor agudo, puesto que se trata de un dolor de una duración relativamente breve que no tendrá efectos a largo plazo. Así, en los hospitales y, en especial, en las salas de urgencias, es corriente escuchar los gritos de los niños: "¡Pare ya!", o: "¡Me está haciendo mucho daño!". Por lo general, cuando se trata de un niño pequeño, se le sujeta durante la intervención (la circuncisión es el ejemplo más claro); mientras que, para contener a un adolescente, se suele recurrir al empleo de la vergüenza ("¡Deberías comportarte como un hombre!").

El llanto de los niños en las salas de urgencias o en los hospitales tiende a interpretarse como síntoma de miedo, en lugar de como dolor. Se justifica la tortura que se les causa a los niños con afirmaciones tales como: "¡No puedo hacer nada más!" y "el niño lo superará". Puesto que sabemos que la mayor parte de los clínicos no desean torturar a los niños, ¿cómo debemos entender esta conducta?

Mito: El dolor es una parte imprescindible de los cuidados

Hasta la llegada, en el siglo XIX, de las modernas técnicas anestésicas, esta creencia era, por desgracia, muy corriente; en el contexto de la analgesia contemporánea, sin embargo, carece de fundamento. Pero sigue ejerciendo una influencia muy poderosa: se sujeta a los niños para que soporten dolorosos procedimientos sin la ayuda de analgésicos. Por desgracia, no es fácil encontrar a clínicos que sepan cómo tratar el dolor en los niños y que les ayuden a tolerar su sufrimiento. A menos que el equipo cuente con un profesional de esas características, la salida más habitual, ante la insistencia de los padres o ante una actitud tan poco colaboradora por parte del paciente que impida la ejecución del tratamiento, consiste en derivar al pequeño a un psicólogo o psiquiatra que le ayude a manejar su dolor agudo.

Mito: El tratamiento del dolor es demasiado caro

Es frecuente oír que son motivos de orden económico los que justifican la tardanza a la hora de derivar casos cuyas graves dificultades eran evidentes desde el principio. Sin embargo, con la creación de servicios para el manejo del dolor, por parte de los departamentos de anestesiología, hoy en día, a esos niños se les suele enviar a especialistas que sí administran anestesia general cuando el procedimiento al que va a ser sometido es muy doloroso. Los costes de la anestesia son mucho mayores que los derivados de una intervención psicológica y, por otro lado, tal vez la anestesia no sea el vehículo ideal para tratar el problema del dolor en todos los niños.

Mito: La medicación para combatir el dolor conduce a la adicción

Otra concepción falsa en torno al tratamiento del dolor es que, si los niños, especialmente los adolescentes, reciben opiáceos, se harán adictos. Esta perspectiva promueve una estrategia terapéutica que gira alrededor del uso de la menor cantidad posible de medicación analgésico-narcótica. Dicho enfoque se basa más en un temor infundado respecto a la medicación que en evidencias reales.

Existen numerosos clínicos que confunden los fenómenos fisiológicos, psicológicos y sociales asociados a las drogas. La tolerancia supone la necesidad de dosis cada vez mayores para obtener el mismo efecto. Se trata de un fenómeno puramente fisiológico. La adicción es un fenómeno más complejo que se podría definir como la experiencia de ansiar una substancia. Como resultado de la tolerancia, de la adicción o de un tratamiento inadecuado del dolor, se puede producir una demanda excesiva de dichas sustancias.

Todos nosotros, cuando sentimos dolor, recurrimos a las drogas, vamos al botiquín y buscamos el frasco de analgésicos. Quizá pensemos que existe una relación entre la intensidad del dolor y la intensidad con la que buscamos una droga que nos ayude, pero esto no siempre es así. Es casi inevitable que, si tenemos la sospecha de que las demandas de medicación de un paciente no se corresponden con el dolor que experimenta, nos sintamos un tanto confusos y nuestra capacidad de juicio se vea dañada. En esas ocasiones, inferimos que la petición del sujeto no está motivada por su dolor, sino por el deseo de disfrutar de las placenteras cualidades de los opiáceos. Este tema está cargado de cuestiones emocionales, éticas y legales, a las que solemos responder con opiniones muy vehementes, pero no siempre racionales. Es un asunto que debería ser explorado con más detenimiento.

No existen pruebas de que la administración de opiáceos para aliviar el dolor de los niños produzca adicción. Al contrario, se ha demostrado que el dolor, cuando no se trata adecuadamente, supone un peso –psicológico y fisiológico– muy importante.

¿EN QUÉ SE DIFERENCIAN LOS NIÑOS DE LOS ADULTOS?

En muchos aspectos, las diferencias entre el tratamiento de los niños y el de los adultos son bastante obvias. De todos modos, vamos a pasar revista a algunas de esas diferencias, para poner en evidencia las necesidades especiales de los niños.

Como ya señalara Erik Erikson (1968), los niños, y los adultos que se hacen cargo de ellos, atraviesan, a lo largo de sus vidas, por una serie de desafíos evolutivos. Los niños más pequeños necesitan sentir que, en su mundo, están a salvo. Necesitan confiar en quienes se ocupan de ellos. De esta forma, el niño aprende que su medio físico y social es lo suficientemente seguro como para permitirse explorarlo. Sin esta base, el pequeño tendrá dificultades para afrontar los sucesivos desafíos que supone el desarrollo de sus capacidades y de su madurez relacional y de acción.

El dolor o las enfermedades dolorosas pueden suponer una amenaza para la buena evolución de estas primeras etapas e impedir el desarrollo del sentimiento de autoestima y de intimidad del niño. Afortunadamente, el apoyo de los padres y de los clínicos le protege; así, un dolor que se trata adecuadamente, en última instancia, no se convierte en una carga, sino en fuente de fortaleza.

Los adolescentes, en su esfuerzo por sentir que son independientes y capaces de dominar los desafíos vitales, tienden a rechazar el apoyo de unos adultos, a los que también necesitan. De hecho, conocemos bien las manifestaciones de furia y de confusión de los adolescentes que padecen dolores. No es difícil ayudar a un adolescente en estas circunstancias, siempre que el clínico respete sus conductas –y el conflicto inevitable entre la necesidad de autonomía y la necesidad de dependencia de unos padres tranquilizadores–. Los adolescentes, muchas veces, nos frustran, pues parecería que sus necesidades variaran de un día a otro –y porque nos ponen frente a nuestros propios conflictos no resueltos–. Sin embargo, esta aparente contradicción respecto a sus necesidades se ve también en los adultos. En una crisis aguda, necesitamos y esperamos un estilo de cuidado bastante directivo y parental; cuando el problema se vuelve crónico, queremos ser más dueños de nuestro destino. En este caso, nos sentimos mejor con el clínico que fomenta nuestra autonomía, un profesional que actúa más como asesor, que nos ayuda a identificar una serie de alternativas entre las que podremos elegir. Este cambio de paradigma, este paso del "tratamiento directivo y reconfortante del dolor agudo" – al "clínico asesor del dolor crónico", por lo general, funciona bien, tanto en adultos, como en niños y adolescentes (LeBaron, Reyher & Stack, 1985).

Los clínicos tienden a asumir que el modelo que acabamos de describir constituye una buena referencia para comenzar. Pero hemos de recordar que los adolescentes, de entrada, tal vez presenten resistencias, tanto en situaciones de dolor agudo, como de dolor crónico. En un momento dado, la amenaza física puede movilizar en el adolescente una reacción en contra muy fuerte. El esfuerzo por mantener su autonomía adopta diversas formas: de retraimiento, sarcasmo, furia, lágrimas o rechazo de toda ayuda, incluido el tratamiento medicamentoso. El profesional que se sienta frustrado o perdido en una circunstancia así ha de recordar que ninguna situación clínica es fija o estática. El dilema clínico se parece más a un baile: un paso hacia atrás, otro a un lado, dos pasos hacia delante, pausa y volver a empezar. El reto para nosotros consiste en buscar el modo de consolar y de tranquilizar a esa parte del adolescente que es un asustado niño de cuatro años, respetando, al mismo tiempo, su necesidad de dar un paso hacia atrás, antes de volver a acercarse.

La intervención efectiva, en relación al dolor, se produce dentro de un contexto de reconocimiento de la variedad de necesidades evolutivas, emocionales y cognitivas. Las técnicas que incluyen imágenes se utilizan en función del nivel evolutivo del niño. Se recurre a las imágenes para ayudar a la desensibilización sistemática, a la relajación o a la hipnosis. Aunque las técnicas hipnóticas dirigidas a los niños suelen emplear también la imaginación, son enfoques diferentes. Si entendemos la experiencia hipnótica como una suerte de implicación intensa en pensamientos, ideas, imágenes o acciones que produce un estado disociativo, esto ayuda a explicar la enorme diversidad de los fenómenos "hipnóticos" en los niños. Si estamos jugando con un niño y le pedimos que imagine una escena o que nos cuente una historia que combine acción y fantasía; de manera implícita, le estamos invitando (y ayudando) a disociarse de la "realidad".

De esta forma, en la "hipnosis" con niños de dos o tres años, se suelen utilizar objetos, como peluches o pompas de jabón flotando en el aire (Kuttner, Bowman & Teasdale, 1988); mientras que los niños de entre cuatro y seis años tienen una mayor capacidad para ensoñar, sin necesidad de utilería. A los niños más mayores les gusta jugar con imágenes y dramas internos. Esta transición, de la participación de los objetos externos, al juego de la ensoñación y a la elaboración interna de imágenes diversas, depende de la madurez cognitiva y social del niño (Hilgard & LeBaron, 1984; LeBaron, Zeltzer & Fanurik, 1989). A la hora de elegir el tipo de intervención que vamos a realizar, debemos acomodarnos a las variaciones naturales, que describiremos ahora con más detenimiento.

UNA PERSPECTIVA EVOLUTIVA DE LA FANTASÍA

Entre uno y tres años: el juego con objetos

Los niños, a partir del año y hasta los dos o tres años, se pasan horas enteras imitando a sus padres, a otros niños o a los protagonistas de historias o de series de televisión. Un niño de dos años puede repetir la misma escena, una y otra vez, con todos sus detalles y matices. Esta servil insistencia en la repetición divierte y frustra, al mismo tiempo, a ese padre o a esa madre que, cada noche, le lee a su hijo de dos años, por enésima vez, el mismo cuento, mientras el niño se muestra tan hechizado como si se tratara de la primera vez. Cuando el progenitor intenta añadir una pequeña variación a la historia, confiando en que así será más interesante, el niño insiste lleno de indignación: "¡El cuento no es así!" Está claro que la satisfacción y el placer del niño proceden de la repetición fiel de todos los detalles; algunos de los cuales, seguramente, representará al día siguiente. El niño de esta edad está poco interesado en elaborar y adornar los guiones, puesto que aún no tiene la capacidad de centrar su atención en imágenes internalizadas o de crear imágenes para incluirlas en un argumento o en una fantasía.

Los objetos preferidos o conocidos se convierten en utilería importante para este juego imitativo. Los niños desean imitar las acciones de sus padres: barrer el suelo, clavar un clavo o fregar los platos. Así que buscan escobas, martillos, platos u objetos que representen un facsímil cercano.

Las intervenciones psicológicas diseñadas para reducir el dolor o la ansiedad de un niño de esta edad hacen uso de objetos, tales como libros que contengan ilustraciones, juguetes, peluches, pompas de jabón –diseñados todos ellos para involucrar al pequeño en una experiencia más agradable–. Proponerle al niño que imagine (en lugar de que juegue con) un objeto o una escena es mucho más difícil y menos atractivo para él.

Entre cuatro y seis años: el jugo del sociodrama

Poco a poco, el juego va dependiendo menos de los objetos y empieza a incluir conceptos y roles. Este juego se caracteriza también por su dimensión social. Mientras que el niño más pequeño es el productor, el director y la estrella de su espectáculo, el niño de cinco años desea contar con compañeros de juegos. Se produce una cierta discusión y una negociación en torno a los papeles y a las frases que va a decir cada personaje. Todo esto se ensaya, se amplía y puede ir evolucionando a medida que el juego avanza. La utilería sigue siendo una parte importante en este juego, pero ahora se suma la capacidad de incluir secuencias llenas de imaginación y que no se apoyan en objetos externos. El sociodrama supone una transición, desde la forma anterior de juego, en la que la dependencia de los objetos externos era total, hasta la completa representación de imágenes y de acontecimientos procedentes de la imaginación del sujeto –el desarrollo de una vida fantasmática rica y variada.

A diferencia de lo que ocurre con los niños más pequeños, que tienen grandes dificultades para proyectar hacia el futuro una idea relacionada con su comportamiento, los niños de cuatro o cinco años pueden beneficiarse de una terapia a través del juego que les ayude a ensayar nuevas vías para afrontar las situaciones complicadas. A esta edad, los niños son aún incapaces de describir, desde una perspectiva conceptual, la relación entre el ensayo de una conducta y su aplicación a una situación futura; pero, en cualquier caso, lo que sí tiene lugar es el aprendizaje de una nueva conducta y el desarrollo de una confianza mayor.

A partir de los siete años: la imaginación internalizada

Tanto en el temprano juego de acción con objetos, como en el juego sociodramático ulterior, los acontecimientos imaginados se actúan abiertamente. Coincidiendo con la escolarización, el niño aprende a restringir y a controlar su conducta manifiesta. Es lógico, entonces, que una vía adaptativa para manejar las restricciones físicas sea la de imaginar: "¿Qué pasaría si...?" Al mismo tiempo, la mente del pequeño va adquiriendo rápidamente la capacidad de contener conceptos e imágenes. Esto se ve muy bien en su capacidad de tomar en consideración acontecimientos pasados, de formular hipótesis en torno a acontecimientos futuros o incluso de pensar en acontecimientos que tienen pocas posibilidades de ocurrir –todo ello a un nivel exclusivamente cognitivo.

En este estadio de maduración, el ensayo de los acontecimientos le puede ser de gran ayuda al niño (igual que al adolescente y al adulto), pero aquél se beneficia, además, de un complejo ensayo imaginario –fantasía– que incluiría la conducta imaginada manifiesta, las emociones imaginadas y las conductas alternas respecto a sí mismo y a los otros. El lector que esté interesado en un debate más profundo sobre la perspectiva evolutiva de la fantasía puede recurrir a Singer (1973) y J. Hilgard y LeBaron (1984).

Juego, imaginación y capacidad hipnótica

Tradicionalmente, se ha pensado que los fenómenos hipnóticos incluyen relajación, atención, sugestión y respuestas que el paciente percibe subjetivamente como una combinación de experiencias somáticas, cognitivas y emocionales. Es así como la mayoría de nosotros imagina la práctica hipnótica; de la misma forma que mucha gente asocia la meditación con la idea de estar sentado sin moverse, respirar profundamente y permanecer en silencio. Sin embargo, igual que existen formas activas de meditación, que enseñan a meditar al tiempo que se continúa con las actividades normales, existen también formas de experiencia hipnótica que implican la sugestión (auto o hetero), mientras el sujeto se mantiene despierto y activo.

Cuando trabajamos con niños, es muy importante comprender que, aunque la idea de aportar sugestiones y de guiar la atención del paciente sea útil al margen de su edad, las técnicas difieren en función de la ella.

Los adultos nos sentimos orgullosos de nuestra capacidad crítica y pensamos, así mismo, que nuestro pensamiento independiente es de gran valor. Son cualidades que parecen ayudarnos a alcanzar el éxito en la vida adulta y que, por lo tanto, nos cuesta abandonar y experimentar lo que (al menos, en un principio) vivimos como un modo de conducta pasiva y dependiente, en el que es otra persona quien dirige nuestra atención y nuestro comportamiento físico.

Desde la perspectiva crítica de la mente, no es fácil, ante la presencia de un fuerte dolor en una articulación, imaginar una bolsa llena de hielos con tanta intensidad que la idea y la imagen se vuelvan reales y convincentes. Pero si, en primer lugar, nos invitan a sentarnos tranquilamente en un cómodo sillón, a respirar profundamente, a relajarnos, a dejar de lado todas nuestras preocupaciones, a prestar atención a la voz del terapeuta, etc., tal vez seamos capaces –durante un tiempo– de abandonar nuestro nivel habitual de evaluación crítica. Entonces, la bolsa de hielos tendrá la oportunidad de volverse más real.

Tenemos muy claro, cuando iniciamos una interacción de este tipo con el clínico, que el abandono de la evaluación crítica no es sólo temporal, sino también condicional. La consecuencia es: "Aceptaré la idea de no ser crítico con lo que usted me diga, en la medida que ello no viole nuestro contrato social". En otras palabras, comprendemos que la interacción tratará de ser respetuosa, segura, interesante y útil. Por lo tanto, en el fondo, no estamos aceptando el abandono absoluto de nuestras facultades críticas, sino que las estamos enviando a "patrullar la periferia" –para mantenernos a salvo–, mientras nos damos una oportunidad (terapéutica).

En muchos casos, esto se produce con suma facilidad; pero ¡es tan complicado! No cabe duda de que los adultos reaccionamos mejor a una sugestión cuando pasamos por un periodo de lo que, en la jerga de la hipnosis, se denomina "inducción". Esa fase, en la que el clínico nos invita a relajarnos, a cerrar los ojos y a centrarnos en su voz, supone un periodo de transición fundamental para la mayoría de nosotros. Además, es un proceso que al clínico le posibilita una mudanza psicológica, el paso de un tono de voz coloquial, cotidiano, a otro mucho más dramático, intenso o persuasivo, tanto para él mismo, como para sus pacientes.

¿Y qué sucede con los niños? ¿Necesitan ellos también una "inducción" para hacer la transición, de un modo crítico de pensamiento, a una orientación más ligada a la ensoñación? Cualquier persona que conozca un poco a los niños sabe que, la mayor parte del tiempo, están dispuestos a vivir en la fantasía. Como saben todos los padres y todos los maestros, el reto más común con un niño consiste en sacarle de su mundo fantástico y traerle a nuestra versión adulta de la realidad. Teniendo en cuenta todo esto, en los niños, la idea de una "inducción", como preludio para pasar al terreno de la imaginación y de la sugestión, parece una mera redundancia.

La observación de los juegos y las conversaciones de los niños nos puede aportar algunas claves:

Kevin, de cuatro años, sentado sobre el regazo de su madre: "¡No quiero que me pongan una inyección! ¡Me va a hacer daño!"

Madre: "¿Te gustaría que te leyera un cuento? Venga, te voy a leer un cuento".

Kevin coge un cuento: "Quiero éste. Pero no quiero la inyección".

Madre: "¡Mira! ¡Es un cuento sobre un elefantito! ¿Qué crees que hace cuando se choca la nariz contra un árbol?"

Kevin: "¿Llora?"

Madre: "Pensaba que iba a empezar a llorar, pero su mamá le dio un beso en la nariz, y el elefantito se sintió mucho mejor".

Kevin: "¿Me vas a dar un beso?"

Madre: "Claro que sí, cariño. Y también un abrazo muy fuerte".

Kevin: "¿Y me sentiré mejor?"

Madre: "¡Eso es! Y luego nos iremos a casa a jugar".

El niño, en el juego, establece conscientemente las reglas necesarias de su representación; del mismo modo que algunas películas empiezan con una introducción, bien escrita o bien a través de imágenes, para "situar la acción". Una vez empieza la corriente dramática, sin embargo, la acción puede adquirir una sensación de realidad tal, que se desdibuje la distinción entre realidad y fantasía. El ejemplo siguiente ilustra esta transición:

Allison, una niña de seis años, les dice a sus amigas: "Juguemos a que estamos en la escuela. Yo seré la maestra y vosotras las alumnas..."

Un poco más tarde, la madre entra en la habitación y observa el juego: "Cariño, ¿estás jugando a ser la maestra?"

Allison: "¡No estoy jugando! *Soy* la maestra".

Mario, un chico de nueve años, camina muy despacio y cojea: "¡Eh, Steve, espérame! Me duele la pierna".

Steve, también de nueve años: "¿Qué te pasa?"

Mario: "Mi papá me dijo que, el otro día, en el monte, me hice un esguince".

Steve: "¡Ya! ¡Juguemos a que somos militares y te han dado un balazo!"

Mario: "¡Vale! ¡Corre! ¡Nos están disparando! ¡Cubrámonos!"

(Los dos chicos echan a correr y se ocultan tras unos arbustos.)

La observación de los niños nos muestra que la necesidad de una inducción (esto es, de un proceso que ayude a transitar con facilidad hacia la fantasía) aumenta a medida que la capacidad de racionamiento crítico del niño va avanzando. Esto, por lo general, se produce entre los nueve y los doce años. Antes de ese momento, los niños no necesitan "inducir un trance"; sencillamente, empiezan a jugar. Para ser un poco más preciso, empiezan a jugar tras una breve explicación, a ellos mismos o a los otros, de las premisas de la representación: "Vamos a jugar a las casitas". "Vamos a jugar con las muñecas". "Vamos a jugar a policías y a ladrones. Yo te disparo y tú, antes de morirte, me disparas a mí".

PROBLEMAS EN LA EVALUACIÓN DEL DOLOR EN LOS NIÑOS

Además de conocer la fase evolutiva de la capacidad imaginativa e hipnótica del niño, a la hora de abordar el dolor en los niños, es fundamental evaluar su grado de sufrimiento. Esta evaluación nos ayuda a determinar la línea base de su conducta y de su experiencia, así como a predecir la eventual eficacia del tratamiento. A menudo, es muy difícil obtener, directamente del niño, la información relacionada con su dolor. Por ejemplo, es evidente que los bebés y los niños pequeños que aún carecen de lenguaje no nos pueden explicar su dolor. En el caso de los más pequeños, entonces, el examen se basa en la observación de conductas tales como gimoteos, llanto, etc. Incluso con niños un poco más mayores, la evaluación, a veces, es complicada, ya que una misma palabra en relación al dolor puede tener un significado diferente para el niño y para el adulto. Por ejemplo, durante una aspiración de médula ósea con Lloyd, un chico de once años, se empleó la imagen y la sensación del aire frío procedente del aire acondicionado, suponiendo que ello le produciría una sensación de entumecimiento en la piel de la cadera. Posteriormente, cuando le preguntaron a Lloyd de qué modo le había servido la imagen del aire acondicionado, replicó que "había sentido repugnancia por la cadera", por lo que la aguja no le había causado molestias. Al preguntarle si lo que quería decir era que el aire acondicionado le había anestesiado o adormecido la cadera, respondió: "¡Sí!" Es típico que, cuando a un niño se le pide que describa su dolor, diga: "¡Me duele!" La diferenciación más precisa entre un "dolor suave" y un "dolor fuerte" supone un gran desafío para él.

Si el clínico practica una observación minuciosa del niño, será capaz de obtener datos muy valiosos sobre su dolor. En situaciones en las que es poco probable que el niño pueda describir o calificar su propio dolor, debemos confiar en nuestra capacidad de observación. Esto nos plantea retos muy interesantes. Por ejemplo, ¿cómo podemos distinguir las conductas provocadas por la ansiedad, de las que tienen su origen en el dolor? Cuando existe un dolor agudo, por lo general, el comportamiento del niño representa una combinación de ansiedad y de dolor, a la que se le suele llamar "angustia". El retraimiento del niño que sufre un dolor prolongado puede representar una combinación de dolor y de depresión, en la que ambos factores predominan.

Además, existen diferencias individuales, evolutivas, familiares y culturales en cuanto a la expresión del dolor. Algunos niños se muestran muy expresivos cuando sienten un dolor, mientras que otros tienden a sufrirlo en silencio. Los niños más mayores y los adolescentes, que cuentan ya con más estrategias cognitivas para tolerar su dolor, en general, lo manifiestan menos abiertamente. Sin embargo, seguimos buscando ese lenguaje corporal propio de la edad, como la rigidez muscular, la sudoración o la tensión de la mandíbula, que revelan los esfuerzos del sujeto por manejar la ansiedad y/o el dolor.

Las familias crean normas implícitas o explícitas en torno a las conductas que se deben manifestar en público y las que no, entre las que se incluyen las conductas asociadas al dolor. Un ejemplo muy corriente es el del padre o la madre que reprende a su hijo de diez años: "¡Deja de llorar! ¡No eres una niña!"

Determinadas enfermedades plantean auténticos retos a la hora de examinar el dolor que llevan asociado. Por ejemplo, cuando un niño padece dolores relacionados con una enfermedad como la artritis o el cáncer de huesos, es frecuente que sus cuidadores pidan una "prueba" de que las continuas quejas del niño están justificadas. Por desgracia, todavía se oye a algunos cuidadores preguntar: "¿Es real el dolor de este niño?" El niño, capaz de distraer temporalmente su atención en un juego o en una película de la televisión, quizá exprese de nuevo sus quejas ante la presencia del cuidador. Esta conducta se suele etiquetar como de "llamada de atención" (en el caso de los niños), de "demanda excesiva de drogas" (en los adolescentes) o simplemente de "manipuladora". En cualquier caso, al considerarse la conducta del niño como una mala costumbre, la respuesta clínica más habitual consiste en "ampliar los límites", en lugar de reevaluar el significado que se oculta tras el comportamiento del niño.

ENFOQUES PSICOLÓGICOS PARA EL MANEJO DEL DOLOR

La utilización del poder de la clase médica

Los especialistas que se ocupan del dolor se sienten, muchas veces, como si fueran "secundarios" y, por lo tanto, poco importantes. Esto es lamentable, puesto que muchos de los problemas asociados al dolor responden mejor a las intervenciones psicológicas que a las médicas. Es fundamental que exista un buen nivel de comunicación y de colaboración entre los médicos, los psicólogos, los trabajadores sociales, los enfermeros y los psiquiatras –todos los que tratan al niño–. Es igualmente importante que el pequeño reconozca que esos cuidadores, efectivamente, funcionan como miembros de un equipo, que todos tienen el mismo estatus, pero diferentes roles.

En el caso de una situación de dolor agudo –por ejemplo, cuando se va a realizar una prueba médica–, el concepto de equipo es más difícil de alcanzar, ya que el médico, en virtud de su capacidad para infligir dolor (p. ej., utilizando una aguja) o para mitigarlo (p. ej., administrando una medicación) es percibido como el depositario último del poder. Por consiguiente, en una situación de dolor agudo, el paciente centrará más su atención en el médico, quien se convertirá en una fuente de ansiedad (si se le percibe como el que inflige el dolor) o de alivio y consuelo, o en una mezcla ambivalente de ambos.

En consecuencia, es muy importante que el médico y el especialista del dolor, así como el resto del equipo, discutan el modo que cada uno tiene para manejar los diversos desafíos que surgen en una situación de dolor agudo. A la hora de trabajar con el niño, cada uno le podrá aportar información e instrucciones, y referirse a los otros por su nombre, como una vía para mostrar que los niveles de autoridad y de estatus son equivalentes y que todos trabajan conjuntamente para tratar de ayudarle. Esto le infundirá la confianza necesaria para ir desplazando su atención, del médico, al resto de los miembros del equipo.

La implicación de los padres

Las actitudes y las prácticas dentro del contexto médico, a menudo, minimizan la importancia de los padres. Muchas veces, parece como si su presencia se tolerara sólo en función de su estatus biológico o legal respecto al niño. Es una pena que sea así, porque los padres, normalmente, son aliados muy útiles para la comprensión y el tratamiento de sus hijos. A partir de su propia intuición, los padres cuentan con diversas vías, bien conocidas en las distintas culturas, para tratar el dolor de sus hijos: con un beso, un abrazo, una canción, una broma, un cuento, tranquilizándole. Sin embargo, en presencia de los doctores, enfermeras y del resto del personal del contexto médico, es corriente que se alejen, literal y metafóricamente hablando, por deferencia ante lo que perciben como el gran poder. A través de nuestras palabras y nuestra conducta, hemos de invitar a los padres a actuar como miembros de un equipo que va a crear un círculo de cuidados y de conocimientos alrededor del niño.

El descubrimiento de las propias capacidades del niño

El objetivo prioritario de la intervención psicológica para el control del dolor consiste en reducir el sufrimiento y en ampliar el sentimiento de seguridad y de bienestar del niño. Además, los clínicos y los padres tienen que ayudarle a ir desarrollando sus propias estrategias.[1] De este modo, se potencia el control del sujeto sobre sí mismo y sobre su mundo. Al final, el niño será capaz de examinar los acontecimientos que se van a producir, o los que se están ya produciendo, lo cual le va a llevar a experimentar una cierta sensación de dominio y de control. Obviamente, cada niño, enfrentado a una misma circunstancia dolorosa, la percibirá y la enfrentará de diferente manera; esto es debido a una serie de razones, entre las que se incluyen las experiencias pasadas, la edad y el temperamento.

Hilgard y LeBaron (1984) describieron diversas técnicas para el manejo del dolor en niños y adolescentes que fueron sometidos, en repetidas ocasiones, a procedimientos médicos dolorosos. Estas técnicas incluían aspectos físicos y conductuales.

Ejemplo: Martin, 6 años, encontró una solución religiosa[2]

Martin era un niño sociable e inteligente, al que las primeras aspiraciones de la médula espinal que se le practicaron le causaron un enorme dolor. Como les

1. Es importante aclarar la distinción entre proporcionar bienestar y facilitar el desarrollo de estrategias. Cuando proporcionamos bienestar, el niño adopta un rol receptivo y dependiente; cuando le ayudamos a desarrollar sus propias estrategias, estamos promoviendo su independencia. El primero es de gran importancia en el tratamiento del dolor agudo; mientras que el último es esencial para el manejo del dolor prolongado. La distinción entre ambos, muchas veces, se solapa.
2. Los tres casos que presentamos a continuación han sido tomados de Hilgard y LeBaron, 1984, pp. 117-120.

ocurre a muchos niños, pronto desarrolló una ansiedad importante ante la posibilidad de nuevas pruebas futuras.

Martin le expresó su angustia a su padre. El chico pertenecía a una familia con una fuerte tradición cristiana, por lo que el padre le sugirió que tratara de relajarse recitándose a sí mismo el Salmo 23. Además, le dijo que, si lo hacía, la aspiración de la médula ósea no le causaría ningún daño. Por suerte, su idea fue muy efectiva.

Siguiendo la sugestión de su padre, Martin fue capaz de permanecer tranquilo y relajado durante los procedimientos siguientes. Su descripción del dolor indicaba que la intensidad del mismo había descendido de manera notable. Estaba muy contento con la mejoría. Decía que, siempre que tuviera en mente el Salmo 23, no sentiría dolor. Cuando se le pidió que describiera su experiencia, exclamó: "Es como quedarse dormido, pero sin cerrar los ojos".

Ejemplo: Dan, 10 años, nadaba con su abuelito

Dan provocaba la sorpresa de las enfermeras y de los médicos por el nivel tan bajo de ansiedad y de dolor que parecía experimentar durante la mayoría de las aspiraciones de médula ósea a que fue sometido. Se mostraba relajado, con buen humor y dispuesto a hacer bromas con las enfermeras. Aparentemente, había aprendido, por su cuenta, un modo muy eficaz de manejar el malestar y la angustia.

Cuando se le pidió que describiera lo que le había ayudado a tolerar las intervenciones, contestó que las conversaciones (con el equipo) y las respiraciones profundas mantenían su mente ocupada. Añadió que, cuando la enfermera y el médico no hablaban, mantenía su mente ocupada imaginando que estaba de vuelta en Idaho, nadando con su abuelito.

Ejemplo: Edward, 14 años, empleaba la ironía

Edward era un chico alto y fuerte al que, tres años atrás, le había sido diagnosticada una leucemia. Presentaba una actitud de gran calma durante los momentos previos a la aspiración de la médula ósea. Dada su altura, los pies le colgaban de la mesa. Cuando la médico (de baja estatura) estaba a punto de introducirle la aguja, Edward le dijo, en tono irónico: "¡Ataque!". Después, a medida que ella presionaba con fuerza para atravesar el hueso, el chico siguió tomándole el pelo: "Parece que hoy está haciendo mucho ejercicio".

En una entrevista posterior, Edward describió algunas de las técnicas que había aprendido: "En 'Urgencias', una serie de la televisión, rescatan a la gente, la llevan al hospital y allí se dan situaciones muy cómicas. Pienso en el programa... Tengo algo que ver con él. En realidad, formo parte del programa. Hoy he pensado en el anciano que siempre se estaba quejando de algo. Los médicos saben que es un impostor. El primer día, la espalda; el segundo, la pierna. Al día siguiente, cree que le está dando un ataque al corazón. Parecía como si yo estuviera allí realmente. Formaba parte del espectáculo".

Las primeras aspiraciones de la médula espinal realizadas le habían resultado sumamente dolorosas; pero, cuando descubrió que, formando parte del programa de televisión, su dolor disminuía, siguió utilizando esa técnica. En una entrevista centrada en cómo las experiencias pasadas de Edward podrían haberle predispuesto a utilizar la intervención autodirigida, describió algunos encuentros anteriores con el dolor. A la edad de ocho años, se hizo un corte en la mano, con el cristal de una ventana, que requirió 20 puntos de sutura. Le gustaba mucho jugar al Monopoly con su madre y descubrió que, jugando mentalmente, el dolor causado por la sutura se iba alejando. Más adelante, cuando tuvieron que quitarle la uña de un pie, Edward hizo que su dolor "desapareciera" concentrándose en la imagen y en la sensación de un hielo alrededor de su dedo y diciéndose a sí mismo que el dedo estaba demasiado frío como para sentir algo.

Es impresionante la capacidad de estos niños para manejar situaciones tan difíciles. Podemos aprender mucho de ellos y aplicarlo a otros niños para enseñarles a desarrollar sus propias estrategias.

Adaptación de las intervenciones al estilo de cada sujeto

Se le ha prestado cierta atención a la cuestión de las intervenciones adaptadas al estilo particular de cada niño de afrontar procedimientos médicos dolorosos. Por ejemplo, en una investigación de laboratorio sobre el dolor en los niños (LeBaron, Zeltzer & Fanurik, 1989; Fanurik, Zeltzer, Roberts & Blount, 1993), los niños cuya estrategia natural para manejar el dolor consistía en mantener alejada su atención del dolor agudo, cuando se les proporcionaba una intervención hipnótica breve, desarrollaban una tolerancia al dolor significativamente mayor que la de otros niños. A la inversa, la tolerancia al dolor de esos mismos niños disminuía de forma espectacular cuando se les proponía una intervención de control sensorial, en la que se trataba de centrar su atención en los aspectos no dolorosos de la experiencia sensorial. Sin embargo, ninguna de las intervenciones mejoró de manera significativa el control del dolor en los niños que, de forma espontánea, centraban su atención en el estímulo sensorial. Es interesante señalar, no obstante, que aquellos niños que fueron expuestos a la intervención hipnótica, al margen del tipo de estrategia presentada, cuando, dos años más tarde, fueron expuestos al mismo paradigma de dolor experimental, utilizaron en mayor medida la distracción (Fanurik, Mizell & Zeltzer, manuscrito inédito).

Este concepto de adecuación entre el estilo de manejo del niño y la intervención psicológica se complica más cuando tomamos también en consideración los estilos y las necesidades de los padres (Blount, Corbin, Sturges y col., 1989). A la hora de proporcionar una intervención psicológica a un niño, se deben tener en cuenta las cualidades de su familia, en especial, de los padres. Por ejemplo, Schechter, Bernstein y col. (1991) descubrieron que las predicciones de los padres respecto a la angustia que iban a sentir sus hijos durante un procedimiento médico guardaban una relación significativa con la angustia real que experimentaban dichos niños. Esto supone que los padres desempeñan un papel muy importante en el aprendizaje que sus hijos realizan no sólo de los *comportamientos*, sino también de las *experiencias* en torno al dolor. La comprensión de las percepciones parentales, por tanto, nos puede ayudar a entender mejor las percepciones de los niños.

Existen, además, otros aspectos que se han de tomar en consideración cuando se le proporcionan intervenciones a un niño que padece dolores. La calidad del sueño juega un papel decisivo en cuanto a la eficacia de la intervención. Los niños que duermen mal tienden a mostrarse más irritables y menos capaces de tolerar las dificultades cotidianas. Ciertamente, presentan una incapacidad mayor para afrontar un nivel significativo de dolor. Síntomas somáticos, tales como dolor, picor, náuseas o vómitos, pueden alterar el sueño del pequeño.

Así mismo, la hospitalización puede afectar al sueño del niño, pues se trata de un medio extraño para él, en el que el personal médico irrumpe con frecuencia para controlar su estado, en el que es habitual escuchar sonidos procedentes de otros niños y en el que el miedo suele estar siempre presente. Estos niños, si han sido expuestos a experiencias dolorosas repetidas, tienden a mostrarse hipervigilantes, anticipando con temor el siguiente abordaje doloroso. Los problemas del sueño perjudican ostensiblemente la capacidad del paciente para manejar el dolor y la ansiedad.

Además, las sustancias con una capacidad sedativa alta, tales como las benzodiazepinas (p. ej., lorazepam), alteran, tanto el sueño REM, como las fases III y IV del sueño (el sueño más profundo y más reparador). De esta forma, esos agentes, al ofrecer la impresión de que el niño está más "dormido" (pero sin aportarle un sueño reparador), pueden "hacer creer" falsamente al personal o a los padres que el sueño del pequeño es bueno. Las intervenciones psicológicas, especialmente en el caso de hospitalizaciones de niños o de pequeños que han de soportar dolores prolongados, son más efectivas si tratan también de facilitar el sueño reparador.

Experiencias desagradables previas con el dolor pueden conducir al niño a anticipar la ansiedad ante situaciones futuras similares (p. ej., procedimientos médicos). Los intentos fallidos por lograr un manejo de las situaciones conllevan un descenso en los niveles de autoconfianza y en la percepción de las propias capacidades, así como un aumento en las expectativas negativas respecto a situaciones futuras. A la inversa, el éxito en el uso de estrategias para enfrentar el dolor potencia sentimientos de control y de confianza. Por todo ello, el *Consensus Conference on the Treatment of Cancer Pain in Children* (Zeltzer, Altman, Kohen y col., 1990) recomienda una intervención farmacológica adecuada para los primeros procedimientos médicos invasivos, que se realizan en los niños a los que se les acaba de diagnosticar un cáncer, e intervenciones psicológicas para el resto de los procedimientos, una vez que el equipo ha tenido ocasión de conocer mejor al niño y a su familia. Las estrategias farmacológicas para controlar el dolor de procedimientos posteriores se pueden usar más selectivamente.

Es importante examinar frecuentemente la eficacia de las intervenciones a través de datos conductuales e informes del propio sujeto, en el contexto médico, y a través también de mediciones psicológicas. En el hospital, se puede facilitar una buena comunicación con el equipo médico del niño si el especialista del dolor anota en el registro médico del paciente la decisión relativa a un tipo particular de intervención y sus resultados. Las intervenciones deben ser flexibles en su enfoque y han de basarse en las necesidades y capacidades del niño.

Cuando, en una sala de tratamientos, se solicita la presencia de un profesional de la salud mental para "¡que haga algo!", para que calme los gritos y las sacudidas de un niño, las expectativas de aquél tienen que ser muy realistas. Pese a que el equipo, probablemente, esperará que el terapeuta "hipnotice" al pequeño y que éste se comporte como si hubiera recibido una anestesia general; muchas veces, lo único que puede hacer el clínico es evaluar al niño y examinar la situación (lo cual quizá sea suficiente). En realidad, su calma y su observación objetiva pueden resultar muy útiles para diseñar la práctica, la desensibilización y el apoyo ulteriores.

En última instancia, el objetivo de la intervención consiste en ofrecer un cierto nivel de bienestar durante el procedimiento y en ayudar al niño a manejar la situación, más que en lograr que el niño "actúe" mientras sufre en silencio (Bush & Harkins, 1991; McGrath, 1990).

TÉCNICAS TERAPÉUTICAS ESPECÍFICAS

El tratamiento del dolor por medio de técnicas, como la preparación sensorio-cognitiva, la distracción, la relajación y la hipnosis, ha sido ya descrito por diversos autores (J. Hilgard & LeBaron, 1982, 1984; Katz, Kellerman & Ellenberg, 1987; Kellerman, Zeltzer, Ellenberg & Dash, 1983; Kuttner y col., 1988; Olness, 1981; Siegel & Peterson, 1981; Zeltzer & LeBaron, 1982).

Los "paquetes" de intervención psicológica, que incluyen una combinación de respiración, imaginación, ensayo y modelado, han mostrado su eficacia (Jay, Elliott, Ozolins y col., 1985). Las técnicas de distracción que implican la presencia de un elemento sensorial importante (p. ej., música, videojuegos) pueden ser suficientes para ayudar a algunos niños a manejar los procedimientos médicos. Sin embargo, si un niño está muy angustiado o si el procedimiento es muy doloroso o invasivo; entonces, tal vez sea necesaria una intervención farmacológica intensiva. Claro que los abordajes psicológicos y los farmacológicos no se excluyen mutuamente. Esos niños deberían recibir terapias psicológicas para sus experiencias dolorosas, especialmente si presentan una ansiedad muy elevada.

En este apartado, vamos a esbozar una serie de intervenciones psicológicas comunes para el control del dolor. El lector que desee una información más detallada puede recurrir a la bibliografía siguiente: Berde, Ablin, Glazer, Miser y col., (1990); Hilgard y LeBaron (1984); Olness y Gardner (1988); Kuttner, Bowman y Teasdale (1988); Zeltzer (1994); Zeltzer, Anderson y Schechter (1990); Zeltzer, Jay y Fisher (1989); Zeltzer y LeBaron (1986).

La preparación consiste en aportarle al sujeto la información mecánica y sensorial pertinente. La información puede determinar las expectativas cognitivas, esto es, puede aumentar la sensación de control con respecto al proceso doloroso (Ludwick-Rosenthal & Neufeld, 1988; Routh & Sanfilippo, 1991). La cantidad de información que se ha de aportar depende, básicamente, del estado de desarrollo del niño, de su nivel de ansiedad, de su forma de manejar las situaciones y de su capacidad de control.

La *desensibilización* es muy útil para los pacientes que tienden a anticipar las experiencias difíciles. Es posible ir exponiendo al niño, de forma gradual, al estímulo, a través de imágenes y/o muñecos, para así llevar a cabo un procedimiento simulado. El *modelado* y el *ensayo*, mediante el empleo de vídeos, muñecos u otras técnicas, ayudan al niño a visualizar el procedimiento por el que tiene que pasar. Además, existen *vídeos* dirigidos a los padres en los que se les enseñan técnicas que ellos mismos podrán mostrar a sus hijos. Las *afirmaciones positivas* (p. ej.: "sé lo que tengo que hacer", "ya he hecho esto antes") se pueden combinar con la parada del pensamiento y con el refuerzo positivo, de modo que el sujeto aprenda a creer en su propia eficacia.

Las técnicas de *distracción*, tales como contar o hacer pompas, son muy útiles para los niños que tienen dificultades a la hora de jugar con su imaginación. El empleo de la hipnosis y de otros métodos que suponen la implicación de la imaginación del sujeto le posibilitan la desvinculación de una experiencia desagradable, para centrar su atención en otra más placentera. Se suele utilizar la *sugestión* para redefinir la experiencia sensorial y convertirla en una realidad más tolerable.

Los ejemplos que presentamos a continuación muestran el empleo de diversas intervenciones psicológicas, incluido el tratamiento hipnótico. El lector que desee ampliar su información en relación al tratamiento hipnótico en los niños puede consultar: Barber y Adrian (1982); Olness y Gardner (1988); J. Hilgard y LeBaron (1982); Zeltzer y LeBaron (1986). Deseo recalcar que el tratamiento hipnótico no es una técnica que deba aplicarse a todos los niños que sufren dolores; tampoco existe un niño que, habiendo recibido un tipo de intervención, esté destinado a seguir recibiendo esa misma intervención indefinidamente. Las necesidades individuales de los pequeños y las características concretas de la situación se convertirán en las guías de las intervenciones iniciales y de los cambios de enfoque posteriores.

Ejemplo: Johnny, 3 años, aterrorizado por una aspiración de la médula espinal

Johnny fue conducido a la sala de tratamientos del hospital para ser sometido a una biopsia de la médula espinal, como parte del proceso de evaluación, ante la sospecha de leucemia. Una enfermera fue la encargada de transportar al niño –que tenía conectada una vía intravenosa– hasta la sala, haciendo frente a sus gritos y a sus patadas. El padre de Johnny iba detrás. Una vez en la sala de tratamientos, al niño se le permitió sentarse sobre el regazo de su padre, mientras el equipo aguardaba la llegada del médico y del especialista del dolor. En los minutos siguientes, Johnny berreó y peleó, al tiempo que su padre, a duras penas capaz de contener sus lágrimas, trataba de contenerle. Cuando entré (LZ) en la habitación, la enfermera parecía bastante inquieta, Johnny estaba gritando y su padre lloraba.

La primera cosa que hice fue saludar al padre, acercarme a Johnny y exclamar: "¡Johnny! ¡Tu nariz está en la mano de tu papá! ¡Mira!" Johnny (al igual que el padre) se mostró un tanto desconcertado e, inmediatamente, dejó de llorar y dirigió su mirada atenta a la mano de su padre. Me agaché al nivel del pequeño y le dije: "¡Oh, mira! ¡Ahora, está en tu rodilla!" Johnny, que aún seguía perplejo, miró su rodilla. Cuando le señalé que la nariz estaba de nuevo en la mano de su padre, Johnny empezó a sonreír. Seguí cambiando la ubicación de su nariz, al tiempo que le indicaba a la enfermera que iniciara la administración de midazolam (un sedante de acción rápida) en la vía intravenosa de Johnny. A medida que el juego continuaba, se iban preparando el monitor para el electrocardiograma y el oxímetro, y a Johnny se le administró propofol, una anestésico intravenoso. El niño, que iba perdiendo poco a poco la conciencia, fue entonces colocado con suavidad sobre la mesa. Al padre se le invitó a esperar fuera, con la promesa de que, en cuanto finalizara el procedimiento y antes de que Johnny se despertara, volvería a entrar en la sala.

Este episodio podía haber comenzado de un modo menos traumático para todos si un especialista en salud mental hubiera instruido a las enfermeras sobre cómo manejar esta primera experiencia médica de Johnny. Por ejemplo, se podría haber iniciado el juego en la habitación del Johnny y podría haber sido el padre, y no la enfermera, el que le hubiera trasladado a la sala de tratamientos. Se suponía que, puesto que el niño iba a recibir sedantes/anestesia, no era preciso realizar una intervención "psicológica" previa. Todo el mundo se limitó a esperar a que el especialista del dolor trajera las "drogas mágicas", en lugar de involucrar a Johnny en algún juego que atrapara su atención a través de la curiosidad –y evitara la situación traumática.

El desconcierto supone, la mayoría de las veces, un método muy adecuado para atraer la atención del niño, puesto que su curiosidad natural es capaz de anular una ansiedad extrema y de centrar su atención en algo diferente a ese dolor que él supone se va a producir de forma inminente. Si se mantiene el desconcierto, situamos el interés del niño en intentar comprender lo que está ocurriendo, en lugar de en imaginar situaciones catastróficas. Con un niño pequeño, la utilización de las pompas de jabón, producidas al ritmo de su respiración, sirve también para mantener su atención centrada, especialmente si se incorporan a su fantasía.

El caso de Johnny ilustra la eficacia de la combinación de intervenciones psicológicas y farmacológicas y demuestra que ni siquiera el uso de la anestesia excluye la necesidad de un enfoque psicológico para el manejo del dolor.

Ejemplo: Sally, 9 años, presentaba un gran miedo ante las aspiraciones repetidas de la médula espinal

Sally se mostraba muy temerosa ante las diversas aspiraciones de médula espinal que había soportado, como parte del tratamiento del cáncer que padecía. La experiencia previa que Sally había vivido consistía en una contención física, acompañada de sus gritos y de su pelea. Tras cada procedimiento, la niña se quedaba en silencio y encerrada en sí misma. La madre, por su parte, describía sus dificultades, cada vez mayores, para llevar a Sally a la clínica los días que debía ser sometida a alguna prueba dolorosa. Explicó que, en una ocasión, la niña incluso salió corriendo de la clínica, llegó hasta el aparcamiento y se negó a volver a entrar. Después de este episodio, la madre decidió no informar a Sally de cuándo le iban a realizar una nueva prueba.

De todos modos, tras el primer procedimiento "inesperado", Sally se negó a volver a la clínica. En ese momento, me pidieron (LZ) que viera a la niña. Me reuní con Sally y con su madre un día en el que no había ninguna prueba programada y descubrí que Sally tenía una gran imaginación. Me describió con todo detalle cómo una "flecha de hueso" crujía a través de sus huesos y cómo notaba que "le chupaba la médula". Me dijo que se sentía indefensa y que no podía dejar de pensar en el dolor que el procedimiento le iba a causar y en "lo horrible que iba a ser".

Me enteré también de que a Sally le encantaba nadar en el océano y "dejarse llevar por las olas". Cuando le pedí que describiera cómo se dejaba llevar por las olas, lo hizo con gran detalle, como si lo estuviera viviendo en ese momento. Las preguntas relativas a sus sensaciones en el agua, el sabor de la sal y la impresión del viento golpeándole en la cara la ayudaron a involucrarse aún más en su experiencia imaginaria.

Debido a la enorme ansiedad de Sally en relación a su anticipación de los procedimientos, fijamos dos nuevas sesiones, en las que nos dedicamos a realizar imaginarios viajes a la playa. Además, le pedí también que, de manera simultánea, imaginara que le estaban realizando la aspiración de la médula espinal. El paso siguiente consistió en imaginar que estaba en una playa de nuevo; mientras yo simulaba algunos de las fases más temidas del procedimiento, tales como la desinfección de la piel con alcohol, la sensación de pellizco y de presión de la aguja contra el hueso. Tras cada sesión práctica, felicité a Sally por su modo de manejar la situación y por su excelente imaginación.

Además, le repetí en diversas ocasiones que, cuando la gente utiliza la parte de su cerebro en la que reside la imaginación, las sensaciones (sentimientos) de su cuerpo tienden a experimentarse de forma "diferente", y que sería interesante observar si, en el siguiente procedimiento, tendría sensaciones "diferentes". La animé a que, en casa, usara su imaginación para sentirse bien, buscando experiencias agradables, de modo que "esa parte de tu cerebro se vuelva más fuerte". Al final, tal vez sentiría que los "golpes" y esas otras "cosas médicas", que tanto la molestaban, empezaban a ser diferentes y a no perturbarla de la misma forma. A la madre de Sally, que estuvo presente en todas las sesiones, se le recomendó que practicara con la niña, siempre que ésta quisiera recibir la ayuda de su madre.

El mismo día en el que iba a ser sometida a un nuevo procedimiento, quedé con Sally muy temprano para practicar en la sala de tratamientos, con la ayuda de la madre. Siguiendo las indicaciones de Sally, ensayamos una aspiración de médula espinal. Más tarde, cuando llegó el momento real de la prueba, Sally empezó a llorar. Le recordé que su cerebro había aprendido nuevos métodos para cambiar las sensaciones de su cuerpo y que, lo mismo que ocurre con la bicicleta, esas técnicas que acababa de aprender estaban ahí para ayudarla. La animé a que respirara muy despacio y a que se imaginara a sí misma inflando un gran globo lleno de helio; mientras la conducían hasta la sala de tratamientos.

Una vez en la sala, Sally empezó de nuevo a llorar, y su madre y yo la ayudamos a implicarse una vez más en una aventura imaginaria de playa y de olas. La madre, poco a poco, fue adoptando un papel más activo con respecto a Sally, mientras que yo fui asumiendo el rol de animar a la mamá a que siguiera en esa línea. Al sentir el pinchazo de la aguja, la niña gritó un poco, pero inmediatamente volvió a involucrarse en su aventura imaginaria, como respuesta a las nuevas sorpresas que la madre le iba introduciendo para reencauzar su atención. Tras la prueba, todo el equipo felicitó a Sally por haber sido tan valiente y por haberse dejado llevar tan bien por las olas. Sally, que parecía encantada consigo misma, dijo que el procedimiento "no ha sido tan malo".

El caso de Sally ilustra la instauración de una ansiedad anticipatoria, relacionada con el fracaso de determinadas estrategias y con la lógica expectativa, por parte del niño, de que, con toda seguridad, el acontecimiento doloroso va a aplastar su capacidad de manejar procedimientos futuros.

Si se hubiera enviado a Sally a un especialista del dolor desde un principio, el proceso habría resultado mucho más sencillo para todos. El sentimiento de indefensión, tan arraigado dentro de ella, le impedía manejar adecuadamente la situación, por lo que requirió un primer enfoque de desensibilización, previo al empleo del método de modelado y a la sesión final llevada a cabo en la misma sala de tratamientos. Por mi parte, no me limité a informarme de sus intereses, sino que la ayudé a utilizar su imaginación para modificar su experiencia en relación a la situación. Ayudé a Sally a vivir diferentes experiencias sensoriales (tacto, olfato, vista, oído) durante el acontecimiento imaginario y atraje su curiosidad incluyendo sorpresas en la aventura. Además, fui modificando también la conducta de la madre, de modo que fuera ella quien potenciara los cambios en la estrategia de Sally. Es importante señalar que, pese a que en varios momentos del procedimiento Sally empezó a llorar, no actúe como si hubiéramos fracasado. Al final de la prueba, se le reforzó por los logros conseguidos, y Sally pudo reconocer que había sido capaz de controlar una parte importante de sus sensaciones a lo largo del procedimiento.

Hay que indicar que no todos los niños obtienen el nivel de éxito logrado por Sally. Cuando un niño sigue experimentando dosis muy elevadas de dolor y de ansiedad, se ha de tomar en seria consideración la posibilidad del tratamiento farmacológico. En una situación así, es importante también asegurar al paciente y a los padres que ello no supone un fracaso de su parte. Es esencial no contemplar la medicación como la solución a los problemas de los pacientes, sino como un aspecto importante del cuidado efectivo del niño.

Ejemplo: Erik, 15 años, con dolores de cabeza crónicos

Erik, el hijo de un médico eminente y de una famosa psicóloga, llegó a nuestra clínica, enviado por sus padres, después de que éstos asistieran a una conferencia, impartida por el director de la clínica, sobre los enfoques no farmacológicos para el manejo del dolor. En los últimos tres años, Erik, estudiante brillante y estrella del atletismo, había sido tratado por tres neurólogos diferentes, que habían fracasado en el intento de acabar con sus dolores de cabeza. Los estudios radiográficos y otras pruebas no identificaban la causa de unos dolores para los que se había recurrido ya a diversas medicaciones.

En nuestro primer encuentro, le pregunté (LZ) a Erik por su dolor (localización, duración, ritmo, factores paliativos y agravantes, su propia perspectiva sobre la etiología y el tratamiento), por su familia, estudios, aficiones, amigos y ambiciones personales. Parecía tratarse de un joven bien adaptado y bastante feliz. Sin embargo, daba también la impresión de sentirse muy presionado por la necesidad de obtener éxitos en todas las esferas de su vida. Le resultaba muy difícil relajarse a nivel físico, mental y emocional. Por consiguiente, el tratamiento hizo un especial énfasis en enseñar a Erik diversas técnicas de relajación.

Le conduje a través de una relajación progresiva, centrando su atención, primero, en los dedos de los pies y, después, poco a poco, avanzando hacia la cabeza. Posteriormente, animé a Erik a que se imaginara en un lugar en el que sabía "qué hacer para sentirse bien". Le pedí que me señalara con el dedo cuando estuviera "allí" –y así lo hizo–. Tras unos pocos minutos, en los que le permití que hiciera algo "divertido" y "agradable" allí, le dije que una parte de su cerebro podría escuchar y aprender algo nuevo, mientras el "resto" seguiría disfrutando de la experiencia de sentirse bien. Le propuse "buscar" esa parte de su cerebro que era la "estación de transmisión central" de las sensaciones y los sentimientos. Empleé diversos ejemplos ("del mismo modo que un piloto vería... diferentes botones, interruptores y luces de colores").

Y continué:

> Por favor, hazme saber, levantando el dedo índice, que has localizado esa parte de tu cerebro... Bien... Ahora, busca los interruptores que controlan las zonas de tu cabeza en las que se localizan los dolores de cabeza... ¿Puedes verlos?... Bien... Ahora, puedes empezar a girar de forma gradual los botones o a mover los interruptores para reducir la cantidad de señales... o la electricidad... o las sensaciones que llegan al cerebro. Podría ser como un semáforo que cambia de color para frenar el tráfico que no deseas que entre en la ciudad... A medida que observas esa parte de tu cerebro, notas que el cerebro no tiene por qué permanecer dormido. De hecho, tal vez esté lo suficientemente activo como para que empieces a notar ciertas diferencias en las sensaciones de la cabeza... Poco a poco, verás que el dolor va siendo reemplazado por las nuevas sensaciones.

Realizamos cinco sesiones más, en las que Erik indicó que sus dolores de cabeza habían mejorado sensiblemente. En una sesión de seguimiento, llevada a cabo un mes después, Erik informó de la desaparición de sus dolores. Sus padres, que acompañaron al chico a esta sesión, corroboraron sus palabras. Al año siguiente, una postal navideña confirmaba que los dolores de cabeza no habían vuelto a aparecer.

Erik era un adolescente sano, enérgico y abocado al éxito, que pertenecía a una familia con unos niveles de logro muy elevados. La presión para alcanzar el éxito pudo ser la causa más importante de sus dolores de cabeza; en la evaluación inicial, no se reveló ningún otro problema. Así, se empleó, con éxito, un enfoque centrado exclusivamente en el síntoma. Este enfoque incluyó una relajación progresiva, para ayudar a Erik a reducir su foco de atención; el empleo de su imaginación, para crear la sensación de bienestar; y la presentación de una sugestión, encaminada a que utilizara "una estación central de sensaciones" imaginaria para cambiar los dolores de cabeza. Es muy posible que Erik viviera las sugestiones como un permiso para relajarse y para sumergirse en un mundo imaginario placentero, lo que pudo contribuir también a la mejoría de los síntomas.

Ejemplo: Kerrie, 8 años, con un desgarro facial

La barbilla de Kerrie colisionó con la cabeza de otra jugadora durante un partido de fútbol. La trajeron a mi consulta (SL) para que le diera unos puntos de sutura en la herida. Cuando el médico entró en la habitación, Kerrie protegía su barbilla con una gasa llena de sangre. A medida que la madre iba describiendo el modo en el que se había producido el accidente, los ojos de la niña se llenaron de lágrimas.

"¿Me tienen que dar puntos?", preguntó con una voz temblorosa.

"Espero que tengas la oportunidad de recibir alguno de mis puntos mágicos", le respondí, en tono jovial. "Déjame que eche un vistazo, y te podré decir si hemos tenido suerte. ¡Oh, esto es una maravilla! ¡Es tu día de suerte! Vas a recibir algunos de mis puntos especiales. ¡Son azules! Cuando tus amigas te vean la barbilla, van a querer también que les dé mis puntos".

Kerrie, que escuchaba atentamente mis palabras, parecía un poco menos asustada. "¿Me va a doler?", musitó con cierto tono de temor.

Seguí reformulando la experiencia, susurrándole suavemente en el oído: "¿Alguna vez has sentido los piececitos de un hada? Puedes notar una sensación de hormigueo, o de cosquilleo, o de picor. Así es como va a ser. ¿Daño? No... No lo creo; pero, si te duele, me lo dices y yo me paro".

"¡Vale!", dijo, al tiempo que esbozaba una tímida sonrisa.

Kerrie presentaba un desgarro profundo e irregular en la barbilla que iba a requerir tres puntos de sutura. Le indiqué a la enfermera que trajera una bandeja con la jeringuilla de lidocaína y el equipo de sutura; todo ello, claro está, cubierto con una toalla para no asustar a la niña.

"En primer lugar, te voy a limpiar la barbilla con un poco de jabón mágico. Es tan rico y tan fresco que tal vez notes un ligero hormigueo. Si es así, me lo dices".

Kerrie se recostó sobre la mesa de tratamientos, mientras su madre permanecía al lado. Le lavé la barbilla con entusiasmo y con orgullo, como si estuviera creando una obra de arte. "¡Bien! ¡Mira, mamá, qué barbilla más bonita!"

Al mismo tiempo, le pregunté a Kerrie si creía en las hadas. Por supuesto que creía, aunque nunca las hubiera visto.

"Te voy a poner esta tienda de campaña mágica sobre la cara para que puedas sentir cómo las hadas bailan sobre tu barbilla", le dije, mientras abría una hoja de papel con un agujero en medio para crear un campo estéril para la sutura. "Por cierto, tu mamá y tú podéis veros por debajo de la tienda".

Este sistema de comunicación con Kerrie me permitió continuar con el procedimiento médico mientras, simultáneamente, atendía las necesidades de consuelo y de seguridad de Kerrie (y de su madre).

Con una mano, le pellizqué ligeramente la barbilla. "Ahora, puedes sentir cómo los piececitos de las hadas bailan sobre tu barbilla". Al mismo tiempo, cubrimos el tejido de alrededor con una pequeña cantidad de lidocaína (de este modo, no estábamos recurriendo exclusivamente al manejo psicológico del dolor, sino que estábamos empleando también recursos médicos).

Entre tanto, Kerrie, su madre y yo seguíamos charlando alegremente sobre las hadas, las jirafitas y los gatitos que estaban merendando sobre la barbilla de Kerrie. Le aplicamos sin dificultad tres puntos de sutura. Al terminar, la niña se levantó y sonrió. Realizó un movimiento de parpadeo en sus ojos, similar al que hace la gente cuando sale a la luz del día tras haber visto una película en la oscuridad de una sala de cine. "¿Ya está? ¿Tengo ya mis puntos?"

A diferencia de Johnny, Kerrie no había sufrido experiencias desagradables previas que le hicieran pensar que también ésta iba a serlo; pero tenía la información suficiente como para sospechar que las agujas (y, por tanto, el dolor), inevitablemente, iban a formar parte de su experiencia. Sin embargo, estaba dispuesta a confiar en que podría ayudarla sin causarle dolor. Se mostró receptiva a mi sugestión sobre los puntos "mágicos" y "especiales". Además, un tono de voz que transmitía entusiasmo y satisfacción, y no pesar, ayudaba a mantener la expectativa de magia y de asombro, en contraposición a la idea de dolor y temor.

Nuestro interés en centrar la atención de la niña en su fantasía y en el cuidado de su barbilla servía en un doble sentido: por un lado, le aportábamos un foco más agradable que contrarrestaba su preocupación por el dolor (dolor que era totalmente real); y, por otro, le estábamos ofreciendo una vía para que reinterpretara sus sensaciones. Por ejemplo, si el escozor pasajero que se produce como consecuencia de la anestesia se interpreta como "el baile de las hadas" o como "un gatito que lame mi barbilla", el niño lo puede percibir como tolerable, algunas veces, incluso como agradable. Sin esta reinterpretación, es muy probable que el pequeño tema que ese escozor sea el anuncio de un dolor mayor, con lo que se iniciará una rápida escalada de miedo y de vigilancia.

Es importante apuntar que, aunque el caso de Kerrie muestra a un médico realizando una intervención psicológica mientras sutura una barbilla, la intervención podría haber procedido de un psicólogo, de un trabajador social, de una enfermera o de otro profesional. En ese caso, es muy útil que el médico y el especialista del dolor trabajen juntos, compartan sus expectativas y sus intenciones, de modo que el niño comprenda que están colaborando.

EJEMPLO: ALEJANDRO, 13 AÑOS, CONVENCIDO DE QUE PADECÍA UN TUMOR CEREBRAL

Alejandro acudió a la clínica, acompañado por su hermana mayor, debido a los constantes dolores de cabeza que venía padeciendo desde hacía varios meses. Estaba convencido de que tenía un tumor cerebral. Un neurólogo le había realizado un examen concienzudo en el que se incluía un escáner. Pero la insistencia del neurólogo, en el sentido de que los dolores, probablemente, se deberían a la tensión muscular, y no a un tumor, no convenció al chico. En consecuencia, me envió a Alejandro para que llevara a cabo una exploración más amplia con él.

Revisé (SL) el historial médico y los síntomas del chico. Después, realicé una historia psicológica, en la que se incluía el funcionamiento familiar actual, el rendimiento escolar, las relaciones con los iguales y el consumo de alcohol y drogas. Además, el examen físico confirmó la conclusión del neurólogo de que no existían pruebas que apuntaran hacia una lesión cerebral.

Los padres de Alejandro llevaban un año separados. El padre, al no encontrar un trabajo estable en los Estados Unidos, había vuelto a Méjico. La madre se había trasladado, buscando un empleo mejor, a una ciudad a 300 kilómetros; Alejandro y su hermana menor vivían con la hermana mayor, de 23 años, que contaba con un trabajo fijo y bien remunerado.

La promesa inicial de la madre, de volver en unos pocos meses a por sus dos hijos menores, dio paso a un periodo de espera mayor, hasta que pudiera mudarse a un piso más grande en el que hubiera espacio para todos. Este aplazamiento le produjo una enorme decepción a Alejandro. Se sentía triste, su rendimiento académico fue pasando, de *Sobresalientes* y *Notables*, a *Suficientes* e *Insuficientes*. Se volvió retraído e irritable.

En las últimas Navidades, toda la familia, el padre incluido, se reunió en el piso de la hermana mayor. Durante esas vacaciones, Alejandro recuperó su antiguo carácter alegre y jovial. Pero, a medida que avanzaban enero y febrero, empezó a quejarse de sus dolores de cabeza. Cuando llegó junio, la fecha en la que estaba previsto el traslado a la casa de la madre, el anuncio, por parte de ésta, de que aún no podía permitirse un piso más amplio supuso un nuevo golpe para el chico. Ahora, debían esperar un año más. A finales de septiembre, Alejandro acudió a la clínica, aquejado de fuertes y diarios dolores de cabeza.

Le pregunté a Alejandro si sería capaz de hacerse un retrato mental de su tumor. Sin apenas vacilar, contestó: "Es rojo oscuro. Es realmente feo".

"¿Tiene algún sentimiento el tumor? ¿Posee algún sentimiento, como tristeza o alegría, debilidad o fortaleza, furia o placer?"

"Se siente triste y solo".

Daba la impresión de que los dolores de cabeza tenían una base emocional, relacionada con la desintegración de la estructura familiar –en especial, con la pérdida de contacto respecto a los padres– y con el sentimiento de traición. Teniendo en cuenta todo esto, le dije: "Me alegro de que hayas venido a verme. Pienso que tus dolores de cabeza son serios. De hecho, comparto tu opinión. Creo que tienes un tumor cerebral, pero de un tipo diferente. Es la clase de tumor producido por el sentimiento de soledad, de tristeza y de frustración. Creo que puedo ayudarte a sentirte mejor".

Los ojos de Alejandro se iban abriendo, al tiempo que adoptaba una postura más erguida sobre su silla. Parecía muy, muy interesado. "¿Cree que puede curarme el tumor cerebral?", preguntó lleno de asombro.

"Sí. Pero no es la clase de tumor cerebral causado por un cáncer, así que no vas a requerir ni cirugía, ni medicación. Está provocado por sentimientos dolorosos, de modo que lo que necesitas es que, entre todos, hablemos sobre la forma de ayudar a tu familia".

Alejandro permaneció en silencio, mirándome fijamente. "Ahora, quiero que mires una vez más, la última, al tumor", le dije. "¿Necesita algo más?"

Alejandro se mantuvo unos instantes con la mirada fija en el espacio. Daba la impresión de hallarse absorto en la imagen mental de su tumor. Pasados unos minutos, exclamó, con voz suave: "No. No necesita nada más".

No empleamos ninguna nueva visualización. A partir de ese momento, realizamos una serie de sesiones con Alejandro y con su hermana mayor, atónita, en un principio, por mi enfoque; pero quien, pese a todo, parecía dispuesta a colaborar. La hermana inició diversos contactos telefónicos con la madre, y hablaron sobre la conveniencia de una mayor cercanía con los niños y sobre cómo organizar la economía familiar, de forma que los dos hijos pequeños volvieran a vivir con su madre. Coincidiendo con el desarrollo de estas conversaciones, Alejandro empezó a recibir ayuda extra de su tutor para tratar de que reencauzara su rendimiento. La madre vino a visitarle con más frecuencia. Los resultados académicos empezaron a mejorar a un ritmo constante. En Navidad, Alejandro y su hermana pequeña pudieron reunirse con su madre. Después de su primera visita, el chico no había vuelto a quejarse de nuevos dolores de cabeza.

Este caso ilustra la importancia del reconocimiento, por parte del clínico, de que no todos los síntomas relacionados con el dolor requieren una solución médica. (Alejandro no precisó cirugía ni quimioterapia para tratar su "tumor".) El caso de Alejandro muestra que, una vez el clínico construye una hipótesis sobre la naturaleza del problema, puede utilizar la sugestión y la imaginación en una intervención breve y centrada en un aspecto. En este ejemplo, al paciente le enviamos los mensajes implícitos de que el tumor era la proyección de sus emociones. Al final, estos mensajes demostraron su eficacia.

Muchas veces, a los niños (y a los adolescentes incluso más), les resulta difícil decir: "Tengo miedo" o "me siento solo". A un adolescente, le puedes preguntar de cinco formas diferentes cómo se siente, y su respuesta será una variación de "no sé" o "supongo que sí". La atribución de sus sentimientos al tumor, en otros casos, a una articulación dolorida o a cualquier otra figura que el paciente pueda crear, ayuda a proyectar las emociones a un nivel somático y, por lo tanto, a expresarlas sin peligro. En este caso, invité a Alejandro a que mirara su tumor "por última vez" –una sugestión implícita en el sentido que el "tumor" desaparecería pronto.

La eficacia de este tipo de intervenciones depende de la confianza que deposite el paciente en la capacidad del clínico para ayudarle. En este sentido, es fundamental que el clínico reconozca y respete el punto de vista del paciente –pero que, a la vez, sea capaz de incluir su propio criterio–. Por consiguiente, fue muy importante que le comunicara mi opinión (que el tumor era un ejemplo de somatización) de una forma amable y respetuosa.

Deseo señalar también que, en la mayoría de los problemas psicológicos, la intervención más decisiva no consiste en una sugestión o en una imagen inteligente y sutil, sino más bien en una orientación respetuosa y hábil. De hecho, probablemente, un buen terapeuta de familia hubiera logrado "curar" el "tumor" del chico por medio de una intervención familiar, sin utilizar la imaginación. El uso de la sugestión y de la imaginación, en este caso, constituyó un modo eficiente y útil de aprovechar la energía y la ansiedad, ligadas a la idea de un tumor, para facilitar el trabajo terapéutico básico que la familia debía realizar.

EJEMPLO: TOM, 18 AÑOS, CON UN DOLOR FANTASMA EN UNA PIERNA

J. Hilgard y LeBaron (1984) describieron el caso de un adolescente de 18 años que estaba incapacitado por un dolor fantasma. Tras un diagnóstico de tumor óseo maligno (osteosarcoma), a Tom le fue amputada la pierna izquierda. El año siguiente a la operación, empezó a experimentar múltiples y desagradables sensaciones en la pierna y en el pie ausentes. La última de sus molestias consistía en una ligera sensación de hormigueo y de picor. Además, presentaba también dolores y tirones. Éstos podían ser tan fuertes que llegaban incluso a interrumpir el sueño y las actividades habituales de Tom. La sensación más desagradable consistía en unos fuertes dolores punzantes –"como si tuviera cientos de alfileres"– en la planta del pie fantasma.

Como consecuencia de las interrupciones que sufría en su sueño, Tom dijo sentirse cansado e irritable con mucha frecuencia; sin embargo, se mostraba contento y entusiasmado ante la idea de recibir algún tipo de ayuda. De hecho, Tom se describía a sí mismo como la clase de persona a la que le gustan los desafíos y que no cede ante la adversidad. En la universidad, había pertenecido al equipo de lucha libre hasta que sufrió la amputación. Desde entonces, había trabajado con ahínco para volver a ponerse en forma y reincorporarse al equipo. Su entusiasmo, al hablar de su vuelta al equipo y de la posibilidad de conducir (adaptando el coche a su nueva situación), reflejaba su enorme capacidad para afrontar los problemas difíciles. Daba la impresión de que respondía a los retos de una manera crítica y lógica.

Estaba claro que a Tom le gustaba controlar las situaciones. Todos los éxitos que había alcanzado provenían del esfuerzo, más que de la relajación; por lo tanto, confiaría más en nuestro trabajo si practicábamos, en primer lugar, la tensión muscular, y no la relajación. En consecuencia, le pedí (SL) que tensara todos los músculos del cuero cabelludo, después, de la cara, cuello, manos, etc., de una forma progresiva, dejando que, a medida que nos dirigiéramos a un nuevo grupo de músculos, los anteriores se relajaran... pero sin poner el énfasis en el aspecto de la relajación.

Cuando llegamos a los músculos de las piernas, Tom parecía bastante intrigado con la idea de tensar los músculos de ambas piernas. Me dirigió una sonrisa burlona, como si pensara que tal vez le estuviera tomando el pelo. Le señalé que resultaría más sencillo si, primero, se reclinaba en la silla y creaba una imagen mental de su pierna izquierda... que se imaginara su pierna pegada de nuevo a su cuerpo... que tratara de sentirla como si estuviera ahí, moviéndose y reaccionando ante los estímulos del cerebro, de modo que pudiera tensar las dos piernas a la vez. Una vez comprendió lo que le proponía, se recostó sobre la silla y cerró los ojos. Esperé en silencio unos pocos minutos.

"¡Esto es fácil!", dijo de pronto, al tiempo que abría los ojos. Me sonrió, igual que un niño que acaba de aprender a andar en bicicleta.

"Me alegro de que te haya resultado tan fácil", le dije. "¿Has sentido que la pierna izquierda hacía lo que tú le pedías que hiciese?"

"¡Ha sido una sensación extraña! ¡Pero fantástica! Primero, he movido los dedos; después, la pierna; luego, he tensado los músculos; de pronto, he sentido las dos piernas completamente relajadas".

Posteriormente, le pedí a Tom que repitiera todo el proceso; pero, esta vez, iríamos un poco más lejos; después de tensar cada grupo de músculos, nos centraríamos en la relajación de esos músculos, antes de pasar al siguiente grupo.

Tras realizar este proceso, Tom me informó de que se sentía muy, muy relajado. Dijo que habían desaparecido algunas sensaciones molestas, como de hormigueo y de calambre en la pierna fantasma, presentes en el inicio del procedimiento. Le propuse una nueva sesión. Tom estuvo de acuerdo. Afirmó que seguiría practicando los ejercicios musculares, pues sentía que le iban a ser de gran ayuda.

Al comienzo de la siguiente sesión, le comenté que la vigilancia mental era compatible con la relajación muscular, porque no quería que se inquietara con la idea de que la práctica del estado de relajación pudiera hacerle perder ese control y autonomía que tanto necesitaba. Después, le pedí que prestara atención a las sensaciones que experimentaba en la palma de la mano izquierda. Deseaba empezar a explorar su capacidad de centrarse en sensaciones diversas. Si era capaz de adquirir un cierto control sobre las sensaciones de su mano, podría trasladar esa habilidad y confianza a las sensaciones de su pierna fantasma.

> Ahora, presta mucha atención a si sientes calor o frío en la mano... o a si la sientes pesada o ligera... o quizás notes una ligera sacudida u hormigueo. Todo lo que percibas estará bien. Si así lo deseas, podrás experimentar con eso que notes... Trata de aumentar o de reducir una sensación u otra... O, si lo prefieres, simplemente sigue observando lo que ocurre, sin necesidad de hacer nada al respecto...

Tras unos minutos de silencio, añadí un nuevo pensamiento, acentuado por un susurro ligeramente teatral, para tratar de enfatizar la importancia del mensaje:

> Si prestas mucha, mucha atención, es posible que notes algo más en el centro del hormigueo y de las otras sensaciones... En algún lugar en medio de esas sensaciones, tal vez notes algún pequeño espacio vacío en el que no exista ninguna sensación *–pequeñas zonas dormidas*.

Confiaba no sólo en recalcar la importancia de esta idea, sino también en transmitir un cierta sensación de "magia" en torno a ella –impresión que residía en mi tono de voz (o, en este caso, en el susurro)–, que la experiencia que se estaba produciendo se salía de lo ordinario. A todos nos gusta el drama y la intriga, y solemos asociarlos fácilmente con experiencias fuera de lo común, incluso mágicas. Confiaba en que, para Tom, el pensamiento fuera tan intrigante como lo era para mí y que lo tomara muy en serio... y con gran imaginación.

Tom se quedo quieto y, sin que se lo indicara, cerró los ojos como si se encontrará en un estado de profunda concentración.

Seguí expresando distintos pensamientos que trataban de cubrir dos objetivos: en primer lugar, quería remarcar la idea de que podría experimentar la sensación de adormecimiento en la mano; en segundo lugar, quería presentar mi sugestión en un contexto que para él fuera importante:

> Quizá, durante uno de los combates de lucha libre, sufriste una contusión o un esguince del que no fuiste consciente hasta que acabó el partido. Para ganar el partido, de algún modo, mantuviste el dolor al margen de tu mente, por tanto, estaba adormecido... Te gustan las aventuras y las experiencias interesantes... Sería una experiencia muy interesante averiguar si ahora estás notando también esa sensación de adormecimiento en la palma de tu mano. ¿Por qué no haces una prueba pellizcándote las palmas de ambas manos?

Una vez que Tom notó la sensación de adormecimiento, le animé a que continuara explorando y practicando todo lo que estaba aprendiendo sobre sus sensaciones. Siguió haciendo todo esto con los ojos cerrados y, al menos en apariencia, profundamente centrado en su experiencia interna. Le sugerí que abriera los ojos y que volviera a dirigir su atención al entorno en el que se hallaba. Abrió enseguida los ojos; pero, durante unos segundos, tuve la impresión de que se encontraba un tanto aturdido.

"¡Vaya, qué interesante!", dijo.

Le pregunté cómo había sido la experiencia. Describió el modo en el que se había permitido a sí mismo sumergirse en un estado de gran relajación, igual que cuando había realizado los ejercicios musculares. Esto le había ayudado a concentrarse en la tarea encomendada. El nivel de relajación y de alerta que había experimentado suponían una grata sorpresa para él. Había escuchado con atención todas mis palabras, puesto que cada palabra era para él "muy real y auténtica".

Tom me informó de que el adormecimiento en la palma de su mano se había extendido rápidamente, partiendo de unos pocos puntos aislados, para, al final, incluir toda la mano. Después, mencionó, lleno de entusiasmo, que el adormecimiento en su pierna fantasma se había producido sin que mediara ningún tipo de pensamiento consciente o de esfuerzo por su parte. Parecía que Tom había reconocido la sugestión implícita de que la experiencia de adormecimiento de la mano podría trasladarse a la pierna izquierda.

En la sesión siguiente, le presenté sugestiones similares y añadí que la sensación de adormecimiento de la pierna podría experimentarla siempre que lo deseara. Grabamos esta parte del tratamiento. Después, le di la cinta para que la escuchara en casa y para que practicara, en caso de necesitarlo.

En nuestro siguiente encuentro, dos semanas más tarde, Tom describió una reducción considerable en todas las sensaciones desagradables que habían invadido su pierna fantasma. Estimó que la mejoría se movía entre un 50 y un 100 por cien. Por lo general, cada vez que escuchaba la cinta, experimentaba una remisión total de sus síntomas. Otras veces, conseguía diferentes niveles de éxitos, aunque siempre satisfactorios, utilizando sus propias sugestiones.

"Algunas veces", dijo, "el dolor no desaparece del todo, como a mí me gustaría; pero, ahora, he aprendido a acompañar a ese dolor, y ya no me molesta tanto como antes". Otro cambio importante fue que, como por las noches el dolor había dejado de perturbarle, Tom pudo recuperar su patrón normal de sueño.

LOS NIÑOS QUE PARECEN MOSTRAR POCO INTERÉS POR LA IMAGINERÍA

Para que un tratamiento sea efectivo, es fundamental tomar en consideración la variabilidad que existe en cuanto a las necesidades y preferencias de los niños. A algunos pequeños, les interesa mucho y responden muy bien al uso de la sugestión, la imaginación y la fantasía, como técnicas para aliviar el dolor. Otros, en cambio, pese a la enorme motivación que les inspira el sentimiento de bienestar, simplemente no responden bien a ese tipo de enfoques.

Parece que una parte importante de esta variabilidad tiene que ver con la presencia temprana de fantasías de ensoñación en el niño y con la lectura de cuentos por parte de los padres (LeBaron, Zeltzer & Fanurik, 1989). Sin embargo, existen también otras variables situacionales que juegan un papel muy significativo en la determinación de la receptividad de un niño. Entre ellas, se incluye el nivel de ansiedad del pequeño, su necesidad de mantenerse alerta y su sentimiento general de bienestar.

Algunos niños representan un desafío interesante para el clínico que les invita a entrar en un mundo de imaginación y de fantasía:

Clínico: "¿Te gustaría sentir cómo unas pequeñas hadas bailan sobre tu barbilla?"

Niño: "No creo en las hadas".

Clínico: "¿Qué te parecería si Fluffy, el gatito del que me has estado hablando, se hiciera un ovillo sobre tu regazo mientras hacemos esto?"

Niño (incrédulo): "¡No podemos tener a Fluffy en esta consulta!"

Este tipo de interacciones son bastante frecuentes, incluso con niños que están en la edad de disfrutar con historias y fantasías de hadas, gatitos y otras simpáticas criaturas. Cualquiera que sea la razón –predisposición subyacente o ansiedad temporal–, estos niños no encuentran útiles las imágenes y las fantasías que el amable clínico les ofrece.

Veamos, ahora, una de las múltiples formas de respuesta ante un niño de estas características (la médico debe aplicar varios puntos de sutura a un niño que ha sufrido un corte en la ceja):

Clínico: "Tienes razón, podemos pasarlo muy bien sin hadas y sin gatitos. Mientras la Dra. Jones te arregla la ceja, ¿te gustaría saber todo lo que hace o preferirías contarme cómo te ha ido en el campamento?"

Niño: "¡No quiero que me pinche con una aguja! ¡Me va a hacer mucho daño!"

Clínico: "De acuerdo. Entonces, dejemos que la Dra. Jones nos tape la cara a los dos con esta sábana. Yo pondré la cara ahí abajo, para que podamos vernos. Como si fuera una tienda de campaña. Igual que en el campamento".

Médico: "¡Qué suerte que podáis ir de campamento! ¡Pasadlo muy bien! ¡Si necesito deciros algo, os llamaré por teléfono!"

Clínico: "¡Gracias, Dra. Jones! Ahora, la Dra. Jones te va a limpiar la ceja con jabón. Esto ayudará. ¿Así que estuviste de campamento en el monte?"

Niño: "Psssííí".

Clínico: "¿Debajo de una tienda de campaña?"

Niño: "Psssííí".

Clínico: "Una como ésta. Como esta tienda en la que estamos tú y yo. Sólo que era más grande". (El clínico advierte que la Dra. Jones está a punto de aplicar un anestésico local en la ceja.) "Cuando estabas en el campamento, te despertabas por las mañanas... ¡y notabas los rayos del sol que te daban en la cara! Una sensación muy agradable. En realidad, no es calor... más y más sol, que te hace pensar en ir a buscar un sombrero para taparte los ojos. Después, empiezas a preguntarte si habrá ido alguien a preparar las crepas... ¿Desayunabas crepas?"

Niño: "No".

Clínico: "¿Te hubiera gustado desayunar crepas en el campamento?"

Niño: "¡Sí! ¡Claro que sí! ¡Me encantan la crepas! Pero no llevábamos la masa. ¿Qué está haciendo? ¿Me va a pinchar con una aguja?"

Clínico: "La Dra. Jones te está poniendo una medicina especial para que tu ceja se sienta bien y podamos seguir haciendo camping. Justo ahora, está apretando un poco con el dedo. Como cuando te pones un sombrero para que no te dé el sol en los ojos. Bueno, ¿qué vas a querer para desayunar?"

Niño: "¡Me encantaría tomar unas crepas!"

Clínico: "¿Y si tuviera aquí en el bolsillo una bolsa llena de una masa mágica de crepas? Mmmm... sabe muy bien. Con sirope de arce. Vamos a coger un poco y a ponerlo en una sartén. Si tienes un guante para protegerte la mano, puedes sujetar la sartén. Ten cuidado de no acercarte demasiado al fuego. A estas horas de la mañana, quizá te agrade la sensación de calor en la cara..."

Niño: "¡He probado una de las crepas! Está muy dulce..."

Pero ¿qué ocurriría si, pese a nuestra compasiva y creativa intervención, el niño siguiera sin interesarse o no se beneficiara de nuestros esfuerzos? Es lógico pensar que este tipo de intervenciones suponen una implicación personal mayor que la prescripción de unas pastillas o de una pomada. Dicha implicación, que constituye un apoyo importante para los desafíos que nos plantea nuestro trabajo, surge de la compasión y de la responsabilidad que sentimos hacia el paciente.

De todos modos, seguiremos viviendo, una y otra vez, la experiencia de ver cómo algunos niños no se benefician de nuestras intervenciones tanto como desearíamos. Puede que nos enfademos con esos niños, por frustrar nuestras buenas intenciones. O, tal vez, en lugar de culparles a ellos, culpemos a sus padres, al médico o a nosotros mismos. Pero lo que suponemos que es un "fracaso" puede ser, en un contexto más amplio, más positivo para el paciente de lo que somos capaces de imaginar. En cualquier caso, nuestra presencia tranquila y compasiva es muy valiosa para los pacientes. El reto del clínico consiste en alcanzar un equilibrio entre una necesidad entusiástica de ayudar al paciente y una imparcialidad sosegada e inteligente, de modo que, incluso en medio de la mayor confusión física y emocional, el chico y sus padres sepan que no se les va a abandonar: estamos ahí, haciéndolo lo mejor que podemos. Incluso cuando el paciente trata de rechazar la ayuda del adulto, sigue conservando la solitaria esperanza de que el adulto no le va a dejar nunca.

CONCLUSIÓN

Aún nos queda mucho que aprender sobre el cuidado de los niños y de los adolescentes que sufren dolores. En ocasiones, nuestra ayuda ha sido más útil cuando apenas hemos hecho uso de las técnicas clásicas. Una misma técnica puede ser muy eficaz o muy inadecuada, en función de nuestra destreza y de nuestro sentido de la oportunidad, así como de la aceptación, por parte del niño, de esas habilidades. Cuando no estamos demasiado seguros del método que debemos emplear, es interesante dejar a un lado nuestra actividad y nuestro ingenio –y quedarse tranquilamente en silencio y observar–. Es frecuente que ello sirva de acicate para que el niño deje salir su creatividad, pues sabe que aún estamos ahí, dispuestos a recibirle y a valorarle.

12 El dolor en los ancianos

Samuel LeBaron y William C. Fowkes

La señora Takaki tiene 89 años, pero sigue sacando a pasear a su perro todos los días por los alrededores de su casa. Los dos son viejos, y, este año, a medida que los meses avanzan, su paso se va haciendo cada vez más lento. Aunque la señora Takaki no habla mucho inglés y yo no conozco más que cinco palabras de japonés, me hace mucha ilusión encontrarme con ella todas las mañanas cuando vuelvo de hacer footing. Camina con el cuerpo totalmente encorvado. Cuando me inclino para saludarla, sonríe y me saluda con la cabeza. Después, dice varias frases, que imagino son bendiciones para mí y para mi familia. Esta mañana, me ha cogido la mano y ha estirado, muy despacio, unos dedos retorcidos por la artritis reumatoide. Una suave piedrecita se desliza de su mano a la mía.

Sonríe al ver el placer que me causa su regalo. Ya sé dónde lo voy a colocar: en el tiesto en el que tengo el bonsái que me regaló el año pasado. Su cuerpo está tan torcido como el bonsái, pero la mujer tiene un gran talento para la belleza sencilla. Durante la ceremonia del té a la que me invita todos los meses, restriega sus manos doloridas junto al carbón caliente. Una vez a la semana, dedico quince segundos a vaciarle el cubo de la basura. Por las mañanas, cuando la veo arrastrándose hacia mí, al final de mi recorrido, se lo agradezco en silencio.

El manejo del dolor en los ancianos rara vez se incluye en la formación de médicos, psicólogos y trabajadores sociales (Ferrell, 1991). Sin embargo, se estima que, en las personas que tienen más de 60 años, los niveles de dolor son un 100 por cien mayores que en el resto de la población (Crook, Rideout & Browne,

1984). Existen pruebas, por ejemplo, de que al menos un 80 por ciento de los ancianos padece algún tipo de dolor artrítico (Davis, 1988). Dado que esta población va en aumento, y que todos vamos avanzando hacia esa edad, resulta de vital importancia el abordaje del tratamiento del dolor en los ancianos. Cuando cuidamos a los ancianos, estamos cuidando a nuestros abuelos, a nuestros padres... y a nosotros mismos en un futuro.

En este capítulo, vamos a ilustrar y a debatir el tratamiento no farmacológico de los problemas relacionados con el dolor. Partimos de la base de que, siempre que un paciente lo precise, se van a utilizar analgésicos y otros tipos de medicaciones. Kepes (1983) ha realizado un estudio detallado sobre las distintas medicaciones que se pueden emplear con los ancianos.

Lo que aquí nos gustaría tratar es cómo nuestra relación y nuestra respuesta frente a una persona mayor, que es nuestro paciente, crea un contexto en el que se llega a comprender el sufrimiento. Recordemos el debate de los Capítulos 1, 4 y 5, en el sentido de que la experiencia del dolor y del sufrimiento está determinada, en gran medida, por el significado que el paciente le asigna al dolor y por las influencias de la cultura, la familia y la experiencia pasada. La necesidad que el paciente tiene de empatía, dependencia o autonomía afecta a sus experiencias individuales de dolor y de sufrimiento. Las expresiones que rodean al dolor ("¡Me duele mucho!" o "ya no puedo aguantar más") pueden generar en los cuidadores reacciones muy diversas –de apoyo o de evitación–. Muchas veces, conllevan consecuencias a un nivel emocional, sobre todo, de desánimo, pesimismo y depresión.

EL SIGNIFICADO DEL DOLOR

Para comprender con mayor claridad la experiencia del dolor en los ancianos, tomemos en consideración los distintos significados que puede tener el dolor para aquéllos que se encuentran en los últimos años de sus vidas. Algunos ancianos temen el dolor y se sienten molestos con él, porque supone el presagio de un declive que les va a conducir a una pérdida gradual de sus funciones y, en última instancia, a la muerte. Un anciano, en estas circunstancias, puede responder al dolor negándolo o expresando múltiples quejas que, muchas veces, se dirigen hacia el médico o hacia la propia familia. Los ancianos que niegan el dolor por miedo pueden tratar, bien de empujarse hacia un nivel mayor de actividad, bien de replegarse física y emocionalmente en el oscuro refugio de la depresión.

EJEMPLO: SEÑOR WILLIS, 82 AÑOS, CON UN CÁNCER DE PRÓSTATA

El señor Willis dejó de tomar su medicación. Esto se produjo después de que uno de sus médicos se quejara de que otro especialista se había equivocado al cambiar una de las medicaciones. Dicho comentario le afectó mucho al señor Willis. Sentía que, de alguna forma, era él el responsable del desacuerdo entre los médicos.

Muchos médicos se sienten tan incómodos con el dolor y con la muerte que evitan el contacto humano con el paciente y se refugian en la tecnología o en los "hechos" para tratar de mantener una cierta sensación de control. A menudo, pacientes que, como el señor Willis, sufren una enfermedad crónica o terminal sienten culpa o rabia cuando surgen problemas en el tratamiento. Como es lógico, la actitud del médico hará que el paciente se sienta abandonado.

El señor Willis vino a verme a mí (WF), su médico de familia, porque no sabía qué hacer. Estaba triste, con ganas de llorar, cansado, dormía mal y había perdido el apetito. Me dijo también que él y su mujer, con la que llevaba casado 48 años, habían empezado a tener problemas de pareja por primera vez. Se sentía cada vez más deprimido y no dejaba de rumiar sobre su enfermedad y su dolor.

Invité a la señora a entrar en la consulta y le dije: "Su marido dice que, en los últimos dos meses, las cosas no van muy bien entre ustedes. ¿También usted lo siente así?" Asintió. Le pregunté: "Bien, ¿qué ocurre?, ¿cómo ve el problema?"

La señora Willis admitió que estaba harta de las constantes quejas de su marido. "Odio verle todo el tiempo gimiendo y gruñendo, todo el día tumbado y quejándose. Estoy cansada de eso". La señora Willis pensaba que su esposo estaba deprimido. Se lo había repetido, una y otra vez, a los médicos que se ocupaban de él. La única respuesta que recibió de todos ellos fue que deberían acudir a un psiquiatra. Esto no les suponía una gran ayuda. El señor y la señora Willis no necesitaban ver a un psiquiatra o a un nuevo médico. Lo que necesitaban era hablar de estos problemas con los doctores que estaban tratando al señor Willis.

Este dilema es corriente en los pacientes que reciben una atención fragmentada. El cardiólogo se ocupa del corazón y de los pulmones; el urólogo, de la próstata; y nadie trata al señor Willis como una persona que experimenta sentimientos respecto a su situación actual. La alternativa a ese "cuidado parcial" es, claro está, el cuidado comprensivo, que consiste en tomar en consideración los aspectos físicos, emocionales y familiares del paciente. (Este cuidado requiere algo más que un conocimiento meramente técnico; exige también que el clínico esté dispuesto a atender los sentimientos de su paciente –y a tolerar los sentimientos que el proceso provoca en él mismo.)

Le dije al señor Willis que intentaría resolver la disputa entre sus médicos en torno a la medicación. Y añadí: "No hay ningún dato en su historial clínico, ni en el examen que le he realizado, que sugiera que se encuentre en las puertas de la muerte. Al contrario, todo parece indicar que se sentiría mucho mejor si se tratara su depresión".

El señor Willis parecía interesado; además, tuve la impresión de que se alegraba de contar con la presencia de su esposa en la sesión y de haber empezado a hablar de lo que ocurría entre ellos. Hasta ese momento, no habían discutido sobre ese tema. La mujer no planteaba una queja concreta; simplemente, se sentía furiosa. Por lo tanto, el problema ahora había visto la luz: la señora Willis estaba cansada de tanta queja.

Le receté al paciente medicación antidepresiva y le animé a que volviera a consulta para que siguiéramos charlando de sus temores y de sus necesidades. A medida que las semanas iban pasando, dejó de ser una persona triste y taciturna, para convertirse en alguien que empezaba a tener esperanzas y que podía sonreír. Paralelamente a los cambios, las quejas del señor Willis sobre sus dolores descendieron de manera significativa.

Para el señor Willis, el dolor era el recordatorio constante de una pérdida que, según todos los indicios, le iba a conducir hacia una depresión cada vez más profunda. Algunos ancianos viven el dolor no tanto como una amenaza, sino como un fastidio –a veces, muy fuerte–; parece que no experimentaran miedos o angustia en relación a su dolor. En lugar de ello, algunos ancianos se ríen de sus dolores o señalan que el dolor es una parte muy valiosa de su existencia presente. Realizan comentarios como: "Cuando me despierto por la mañana y siento el dolor en las articulaciones, sé que sigo vivo". ¿Por qué algunos ancianos viven el dolor de este modo, mientras que para otros supone una grave amenaza?

Una parte de la respuesta reside en el significado del dolor. En los ancianos, como en el resto de la población, la interpretación que atribuyen a la sensación dolorosa depende de la localización, la intensidad, la frecuencia y la duración del dolor, claves todas ellas, tanto para el paciente, como para el clínico, de la posible morbosidad de la afección que el dolor representa. Además, diversos factores, como las contingencias ambientales, el deseo de mantener una cierta actitud de estoicismo y el equilibrio que presente el anciano, entre ecuanimidad y ansiedad, van a afectar a la experiencia y a la expresión del dolor.

La comprensión del papel que juega el dolor en la condición humana representa un reto eterno. Muchas veces, se atribuyen los síntomas a acontecimientos vitales que, en realidad, pueden ser y pueden no ser los factores causales. Ese tipo de explicaciones son muy útiles –para el paciente y para el médico–, sobre todo, en lo que se refiere a los dolores que son limitantes para el sujeto. Aunque el valor práctico de esos modelos explicativos descienda ante la presencia de una afección biológica más grave y agresiva; incluso en ese caso, el reconocimiento del modo que tiene el paciente de entender su dolor puede proporcionar la ocasión de aliviar en, cierto grado, su ansiedad y su sufrimiento.

Los pacientes ancianos, en particular, suelen presentar combinaciones poco frecuentes de síntomas. Algunas veces, las razones del dolor no están demasiado claras; otras, no sufren las molestias que, por lo general, están asociadas a una determinada enfermedad y que causan dolor. Por ejemplo, puede que un anciano con neumonía no tosa o no tenga fiebre y que su único síntoma sea una caída.

Aunque algunas personas mayores tiendan a adornar sus síntomas, la experiencia clínica nos advierte que, con frecuencia, tratan de minimizar la importancia de los síntomas. Quizás algunos ancianos simplemente no experimenten sus síntomas con tanto dramatismo como lo haría una persona más joven. Esta diferencia puede reflejar cambios reales en el sistema nervioso, asociados a la edad, que provocan una ralentización y una disminución de la estimulación aferente, lo cual ayuda en el proceso de afrontar el dolor. O tal vez, el restar importancia a los síntomas se produzca porque el anciano desarrolle otras vías psicológicas para manejar sus molestias. Quizás sí note el dolor en las articulaciones, pero piense, acostumbrado como está a sufrir dolores, que no merece la pena mencionarlo. En resumen, vemos que el modo que tiene cada paciente de informarnos sobre sus síntomas depende (1) de los cambios sensorio-perceptuales y (2) de las estrategias de manejo del dolor, que pueden incluir la negación, la autodistracción o la reinterpretación de los síntomas como una parte natural del proceso del envejecimiento.

Implicación en actividades significativas y objetivos: efectos sobre la función

Uno de los temas más destacados de la tercera edad es el conflicto entre la dependencia, por un lado, y la separación y el aislamiento, por el otro.

EJEMPLO: RAUL Y JULIA SALCIDO, HACIENDO UNA VIDA NUEVA TRAS HABER SUPERADO LA BARRERA DE LOS OCHENTA

Raul y Julia llevaban 30 años viviendo en un tranquilo pueblo, lejos del bullicio de la ciudad. Durante todos esos años, no había habido ninguna razón que les obligara a trasladarse. Sin embargo, a medida que los años avanzaban, empezaron a sentirse lejos de sus hijos, ya que éstos vivían a una distancia considerable de su pueblo. El matrimonio Salcido no pertenecía a ningún grupo parroquial o social. Aunque tenían bastantes amigos, éstos contaban con sus propias familias y actividades, por lo que sentían que no había nadie a quien pudieran recurrir en caso de que uno de ellos padeciera una enfermedad grave.

Cada vez eran más conscientes de la posibilidad de que uno de los dos sufriera una apoplejía, se cayera y se rompiera la cadera, o de padecer algún problema grave. De todos modos, conocían ya el sabor de la incapacidad: Julia tenía una degeneración artrítica bastante severa en las caderas y en la columna vertebral. A veces, le costaba levantarse de la cama. Raul sufría un dolor muscular crónico, producido por una fibromalgia, y tenía también un enfisema moderado y una bronquitis recurrente. Ambos estaban de acuerdo en que era mejor morir que ir debilitándose poco a poco y verse obligados a recurrir a extraños para que se ocuparan de ellos.

Raul y Julia hablaron de sus preocupaciones con sus hijos, cuya respuesta fue unánime: "Si tenéis problemas, nos gustaría poder cuidar de vosotros. ¿Existe alguna posibilidad de que os vengáis a vivir un poco más cerca de nosotros? Si no os importa trasladaros a nuestro pueblo y comprar una casita junto a la nuestra, estaremos encantados de cuidar de vosotros el tiempo que haga falta. Sería un honor y un placer".

Algunos de los hijos pensaron también que la alternativa contraria, el mudarse ellos al barrio en el que vivían sus padres, podría ser interesante. Así que, en los dos años siguientes, varios hermanos acabaron trasladándose a la zona de residencia de los padres. De todos modos, el dilema del señor y de la señora Salcido continuó, pues vivían en un pueblo muy remoto en el que no había ambulatorio, así que, aunque tenían a la familia cerca, les preocupaba el aspecto médico.

En la época en la que se estaban planteando todo eso, una médico se trasladó al pueblo y montó la consulta a unos pocos metros de la casa de uno de los hijos. Los Salcido, entonces, vieron que un cambio sería factible. Compraron una vieja casa, junto a la de su hijo, que requería una reforma amplia; de hecho, cuando se mudaron, no tenían agua corriente ni electricidad. Se pasaron todo ese invierno sin electricidad y sin agua, y arreglando la vieja casa.

La señora Salcido, una mujer bastante delicada que padecía dolores a diario, se ocupó de la pintura interior de buena parte de la enorme casa. El verano siguiente, una amiga le preguntó de dónde había sacado la energía para hacerlo. Le dijo: "Es extraño. Todas las noches, cuando me metía en el saco de dormir, me sentía tan cansada que me preguntaba si me moriría esa misma noche. Pero, a medida que me iba quedando dormida, pensaba en lo bueno que sería levantarme a la mañana siguiente y acabar de pintar una nueva pared. Me producía una alegría inmensa cubrir una sucia y fea pared de pintura fresca y hermosa. Hacía muchos años que no me sentía tan llena de energía. Hacía muchos años que no veía a mi marido tan lleno de energía. No sé de dónde procede. ¡Mi esposo, con sus 80 años, trabaja 15 horas al día! Se queja de fatiga y, al final del día, apenas puede caminar; pero, a la mañana siguiente, ¡se levanta a las 5 o a las 6 para trabajar!"

La historia de los Salcido ilustra las ventajas potenciales, para los ancianos, de vivir con desafíos que para ellos sean manejables y familiares. Estos retos pueden incluir actividades tan diversas como la limpieza de la casa o del jardín, caminar un par de kilómetros todos los días para recoger el correo o las provisiones. No es preciso que uno viva como un pionero para experimentar estos desafíos físicos. En la vida cotidiana, existen tareas, como la jardinería, la limpieza y el trabajo voluntario, que son muy sanas, tanto a un nivel físico, como espiritual. El objetivo de todos estos desafíos familiares consiste en añadir significado, sentido y valor a la vida. Cuando la vida ha perdido su sentido y su fin, es frecuente que los síntomas se experimenten como si tuvieran un carácter muy grave.

En algunos momentos, en los que al señor Salcido le dolían mucho los músculos y las articulaciones, se sentía tan mal que apenas podía levantarse de la cama. La doctora le recetó antiinflamatorios. El señor Salcido los rechazó, diciéndole: "Respeto su opinión, pero primero quiero buscar otras vías". Siempre que fuera posible, prefería los tratamientos de la medicina alternativa. Le había oído hablar a un amigo del polen de abeja, una alternativa no tradicional que se acomodaba a su estilo rebelde. Tomaba polen de abeja, bebía un té especial y, en un par de horas, se sentía mucho mejor. En los días siguientes, en los que su actividad en el jardín iba en aumento, sus dolores experimentaban una mejoría notable. ¿Qué era lo que había cambiado, el dolor o el sufrimiento que éste le causaba? ¿O ambos? Su respuesta fue: "Bueno, me sigue doliendo. Prácticamente, todo el tiempo. Pero el dolor no es tan malo, no me molesta tanto, porque me divierte lo que hago".

Cuando los médicos escuchan historias de mejorías espectaculares, debidas a hierbas o al polen de las abejas, una parte de ellos desea decir: "¡Vamos!" Pero esta reacción no sirve más que para mantener un punto de vista particular en cuanto al funcionamiento de las personas; no favorece en nada la comprensión de la perspectiva del paciente. Es fundamental partir del punto de vista del paciente.

Eso es lo que hizo la médico del señor Salcido. Le animó a que siguiera utilizando ese sistema que tan bien le iba, fue capaz de aceptar su lenguaje, su experiencia y sus valores, en tanto en cuanto no le causaran ningún perjuicio. ¿Cuántas veces los clínicos y la familia respetan las iniciativas de los ancianos? Es frecuente que, en lugar de ello, acaben ridiculizándoles o tratándoles con condescendencia.

Existen muchos pacientes que recurren a métodos alternativos de cuidados; pero que evitan mencionarlo a sus médicos, por temor a que éstos los pongan en ridículo y a que, por lo tanto, se vea comprometida su confianza en dichos tratamientos.

Los Salcido llevan cuatro años viviendo en su bonita y cómoda casa. El salvaje bosque y las rocosas campas se han transformado en bellos jardines. Todos los años, se fijan un nuevo objetivo: la ampliación del jardín o la construcción de una nueva valla.

En una ocasión, la señora Salcido fue a visitar a unos amigos que vivían a tres horas de coche. Por alguna razón, posiblemente porque el asiento que ocupó era muy combado y porque, durante el largo trayecto, apenas se movió, empezó a sentir un dolor muy fuerte. Dos días después, cuando volvió de su viaje, fue incapaz de salir del coche sin que la ayudaran.

Acudió a su médico y le preguntó qué podía hacer. Ésta la examinó y le planteó: "¿Qué siente que necesita hacer? ¿Siente que necesita moverse o que necesita quedarse en la cama?"

La señora Salcido exclamó: "Bien, creo que necesitaría moverme, pero me da miedo causarme un mal mayor".

La médico le respondió: "Si usted piensa que necesita moverse, entonces haga todo lo posible por moverse".

Durante la semana siguiente, la señora Salcido se desplazó por la casa sirviéndose de sus manos y de sus rodillas. No podía mantenerse de pie. Por las mañanas, se deslizaba de la cama al suelo e iba gateando hasta el cuarto de baño, donde se arrastraba para alcanzar el inodoro. Después, bajaba las escaleras gateando, llegaba a la cocina y preparaba el desayuno con la ayuda de su esposo.

El marido y los hijos, claro está, la ayudaban mucho. La animaban a que hiciera todo lo que pudiera, pero también le decían: "Si necesitas algo, dínoslo". Parecía que, de este modo, ella había encontrado su equilibrio. En un semana, ya pudo empezar a caminar, un poco inclinada hacia delante y con la ayuda de su familia. En los meses siguientes, pudo moverse sola, inclinada hacia delante, apoyándose en las paredes. Se forzaba a salir y a caminar todos los días. Se obligaba a limpiar la casa. En la actualidad, un año después, camina derecha. Se asegura de andar un kilómetro todos los días para recoger el correo.

Esto ilustra la importancia de contar con el apoyo de una familia que potencia más la autonomía que la dependencia y la indefensión, que potencia la independencia; pero capaz también de reconocer las crecientes limitaciones, en cuanto a fuerza, memoria y resistencia física, a medida que los años pasan. Este caso muestra, asimismo, la importancia de que los consejos médicos guarden relación con el estilo personal y con el sistema de creencias del paciente. En este caso, la paciente sentía que el movimiento era muy importante, y su médico apoyó esa idea.[1]

El dolor como mensajero

Muchas veces, los pacientes no son conscientes de que los problemas de la vida se pueden disfrazar en forma de síntomas tales como el dolor. El abordaje de este aspecto exige grandes dosis de sensibilidad y un sólida relación de confianza con el paciente.

El clínico tiene que estar dispuesto a escuchar los diversos mensajes que se hallan implícitos en las quejas de sus pacientes. Dichos mensajes pueden hablar, tanto de pérdida, conflicto, cambios difíciles en las circunstancias vitales, estrés, soledad, fracaso o problemas de personalidad; como de la determinación y de la perseverancia del paciente. El reconocimiento de todo ello es fundamental para el establecimiento del tratamiento adecuado. Pero incluso más, este reconocimiento puede ser muy nutricio para el paciente, puesto que expresa una comprensión profunda y el respeto por una vida y por un alma.

Sin embargo, ese tipo de comunicación no resulta sencilla. El paciente prefiere centrarse exclusivamente en su dolor y puede que se resista al esfuerzo del clínico por atender otros aspectos. Pero es fundamental que el profesional se forme una opinión clara sobre el problema, mientras escucha y observa al paciente, para ayudarle a ir centrándose, poco a poco, en cuestiones diferentes a las médicas. De este modo, es posible no sólo que se revelen problemas vitales aún no resueltos, sino que se facilite también la conciencia, por parte del paciente, de sus virtudes. Esta conciencia, a su vez, le recuerda al anciano el lugar preponderante que ocupa en el orden del universo; y esto es muy importante para mantener viva a una persona.

Existen dos tipos fundamentales de nutrición: una es la comida que ingerimos y la otra es el conocimiento del significado, del sentido y del valor de nuestra vida. Cuando se pierde la conciencia en torno al significado y al sentido, tendemos a sentir que ya no hay un lugar para nosotros en este mundo. En estas circunstancias, algunas personas pierden el deseo de vivir –pero puede ocurrir que sólo sean conscientes de sus dolores físicos.

Una nueva conexión con el sentido de la vida

En algunos casos, la tarea prioritaria del clínico consiste en ayudar a la persona a que se vuelva a conectar con el lugar que ocupa en el orden del universo. Esto, en parte, se puede hacer valorando al paciente: “Usted vale mucho. Sigue siendo importante”.

---

1. Quizá sea importante señalar que el clínico y la familia sólo apoyarán las elecciones del paciente si el criterio médico estima que ello será en beneficio y por el bien del paciente.

El respeto de los valores del paciente requiere una gran flexibilidad y paciencia por parte del clínico. Tenemos que conocer y respetar el modo en que la persona se enfrenta al mundo. ¿Se trata de un individuo que quiere controlar su destino?, ¿o prefiere adoptar una actitud mucho más pasiva en relación a sus propios cuidados? De nada sirve repetirle a una persona que se encuentre en este último caso: "Bien, ¿qué cree usted que necesita?" Su respuesta será: "Doctor, *¿usted* qué cree que debería hacer?"

Los ancianos pueden ejercer el control planteando preguntas, expresando deseos o insistiendo en la continuación de una larga tradición en su forma de hacer las cosas, sea o no importante el dolor que padecen. Si tienen otros problemas incapacitantes o si su voz y su poder están mermados por distintas razones, entonces no es una estrategia demasiado útil insistir en un cierto método de tratamiento o en una medicación concreta. Cuando una persona es capaz de tener una opinión firme, el sentido de sí misma se mantiene; es una forma de controlar el propio destino. Si el tratamiento amenaza o altera ese sentido, entonces el anciano siente que ha perdido el timón, la dirección, la energía y la autonomía. Paradójicamente, a veces, tratamos de eliminar el dolor en personas que sienten que no tienen nada más a lo que agarrarse. La flexibilidad es el primer paso del tratamiento.

Ejemplo: Señora Yee, 60 años, con dolor en la rodilla

A la señora Yee, una mujer que llevaba una vida muy activa, le encantaba ir a bailar con su marido y viajar. El dolor en la rodilla se inició mientras bailaba. Había mejorado un poco; pero, al de unos días, volvió a la pista de baile y el dolor se instauró de nuevo; esta vez, con más intensidad. Tenía la rodilla hinchada y apenas podía caminar. Al ver que el dolor no cedía, empezó a preocuparse y, una semana después, vino a verme.

En el examen de su rodilla, no encontré (SL) indicios de daños serios en los ligamentos ni de ningún otro tipo de lesión. Parecía tratarse de la combinación de un ligero "desgaste" en la articulación y de un ligero esguince muscular. Le aseguré que, si dejaba de bailar por un tiempo, hacía unos ejercicios, se ponía hielo sobre la rodilla y la cuidaba un poco, en seis u ocho semanas, se sentiría mucho mejor. Se mostró satisfecha con mis sugerencias.

Un mes más tarde, cuando volvió a mi consulta, me dijo que se sentía mucho, mucho mejor. Tras manipular, presionar y darle unos pequeños golpes en la rodilla, estuve de acuerdo con ella en que iba muy bien. La señora Yee me dijo, como excusándose: "Supongo que debo decirle que fui a ver a un médico chino". Mientras me decía esto, estudiaba mi cara con atención, esperando mi reacción.

Repliqué: "Me parece estupendo".

La señora Yee parecía aliviada. "¿No está enfadado conmigo?"

Le respondí: "No, me alegra que haya conseguido un tipo de ayuda que le ha servido. ¿Cree que le ha servido?"

Me dijo: "Sí, creo que me ha ayudado. Envolvieron unas medicinas, una especie de hierbas, alrededor de mi rodilla y, después, me pusieron una venda encima, y me sentí mejor. Me dijeron que repitiera esta misma operación todos los días y que siguiera haciendo las cosas que usted me había mandado. Así que siento que los dos métodos me han ayudado. Pero tenía miedo de que se enfadara conmigo por haber acudido a otra persona".

Le señalé que pensaba que era muy afortunada por haber sido capaz de recurrir a expertos pertenecientes a mundos diferentes y por haber conseguido unirlos y ponerlos al servicio de su problema.

Me dijo: "Me alivia mucho que no esté enfadado. ¿Cree que debería seguir viendo al médico chino?"

Le contesté: "En la medida en que usted crea que le va a resultar útil, estará bien".

Dos semanas más tarde, volvió de nuevo a mi consulta. Había empezado, poco a poco, a bailar, y me contó que los problemas de la rodilla casi habían desaparecido. Añadió: "He estado pensando mucho en la idea de volver a ver al doctor chino. No creo que la medicina que él me dio me ayudara, pero pienso que, para mí, fue importante ir a verle, porque, cuando era pequeña, en China, ése era el tipo de médico al que solía acudir".

La señora Yee fue muy consciente de sus necesidades. Se dio cuenta de que, recurriendo a los sistemas de su cultura de origen, se iba a sentir más tranquila. Buscó tranquilizarse a través de lo familiar.

RESPUESTA A LA ANSIEDAD: ESTABLECIMIENTO DE UN NUEVO TIPO DE BIENESTAR

Para poder informar y tranquilizar adecuadamente a un paciente, el clínico ha de invertir una cierta cantidad de su tiempo y ha de estar dispuesto a conocer los temores de aquél. Se trata de miedos que se ocultan en la oscuridad, hasta que un clínico, dispuesto a escuchar, los encuentra.

Allen Barbour (1995) describe el proceso de aprender a escuchar el significado psicológico de la queja del paciente en *Caring for Patients: A Critique of the Medical Model.* El autor subraya que es muy importante reconocer que muchas quejas somáticas constituyen vías socialmente aceptables de decir: "Tengo miedo. Me siento solo. He sufrido una pérdida". Las observaciones de Barbour sugieren que, si nos centramos exclusivamente en las quejas somáticas del paciente, su experiencia de pérdida puede acentuarse. Es como si el clínico le dijera al paciente: "Su sensación de pérdida no es importante para mí". El objetivo, plantea Barbour, consiste en buscar los mensajes implícitos en el discurso del paciente y en darle una respuesta, tanto a la queja somática, como a los mensajes que ésta oculta. "Comprendo que se sienta solo. ¡Me alegro de que haya venido a verme!" Esta respuesta se puede expresar con palabras, a través de la conducta y por el tono de voz. El paciente necesita saber que, para el profesional, el encuentro es importante.

RECONOCIMIENTO DE LOS ASPECTOS POSITIVOS DEL PACIENTE

Mientras escuchamos atentamente las quejas de paciente en torno a su dolor, nos centramos también en sus puntos fuertes. El reconocimiento entusiasta y afectuoso de los aspectos positivos del paciente forma parte del proceso de ayudarle a revivir su lado vital y sano. Este reconocimiento mejora, además, la relación terapéutica y ayuda a desviar el centro de atención de las quejas somáticas.

EJEMPLO: SEÑOR BILLINGS, 82 AÑOS, CON DOLORES GENERALIZADOS

El señor Billings, fuerte, independiente y capaz de valerse por sí mismo, tenía el aspecto de un hombre de 70 años. Sin embargo, en ese momento, le dolía todo –la espalda, los hombros, las manos, las rodillas, los pies, etc.–. Le dije (WF): "George, tiene usted 82 años y está en una excelente forma. Mírese bien, se ocupa del jardín y trabaja duro. ¿Qué es lo que le ocurre? La verdad es que está en muy buena forma". En las dos visitas siguientes, me dijo, con una sonrisa: "¡Dios mío!, me he sentido muy bien. Verdaderamente, estoy en una forma excelente".

El peligro, cuando a los pacientes ancianos les recordamos sus aspectos más fuertes y positivos, es que parezca que les estemos tratando con actitud de condescendencia o de simple desdén. Es muy importante mostrarse sinceros a la hora de comunicarles el respeto que sentimos por ellos. Debe producirse una unión entre: por un lado, una escucha atenta de la queja concreta; por el otro, una respuesta directa y (cuando sea adecuado) indirecta a las preocupaciones latentes del paciente. El alcanzar un equilibrio entre ambas es un reto en el que se han de implicar la mente de un estratega y el corazón de un artista. Tenemos que ser activos y prestar gran atención; pero, al mismo tiempo, nos mantendremos en silencio y observaremos. Y debemos ser muy conscientes, también, de nuestras propias necesidades y motivaciones cuando nos relacionamos con un paciente; de otro modo, descubriremos, demasiado tarde, que, en lugar de escuchar, lo que hemos hecho ha sido condescender.

COMBINACIÓN DE INTELECTO E INTUICIÓN

Hace algunos años, Siegel (1990) proclamó que el amor hacia el paciente constituía un instrumento muy poderoso del que, en la medicina de los Estados Unidos, se prescindía. Compartimos su preocupación sobre la esterilidad y la debilidad de la medicina de alta tecnología. Pero sus ideas, pobremente desarrolladas, encierran una paradoja, ya que representan, al mismo tiempo, la fuerza y la debilidad. En su libro, echamos de menos la enorme complejidad y riqueza de la vida humana. Según el punto de vista del autor, si nos mostramos lo suficientemente amables, intuitivos y afectuosos, nuestros pacientes recuperarán su buena salud –al margen de su problema concreto–. La reacción lógica a esta perspectiva consistió en afirmar lo contrario, que la salud y la enfermedad no guardan relación ni con las emociones humanas, ni con las consecuencias de los acontecimientos vitales. Sin embargo, se podría mantener la esperanza de alcanzar un enfoque de la experiencia humana que sintetizara esos puntos de referencia tan limitados y que incluyera la amplia y profunda complejidad de la vida humana.

En cierta ocasión, en la que hablamos con un anciano de todas estas cuestiones, él se mostró muy elocuente: "Personalmente, me gustaría encontrarme con un doctor que fuera amable, y sensible, pero que también me mirara el oído, me examinara el abdomen y, cuando fuera necesario, me hiciera alguna prueba. Si voy a un terapeuta, no busco una persona demasiado afectuosa. Deseo que sea alguien sensible, seguro; pero espero también que sea serio y honesto. Quiero que las personas que se ocupan de mí piensen, que sean verdaderos seres humanos. Algunas veces, esas personas están cansadas, se muestran impacientes o aburridas. Cuando necesito el amor incondicional de alguien, voy a visitar a mi madre. Ella no es crítica conmigo, simplemente, se sienta, me toma la mano y me dice: 'Eres estupendo'. Me da una palmadita en la cabeza y me dice: 'Me alegra mucho que estés aquí'. Pero mi madre no es una buena médico o una buena terapeuta para mí".

Muchos pacientes buscan la ayuda de clínicos que posean una gran agudeza intelectual y a los que no les importe pensar, analizar y ser críticos; valoran también a los clínicos dispuestos a correr el riesgo de "causar problemas" de una manera amable, mostrándose concienzudos y mencionando los aspectos negativos. Todos necesitamos eso. Es en ese contexto en el que el amor se vuelve vivo y compasivo. Se vuelve real. Pero incluye también, y no lo hemos de olvidar, la irritación, la confusión y la impaciencia.

En ocasiones, les contamos a nuestros pacientes ancianos que estamos confusos respecto al tratamiento. Por ejemplo: "En este momento, me siento como si estuviera ciego. Estoy confuso, tengo dudas sobre cómo le van a ir las cosas. Necesito más información. Hasta que no la obtenga, no voy a estar demasiado seguro de cómo mejorar su dolor". Muchas veces, no sentimos lo que podría denominarse una preocupación "afectuosa", sino más bien una *responsabilidad* que, en su fuerte determinación, incluye la amargura, la vehemencia y la dulzura. El clínico debe decirse a sí mismo: "Aunque no sienta una preocupación afectuosa, me voy a pelear con esto, porque quiero cuidar de este paciente y quiero ayudarle".

FRUSTRACIÓN Y ENFADO HACIA LOS PACIENTES

Si, cuando tratamos a un paciente con un problema médico, sentimos un cierto cariño por él, parece que ese afecto tiene un gran valor terapéutico. Pero se trata de un sentimiento que no lo experimentamos siempre del mismo modo ni en el mismo grado. Muchas veces, los pacientes que sufren dolores crónicos se sienten muy frustrados. Debido a la cronicidad de su malestar y a la renuencia de muchos clínicos a implicarse en relaciones profesionales prolongadas, muchos de esos pacientes se vuelven muy poco honestos en su intento de manejar su dolor y la reacción de los que les rodean. Son pacientes para los que el profesional se convierte en un obstáculo que les impide alcanzar sus objetivos. Cuando estos pacientes no consiguen un alivio para su sufrimiento y/o cuando se producen situaciones de drogodependencia, son frecuentes las conductas de manipulación. Es una situación complicada para el clínico.

Una de las cosas más efectivas que podemos hacer con estos sujetos es mostrar nuestras cartas, incluido el hecho de que nos sentimos frustrados y que no estamos demasiado seguros de hacia dónde vamos. Esto puede tener un efecto terapéutico. Paradójicamente, una comunicación tan franca, si está libre de culpa (¡qué tarea tan complicada!), puede ayudar a que el clínico y el paciente se sientan de nuevo como un equipo, justo en el momento en el que empezaban a pensar que eran adversarios. En última instancia, una comunicación transparente promueve la honestidad y ayuda a reducir la conducta manipuladora del paciente y la conducta evitativa del profesional.

EL PAPEL DE LA IMAGINACIÓN Y DE LA SUGESTIÓN

Los pacientes ancianos pueden, del mismo modo que los jóvenes, beneficiarse de las intervenciones terapéuticas basadas en la imaginación y en la sugestión, pese a que los temas que ocupan esa imaginación varíen con la edad del paciente. La imaginación de los jóvenes suele estar ocupada por el mismo tipo de imágenes que se encuentran en los libros populares y en las películas: animales listos, acción y aventura o romance. Los ancianos, por otra parte, acostumbran a utilizar su imaginación como una herramienta que les ayuda a ver los acontecimientos del pasado y del futuro desde una perspectiva diferente, para así encontrar o profundizar en el significado de sus circunstancias presentes. Si reducimos ambos extremos a la búsqueda de una experiencia y de un dominio físico, en los jóvenes, frente a la búsqueda de un significado, en los mayores, este contraste nos conduce a la opinión de Erik Erikson sobre el desarrollo humano y nos recuerda la importancia de mantener siempre una perspectiva evolutiva.

Ejemplo: Señor Kay, 67 años, sufre neuralgia del trigémino

El señor Kay sufría una neuralgia del trigémino desde hacía cuatro años. Los efectos secundarios que le causaba la medicación eran peores que el propio dolor. Había probado también la acupuntura, las hierbas medicinales, el *biofeedback* y la medicación, sin que ninguno de ellos resolviera sus síntomas. Sufría un ataque fuerte cada dos semanas aproximadamente; pero, en los intervalos, el dolor era muy frecuente. De hecho, en nuestro primer encuentro, calificó la intensidad del dolor, en ese momento, de 4 sobre 10.

En los últimos seis meses, el señor Kay había restringido considerablemente sus actividades. Era un consumado violinista amateur, que participaba en los conciertos locales y que formaba parte de la junta directiva de una gran compañía de ópera. Aparte de su familia, en la que se incluían ocho nietos, la música era su gran pasión.

Le gustaba también cocinar platos especiales para sus amigos y para su familia. A medida que el dolor iba en aumento, tanto en intensidad como en frecuencia, se fue volviendo más retraído y sentía que su vida, tan rica y variada, se le escapaba.

Nacido en Polonia, cuando tenía 14 años, le enviaron al campo de concentración de Auschwitz, junto a su madre y a su hermana. A su padre, que fue apresado por los nazis, nunca más volvió a verle. El señor Kay, su madre y su hermana sobrevivieron milagrosamente a Auschwitz. Tras la liberación y después de pasar varios meses de rehabilitación, recobraron su salud física y emigraron a los Estados Unidos. El señor Kay conoció a su esposa en América, donde formaron una familia y desarrollaron sus carreras profesionales con gran éxito.

Cuando conocí (SL) al señor Kay, me impresionó su calidez y su buen humor. Confiaba en que el tratamiento le ayudara a mejorar su insoportable dolor. Tras una breve conversación, le pregunté si desearía vivir una experiencia que, tal vez, le resultase agradable e interesante, al mismo tiempo. Aceptó con entusiasmo y me preguntó qué debía hacer. Le invité a que se sentara cómodamente en la silla y a que cerrara los ojos, para así poder observar más fácilmente algunas escenas agradables. Sonrió y comentó que él solía hacerlo muy a menudo, cuando escuchaba música. Le propuse que le permitiera a su mente flotar libremente, hasta que empezara a notar imágenes o pensamientos agradables. Al mismo tiempo, le propuse también que respirara muy despacio y hondo, y le hice algunos comentarios sobre la profunda relajación que podría experimentar, desde la cara y la cabeza, hasta la punta de los dedos de los pies.

Tras tres o cuatro minutos de relajación, el señor Kay comentó que tenía en su mente la imagen de la Orquesta Sinfónica de San Francisco. Podía verla con nitidez y describirla con todo detalle. Después de insistirle un poco, empezó a escuchar la música con gran claridad. Era una de sus piezas favoritas: la "Música a la Luz de la Luna" de la ópera *Capriccio*, de Richard Strauss. Lleno de sentimiento, describió la música como sensual, suave y ligeramente melancólica. Después de varios minutos, suspiró y, con una sonrisa, me dijo: "La música ha finalizado". Le invité a que, de forma gradual, fuera volviendo a mi consulta y a que abriera los ojos. Al abrirlos, parpadeó; luego, sonrió de nuevo.

"¡Qué experiencia más agradable!", dijo. Le pregunté si su dolor se había modificado "en algún sentido". Se quedó pensando un momento y luego, con cierta sorpresa, me dijo: "Sí, de hecho, ha desaparecido completamente. Ahora que lo pienso, no noto ningún dolor".

Nos vimos en varias ocasiones más, en sesiones de tratamiento que duraron alrededor de 45 minutos cada una. Lo que más le gustaba era pasar el tiempo de las sesiones escuchando música, y me explicaba que, para él, la música era como un líquido intenso y sanador que arrastraba su dolor y su sufrimiento.

Además, y esto era muy importante para el señor Kay, esas experiencias representaban la decisión que él había tomado, cuando llegó a los Estados Unidos, de dedicarse a vivir la vida al máximo. El placer que le proporcionaban las artes, incluidas la poesía, la literatura y la música, era un modo muy satisfactorio de disfrutar de la vida con los amigos y con las personas amadas. Todas esas experiencias parecían actuar como un antídoto contra los horrores que había padecido en el campo de concentración nazi. Me comentó también que, cada vez que recordaba los años pasados en Auschwitz, de pronto, aumentaba la intensidad de su dolor. Por consiguiente, se cuidaba mucho de evocar recuerdos de su infancia, por miedo a que volvieran las imágenes desagradables y le provocaran un gran dolor. Prefería dedicarse por entero a su familia, a la música y a toda la belleza de la vida que pudiera capturar y experimentar.

Me tentaba mucho suponer que, de algún modo, se dolor estaba conectado con la negación de unos sentimientos o recuerdos que debían ser experimentados de nuevo o expresados. En varias ocasiones, cuando surgió el tema, le pregunté si pensaba que le ayudaría profundizar en algunos de sus sentimientos y experiencias. Su respuesta, tras escuchar atentamente mis palabras, siempre era la misma, que tendría en cuenta mi propuesta. Nunca se mostró irritado o impaciente por mi pregunta. Al final, me dijo que, aunque comprendía la lógica de mi planteamiento, confiaba en su decisión de mantener alejados todos esos malos recuerdos.

Me planteé una nueva cuestión: ¿Tendría recuerdos *agradables*, de los que también se hubiera desembarazado? Le pregunté si le gustaría hacer un viaje a la época feliz de su niñez. Pareció muy sorprendido y, al principio, un poco receloso; pero, después, estuvo de acuerdo en intentarlo.

Le pedí, como había hecho hasta entonces, que le permitiera a su mente vaciarse, que cerrara los ojos, respirara hondo y empezara a viajar al lugar y al tiempo que quisiera. En unos pocos minutos, presentaba el aspecto de estar tan relajado como en el resto de las sesiones. Después, la expresión de su cara pareció un poco más intensa que lo habitual. Empezó a hablar despacio, con suavidad, como si se encontrara en medio de un sueño y lo estuviera relatando. Veía a su familia de origen en casa, en Polonia. Describió con todo detalle los campos verdes y los árboles que se encontraban junto a la casa. Veía la puerta de entrada, el relieve de la madera y la manilla de bronce brillante. Abrió la puerta y entró. Se encontró en la habitación en la que dormía de niño.

Tras un largo rato de silencio, sonrió y me habló del papel de las paredes y de la textura de la pintura del techo. Después, siguió un nuevo silencio, parecía hallarse profundamente sumergido en alguna escena. 20 minutos después, le invité a que, poco a poco, cuando estuviera preparado, fuera volviendo al presente. Tras tres o cuatro minutos, la respiración del señor Kay indicaba un despertar gradual y una vuelta a la conciencia.

Al final, abrió los ojos y sonrió. Al describir la textura y el color del papel de su habitación, los ojos se le llenaron de lágrimas. Había observado, incluso, un pequeño arañazo en la pared que él mismo había hecho un día que se encontraba tumbado en la cama escuchando el trino de los pájaros. Sólo él conocía la existencia del arañazo. Ahora, al ver ese papel tan familiar, y tan largamente olvidado, empezó a experimentar una serie de recuerdos agradables.

Después, se vio a sí mismo fuera de la casa, era invierno. Caminaba por la nieve con su hermana. Iban cogidos de la mano, llevaban puestos los guantes y la bufanda. Se sentía seguro y tranquilo. El frío punzante del aire del invierno le devolvió la sensación de excitación por estar en la calle jugando. Experimentó, de nuevo, el cansancio y el hambre, y la sensación de calor y de bienestar del interior de la casa. Recordó todo esto con lágrimas en los ojos, y pensé que iba a sentir una gran tristeza por la pérdida de esa época dorada de su vida.

El señor Kay, por el contrario, estaba feliz de haber descubierto que aún conservaba recuerdos e imágenes intensos. Me dijo: "Hace muchísimos años que no recordaba todo esto, le estoy muy agradecido. Siento que ya nunca me van a abandonar".

Los dolores fueron disminuyendo poco a poco, así que estuvimos de acuerdo en posponer nuestro próximo encuentro. Varios meses más tarde, vino a verme y me explicó que, en las últimas tres semanas, había sufrido una serie de dolores en la cara. Los atribuía al cansancio y al estrés que le había provocado una enfermedad reciente de su mujer.

La sesión que realizamos consistió en escuchar mentalmente la "Música a la Luz de la Luna", de *Capriccio*, durante unos 20 minutos. Cuando abrió los ojos, lanzó un hondo suspiro y, con una sonrisa en la boca, me dijo: "Esto es igual que tomar una medicina, bueno, es mejor. Me siento feliz de ser capaz de detener el dolor con tanta facilidad y de una forma tan agradable".

Una semana después, me llamó para decirme que, siempre que sentía que el dolor iba a volver, se sentaba un rato en silencio y cerraba los ojos. Algunas veces, tocaba una de sus piezas musicales favoritas; otras, escuchaba mentalmente la música y la acompañaba de la imagen de la orquesta. Le alegraba mucho poder contarme que eso le ayudaba a mejorar su malestar. El dolor siguió disminuyendo y, en una sesión de seguimiento realizada un año después, me informó de que había sufrido muy pocos ataques.

El caso del señor Kay ilustra cómo un enfoque basado en la imaginación, con muy pocas sugestiones explícitas, ayuda a los pacientes a descubrir una senda nueva. Aunque estuve tentado de explorar en lo que, seguramente, era un pozo profundo de dolor emocional; por suerte, pude resistirme y respetar el deseo del señor Kay de mantener sus recuerdos enterrados. Esto me ofreció la posibilidad de pensar en el valor potencial que podría comportarle el volver a experimentar los recuerdos agradables. Él fue capaz de hacerlo, y los beneficios que obtuvo fueron muy reseñables. Este caso me ayuda a recordar la importancia de que no nos aferremos demasiado a nuestras hipótesis psicológicas y a nuestros deseos personales respecto a un paciente. Aunque los tengamos presentes, debemos explorar otros caminos, quizá no tan evidentes.

Si bien el señor Kay mejoró de forma substancial, tal vez otros pacientes, que presenten síntomas similares, no lo hagan. Debemos estar dispuestos a debatir con el paciente las diversas opciones del tratamiento, empezando por los enfoques psicológicos y llegando hasta los métodos más estrictamente médicos.

Ejemplo: Señora Birch, 65 años, con múltiples y recurrentes dolores

Aunque a la señora Birch le encantaba contar historias divertidas y hacer bromas, daba la impresión de que su humor tenía siempre un matiz amargo. Había acudido a su médico de familia, a internistas, cardiólogos, gastroenterólogos, neurólogos, reumatólogos, psicólogos y psiquiatras, con quejas que incluían: visión borrosa, debilidad, mareos, náuseas, cansancio, dolor de cabeza crónico, dolor en la mandíbula, en la garganta, en el pecho y en el abdomen.

De todas estas quejas, las más continuas eran el dolor de cabeza y el dolor en el pecho. Llevaba años padeciendo todos estos síntomas; pero, en los últimos meses, parecía que la intensidad y la frecuencia de los dolores había aumentado. Los médicos y los profesionales de la salud mental que la habían examinado pensaban que estaba un poco deprimida. Sin embargo, ni los antidepresivos, ni la psicoterapia individual habían servido para mejorar su depresión.

Después de realizarle electrocardiogramas, electroencefalogramas, rayos X en el pecho, pruebas de rutina, endoscopia, papilla de bario, escáner, psicoterapia y consejo psicológico, los médicos le dijeron a la señora Birch, en distintas ocasiones, que no entendían por qué seguía sufriendo todos esos problemas. Se pusieron en marcha varios tratamientos, en los que la señora Birch, normalmente, mostraba un gran entusiasmo y determinación iniciales; pero, en unas pocas semanas, al ver que no se sentía mejor –algunas veces, incluso, se sintió peor–, ponía fin al tratamiento.

Como mis colegas sabían que había empleado con éxito la imaginería y la sugestión en casos bien complicados, me enviaron (SL) a la señora Birch. Se mostraba colaboradora y entusiasta con todo lo que le ofrecía; sin embargo, nada de lo que le fui proponiendo, a lo largo de nuestras diversas sesiones, parecía ayudarla.

La señora Birch era una mujer muy activa, teniendo en cuenta la cantidad de achaques que padecía. Llevaba más de cuarenta años casada con un hombre con el que, en apariencia al menos, mantenía una buena relación. Acababan de jubilarse los dos: el marido, de un puesto como ejecutivo en un banco; ella, del departamento de ventas de una gran cadena de supermercados. Siempre habían participado, y seguían haciéndolo, en obras de caridad y en los proyectos que se llevaban a cabo en su comunidad. Sus tres hijos y sus nietos vivían relativamente cerca de ellos, por lo que organizaban frecuentes encuentros familiares.

En un principio, lo que más me llamó la atención respecto a la señora Birch fue su aspecto atractivo. Su pelo, que aún conservaba el color rubio miel de su juventud, se mezclaba ahora con un tono grisáceo. La piel fina de su cara, ligeramente bronceada, no mostraba más arrugas que las de los alrededores de la boca y de los ojos. De no haberlo sabido, hubiera pensado que sería, por lo menos, 15 años más joven. Conservaba, prácticamente, la misma figura y la misma altura desde hacía 30 años. Deduje todo esto del álbum de fotos que me trajo, en una ocasión, para enseñarme a sus nietos cuando todavía eran unos bebés. En la primera página del álbum, aparecía la fotografía de su boda. Estaba tan sumamente bella que, por un segundo, sentí cómo se me paraba el corazón. No necesitaba hacer dieta, pero cuidaba sus comidas y hacía ejercicio para mantener su figura esbelta y atlética. Jugaba a tenis todos los días, con su marido y con amigos.

A diferencia de lo que me había ocurrido con otros "pacientes imposibles", disfrutaba de la presencia, en mi oficina, de una mujer que, pese a sus constantes quejas, era muy agradable e, incluso, divertida. En diversas ocasiones, le dije que podía imaginarla triunfando como humorista de algún club nocturno, por su habilidad para ver la parte cómica de casi todas las experiencias. Sin embargo, su sentido del humor adoptaba, con frecuencia, la forma de una sátira amarga, indicio de la presencia oculta de una inmensa cólera.

Al final, le afirmé, con toda franqueza, que deseaba comprender y resolver sus problemas, pero que sus visitas me recordaban mis deficiencias como clínico.

"Tengo que admitir", le dije, "que no sé cómo ayudarla. Esta idea me causa bastante pesar, porque es usted una persona muy amable y buena".

Su respuesta me causó un gran asombro, la señora Birch sonrió y me dijo muy suavemente: "Muchas gracias".

Pronunció estas dos palabras con tanto sentimiento, que tuve la impresión de que mi comentario había sido para ella algo más que un simple cumplido que anunciaba mis limitaciones. Me preguntó si podría volver unas semanas más tarde.

Estuve a punto de contestar: "Si cree que eso le va a servir de ayuda..."; pero recordé que nada parecía ayudarla y, tal vez a un nivel intuitivo, me di cuenta de que no se trataba de eso. Simplemente, le dije: "Sí, por favor, venga siempre que lo desee".

De modo que, durante varias semanas más, las visitas continuaron igual. La señora Birch me informaba de cómo iba su cortejo de síntomas; muchas veces, presentaba un aspecto abatido y enfermo. Pero no dejó nunca de ponerme al corriente de otros temas más alegres, como el de sus nietos o el de un próximo viaje con su marido. Parecía como si estas cuestiones la sacaran un poco de la penumbra, pese a que siempre terminara con una mirada de infelicidad. Por muchas preguntas que le planteara o por muchas posibilidades que tomara en consideración, la mujer seguía siendo un enigma para mí. Lo único que podía hacer era disculparme, por no poder ofrecerle ningún enfoque que la ayudara; entonces, ella sonreía dulcemente y me daba las gracias con una expresión de gratitud que no creía merecer.

Un día, me dejó un mensaje urgente en la oficina, me pedía que la llamara lo antes posible. Cuando contestó al teléfono, su voz sonaba cansada. El dolor de pecho había vuelto; pero, esta vez, era un dolor muy, muy fuerte que, hacia arriba, le llegaba hasta la mandíbula y, hacia abajo, le abarcaba el brazo izquierdo. Sentía que apenas podía respirar. Por un momento, pensé en decirle que fuera a urgencias.

De pronto, me dijo: "Ha sido horrible". Su voz sonaba como si estuviera llorando.

"¿Qué ha sido horrible?", le pregunté.

Se produjo un largo silencio, sólo interrumpido por una respiración irregular. Al final, susurró: "El sueño".

"¿Qué es lo que ha soñado?" No se produjo ninguna respuesta. "¿Cuándo ha tenido el sueño?" Seguí sin obtener respuesta. Miré al reloj. Mis pacientes me estaban esperando. Me preguntaba si la señora Birch, a pesar de todas las prueban a que había sido sometida, estaría sufriendo un ataque al corazón. Sentía una mezcla de exasperación y de preocupación. Finalmente, me dijo: "Esta noche pasada. Me ha despertado. No me podía volver a dormir". Su voz era triste.

Me sentí, de nuevo, dividido entre la curiosidad por el sueño y la preocupación de que estuviera teniendo un ataque al corazón mientras me hablaba de su sueño. "¿Podría hacerle unas pocas preguntas sobre su dolor de pecho? ¿Cuándo empezó?"

"Durante la noche. Cuando tuve el sueño".

Bien, pensé. Quizá esté sufriendo un ataque cardíaco; pero, según parece, tenemos que descubrir en qué ha consistido ese sueño. "Señora Birch, ¿me podría contar algo de ese sueño?"

"No, no puedo recordarlo".

"¿No puede recordar el sueño? Dice que ha sido horrible. ¿Recuerda algo?"

"No. Bueno, quiero decir que no quiero recordarlo".

"Si ahora le resulta demasiado duro pensar en el sueño, no tenemos por qué hablar de ello. Lo que quiero es averiguar qué es lo que le provocó el dolor del pecho".

"El sueño".

"¿Qué quiere decir?", le pregunté, a mi pesar, pues pensaba que necesitaba un examen médico urgente y, sin embargo, al mismo tiempo, sentía que ese sueño podría ser una clave importante para entender su dolor. Pero, al igual que la señora Birch, en ese momento, no quería pensar en ello.

"El sueño ha sido espantoso. Era en un coche. Eso es todo lo que recuerdo. Me gustaría poder borrarlo. Siento como si me estuviera muriendo".

Pensé, una vez más, en las distintas opciones terapéuticas: ¿enviarla a un especialista?, ¿al psiquiatra o al psicólogo a los que había acudido con anterioridad?, ¿decirle que viniera a verme a última hora del día?, ¿mandarle a urgencias? Me sentía muy confundido y lleno de dudas. Tal vez unas pocas preguntas más podrían ayudarme.

"Señora Birch, ¿cree que le vendría bien averiguar más cosas sobre el sueño?"

"Creo que sí". Ahora, su voz sonaba más tranquila, tenía incluso un cierto tono de autoridad.

"¿Le importaría cerrar los ojos durante unos momentos? Trate de hacer volver a su mente la escena del coche". Se produjo un nuevo silencio, interrumpido sólo por su respiración irregular. Empecé, también yo, a notar un dolor en el pecho, provocado por la enorme ansiedad que me causaba el pensar que estaba actuando como un gran insensato.

"De acuerdo", dijo finalmente. "Estoy sentada en un coche".

"Bien, describa todo lo que pueda ver". Aunque sentía que estaba siendo un insensato, pensaba que era muy importante explorar el sueño, no sólo para resolver el dolor de ese momento, sino también para solucionar sus quejas crónicas.

"El coche es un descapotable. Yo conduzco. Mi madre está sentada en el asiento delantero, junto a mí. Siento que soy joven... tendré unos 15 ó 16 años. Llevo puesto un vestido precioso y un sombrero de la época. Eso es todo".

"¿Puede ver la carretera? ¿Puede ver dónde está?"

"Estamos en el campo. En medio de la carretera, hay un policía". Su voz sonaba asustada y temblorosa de nuevo.

"En la medida en que se sienta capaz de hacerlo, cuénteme todo lo que está ocurriendo".

"El policía me señala, con la mano, que detenga el coche. Camina hacia el coche..." En ese momento, la señora Birch comenzó a sollozar.

"¿Hay algo más?", estaba convencido de que la exploración del sueño era realmente importante.

"Sonríe. Se inclina y... se inclina e introduce su mano dentro de mi vestido, sobre mi pecho. ¡Y me sigue sonriendo!"

"¿Qué hace su madre?"

"Mira hacia delante, como si no estuviera pasando nada".

"¿Qué está ocurriendo ahora?"

"Le empujé la mano, pero..." El relato se vio de nuevo interrumpido por sus sollozos. Unos instantes después, continuó: "Trataba de empujarle, pero ¡sacó su pistola y me la puso en la cara!" Entonces, rompió a llorar como si fuera una niña a la que le hubieran roto el corazón. Seguí con la oreja pegada al auricular, escuchando un dolor que, seguramente, afloraba después de muchos años.

Unos minutos más tarde, la señora Birch confirmó mi sospecha de que el dolor en el pecho había desaparecido. Le pedí que viniera a verme a última hora. Esa tarde, en mi oficina, me contó su doloroso secreto. A la edad de 16 años, había sido violada por un amigo de la familia. Como les suele ocurrir a muchas mujeres que han sido violadas; de algún modo, se sentía culpable. Confundida por la culpa y por el temor a la desaprobación de sus padres, llevaba 50 años guardando el secreto. Además, el hombre la obligó a mantener con él varias relaciones sexuales más durante todo el año siguiente, hasta que él se fue a vivir a otra ciudad. La amenazaba con enviar una carta a sus padres, a menos que accediera a sus peticiones.

Afortunadamente, el sueño fue una ventana a través de la cual la señora Birch pudo empezar a ver una parte de sí misma con una luz nueva. En nuestras sesiones siguientes, traté de proporcionarle un contexto seguro en el que ya no volviera a sentirse sola con su dolor y en el que sintiera, desde la perspectiva de una mujer adulta, que esa adolescente no era la culpable de la violación. Al final, fue capaz de empezar a curar un dolor que la había invadido durante mucho tiempo.

Es evidente que los clínicos no pudimos hacer nada por la señora Birch hasta que ella no estuvo preparada. Y esto, probablemente, dependía de una multitud de factores –internos, familiares e interpersonales.

Podríamos preguntarnos sobre el proceso que vive un paciente hasta estar preparado para el cambio terapéutico. El modo en que se desarrolla ese estado en una persona determinada es tan misterioso como el secreto de una buena mezcla de ingredientes, cocinados en el tiempo exacto y que logran un apetitoso remedio para el hambre. Mi capacidad para ayudar a la señora Birch, por fortuna, no dependió de mis conocimientos iniciales respecto a ella; requirió grandes dosis de paciencia por mi parte –paciencia con la falta aparente de progresos y con mi incapacidad de serle útil–. Mirando hacia atrás, pienso que las palabras que le dije sobre mi falta de comprensión no eran un gesto estratégico de modestia, sino la expresión honesta de mi estado de desconcierto –combinado con una cierta curiosidad y con la firme intención de insistir–. Para ser honesto, creo que una parte de mí se sentía optimista por *algo* de nuestra relación; de otro modo, tal vez no hubiera podido continuar.

La señora Birch, que para mí era un enigma, no se limitó a comportarse como una receptora pasiva del tratamiento. Ahora, me doy cuenta que fue una compañera activa del proceso. En la medida en que su comprensión se lo permitía, continuó buscando la causa de su sufrimiento –enterrado durante años (literal y simbólicamente) en un olvidado pecho–. Cuando se produjo el sueño, me instó a seguir, asegurándome que el sueño era, de hecho, la llave de su pecho.

Esta experiencia ilustra también cómo la imaginación puede proporcionar una ventana por la que asoma el material intrapsíquico excluido de la expresión verbal. El sufrimiento, cuando alcanza la conciencia, ya no necesita manifestarse a un nivel somático.

Para no emocionarnos demasiado con la resolución tan satisfactoria de este caso, tenemos que recordar que no todos los casos de dolores inexplicables se resuelven tan felizmente. En situaciones similares, puede ocurrir que el paciente tenga un problema médico que no ha sido aún identificado; en el caso de un trastorno somático, la causa subyacente puede ser multifactorial y difícil de descubrir.

CONCLUSIÓN

Éstas son algunas estrategias concretas, útiles para el tratamiento del dolor en los ancianos:

1. *Desarrolle una relación de confianza a lo largo del tiempo.* Esto implica continuidad y visitas regulares. Al paciente le queda bien claro que es usted el que se va a ocupar de su problema.
2. *Establezca las normas básicas.* Esto es muy importante cuando se emplean drogas potencialmente adictivas para controlar el dolor. Además de coordinarnos con el médico de atención primaria, el paciente debería tener claro que no ha de utilizar el servicio de urgencias para obtener drogas y que cualquier cambio en cuanto a la dosis supondrá una decisión conjunta entre ustedes dos.
3. *Utilice los recursos comunitarios.* Si el anciano se encuentra aislado, podría visitarle una enfermera del servicio público de salud. Algunos ayuntamientos cuentan con programas de ayudas a domicilio para personas mayores. Existen, además, planes de asistencia para los ancianos que se encuentran incapacitados.
4. *El dolor es un asunto que involucra también a la familia.* La familia y los amigos deberían implicarse en el cuidado del paciente. Es importante animar a la pareja, o a algún otro miembro de la familia, a que acompañe al pacien-

te a las consultas. La comprensión del punto de vista de las personas próximas al paciente es de un valor inestimable para el abordaje del dolor.

5. *Recurra a la actividad física.* Debemos insistir al paciente para que, diariamente, realice actividades físicas. "Quiero que, dos veces al día, dé unas vueltas por los alrededores de su casa". Emplee una terapia física adecuada, que incluya ejercicios de estiramientos, para mejorar su fortaleza física y su movilidad; así como un programa específico de rehabilitación. De este modo, el anciano se sentirá mejor y se volverá más activo.
6. *Emplee técnicas de relajación y técnicas hipnóticas.* Ayude al paciente a practicar una relajación profunda y a relajarse mientras visualiza escenas serenas. Grabe este proceso, de forma que el anciano pueda practicar en casa, utilizando la cinta como una herramienta que le motive y como un recurso para la memoria.
7. *Cuando, en la vida del paciente, exista un vacío o una falta de sentido, ayúdele a "llenar su vida".* Envíe al paciente a ver al trabajador social de su zona para que, por ejemplo, le proponga actividades concretas de voluntariado.

Hay algo muy triste y muy injusto en el dolor de las personas mayores. Bien sea la voz de un corazón herido, de las oportunidades perdidas, bien sea la queja por el cansancio, por los huesos doloridos o por un despiadado cáncer, el dolor es un cruel intruso que se inmiscuye en un periodo de la vida que podría ser el momento de la satisfacción, de la reflexión y de la paz.

Muchas veces, el cuidado de los ancianos y de sus dolores es frustrante y difícil; al mismo tiempo, constituye un trabajo que repercute en nuestro propio futuro. El proceso de integrar la emoción del dolor con los acontecimientos médicos nos ayuda a encontrar una senda práctica y sentida a la vez. En ocasiones, se abandona a los ancianos bajo una manta de penumbra sin esperanza o bajo la inútil búsqueda en la medicación o en la distracción vacía. Las personas mayores merecen que reconozcamos nuestra propia tristeza e insatisfacción. Esta tristeza no es depresión o autocompasión, sino que procede del reconocimiento honesto de la pérdida que conlleva el dolor en esa edad. Tal vez, sólo mediante la expresión de esa tristeza, encontremos el camino de la compasión y de la energía necesarias para ayudar de verdad al anciano.

Epílogo: cuando fracasamos

Joseph Barber y Samuel LeBaron

Billy, de doce años, odiaba las agujas y las clínicas; pero padecía una leucemia linfoide aguda, lo que significaba que tendría que soportar agujas y clínicas. Vino a verme (SL), acompañado de su madre, en busca de ayuda para su dolor y para la ansiedad que le provocaban los procedimientos médicos. Al principio, se limitó a escuchar, con suma atención, la conversación que manteníamos su madre y yo; poco a poco, empezó a hablar y terminó uniéndose a nuestra charla.

Expresó el deseo de que disminuyeran su dolor y su preocupación, pero añadió, en tono de desánimo: "Nada podrá ayudarme". Le expliqué que las técnicas basadas en la imaginación del propio sujeto habían ayudado a otros niños y le ofrecí el mismo tipo de ayuda. Aunque hablaba con entusiasmo, he de admitir que, en el caso de Billy, tenía más dudas de las habituales. De todos modos, el chico estuvo de acuerdo en probar el método que yo le proponía.

En nuestro encuentro siguiente, un día más tarde, el primer comentario de Billy fue: "¡Qué fea es esa corbata que llevas puesta! ¿De dónde la has sacado?" Mi respuesta pareció asustarle y desarmarle: miré mi corbata, le dije que me divertía utilizar corbatas feas y le pregunté si le gustaría que, para la próxima vez que nos viéramos, me pusiera una todavía peor. Sonrió y dijo: "Sí, estaría muy bien".

Sentí, no sin cierto malestar, que había desviado el golpe con tranquilidad, pero con una falta total de honestidad. La verdad era que me gustaba mi corbata y que me había molestado que un chiquillo desafiara mis gustos. Incluso, cuando desvié la conversación hacia su familia, sus mascotas y sus programas de televisión favoritos, seguí oscilando entre la simpatía que sentía hacia Billy y el enfado que me había provocado su insolencia.

En cualquier caso, pensé, nuestro trabajo no es la psicoterapia; sin embargo, eso es lo que él necesita, alguien con tiempo y dispuesto a escuchar sus temores y su rabia. Comencé a sentirme hipócrita, por centrarme sólo en su reacción ante las pruebas médicas; cuando, en realidad, suponía que debía estar luchando también contra la cuestión de la muerte. Me avergonzaba mi reacción tan superficial –y falsa–. Empecé a sentirme molesto con Billy, por formar parte de mi confusión.

Incómodo y molesto, hice caso omiso de mis pensamientos confusos y seguí hacia delante. Cuando le pregunté si podría imaginarse un tren en miniatura, pues sabía que esto le gustaba, me dijo que sí podía, pero que no quería. Además, había cambiado de opinión y había decidido que nada podría ayudarle y que, por lo tanto, las sesiones ya no tenían sentido.

La verdad era que tenía razón. Y la verdad en torno a mí era que este rechazo me enfadaba y me avergonzaba a la vez. Cuando Billy ingresó en el hospital, seguí realizando visitas de "cortesía", que él recibía con cordialidad y educación, pero sin permitir que nada importante ocurriera. En las semanas siguientes, su estado físico y médico se fueron deteriorando rápidamente; Billy murió dos meses después de nuestro primer encuentro.

Me hubiera gustado, al menos, haber podido pararme y escuchar su rabia. Si le hubiera dicho: "Siento mucho que no te guste mi corbata". Entonces, en lugar de ser tan ingenioso, me hubiera sentado junto a él, en medio de su miedo y de su ira...

En estos momentos, veo con dolorosa claridad las necesidades de Billy y mis errores. En su día, no fui capaz de hacerlo.

Este capítulo explora la experiencia del fracaso en el tratamiento. Hasta ahora, el libro ha estado dedicado, principalmente, a la descripción y a la exploración de diferentes enfoques terapéuticos que suelen ser efectivos para tratar el dolor y el sufrimiento. De hecho, la mayoría de la literatura clínica se preocupa casi exclusivamente de los tratamientos exitosos. Cuesta encontrar debates sobre los fracasos de los tratamientos. Todos los clínicos estamos familiarizados con la experiencia del fracaso en nuestras terapéuticas; pero rara vez, en especial los psicoterapeutas, tenemos ocasión de hablar de ello con otros colegas. En este capítulo, se describen algunos de nuestros tratamientos fallidos, con la esperanza de que esto le ayude a aprender de nuestras experiencias.

Los clínicos sabemos que no siempre tenemos éxitos en los tratamientos de nuestros pacientes. Además, un mismo enfoque, unas veces, funciona y, otras, no; dependiendo de... bien, ésta es la cuestión que nos interesa. ¿Cuáles son los factores que conducen al éxito terapéutico?, ¿y al fracaso? ¿Qué control tenemos sobre esos factores?

Estamos interesados en explorar los reveses en los tratamientos, por cuatro razones:

1. Queremos que se reconozca que los fracasos terapéuticos forman parte de la práctica clínica.
2. Confiamos en que la exploración de estos casos nos ayude a identificar la causa del fracaso, de modo que podamos sacar conclusiones.
3. Creemos que el reconocimiento de los fracasos terapéuticos es un paso necesario hacia nuestra madurez como clínicos, y queremos dar ese paso y, quizá también, ayudar a otros a que lo den.
4. La conciencia y la aceptación de nuestras limitaciones humanas nos permiten crear un lugar de honestidad, de contacto y de bienestar con nuestros pacientes y con nosotros mismos.

¿QUÉ SUBYACE AL FRACASO DE UN TRATAMIENTO?

¿El fracaso en un tratamiento se debe al paciente o al clínico? Es posible que esta pregunta no tome en consideración la compleja interacción que se establece entre los clínicos y sus pacientes. Veremos ejemplos en los que quizá fueran las propias limitaciones del paciente las que debilitaron el tratamiento y lo hicieron fracasar. Es importante identificar, tan pronto como sea posible, los recursos y las limitaciones de un paciente. Presentaremos también ejemplos de nuestras propias limitaciones, así como de las circunstancias clínicas complejas que determinan un fracaso.

Los pacientes que sufren dolores tienen motivos muy variados para acudir a un tratamiento. Mientras que el paciente que padece un dolor agudo, probablemente, se sienta ambivalente a la hora de buscar una ayuda externa; la persona que lleva un tiempo largo soportando dolores, como consecuencia de dicha experiencia, ha sufrido un cambio importante: la mejoría del sufrimiento ya no es su único objetivo. El sujeto, además del dolor constante, padece también sus consecuencias: descenso de productividad en el trabajo –incluso, pérdida de empleo–, y el trastorno económico que ello conlleva; pérdida de la sensación de la propia valía; dificultades de pareja y familiares; pérdida del apoyo social de amigos y compañeros; efectos secundarios de la medicación; pérdida de la salud física general, por la inactividad; y los efectos psicológicos de todos estos cambios, en especial, bajo la forma de una depresión reactiva.

Muchas veces, el paciente se mantiene en un equilibrio inútil entre las ganancias secundarias, por un lado, y las pérdidas funcionales, por el otro. Cualquier cambio en su vida, incluida la reducción de su dolor, va a alterar ese equilibrio. Dicha alteración puede constituir una oportunidad para la maduración y el crecimiento; sin embargo, si ese equilibrio satisface las necesidades psicológicas más profundas del paciente, es muy probable que el clínico se tope con obstáculos muy frustrantes que compliquen el tratamiento.

Para que un tratamiento sea efectivo, el clínico debe ser muy consciente de ese equilibrio que acabamos de describir y ser muy cuidadoso a la hora de promover cambios. Las técnicas psicológicas, por sí mismas, carecen de sensibilidad;

eso nos corresponde a nosotros. Podemos ayudar a un paciente a que sea consciente del equilibrio y a que, poco a poco, lo vaya modificando. Pero, puesto que ningún clínico es infalible en su sensibilidad y en su criterio, será inevitable que nos encontremos con pacientes a los que no seamos capaces de ayudar.

¿Podríamos ser un poco más profetas? ¿Podríamos formarnos un juicio fiable, al comienzo del proceso, respecto a si un paciente determinado se va a beneficiar de nuestro tratamiento? ¿Cómo y cuándo determinamos que nuestros objetivos terapéuticos y nuestras técnicas son los adecuados para las necesidades del paciente? Son cuestiones sencillas, pero cuya respuesta supone una reflexión amplia. En las páginas siguientes, proponemos algunas tentativas de respuestas. Ahora, vamos a explorar la desagradable experiencia del fracaso terapéutico, a través de una serie de ejemplos de pacientes a los que no pudimos ayudar. Tal vez, haya aquí muchas lecciones que debamos aprender.

Ejemplo: Dolores, 34 años, con un dolor en la parte superior de la cabeza

Cuando la vi entrar en mi despacho, pensé (JB) que la forma de caminar de Dolores mostraba una cierta tristeza. Iba toda vestida de negro, desde el sombrero de amplias solapas, hasta las plataformas de sus sandalias. Dolores padecía un dolor tremendo en la coronilla. Me explicó que su dolor era como una especie de "hormigueo", como una "descarga", como algo que "quemaba". Después de haber sido evaluada y tratada, sin éxito, por medio de técnicas cognitivo-conductuales en una clínica especializada, le aconsejaron que probara el tratamiento hipnótico.

El dolor había comenzado unos meses atrás, cuando la mujer observó una pérdida de cabello en el vértice del cuero cabelludo. (Los exámenes físicos determinaron que la caída de pelo no era significativa.) Como unos pocos días antes se había teñido el pelo, pensó que tal vez esto había dañado su pelo. Creía que la única solución para su problema era la cirugía, pese a que era incapaz de explicar cómo podría ayudarla.

Estaba convencida de que la luz del sol era especialmente perjudicial para el cuero cabelludo, así que llevaba una lámina de aluminio circular en la parte superior de la cabeza, sujeta con unas horquillas. Para asegurarse de que la luz del sol no le alcanzara la cabeza, utilizaba siempre sombreros muy ajustados.

Dolores tenía la certeza de que su cuero cabelludo había quedado dañado y que nada podría ayudarla, excepto la cirugía.

La primera entrevista reveló que Dolores estaba felizmente casada, que tenía dos hijos (de uno y cuatro años) y que, aparte del dolor, no era consciente de que en su vida hubiera ninguna otra fuente de tensión o de infelicidad. Mi impresión era que Dolores sufría un delirio somático, lo que, desde mi punto de vista, era un problema serio; pero no aprecié otros síntomas psicológicos. No le apliqué ninguna prueba psicológica (como hago siempre), pues, de la clínica del dolor, me enviaron las que allí le habían realizado, y, al revisarlas, no encontré nada destacable. El examen médico no descubrió la causa del dolor de la paciente.

No estaba muy seguro de cómo ayudar a Dolores, pero pensaba que el tratamiento hipnótico serviría para reducir los síntomas o para obtener información diagnóstica adicional. Aunque no confiaba mucho en el nuevo método, Dolores aceptó el tratamiento y estuvo de acuerdo en volver unos días más tarde. Sin embargo, al marchar, me recordó que la única solución para curar el "tejido dañado" era la cirugía.

En la siguiente visita, Dolores llevaba también un llamativo traje negro; pero, esta vez, sus botas era de un rojo brillante. Pensé que, seguramente, este cambio en el vestir sería importante, aunque no alcanzaba a entender por qué. Dolores reaccionó bien a la inducción hipnótica y mostró varios fenómenos hipnóticos, entre ellos, una adecuada respuesta a la sugestión poshipnótica. Le ofrecí sugestiones encaminadas a que se sintiera mejor y menos afligida, respecto al "dolor en la coronilla", y a que notara cómo las sensaciones iban disminuyendo en intensidad. Al finalizar, se mostró satisfecha con la experiencia, y quedamos en vernos dos días más tarde.

En la siguiente sesión, Dolores llevaba puesto el sombrero negro, una blusa negra y una chaqueta negra; pero, esta vez, había cambiado los pantalones negros por otros rojos, que le hacían juego con las botas. Me seguía llamando mucho la atención una forma de vestir a la que no sabía muy bien qué interpretación asignarle.

Dolores me explicó que se sentía más o menos igual que al comienzo del tratamiento. Sin inmutarme, volví a presentarle una serie de sugestiones hipnóticas para que sus molestias le afectaran menos, para que las sensaciones de la coronilla se modificaran y para que disminuyera la intensidad de su dolor. Al final de la sesión, me dijo que se sentía mejor. El dolor seguía presente, pero parecía un poco menos intenso y a ella le preocupaba un "poco" menos.

Cuatro días después, cuando Dolores llegó a la consulta, observé que llevaba puesta una prenda roja más que la última vez. Sólo la blusa y el sombrero eran negros esta vez. Aunque no pensaba que estuviera deprimida, me preguntaba si este cambio indicaría una cierta modificación en su humor sombrío. Me volvió a decir que se sentía igual; de todos modos, su discurso indicaba que estaba menos obsesionada con el dolor. Las sugestiones hipnóticas que le ofrecí iban encaminadas a potenciar este último aspecto y a que disminuyera la intensidad de su dolor. Quedamos en vernos cuatro días más tarde.

Como quizá ya habrá imaginado (aunque yo no lo hice), Dolores llegó a nuestra siguiente sesión toda vestida de rojo. Estaba realmente estupenda. Le comenté que ya no llevaba ninguna prenda negra. Al tiempo que sonreía, me respondió: "Supongo que esto funciona, ¿no?" Pero volvió a insistir en que su dolor no había variado nada desde el comienzo del tratamiento; de todas formas, añadió, ahora ya no pensaba tanto en ello.

Pensé que íbamos por el buen camino, ya que, aunque las sensaciones de dolor siguieran presentes, le preocupaban menos; por lo que podría, poco a poco, ir dirigiendo de nuevo su atención hacia otros aspectos de su vida. Le presenté nuevas sugestiones, construidas sobre la premisa de que continuara despreocupándose del dolor en la coronilla. Y quedamos en vernos tres días más tarde.

Sin embargo, Dolores debía de tener otros planes. Al día siguiente, se despidió de su marido y de su hijo cuando se fueron a sus obligaciones respectivas, le pidió a una vecina que le cuidara a la pequeña de un año, mientras iba a "hacer unas compras". Después, según parece, volvió a su casa, la limpió de arriba a abajo, se tumbó en la cama y se pegó un tiro en la coronilla con una pistola del calibre 38 que su marido y ella tenían como medio de protección. Lo primero que pensé, cuando el marido me contó lo sucedido, fue que, al final, había recurrido al único remedio –la cirugía– que creía efectivo para eliminar sus sensaciones. Mi segundo pensamiento fue menos agudo: Dolores había conseguido eliminar su malestar, pero el precio que pagaron ella y su familia fue demasiado alto. ¿Qué podía haber hecho yo para aliviar su sufrimiento? ¿Por qué fracasó el tratamiento?

Más adelante, supe que el psicólogo que me la había enviado tenía pocas esperanzas con respecto al tratamiento de Dolores. El resto del equipo se había sentido también muy perdido. Parecía que nadie sabía cómo "llegar" a esta mujer.

Cuando pienso en Dolores, me pregunto si no habremos pasado por alto las implicaciones y las posibles consecuencias de su idea delirante. ¿Por qué no pensamos en la posibilidad de administrarle neurolépticos? Tal vez, si la medicación hubiera modificado las ideas de Dolores sobre su malestar y si hubiera podido centrar su energía en otros temas, el dolor se habría visto atenuado y se habría beneficiado de un tratamiento conjunto de psicoterapia y de medicación. Por desgracia, nunca lo sabremos. El marido atribuía la muerte de Dolores a una "enfermedad terminal". Quizá fuera así.

Ejemplo: Señor Adams, catedrático de 52 años, con dolor de cabeza

Su neurólogo, un especialista en cefaleas, me envió (JB) a este geólogo y conocido miembro de nuestra universidad, con una carta en la que me indicaba que era un caso muy complejo, pero que, en su opinión, el hombre estaba muy "tenso" y podría responder bien a un "tratamiento hipnótico que le ayude a relajarse".

El señor Adams se quejaba de un dolor que el neurólogo había diagnosticado como "cefalea tensional atípica". Atípica, este término abarca un amplio y desconocido territorio, pero no aporta demasiada información. En aquel momento, yo era un psicólogo joven y no contaba aún con la confianza (o la competencia) suficiente como para pedir más información al neurólogo. Me hubiera sido de suma utilidad para, de entrada, contar con una concepción más clara de la etiología de las cefaleas del señor Adams.

La derivación de este paciente refleja un desconocimiento de la naturaleza del tratamiento hipnótico, al entenderlo como una "técnica de relajación". Como Banyai (1980) y otros autores han señalado, la relajación y la experiencia hipnótica son fenómenos independientes. Además, que yo sepa, no existe ninguna prueba que apoye la idea de que la relajación alivie el dolor. Incluso en el caso de que el dolor de un paciente sea el resultado de una tensión muscular (como ocurre en los síndromes musculo-esqueléticos), la simple reducción de la tensión, durante la sesión de tratamiento, sirve de muy poco.

En cualquier caso, acepté el caso del señor Adams, con la esperanza de poder crear, al menos, una analgesia temporal. (Lo que era realmente "atípico" de sus dolores de cabeza era su modo de definirlos: "implacables, invariables e incesantes" –esa falta absoluta de variación es muy poco frecuente–.) Yo creía que, si el paciente podía tomarse un pequeño respiro respecto a su dolor, ese alivio nos daría la oportunidad de crear un verdadero espacio psicoterapéutico, de modo que el paciente empezara a hablar y a experimentar una mejoría más real y duradera.

El señor Adams colaboraba bien, pero no respondía a las sugestiones. Todavía recuerdo su mirada, ecuánime y tranquila, como si estuviera esperando que el espectáculo empezara. Se mostraba siempre educado, amable, hacía todo lo que yo le pedía, pero no ocurría nada. Por ejemplo, le propuse que se imaginara en una tranquila pradera iluminada por el sol. Estaba sentado, con los ojos cerrados, y le pregunté qué veía. Me contestó que lo único que veía era "el interior del globo de mis ojos".

Seguimos viéndonos diariamente. Me planteaba muchas preguntas sobre los aspectos psicológicos que pudieran estar implicados en los dolores de cabeza –sin que ello sirviera para obtener resultado alguno, aparte de mi consternación cada vez mayor (y, tal vez, aunque no lo dijera, su propia frustración).

Al final, en la novena visita, el señor Adams me dijo: "Le agradezco mucho todo lo que está haciendo por ayudarme, pero creo que ésta va a ser la última vez que venga". No puse objeciones a su decisión; después de todo, parecía que no íbamos a llegar demasiado lejos. Me hubiera gustado ofrecerle una alternativa, pero no conocía ninguna. Ésta fue la última ocasión que le vi. Después, aunque fueron pasando los años, de vez en cuando, me acordaba de él y me preguntaba cómo hubiera podido ayudarle.

Habrá quien argumente que el problema consistió en una simple ausencia de receptividad hipnótica. Tal vez sea así. Pero lo que tengo claro es que, en realidad, no pude llegar al señor Adams, ni a un nivel físico, ni a un nivel psicológico, y mucho menos a un nivel hipnótico. Quizás lo único que hubiera podido hacer habría sido conversar y transmitirle mi sensación. Tal vez esa charla sí le hubiera interesado.

Ejemplo: Señor Butterworth, 79 años, con dolores en la boca

El señor Butterworth era un hombre sumamente agradable, un acaudalado marchante de arte retirado, que me fue enviado por su dentista (un profesional que tenía fama de ajustar muy bien las dentaduras postizas). Por desgracia, la dentadura postiza le provocaba fuertes dolores. Era un hombre muy apuesto y elegante en su forma de vestir, al que le preocupaba mucho su aspecto y que, por lo tanto, no podía quitarse la prótesis; pero le hacía tanto daño que, cada cierto tiempo, debía tomarse un descanso y retirársela.

En nuestra primera entrevista, descubrí (JB) que la expectativa del señor Butterworth respecto a la hipnosis consistía en que, utilizando un reloj de oro a modo de péndulo, le ordenara que cerrara los ojos, y su dentadura dejaría de causarle ese dolor tan tremendo. Cuando le dije que los métodos hipnóticos que empleaba se parecían muy poco a eso que en los clubs nocturnos llaman "hipnosis", aceptó mi explicación con elegancia y accedió a continuar, quizás un poco molesto, con la entrevista.

El dato más relevante que pude extraer de esa primera entrevista fue que el señor Butterworth tenía una personalidad narcisista y que se defendía de todo contacto emocional; sin embargo, insistió en "probar la hipnosis" para poder utilizar su dentadura postiza. Además, el señor Butterworth fue muy franco al contarme (tras recordarme que nuestras conversaciones eran confidenciales) que seguía llevando "una vida romántica activa" y que tenía varios amigos más jóvenes, una importante razón para querer parecer joven y apuesto. Para él era fundamental llevar puesta su dentadura, que no le causara dolores y, según sus propias palabras, llevarla "con discreción". Por otra parte, el señor Butterworth me dijo que, aunque oficialmente se hubiera jubilado hacía una década, estaba metido en varios negocios y empresas benéficas, alguno de los cuales le iba a suponer 15 ó 20 años más de dedicación. No tenía ninguna intención de dejar su trabajo sin terminar.

Era evidente que el señor Butterworth negaba su edad y que el problema con la dentadura postiza constituía un obstáculo a esa negación. Éste es un ejemplo claro de cómo el significado del dolor determina el tratamiento. El dolor era para el señor Butterworth el recordatorio de su avanzada edad, y esto le hacía sentir aún más dolor. Es importante señalar que, aunque la analgesia hipnótica pueda reducir las molestias físicas que causan las prótesis dentales, no puede influir en el malestar emocional que sufre una persona cuando no asume su edad.

El señor Buttworth respondía muy bien a las sugestiones hipnóticas; además, le divertía su receptividad, disfrutaba con la experiencia de catalepsia en el brazo, de anestesia en la boca y en la mandíbula, respondía bien a las sugestiones poshipnóticas y a la amnesia reversible. (Son fenómenos muy poco frecuentes en el contexto clínico; así que pensé que esa experiencia le llevaría a confiar más en mí y en el tratamiento. Quizá también a mí me hiciera sentirme más confiado.)

Curiosamente, el señor Butterworth respondía a todas las sugestiones importantes, pero sólo durante el tiempo que permanecía en mi consulta. Después, empezaba a sentirse cada vez peor, hasta que, pasados cinco minutos, la prótesis le producía el mismo dolor que sentía antes del tratamiento. Me dijo que, en casa, le resultaba "imposible" escuchar la cinta que recogía la experiencia hipnótica que realizábamos en la oficina, pues, con sólo pensar en la posibilidad de volver a oír la cinta, se ponía muy nervioso.

Al final, tras nuestra sexta sesión, recibí una carta del señor Butterworth, escrita con una elegante letra y en un bonito papel, en la que me daba las gracias por mis amables esfuerzos y me explicaba que debía hacer un viaje y que, "por desgracia, me va a resultar completamente imposible acudir a su consulta". Le llamé por teléfono a su casa, le agradecí su nota y le expresé mi pena porque no hubiéramos obtenido más éxitos. Él, por su parte, se mostró tan cortés como siempre y me expresó (creo que en un tono un tanto exagerado) su gratitud por la paciencia, la amabilidad y la consideración que había tenido hacia él (desgraciadamente, no me habló de mi efectividad), y me deseó suerte para mis empresas futuras.

Pensé, y ahora sigo pensando, que si hubiera podido ayudar al señor Butterworth a que aceptara mejor su edad, quizás habría tenido la oportunidad de ayudarle más con su dentadura postiza. Pero, por alguna razón, no fui capaz de explorar este importante aspecto.

Pese a que las dificultades psicológicas latentes de los señores Adams y Butterworth sean muy diferentes, analizándolas ahora, veo ciertas similitudes. En ambos casos, se mostraron muy colaboradores y parecía que estaban muy motivados para el cambio. Por desgracia, daba la impresión de que a ninguno de ellos le impactaba nada de lo que yo dijera o hiciera. Ahora sé que, con estos dos pacientes, me mostré muy inhibido en torno a determinados aspectos que tal vez fueran cruciales. (En el caso del señor Butterworth, por ejemplo, su edad era muy importante, pero su actitud tan radicalmente negadora me impidió hablar de esta cuestión con él.) Estas experiencias me han enseñado una lección: cuando el síntoma del dolor no responde bien al tratamiento, se debe explorar su significado o, tal vez, otros aspectos psicológicos menos obvios sobre el dolor o sobre la relación entre el paciente y el terapeuta.

Ejemplo: Señora Wilmington, 46 años, con dolor en el cuello

La señora Wilmington era una mujer divorciada, y sin hijos, que vivía sola. Vino a verme (SL) aquejada de un dolor recurrente en el cuello, hombros y cara. Anteriormente, había acudido a tres internistas, dos neurólogos y a un ortodoncista. Tenía varios diagnósticos: neuralgia del trigémino, dolor facial atípico, esguince de la vértebras cervicales y síndrome de dolor psicógeno.

Distintas pruebas realizadas en el cuello de la señora Wilmington mostraron cierto deterioro en la columna cervical, que podía dar cuenta de algunos de sus síntomas, pero no de todos. Le explicaron, además, que tenía una cifosis, entre leve y moderada, en la columna dorsal, que podría participar también en los síntomas. Ella notaba que sus síntomas se agravaban en épocas de estrés y de cansancio, y que parecían mejorar cuando se encontraba en estado de reposo; de todos modos, nunca llegaban a desaparecer del todo. Describió su malestar como un dolor fuerte e imprevisible que se mezclaba con una cierta sensación cortante, como de apuñalamiento. El dolor, en ocasiones, le atacaba los hombros y el cuello; otras veces, le subía hacia la mandíbula y hacia la cara. Algunas veces, sentía como si su pómulo izquierdo fuera a explotar, sensación que duraba dos o tres segundos. En una ocasión, el dolor fue tan fuerte que terminó en el suelo, de rodillas, y llorando.

Los diferentes abordajes médicos que se habían probado hasta el momento no habían dado muy buenos resultados. Además, los efectos secundarios que le provocaron algunos de ellos le pesaban más que los posibles beneficios. La señora Wilmington era una mujer agradable, inteligente y con un agudo sentido del humor. Durante los últimos tres años, había llevado el peso de una hermana mayor que sufría esclerosis múltiple y que estaba también divorciada; las dos mujeres se habían apoyado mutuamente en los momentos difíciles de sus separaciones; ahora, al producirse un empeoramiento en la enfermedad de la hermana, ésta se había visto obligada a trasladarse a la casa de la señora Wilmington.

Cuando le propuse la posibilidad de recurrir a técnicas terapéuticas basadas en el poder de su imaginación, estuvo dispuesta a intentarlo. Me escuchó con atención y respondió a todas las sugestiones que le fui presentando; sin embargo, ninguna de las sugestiones o imágenes lograban aliviar su dolor. Me comentó que le gustaba mucho sentirse tan relajada y que disfrutaba con las imágenes; por otro lado, suponía una gran frustración para ella que un método, que a otras muchas personas les había servido, no aliviara su dolor.

Seguí proponiéndole otro tipo de sugestiones, de técnicas de relajación y de imágenes, en la consulta y en casa, en las que incluí muchas de las sugestiones que encontré en las escalas estandarizadas de receptividad hipnótica. Realizó con facilidad los distintos ítems, lo cual reflejaba su talento hipnótico. Se implicaba mucho en las técnicas nuevas y, pese a que no lograba reducir su dolor, se mostraba muy optimista con la posibilidad de que un nuevo enfoque pudiera ayudarla, aunque sólo fuera un poco. Si bien, por las noches, dormía mejor y, por el día, estaba más relajada; seguía, no obstante, sufriendo su dolor.

Me desconcertaba que la señora Wilmington no se mostrara más desilusionada al ver que el dolor no disminuía. Por una parte, era evidente que sufría y que deseaba experimentar alguna mejoría; por otra parte, daba la impresión de que reaccionaba con una serenidad imperturbable al fracaso terapéutico –como si fuera éste el único resultado que esperara.

Mirándolo desde ahora, me llama la atención no haber explorado más sus deseos y sus sentimientos. (Tal vez no aceptara el peso del cuidado de su hermana; tal vez era una carga insoportable para ella, pero que no sabía cómo manejar.) En aquel momento, pensaba que era una mujer difícil e inflexible; pero, ahora, cuando miro hacia atrás, me veo a mí mismo igualmente inflexible, al no haber sido capaz de abordar el tema de su despreocupación aparente por el fracaso de la terapia. Supongo que entre los dos contribuimos a este fracaso.

Ejemplo: Señor Jackson, 42 años, sufría también dolores en el cuello

El señor Jackson vino a verme (SL) por un dolor de cuello crónico. Le habían realizado diversas evaluaciones y tentativas de tratamientos para un dolor que los distintos especialistas definían como: esguince de las vértebras cervicales, miositis y espasmo facial. Entre las modalidades de tratamiento, se incluyeron diversas medicaciones, masajes, terapia física y acupuntura; el diagnóstico había incluido exámenes realizados por neurólogos, rayos X y una resonancia magnética.

El señor Jackson era un hombre agradable, de modales suaves y que sonreía con facilidad. Me produjo la impresión de tratarse de una de esas personas que nunca experimentan sentimientos fuertes. Ni siquiera parecía demasiado frustrado por mis constantes y vanos intentos de tratar su dolor. Definió su trabajo como satisfactorio, ameno y bastante provechoso. Llevaba un año casado, y la descripción que hizo de la relación con su esposa fue en los mismos términos insulsos que utilizaba para describir cualquier otra cosa; así que era muy difícil saber si había o no tensiones en esa relación. No presentaba aspecto de hallarse deprimido y, en su historia, tampoco se apreciaban indicios de depresiones anteriores.

El señor Jackson fue enviado a nuestra clínica del dolor. Se le sometió a diversas sesiones de tratamientos en las que se probaron, sin éxito, diferentes enfoques: relajación, ejercicios, *biofeedback* y diversas medicaciones. Tras varias sesiones psicoterapéuticas, tanto el terapeuta, como el paciente pensaron que no era ése el camino por el que había que seguir.

Cuando el señor Jackson me planteó la posibilidad de un tratamiento hipnótico, estuve de acuerdo en que lo intentáramos. Al final de la primera sesión, me dijo que la experiencia había sido muy agradable y que, durante unos pocos segundos, se había sentido mucho mejor. Aunque se trataba de un alivio mínimo para él, se mostró ansioso por continuar con el tratamiento.

Llegó a la segunda sesión con una grabadora para registrar nuestra interacción. En la tercera sesión, me explicó que la cinta le relajaba mucho. Estaba entusiasmado, pero seguía sin lograr reducir la intensidad de su dolor. Al terminar la cuarta sesión, me anunció que había decidido interrumpir el tratamiento, pues pensaba que no le iba a ayudar.

Aún hoy, sigo desconcertado con el señor Jackson. Imagino que existiría algún problema importante esperando ser descubierto, lo que le hubiera ayudado a resolver su sufrimiento. Pero él no dijo nada, y yo no se lo pregunté.

¿Cuál es la razón por la que los clínicos, algunas veces, nos mostramos reacios a plantear determinadas preguntas? Es probable que se trate de los mismos factores que nos incomodan al margen de nuestra vida profesional: el temor a escuchar una respuesta demasiado embarazosa, el temor a ofender a una persona y el temor a poner en marcha determinadas interacciones que suponen un reto para nosotros. Tomamos un sendero más fácil, pero, por desgracia, poco útil para nuestros pacientes, y nos centramos casi exclusivamente en el alivio sintomático, exluyendo otros aspectos más complicados de la relación terapéutica.

¿POR QUÉ FRACASAMOS?

¿Qué conclusiones podemos extraer de la revisión de los casos en los que falló el tratamiento? En primer lugar, debemos enfrentar lo que más nos cuesta reconocer: que somos seres imperfectos, que, algunas veces, fracasamos y que, al margen de nuestros duros esfuerzos, seguiremos fracasando. Incluso si el clínico y el paciente ponen todo de su parte, en ocasiones, el tratamiento no va a ir bien. Debemos reconocer nuestra falibilidad humana no con consternación o con vergüenza, sino con una aceptación benevolente –de la misma forma que animamos a nuestros pacientes a que así lo hagan.

En cada uno de los casos que hemos descrito, no logramos "llegar" al paciente. (Tal vez también el paciente sintiera que había fracasado en su intento de "llegar" al clínico.) Pese a que el contacto fue amistoso, pese a que el paciente parecía realmente motivado para librarse de su dolor y cooperaba con el tratamiento, tuvimos siempre la sensación de que el paciente nos mantenía, con mucha educación y gentileza, a una cierta distancia psicológica. Aunque no podamos identificar nuestra contribución, también nosotros habremos participado en el mantenimiento de ese alejamiento psicológico. De este modo, se impidió el contacto terapéutico necesario para el cambio y no fuimos capaces de alterar esa distancia.

Esto nos conduce a preguntarnos: ¿Qué *es* lo que se necesita para que se dé un contacto terapéutico?, ¿qué cualidades se requieren para que este contacto sea efectivo desde un punto de vista terapéutico? El tópico de que el paciente ha de confiar en el clínico es cierto, pero ¿qué es lo que, en el contacto, establece esa confianza?, ¿y qué factores impiden su desarrollo?, ¿qué ocurre en nuestro contacto con determinadas personas que nos hace formularnos estas preguntas, cuando con otras ni siquiera lo pensamos?, ¿por qué nos planteamos un tema que puede ser muy incómodo para el paciente y para el clínico?

Sabemos, claro está, que el tratamiento de algunos pacientes nos resulta muy sencillo. Esta facilidad no está tanto en función del síndrome clínico (aunque, obviamente, algunos síndromes sean más fáciles de tratar que otros), como de nuestra *propia* facilidad. Con algunos pacientes, nos sentimos cómodos, seguros de nosotros mismos y capaces. El sentimiento no guarda relación con nuestra capacidad para tratar un síndrome concreto, sino con el establecimiento de una interacción clínica de una determinada cualidad.

Cuando nos sentimos cómodos, seguros de nosotros mismos y capaces en relación a un paciente, tenemos más posibilidades de decir lo que pensamos que debemos decir y de hacer lo que pensamos que debemos hacer. En el caso opuesto, por desgracia, no lo hacemos. Ni siquiera somos conscientes, en el momento, de lo que se debe decir y hacer. Tal vez esta indecisión sea la clave para la comprensión del posterior fracaso en el tratamiento.

Esta sensación de estar cómodo con un paciente es difícil de describir adecuadamente. Es lo contrario de la ansiedad, la intimidación y la impotencia que, a veces, experimentamos con los pacientes complicados. Es la libertad para ser nosotros mismos con un paciente. Claro que quizá a un interno joven, frente a un sujeto mayor que le transmita su falta de confianza, le resulte imposible sentirse así.

Y, sin embargo, existen otras respuestas; pues, a veces, fracasamos en el tratamiento de pacientes con los que nos sentimos cómodos y seguros, pero con los que tenemos la sensación de estar solos, como si el paciente no estuviera con nosotros o como si no percibiera nuestra presencia. Quizás tenga dificultad para confiar en nosotros, por razones reales o transferenciales, y para vivir nuestra consulta como un lugar seguro. Aunque deseamos que el sujeto sea él mismo, libre de las presiones y de los pesos del mundo de ahí fuera, no somos capaces de crear o de transmitirle esa libertad o el paciente no es capaz de experimentarla.

Seguimos reuniendo materiales para escribir, algún día, un análisis más detallado sobre los fracasos en los tratamientos. Entre tanto, esperamos que nuestros comentarios le hayan estimulado para explorar lo que conoce y lo que no conoce de esos pacientes con los que ha tenido una experiencia de fracaso. Además, esperamos que se anime a consultar sus dificultades con sus colegas, es una oportunidad para ir creciendo a un nivel personal y profesional. Si piensa con creatividad en este tema, tal vez se le ocurran ideas que le lleven a una mayor satisfacción en los contactos futuros con sus pacientes –con los fáciles y con los difíciles–. Y, claro está, con todos esos pacientes que se sitúan entre ambos extremos.

Referencias

Acute Pain Management Guideline Panel. (1992) Acute Pain Management: Operative or Medical Procedures and Trauma. *Clinical Practice Guideline.* AHCPR Pub. No. 92-0032. Rockville, MD: Agency for Health Care Policy and Research, U.S. Public Health Service.

Ahles, T. A., Blanchard, E. B., & Ruckdeschel, J. C. (1983). The multidimensional nature of cancer-related pain. *Pain, 17,* 277-288.

Alman, B. M., & Carney, R. E. (1981). Consequences of direct and indirect suggestions on success of posthypnotic behavior. *American Journal of Clinical Hypnosis, 213,* 112-118.

American Academy of Pediatrics Committees on Fetus and Newborn and Drugs, Section on Anesthesiology and surgery. (1987). Neonatal anesthesia. *Pediatrics, 80,* 446.

Anand, K. J. S., & Hickey, P. R. (1992). Halothane-morphine compared with high-dose sufentanil for anesthesia and postoperative analgesia in neonatal cardiac surgery. *New England Journal of Medicine, 326, 1-9.*

Anand, K. J. S., Sipple, W. G., Schofield, N. M., et al. (1988). Does halothane anesthesia decrease the metabolic and endocrine stress responses of newborn infants undergoing operations? *British Medical Journal, 196,* 668672.

Andrykowski, M. A., & Gregg, M. E. (1992). The role of psychological variables in post-chemotherapy nausea: Anxiety and expectation. *Psychosomatic Medicine, 54,* 48-58.

Angell, M. (1982). The quality of mercy. *New England Journal of Medicine, 306,* 98.

Auld, J. M. (1989). Uses of hypnosis in general practice. *Anesthesia Progress,* 36,127-139.

Avni, J. (1980). The severe burns. *Advances in Psychosomatic Medicine, 10,* 57-77.

Bakan, D. (1976). Pain: The existential symptom. In S.F. Spicker & H.T. Engelhardt, Jr. (Eds.), *Philosophical dimensions of the neuro-medical sciences* (pp. 197-207). Dordrecht, Holland: Reidel Publishing Co.

Banyai, E. I. (1980). A new way to induce a hypnotic-like altered state of consciousness: Active-alert induction. In L. Kardos & C. Plh (Eds.), *Problems of the regulation of activity* (pp. 261-273). Budapest: Akadmiai Kiad.

Barabasz, A. F., & Barabasz, M. (1992). Research design and considerations. In E. Fromm & M. R. Nash (Eds.), *Contemporary hypnosis research* (pp.173- 200). New York: Guilford Press.

Barber, J. (1977). Rapid induction analgesia: A clinical report. *American Journal of Clinical Hypnosis, 19,* 138-147.

Barber, J. (1980). Hypnosis and the unhypnotizable. *American Journal of Clinical Hypnosis, 23,4-9.*

Barber, J. (1982). Incorporating hypnosis in the management of chronic pain. In J. Barber & C. Adrian (Eds.), *Psychological approaches to the management of pain* (pp. 40-59). New York: Brunner/Mazel.

Barber, J. (1986). The case of Superman: Integrating hypnosis and gestalt therapy in the treatment of dyssomnia. In E. Dowd & J. Healy (Eds.), *Case studies in hypnotherapy* (pp. 46-60). New York: Guilford Press.

Barber, J. (1989). Suffering children hurt us. *Pediatrician, 16,* 119-123.

Barber, J. (1990). Hypnosis. In J. Bonica (Ed.), *The management of pain* (pp. 1733-1741). Philadelphia: Lea & Febiger.

Barber, J. (1991). The locksmith model. In S. J. Lynn & J. W. Rhue (Eds.), *Theories of hypnosis: Current models and perspectives* (pp. 241-274). New York: Guilford Press.

Barber, J. (1996). Dangers of hypnosis. Sex, pseudo-memories, and other complications. In G. Burrows & R. Stanley (Eds.), *Contemporary international hypnosis* (pp. 13-26). West Sussex: Wiley.

Barber, J, & Adrian, C. (Eds.). (1982). *Psychological approaches to the management of pain.* New York: Brunner/Mazel.

Barber, J., & Mayer, D. (1977). Evaluation of the efficacy and neural mechanism of a hypnotic analgesia procedure in experimental and clinical dental pain. *Pain*, 4, 4-48.

Barber, T. X. (1986). Realities of stage hypnosis. In B. Zilbergeld, G. Edelstien, & D. Araoz (Eds.), *Hypnosis: Questions and answers* (pp. 22-27). New York: Norton.

Barber, T. X., & Hahn, K. W. (1962). Physiological and subjective responses to pain producing stimulation under hypnotically-suggested and wakingimagined "analgesia." *Journal of Abnormal and Social Psychology, 65,* 41 1 418.

Barber, T. X., & Wilson, S. C. (1977). Hypnosis, suggestions, and altered states of consciousness: Experimental evaluation of the new cognitive behavioral theory and the traditional trance-state theory of "hypnosis." In W. E. Edmonston, Jr. (Ed.), *Annals of the New York Academy of sciences, Vo 296, Conceptual and investigative approaches to hypnotic phenomena* (pp. 34-47). New York: New York Academy of Sciences.

Barbour, A. (1995). *Caring for patients: A critique of the medical model.* Stanford, CA: Stanford University Press.

Bassman, S. W., & Wester, W.C. (1991). Hypnosis and pain control. In W.C. Wester & A.H. Smith (Eds.), *Clinical hypnosis: A multidisciplinary approach* (pp. 271-274). Cincinnati: Behavioral Science Center, Inc., Publications.

Bates, B. L. (1993). Individual differences in response to hypnosis. In J. W. Rhue, S. J. Lynn, & I. Kirsch (Eds.), *Handbook of clinical hypnosis.* Washington, DC: American Psychological Association Press.

Beck, A. T., Ward, C. H., Mendelson, M., et al. (1961). An inventory for measuring depression. *Archives of General Psychiatry, 4,* 561-571.

Bejenke C. J. (1990). Operating room equipment: Useful hypnotic induction aids in anesthesiology. In R. Van Dyck, R. Spinhoven et al. (Eds.), *Hypnosis: Current theory, research, and practice* (pp. 199-205). Amsterdam: V.U. University Press.

Bejenke, C. J. (1993). Hypnosis for surgical interventions. *Hypnos (Swedish Journal of Hypnosis in Psychotherapy and Psychosomatic Medicine and the Journal of the European Society of Hypnosis in Psychotherapy and Psychosomatic Medicine), 20,* 214-220.

Bejenke, C. J. (1995a). Use of hypnosis with surgical oncologic patients. In E. Bjles, G. Guttmann, M. Martin, M. Mende, H. Kanitschar, & H. Walter *(Eds.), Proceedings of the 6th European congress of hypnosis and psychosomatic medicine* (pp. 186-189). Vienna: Medizinisch-Pharmazeutische Verlagsgesellschaft.

Bejenke, C. J. (1995b). Can patients be protected from the detrimental effects of intraoperative awareness in the absence of effective technology? *Conference on memory and awareness in anesthesia: Proceedings.* Rotterdam.

Bennett, H. L., Benson, D. R., & Kuiken, D. A. (1986). Preoperative instructions for decreased bleeding during spine surgery. *Anesthesiology, 65,* 245.

Berde, C., Ablin, A., Glazer, J., Miser, A., Shapiro, B., Weisman, S., & Zeltzer, P. (1990). Report of the subcommittee on disease-related pain in childhood cancer. *Pediatrics, 80,* 446.

Berger, K. S.(1991). *The developing person through the life span (3rd).* New York: Worth Publishers, Inc.

Bloch, G. J. (1980). *Mesmerism: A translation of the original medical and scientific writings of F. A. Mesmer, MD.* Palo Alto, CA: William Kaufmann, Ine.

Blount, R. L., Corbin, S. M., Sturges, J. W., et al. (1989). The relationship between adults and child coping and distress during BMA/LP procedures: A sequential analysis. *Behavior Therapy, 20,* 596-601.

Bonica, J. J. (1990). Cancer pain. In J. J. Bonica (Ed.), *The management of pain: Volume I* (pp.400-460). Philadelphia: Lea & Febiger.

Bonica, J. J., & Loeser, J. D. (1990). Medical evaluation of the patient with pain. In J. J. Bonica (Ed.), *The management of pain: Volume I* (pp. 563579). Philadelphia: Lea & Febiger.

Bonke, B. (1990). Psychological consequences of so-called unconscious perception and awareness in anesthesia. In B. Bonke, W. Fitch, & K. Miller (Eds.), *Memory and awareness in anesthesia* (pp. 198-218). Amsterdam: Sweets & Zeitlinger.

Bowers, K. S. (1978). Responsivity, creativity, and the role of effortless experiencing. *International Journal of Clinical and Experimental Hypnosis,* 26,184-202.

Bowers, K. S. (1983). *Hypnosis for the seriously curious.* New York: Norton.

Bowers, K. S., & LeBaron, S. (1986). Hypnosis and hypnotizability: Implications for clinical intervention. *Hospital and Community Psychiatry, 37,* 457-467.

Brown, D. P. (1992). Clinical hypnosis research since 1986. In E. Fromm & M. R. Nash (Eds.), *Contemporary hypnosis research* (pp. 427-458). New York: Guilford Press.

Brown, D. P., & Fromm, E. (1987). *Hypnosis and behavioral medicine.* Hillsdale, NJ: Erlbaum.

Burish, T. G., & Tope, D. M. (1992). Psychological techniques for controlling the adverse side effects of cancer chemotherapy: Findings from a decade of research. *Journal of pain & Symptom Management,* 7, 287-301.

Burke, J. F., Quinby, W. C., & Bondoc, C. C. (1976). Primary excision and prompt grafting as routine therapy for the treatment of thermal burns in children. *Surgical Clinics of North America, 56,* 477-494.

Bush, J. P., & Harkins, S. W. (Eds). (1991). *Children in pain: Clinical and research issues from a developmental perspective.* New York: Springer Verlag.

Cash, T. F., & Pruzinsky, T. (1990). *Body images: Development, deviance and change.* New York: Guilford Press.

Chapman, L. F., Goodell, H., & Woff, H. G. (1959). Augmentation of the inflammatory reaction by activity of the central nervous system. *American Medical Association Archives of neurology,* 1, 557-572.

Choiniere, M., Melzack, R., Rondeau, J., Girard, N., & Paquin, M.-J. (1989). The pain of burns: Characteristics and correlates. *Journal of Trauma, 29* (11),1531-1539.

Clarke, J. H., & Reynolds, P. J. (1991). Suggestive hypnotherapy for nocturnal bruxism: A pilot study. *American Journal of Clinical Hypnosis, 33,* 248-253.

Clawson, D. K., et al. (1980). Screening examination of the musculoskeletal system. In C. Rosse & D. K. Clawson (Eds.), *The musculoskeletal system in health and disease* (pp. 431-434). Hagerstown, MD: Harper & Row.

Cleeland, C. S., Gonin, R., Hatfield, A. K., Edmonson, J. H., Blum, R. H., Stewart, J. A., & Pandya, K. J. (1994). Pain and its treatment in outpatients with metastatic cancer. *New England Journal of Medicine, 330,* 592-596.

Cleeland, C. S., & Syrjala, K. L. (1992). How to assess cancer pain. In D. C. Turk & R. Melzack (Eds.), *Handbook of pain assessment* (pp. 362-387). New York: Guilford Press.

Coe, W. C., & Sarbin, T. R. (1977). Hypnosis from the standpoint of a contextualist. In W. E. Edmonston, Jr. (Ed.), *Annals of the New York Academy of Sciences, Vol. 296, Conceptual and investigative approaches to hypnotic phenomena* (pp. 2-13.). New York: New York Academy of Sciences.

Craig, K. D. (1986). Social modeling influences: Pain in context. In R. A. Sternbach (Ed.), *Psychology of pain* (2nd Ed.) (pp. 67-95). New York: Raven Press.

Crasilneck, H. B., Stirman, J. A., Wilson B. J., et al. (1955). Use of hypnosis in the management of patents with burns. *Journal of the American Medical Association,* 158,103-106.

Crasilneck, H. B., & Hall, J. A. (1985). *Clinical hypnosis: Principles and applications* (2nd Ed.). New York: Grune & Stratton.

Crawford, H. J., & Gruzelier, J. H. (1992). A midstream view of the neuropsychology of hypnosis: Recent research and future directions. In E. Fromm & M. R. Nash (Ed.), *Contemporary hypnosis research.* New York: Guilford Press.

Crook, J., Rideout, E., & Browne, G. (1984). The prevalence of pain complaints in a general population. *Pain,* 18, 299-314.

Currerie, P. W., Braun, D. W., & Shires, G. T. (1980). Burn injury: Analysis of survival and hospitalization time for 937 patients. *Annals of surgery, 192,* 472.

Davis, M.A. (1988). Epidemiology of osteoarthritis. *Clinics in Geriatric Medicine, 4,* 241-255.

De Jong, R. N. (1979). *The neurologic examination.* Hagerstown, MD: Harper & Row.

Diamond, M. J. (1984). lt. takes two to tango: The neglected importance of the hypnotie relationship. *American Journal of Clinical Hypnosis, 26,* 1-13.

Dick-Read, G. (1959) *Childbirth without fear* (2nd Ed.). New York: Harper & Row.

Disbrow, E. A., Bennett, H. L., & Owings, J. T. (1993). Effect of preoperative suggestions on gastrointestinal motility. *The Western Journal of medicine,* 158,488-492.

Donnelly, S., Walsh, D., & Rybicki, L. (1995). The symptoms of advanced cancer: Identification of clinical and research priorities by assessment of prevalence and severity. *Journal of Palliative Care,* 11, 27-32.

DuBreuil, S. C., & Spanos, N. P. (1993). Psychological treatment of warts. In J. W. Rhue, S. J. Lynn, & I. Kirsch (Eds.), *Handbook of clinical hypnosis.* Washington, DC: American Psychological Association.

Dworkin, S. F. (1986). Psychological considerations for facilitating anesthesia and sedation in dentistry. In R. A. Dionne & D. M. Laskin (Eds.), *Anesthesia and sedation in the dental office* (pp. 198-199). New York: Elsevier.

Edelstien, M. G. (1981). *Trauma, trance, and transformation.* New York: Brunner/Mazel.

Egbert, L. D. (1986). Preoperative anxiety. The adult patient. *International Anesthesiology Clinics,* 24,17-37.

Egbert, L. D., Battit, G. E., Turndorf, H., & Beecher, H. K. (1963). The value of the preoperative visit by the anesthetist. *Journal of the American Medical Association,* 185, 553-555.

Egbert, L. D., Battit, G. E., Welch, C. E., & Bartlett. M. K. (1964). Reduction of postoperative pain by encouragement and instruction of patients. *New England Journal of Medicine, 270,* 825-827.

Eli, I. (1992). *Oralpsychophysiology: Stress, pain, and behavior in dental care.* Boca Raton, FL: CRC Press.

Engel, G. L. "Psychogenic" pain and the pain-prone patient. *American Journal of Medicine,* 26,899-918.

Engrav, L. H., Heimbach, D. M., Reus, J. L., Harnar, R. J., & Marvin, J. A. (1983). Early excision and grafting vs. nonoperative treatment of burns of indeterminant depth. *Journal of Trauma, 23,* 1001-1004.

Enquist, B., von Konow, L., & Bystedt, H. (1995). Pre- and perioperative suggestions in maxillofacial surgery: Effects on blood loss and recovery. *International Journal of Clinical & Experimental Hypnosis, 43,* 3, 284-294.

Erickson, M. H. (1976). Personal communication.

Erickson, M. H. (1980). Further clinical techniques of hypnosis: Utilization techniques. In E. Rossi (Ed.), *The collected papers of Milton H. Erickson on hypnosis. I. The nature of hypnosis and suggestion* (pp. 177-205). New York: Irvington.

Erickson, M. H. (1982). The interspersal hypnotie technique for symptom correction and pain control. In J. Barber & C. Adrian (Eds.), *Psychological approaches to the management of pain.* (pp. 100- 1 17). New York: Brunnerl Mazel.

Erickson, M. H. (1990). Erickson's suggestions with bruxism. In D. C. Hammond (Ed.), *Handbook of hypnotic suggestions and metaphors* (p. 184). New York: Norton.

Erickson, M. H., & Erickson, E. M. (1941). Concerning the nature and character of posthypnotic behavior. *The Journal of Genetic Psychology, 24,* 95133.

Erickson, M. H., Hershman, S., & Secter, I. I. (1990). *The practical application of medical and dental hypnosis.* New York: Brunner/Mazel.

Erikson, E. (1968). *Identity: Youth and crisis.* New York: Norton.

Esdaile, J. (1957). *Hypnosis in medicine and surgery.* Introduction and supplementary reports by W. S. Kroger. New York: Julian.

Evans, M. B., & Paul, G. L. (1970). Effects of hypnotically suggested analgesia on physiological and subjective responses to cold stress. *Journal of Consulting & Clinical Psychology, 35,* 362-371. .

Everett, J. J., Patterson, D. R., Burns, G. L., Montgomery, B., & Heimbach, D. (1993). Adjunctive interventions for burn pain control: Comparison of hypnosis and Ativan. *Journal of Burn Care and Rehabilitation, 14,* 676683.

Everett, J. J., Patterson, D. R., & Chen, A. C. (1990). Cognitive and behavioral treatments for burn pain. *The Pain Clinic, 3,* 133-145.

Ewin, D. (1979). Hypnosis in burn therapy. In G. D. Burrows, & L. Dennerstein (Eds.), *Hypnosis.* Amsterdam: Elsevier.

Ewin, D. (1984). Hypnosis in surgery and anesthesia. In W. C. Wester, 11 & A. H. Smith, Jr. (Eds.), *Clinical hypnosis: A multidisciplinary approach.* Philadelphia: J. B. Lippincott Co.

Ewin, D. (1986). Emergency room hypnosis for the burned patient. *American Journal of Clinical Hypnosis, 29,* 7-12.

Fanurik, D., Mizell, T., & Zeltzer, L. (unpublished manuscript). The coldpressor paradigm with children. Part ll: Stability of pain responses over a two-year period.

Fanurik, D., Zeltzer, L. K., Roberts, M. C., Blount, R. L. (1993). The relationship between children's coping styles and psychological intervention for cold pressor pain. *Pain, 52,* 255-257.

Ferrell, B. A. (1991). Pain management in elderly people. *Journal of the American Geriatric Society, 39,* 64-73.

Field, E. S. (1990). Stress reduction trance: A naturalistic Ericksonian Approach. In D. C. Hammond (Ed.), *Handbook of hypnotic suggestions and metaphors* (pp. 170-172). New York: W. W. Norton.

Fields, H. L., & Basbaum, A. I. (1989). Endogenous pain control mechanisms. In P. D. Wall & R. Melzack (Eds.), *Textbook of pain* (pp. 206-217). Edinburgh: Churchill Livingston.

Finer, B. L. (1982). Treatment in an interdisciplinary pain clinic. In J. Barber & C. Adrian (Eds.), *Psychological approaches to the management of pain* (pp. 186-204). New York: Brunner/Mazel.

Finer, B. L., & Nylen, B. 0. (1961). Cardiac arrest in the treatment of burns and report on hypnosis as a substitute for anesthesia. *Plastic Reconstructive Surgery, 27,* 49-55.

Finer, B. L., & Terenius, L. (1981, September). *Endorphin involvements during hypnotic analgesia in chronic pain patients.* Paper presents at the Third World Congress on Pain of the International Association for the Study of Pain, Edinburgh, Scotland.

Finkelstein, S. (1991). Hypnosis and dentistry. In W. C. Wester & A. H. Smith (Eds.), *Clinical hypnosis: A multidisciplinary approach* (pp. 337-349). Cincinnati, OH: Behavioral Science Center.

Flowers, C. E., Littlejohn, T. W., & Wells, H. B. (1960). Pharmacologic and hypnoid analgesia. *Obstetrics & Gynecology, 16,* 210-221.

Fordyce, W. E. (1976). *Behavioral methods for chronic pain and illness. St.* Louis: Mosby.

Fordyce, W. E. (1978). Learning processes in pain. In R. A. Sternbach(Ed.), *The psychology of pain.* New York: Raven Press.

Fordyce, W. E., Fowler, R. S., Jr., Lehmann, J. F., & DeLateur, B. J. (1968). Some implications of learning in problems of chronic pain. *Journal of Chronic Diseases, 21,* 179-190.

Fordyce, W. E., Fowler, R. S., Lehmann, J. F., DeLateur, B. J., Sand, P. I., & Trieschmann, R. B. (1968). Operant conditioning in the treatment of chronic pain. *Archives of Physical Medicine and Rehabilitation, 54,* 399-408.

Fricton, J. (1982). Medical evaluation of patients with chronic pain. In Barber, J., & Adrian, C. (Eds.), *Psychological approaches to the management of pain* (pp. 21-39). New York: Brunner/Mazel.

Fricton, J., & Roth, P. (1985). The effects of direct and indirect hypnotic suggestions for analgesia in high and low susceptible subjects. *American Journal of Clinical Hypnosis, 27,* 226-231.

Frischholz, E. J., Spiegel, D., Spiegel, H., Balma, D. L., & Markell, C. S. (1981). Differential hypnotic responsivity of smokers, phobias, and chronic pain. *Journal of Abnormal Psychology, 91,* 269-272.

Fromm, E., & Nash, M.R. (Eds.) (1992). *Contemporary hypnosis research.* New York: Guilford Press.

Furlong, M. (1990). Positive suggestions presents during anesthesia. In B. Bonke, W. Fitch, & K. Millar (Eds.), *Memory and awareness in anesthesia* (p. 170). Amsterdam: Swets & Zeitlinger.

Genuis, M. L. (1995). The use of hypnosis in helping cancer patients control anxiety, pain, and emesis: A review of recent empirical studies. *American Journal of Clinical Hypnosis, 37,* 316-325.

Gerschman, J. A. (1988). Dental fears and phobias. *Australian Family Physician,* 17, 261-266.

Gfeller, J. D., Lynn, S. J., & Pribble, W. E. (1987). Enhancing hypnotic susceptibility: Interpersonal and rapport factors. *Journal of Personality and Social Psychology, 52,* 586-595.

Ghoneim, M. M., Block, R. I., & Sum Ping, S. T. (1990). Learning without recall during general anesthesia. In B. Bonke, W. Fitch, & K. Millar (Eds.), *Memory and awareness in anaesthesia* (p. 160). Amsterdam: Swets & Zeitlinger.

Gift, A. G. (1989). Visual analogue scales: Measurement of subjective phenomena. *Nursing Research, 38,* 286-288.

Gillett, P. L., & Coe, W. C. (1984). The effects of rapid induction analgesia (R.I.A.), hypnotie susceptibility, and the severity of discomfort on the reduction of dental pain. *American Journal of Clinical Hypnosis, 27,* 81-90.

Glazer, D. (1990). TMJ and tension headaches. In D. C. Hammond (Ed.), *Handbook of hypnotic suggestions and metaphors* (pp. 170-172). New York: Norton.

Golan, H. P. (1990). Suggestions with TMJ and bruxism. In D. C. Hammond (Ed.), *Handbook of hypnotic suggestions and metaphors* (p. 182). New York: Norton.

Goldstein, A., & Hilgard, E. R. (1975). Lack of influence of the morphine antagonist naloxone on hypnotic analgesia. *Proceedings of the National Academy of Sciences, 72,* 2041-2043.

Gracely, R. H., & Dubner, R. (1981). Pain assessment in humans- a reply to Hall. *Pain, 11,* 1109-120.

Greene, R. J., & Reyher, J. (1972). Pain tolerance in hypnotic analgesia and imagination states. *Journal of Abnormal Psychology, 79,* 29-38.

Grond, S., Zech, D., Diefenbach, C., & Bischoff, A. (1994). Prevalence and pattern of symptoms in patients with cancer pain: A prospective evaluation of 1635 cancer patients referred to a pain clinic. *Journal of Pain & Symptom Management, 9,* 372-382.

Grossman, S. A., Sheidler, V. R., Swedeen, K., Mucenski, J., & Piantadosi, S. (1991). Correlation of patient and caregiver ratings of cancer pain. *Journal of Pain and Symptom Management, 6,* 53-57.

Hagbarth, K. E., & Finer, B. L. (1963). The plasticity of human withdrawal reflexes to noxious skin stimuli in lower limbs. *Progress in Brain Research,* 65-78.

Haley, J. (Ed.). (1967). *Advanced techniques of hypnosis and therapy: The collected papers of Milton H. Erickson.* New York: Grune & Stratton.

Hammond, D. C., Heye, W. R., & Grant, C. W. (1983). Hypnotic analgesia with burns: An initial study. *American Journal of Clinical Hypnosis, 26,* 56-59.

Hartland, J. (1971). *Medical and dental hypnosis* (2nd Ed.). Baltimore: Williams & Wilkins.

Hassett, L. C. (1994). Summary of the scientific literature for pain and anxiety control in dentistry. *Anesthesia Progress, 41,* 48-57.

Hilgard, E. R. (1965a). Hypnosis. *Annual Review of psychology, 16,157-180.*

Hilgard, E. R. (1965b). *Hypnotic susceptibility.* New York: Harcourt Brace Jovanovich.

Hilgard, E. R. (1967a). A quantitative study of pain and its reduction through hypnotic suggestion. *Proceedings of the National Academy of Sciences, 57,* 1581-1586.

Hilgard, E. R. (1967b). Individual differences in hypnotizability. In R. E. Gordon (Ed.), *Handbook of clinical and experimental hypnosis.* New York: Macmillan.

Hilgard, E. R. (1969). Pain as a puzzle for psychology and physiology. *American Psychologist, 24,* 103-113.

Hilgard, E. R. (1973). A neodissociation interpretation of pain reduction in hypnosis. *Psychological Review, 80,* 396-41 1.

Hilgard, E. R. (1977). *Divided consciousness: Multiple controls in human thought and action.* New York: John Wiley & Sons.

Hilgard, E. R. (1980). Hypnosis in the treatment of pain. In G. D. Burrows & L. Dennerstein (Eds.), *Handbook of hypnosis and psychosomatic medicine.* Amsterdam: Excerpta Medica, Elsevier/North Holland Biomedical Press.

Hilgard, E. R. & Hilgard, J. R. (1994). *Hypnosis in the relief of pain* (Rev. ed.). New York: Brunner/Mazel.

Hilgard, E. R., & Morgan, A. H. (1975). Heart rate and blood pressure in the study of laboratory pain in man under normal conditions and as influenced by hypnosis. *Acta Neurologiae Experimentalis, 35,* 741-759.

Hilgard, E. R., Morgan, A. H., Lange, A. F., Lenox, J. R., MacDonald, H., Marshall, G. D., & Sachs, L. B. (1974). Heart rate changes in pain and hypnosis. *Psychophysiology, 11,* 692-702.

Hilgard, E. R., Morgan, A. H., & MacDonald, H. (1975). Pain and dissociation in the cold presser test: A study of hypnotic analgesia with "hidden reports" through automatic key pressing and automatic talking. *Journal of Abnormal Psychology,* 87,17-31.

Hilgard, J. R. (1975). *Personality and hypnosis: A study of imaginative involvement* (Rev. ed.). Chicago: University of Chicago Press.

Hilgard, J. R., & LeBaron, S. W. (1982). Relief of anxiety and pain in children and adolescents with cancer: Quantitative measures and clinical observations. *The International Journal of Clinical & Experimental Hypnosis, 30,* 417-442.

Hilgard, J. R., & LeBaron, S. W. (1984). *Hypnotherapy of pain in children with cancer.* Los Altos, CA: William Kaufman.

Holroyd, J. (1996). Hypnosis treatment of clinical pain: Understanding why hypnosis is useful. *The International Journal of Clinical & Experimental Hypnosis, 44,33-51.*

Holzman, A. D., & Turk, D. C. (1986). *Pain management.* Oxford: Pergamon Press.

Hughes, S. C., & DeVore, J. S. (1993). Psychologic and alternative techniques for obstetric anesthesia. In S. M. Shnider & G. Levinson (Eds.), *Anesthesia for obstetrics* (3rd Ed.). Baltimore: Williams & Wilkins.

Jacox, A., Carr, D. B., Payne, R., et al. (1994). *Management of cancer pain. Clinical practice guideline, No. 9.* (AHCPR Publication No. 94-0592). Rockville, MD: Agency for Health Care Policy and Research, U.S. Department of Health and Human Services, Public Health Services.

Jay, S. M., Elliott, C. H., Ozolins, M., et al. (1985). Behavioral management of children's distress during painful medical procedures. *Behavior Research and Therapy, 23,* 513-520.

Karlin, R., Morgan, D., & Goldstein, L. (1980). Hypnotic analgesia: A preliminary investigation of quantitated hemispheric electroencephelographic and attentional correlates, *Journal Of Abnormal Psychology, 89,* 591-594.

Katz, E. R., Kellerman, J. & Ellenberg, L. (1987). Hypnosis in the reduction of acute pain in children with cancer. *Journal of Pediatric Psychology, 12,* 379-394.

Katz, J., Kavanagh B. P., Sandler A. N., et al. (1992). Preemptive analgesia: clinical evidence of neuroplasticity contributing to postoperative pain. An*esthesiology, 77,* 439.

Kellerman, J., Zeltzer, L., Ellenberg, L., & Dash, J. (1983). Adolescents with cancer. *Journal of Adolescent Health Care, 4,* 85-90.

Kempe, C. H., & Helfer, R. E. (Eds.). (1980). *The battered child* (3rd Ed.). Chicago: University of Chicago Press.

Kepes, E. R. (1983). Management of pain. In R. D. T. Cape, R. M. Coe, & I. Rossman (Eds.), *Fundamentals of geriatric medicine* (pp. 247-259). New York: Raven Press.

Kiernan, B. D., Dane, J. R., Phillips, L. H. & Price, D. D. (1995). Hypnotie analgesia reduces R-111 nociceptive reflex: Further evidence concerning the multifactorial nature of hypnotie analgesia. *Pain, 60,* 39-47.

Klein, R. M., & Charlton, J. E. (1980). Behavioral observation and analysis of pain behavior in critically burned patients. *Pain*, 9, 27 -40.

Kojo, I. (1988). The mechanism of psychophysiological effects of placebo, *Medical Hypotheses, 27,* 261-264.

Kuttner, L., Bowman, M., & Teasdale, M. (1988). Psychological treatment of distress, pain, and anxiety in young children with cancer. *Journal of Developmental and Behavioral Pediatrics, 9,* 374-381.

Lamaze, F. (1958). *Painless childbirth: Psychoprophylactic method.* London: Burke.

LeBaron, S., Reyher, J., & Stack, J. M. (1985). Paternalistic versus egalitarian physician styles: The treatment of patients in crisis. *Journal of Family Practice, 21,* 56-62.

LeBaron, S., Zeltzer, L., & Fanurik, D. (1989). An investigation of cold presser pain in children. Part I. *Pain, 37,* 161-17 1.

LeBoyer, F. (1975). *Birth without violence.* London: Wildwood House.

Leriche, R. (1949). *La chirurgie de la doleur* (3rd Ed.). (p. 39). Paris: Masson et Cie.

Levinson, B. W. (1965). States of awareness during general anaesthesia. *British Journal of Anaesthesia, 37,* 544-546.

Lewis, T. (1942). *Pain.* New York: Macmillan.

Lightfoot, G. (1994). An introduction to the psychological concept of control and its application to the dental setting. *Dental Health, 33,* 6 - 1 0. London, P. (1975). Personal communication.

Ludwick-Rosenthal, R., & Neufeld, R. W. J. (1988). Stress management during noxious medical procedures: An evaluative review of outcome studies. *Psychological Bulletin, 104,* 326-342.

Lynn, S. J., & Rhue, J. W. (Eds.). (1991). *Theories of hypnosis: Current models and perspectives.* New York: Guilford Press.

Macleod, A. D., & Maycock, E. (1992). Awareness during anesthesia and post-traumatic stress disorder. *Anaesthesia and Intensive Care, 20,* 378382.

Mayer, D., Price, D., Barber, J., & Rafii, A. (1976). Acupuncture analgesia: Evidence for activation of a pa , in inhibitory mechanism of action. In J. Bonica (Ed.): *Pain therapy and research.* New York: Raven Press.

McCarthy, F. M. (1989). *Essentials of safe dentistry for the medically compromisedpatient* (pp. 41-43). Philadelphia: W. B. Saunders.

McCauley, J. D., Thelan, M. H., Frank, R. G., Willard, R. R., & Callan, K. E. (1983). Hypnosis compared to relaxation in the outpatient management of chronic low back pain. *Archives of Physical Rehabilitation, 64,* 548-552.

McGlashan, T. H., Evans, F. J., & Orne, M. T. (1969). The nature of hypnotic analgesia and the placebo response to experimental pain. *Psychosomatic Medicine, 31,* 227-246.

McGrath, P. A. (1990). *Pain in children: Nature, assessment, and treatment.* (pp. 132-172, 235-250). New York: Guilford Press.

McGrath, P. J., & Unruh, A. (1987). *Pain in children and adolescents.* Amsterdam: Elsevier.

Melzack, R. (1990). The tragedy of needless pain. *Scientific American, 262,* 27-33.

Melzack, R., & Casey, K. L. (1968). Sensory, motivational, and central control determinants of pain. In D. Kenshalo (Ed.), *The skin senses* (pp. 423-443). Springfield: C. C. Thomas.

Melzack, R., & Wall, P. D. (1965). Pain mechanisms: A new theory. *Science,* 50,971-979.

Melzack, R., & Wall, P. D. (1973). *The challenge of pain.* New York: Basie Books.

Moerman, N., Bonke, B., & Oosting, J. (1993). Awareness and recall during general anesthesia. *Anesthesiology, 79,* 454-464.

Monks, R. (1991). Psychotropic drugs. In J. J. Bonica (Ed.), *The management of pain, VoL 2.* (pp. 1676-1689). Philadelphia: Lea & Febiger.

Moore, L. E., & Kaplan, J. Z. (1983). Hypnotically accelerated burn wound healing. *American Journal of Clinical Hypnosis, 26,16-19.*

Morishima, H. O., Pederson, H., & Finster, M. (1978). The influence of maternal psychological stress on the fetus. *American Journal of Obstetrics and Gynecology, 131,* 286-290.

Moya F., & James, L. S. (1960). Medical hypnosis for obstetrics. *Journal of the American Medical Association, 174,* 2026-2032.

Mulligan R., & Lindeman, R. (1979). Behavior modification utilizing hypnosis in a minimal brain dysfunction patient. *Journal of Dentistry for the Handicapped, 4,* 41-43.

Mulligan R., & Clark, G. T. (1979). Effects of hypnosis on the treatment of bruxism. *Journal of Dental Research, 58,* A926.

Myers, R. E. (1975). Maternal psychological stress and fetal asphyxia: A study in the monkey. *American Journal of Obstetrics and Gynecology,* 122,47-59.

Nahum, L. H. (1965). Dangers of hypnosis. *Medicine, 767,* 771-778.

Nash, M. (1995) Personal communication.

Neiburger, E. J. (1990). Suggestions with TMJ. In D. C Hammond (Ed.), *Handbook of hypnotic suggestions and metaphors* (p. 183). New York: Norton.

Oleson, J., & Bonica, J. J. (1990). Headache. In J. J. Bonica (Ed.), *The management of pain, Vol 1.* Philadelphia, PA: Lea & Febiger.

Olness, K. (1981). Imagery (self-hypnosis) as adjunct therapy in childhood cancer: Clinical experience with 25 patients. *Journal of Pediatric Hematology /Oncology, 3,313-321.*

Olness, K., & Gardner, G. G. (1988). *Hypnosis and hypnotherapy with chil*dren (2nd Ed.). Philadelphia, PA: Grune & Stratton.

Orne, M. T. (1959). The nature of hypnosis: Artifact and essence. *Journal of Abnormal & Social Psychology, 58,* 277-299.

Orne, M. T. (1962). On the social psychlogy of the psychological experiment: With particular reference to demand characteristics and their implications. *American Psychologist,* 17, 776-783.

Orne, M. T. (1976). Mechanisms of hypnotic pain control. In J. J. Bonica & D. Albe-Fessard (Eds.), *Advances in pain research and therapy, Vol. 1* (pp. 717-726). New York: Raven Press.

Orne, M. T. (1980). Hypnotic control of pain: Toward a clarification of the different psychological processes involved. In J. J. Bonica (Ed.), *Pain* (pp. 155-172). New York: Raven Press.

Patterson, D. R. (1992). Practical applications of psychological techniques in controlling burn pain. *Journal of Burn Care and Rehabilitation, 13,* 13-18.

Patterson, D. R., Everett, J. J., Burns, G. L., & Marvin, J. A. (1992). Hypnosis for the treatment of burn pain. *Journal of Consulting and Clinical Psycho*logy,60,713-717.

Patterson, D. R., Everett, J. J., Bombardier, C. H., Questad, K. A., Lee, V. K., & Marvin, J. A. (1993). Psychological effects of severe burn injuries. *Psychological Bulletin,* 113,362-378.

Patterson, D. R., Goldberg, M. L., Ehde, D. M. (in press). Hypnosis in the control of burn pain. *Ericksonian Monographs.*

Patterson, D. R., Marvin, J., Campbell, K. L., Everett, J. J., & Heimbach, D. (1993). *Quantitative and qualitative assessment of pain from burn injuries.* Paper presents at the 25th Annual Meeting of the American Burn Association, Cincinnati, OH, March 24-27.

Patterson, D. R., Questad, K. A., Boltwood, M. D., Covey, M. H., delateur, B. J., Dutcher, K. A., Heimbach, D. M., & Marvin, J. A. (1987). Patient self-reports three months after sustaining a major burn. *Journal of Burn Care and Rehabilitation, 8,* 274-279.

Patterson, D. R., Questad, K. A., & delateur, B. J. (1989). Hypnotherapy as an adjunct to narcotic analgesia for the treatment of pain for burn debridement. *American Journal of Clinical Hypnosis, 31,* 156-163.

Patterson, D. R., & Sharar, S. (in press). Treating pain in patients with severe burn injuries. *Advances in Medical Psychotherapy.*

Pekala, R. J., & Kumar, V. K. (1984). Predicting hypnotic responsivity by a self-report phenomenological instrument. *American Journal of Clinical Hypnosis, 27,114-121.*

Pepping, M. (1995). Personal communication.

Perry, S. W. (1984). Under medication for pain on a burn unit. *General Hospital Psychiatry, 6,* 308-316.

Perry, S. W., Heidrich, G., & Ramos, E. (1981). Assessment of pain by burn patients. *Journal of Burn Care and Rehabilitation, 2,* 322-326.

Perry, S. W., Cella, D. F., Falkenberg, J., Heidrich, G., & Goodwin, C. (1987). Pain perception in burn patients with stress disorders. *Journal of pain and Symptom Management, 2,* 29-33.

Portenoy, R. K. (1989). Cancer pain: Epidemiology and syndromes. *Cancer*, 63, 2298-2307,

Portenoy, R. K., Thaler, H. T., Kornblith, A., Lepore, J. M., Friedlander-Klar, H., Coyle, N., Smart-Curley, T., Kemeny, N., Norton, L., Hoskins, W., & Scher, H. (1994). Symptom prevalence, characteristics and distress in a cancer population. *Quality of life Research, 3,* 183-189.

Price, D. D. (1983). Roles of psychophysics, neuroscience, and experiential analysis in the study of pain. In L. Kruger & J. Liebeskind (Eds.), *Advances in pain research and therapy, Vol. 6* (pp. 341-355). New York: Raven Press.

Price, D. D. (1988). *Psychological and neural mechanisms of pain.* New York: Raven Press.

Price, D. D., & Barber, J. (1987). A quantitative analysis of factors that contribute to the efficacy of hypnotic analgesia. *Journal of Abnormal Psychology, 96,46-51.*

Price, D. D., Barber, J. & Harkins, S. (1988). Path analysis of the hypnotic experience. Unpublished manuscript.

Price, D. D., & Barrell, J. J. (1980). An experiential approach with quantitative methods: A research paradigm. *Journal of Humanistic Psychology, 20,* 75-95.

Price, D. D., Barrell, J. J., & Gracely, R. H. (1980). A psychophysical dimension of pain, *Pain*, 8, 137-149.

Price, D. D., & Barrell, J. J. (1990). The structure of the hypnotie state: A self-directed experiential study. In J. J. Barrell (Ed.), *The experiential method. Exploring the human experience* (pp. 85-97). Acton, MA: Copely Publishing Group.

Price, D. D., & Harkins, S. W. (1992a). The affective-motivational dimension of pain: A two-stage model. *American Pain Society Journal, 4,* 229-239.

Price, D. D., & Harkins, S. W. (1992b). Psychophysical approaches to pain measurement and assessment. In D. Turk & R. Melzack (Eds.), *Handbook of pain measurement and assessment* (pp. 111-134). New York: Guilford Press.

Price, D. D., Long, S. P., & Harkins, S. W. (1994). A comparison of measurement characteristics of mechanical visual analogue and simple numerical rating seals of pain. *Pain, 56,* 217-226.

Ptacek, J. T., Patterson, D. R., Montgomery, B. K., & Heimbach, D. M. (1995). Pain, coping, and adjustment in patients with severe burns: Preliminary findings from a prospective study. *Journal of Pain and Symptom Management,* 10, 446-455.

Rausch, V. (1980). Cholecystectomy with self-hypnosis. *The International Journal of Clinical & Experimental Hypnosis, 22,* 124-129.

Reading, A. E. (1982). Chronic pain in gynecology: A psychological analysis. In J. Barber & C. Adrian (Eds.), *Psychological approaches to the management of pain* (pp. 137-149). New York: Brunner/Mazel.

Reaney, J. B. (1990). Hypnosis in the treatment of habit disorders. In W. C. Wester & A. H. Smith (Eds.), *Clinical hypnosis: A multidisciplinary approach.* Cincinnati, OH: Behavioral Science Center.

Reyher, J., & Smeltzer, W. (1968). Uncovering properties of visual imagery and verbal association. *American Journal of Clinical Hypnosis, 26,* 212225.

Rodolfa, E. R., Kraft, W., & Reilley, R. R. (1990). Etiology and treatment of dental anxiety and phobia. *American Journal of Clinical Hypnosis, 33,* 2228.

Routh, D. K., & Sanfilippo, M. D. (1991). Helping children cope with painful medical procedures. In J. P. Bush & S. W. Harkins (Eds.), *Children in pain: Clinical and research issues from a developmental perspective* (pp. 397-424). New York: Springer-Verlag.

Sachs, L., Feuerstein, M., & Vitale J. (1977). Hypnotie self-regulation of chronic pain. *American Journal of Clinical Hypnosis, 20,* 106-113.

Saeger, L. (1992). Choosing appropriate analgesic therapy. In J. Kornell (Ed.), *Pain management and care of the terminal patient.* Seattle, WA: Washington State Medical Association.

Sarbin, T. R., & Slagle, R. W. (1979). Hypnosis and psychophysiological outcomes. In E. Fromm & R. E. Shor (Eds.), *Hypnosis: Developments in research and new perspectives* (pp. 273-303). New York: Aldine.

Scarinci, I. C., McDonald-Haile, J., Bradley, L. A., & Richter, J. E. (1994). Altered pain perception and psychosocial features among women with gastrointestinal disorders and history of abuse: A preliminary model. *American Journal of Medicine, 97,* 108 -118.

Schafer, D. (1975). Hypnosis use on a burn unit. *The International Journal of Clinical & Experimental Hypnosis, 23,* 1-14.

Schechter, N. L., Bernstein, B. A., Beck, A., et al. (1991). Individual differences in children's response to pain: Role of temperament and parental characteristics. *Pediatrics, 87,* 171-177.

Schechter, N. L., Berde, C. B., & Yaster, M. (Eds.). (1993). *Pain in children, infants, and adolescents.* Baltimore, MD: Williams & Wilkins.

Schuster, C. S. (1980). Development of a concept of sexuality. In C. S. Schuster & S. S. Ashburn (Eds.), *The process of human development* (pp. 501516). Boston, MA: Little, Brown, & Co.

Schwender, D., Kaiser, A., Klasing, S., Peter, K., & Pppel, E. (1994). Midlatencey auditory evoked potentials and explicit and implicit memory in patients undergoing cardiac surgery. *Anesthesiology, 80,* 493-501.

Secter, I. I. (1961). Bruxing. In *A syllabus on hypnosis and a handbook of therapeutic suggestions.* Des Plaines, IL: The American Society of Clinical Hypnosis Education and Research Foundation.

Selby, G., & Lance, J. (1960). Observations on 500 cases of migraine and allied vascular headache. *Journal of Neurology, Neurosurgery, and Psychiatry,* 23,23.

Shnider, S. M., Wright, R. G., Levinson, G., Roizen, M. F., Wallis, K. L., Rolbin, S. H., & Craft, J. B. (1979). Uterine blood flow and plasma norepinephrine changes during maternal stress in the pregnant ewe. *Anesthesiol*ogy, 50, 524-527.

Shor, R. E. (1959). Hypnosis and the concept of the generalized realityorientation. *American Journal of Psychotherapy, 13,* 582-602.

Shor, R. E. (1962). Three dimensions of hypnotic depth. *International Journal of Clinical and Experimental Hypnosis, 8,* 151-163.

Shor, R. E. (1965). Hypnosis and the concept of the generalized reality orientation. In R. Shor & M. Orne (Eds.), *The nature of hypnosis: Selected basic readings* (pp. 288-305). New York: Holt, Rinehart & Winston.

Shor, R. E., & Orne, E. C. (1962). *The Harvard group scale of hypnotic susceptibility, Form A*. Palo Alto, CA: Consulting Psychologists Press.

Shor, R. E., & Orne, M. T. (1965). *The nature of hypnosis: Selected basic readings.* New York: Holt, Rinehart, & Winston.

Siegel, B. S. (1990). *Love, medicine & miracles.* New York: Harper & Row.

Siegel, L. J., & Peterson, L. (1981). Maintenance effects of coping skills in sensory information on young children's response to repeated dental procedures. *Behavioral Therapy, 12,* 530-535.

Simpson, R., Goepferd, S., Ogesen, R., & Zach, G. (1985). *Hypnosis in dentistry: A handbook for clinical use* (pp. 5-30). Springfield: C. C. Thomas.

Singer, J. L. (1973). *The child's world of make-believe: Experimental studies of imaginativa play.* New York: Academic Press.

Spangler, D. M. (1982). *Low back pain: Assessment and management* (pp. 920). New York: Grune & Stratton.

Spanos, N. P. (1983). The hidden observer as an experimental creation. *Journal of Personality and Social Psychology, 44,* 170-176.

Spanos, N. P. (1986). Hypnotic behavior: A social-psychological interpretation of amnesia, analgesia, and "trance logic." *Behavior and Brain Science,* 9, 440-467.

Spanos, N. P., McNeil, C., & Henderikus, J. S. (1982). Hypnotically "reliving" a prior burn: Effects on blister formation and localized skin temperatura. *Journal of Abnormal Psychology, 91,* 303-305.

Spanos, N. P., Kennedy, S. K., & Gwynn, M. I. (1984). Moderating effects of contextual variables on the relationship between hypnotic susceptibility and suggested analgesia. *Journal of Abnormal Psychology, 93,* 285-294.

Spanos, N. P., Radtke-Bodorik, H. L., Ferguson, J. D., & Jones, B. (1979). The effects of hypnotic susceptibility, suggestions for analgesia, and the utilization of cognitive strategies on the reduction of pain. *Journal of Abnormal Psychology, 88,* 282-292.

Spiegel, D., & Albert, A. (1983). Naloxone fails to reverse hypnotic alleviation of chronic pain. *Psychopharmacology, 81,* 140-143.

Spiegel, D., & Bloom, J. R. (1983) Group therapy and hypnosis reduce metastatic breast carcinoma pain. *Psychosomatic Medicine, 45,* 333-339.

Spiegel, D., Sands, S., & Koopman, C. (1994). Pain and depression in patients with cancer. *Cancer, 74,* 2570-2578.

Spiegel, H. (1974). *Manual for hypnotic induction profile.* New York: Soni Medica.

Spiegel, H., & Spiegel, D. (1987). *Trance and treatment: Clinical uses of hypnosis.* New York: Basic Books.

Spira, J. L., & Spiegel, D. (1992). Hypnosis and related techniques in pain management. *Hospice Journal, 8,* 89-119.

Sternbach, R. A. (1974). *Pain patients: Traits and treatment.* New York: Academic Press.

Sternbach, R. A. (1982a). The psychologist's role in the diagnosis and treatment of pain patients. In J. Barber & C. Adrian (Eds.), *Psychological approaches to the management of pain* (pp. 3-20). New York: Brunner/Mazel.

Sternbach, R. A. (1982b). On strategies for identifying neurochemical correlates of hypnotic analgesia. *International Journal of Clinical & Experimental Hypnosis, 30,* 251-256.

Stolzenberg, J. (1961). Age regression in the treatment of two instances of dental phobia. *American Journal of Clinical Hypnosis, 4,* 122-123.

Syrjala, K. L. (1994). *Coping skills for living with cancer.* Seattle, WA: Fred Hutchinson Cancer Research Center.

Syrjala, K. L., & Abrams, J. R. (in press). Hypnosis and imagery in the treatment of pain. In R. J. Gatchel & D. C. Turk (Eds.), *Chronic pain: Psychologcal perspectives on treatment.* New York: Guilford Press.

Syrjala, K. L., & Abrams, J. R. (1996). Hypnosis and imagery in the treatment of pain. In R. J. Gatchel & D. C. Turk (Eds.), *Psychological approaches to pain management. A practitioners handbook* (pp. 231-258). New York: Guilford.

Syrjala, K. L., & Chapko, M. E. (1995). Evidence for a biopsychosocial model of cancer treatment-related pain. *Pain, 61,* 69-79.

Syrjala, K. L., Cummings, C., & Donaldson G. (1992). Hypnosis or cognitive behavioral training for the reduction of pain and nausea during cancer treatment: A controlled clinical trial. *Pain, 48,* 137-146.

Syrjala, K. L., Donaldson, G. W., Davis, M. W., Kippes, M. E., & Carr, J. E. (1995). Relaxation and imagery and cognitive-behavioral training reduce pain during cancer treatment: A controlled clinical trial. *Pain, 63,* 189-198.

Syrjala, K. L., Williams, A., Niles, R., Rupert, J., & Abrams, J. (1993). *Relieving cancer pain.* Seattle, WA: Academy Press.

Tellegen, A., & Atkinson, G. (1974). Openness to absorbing and self-altering experiences ("absorption"), a trait related to hypnotic susceptibility. *Journal of Abnormal Psychology,* 83,268-277.

Tenenbaum, S. J., Kurtz, R. M., & Bienias, J. L. (1990). Hypnotic susceptibility and experimental pain reduction. *American Journal of Clinical Hypnosis, 33,* 40-49.

Traut, E. F., & Passarelli, E. W. (1957). Placebos in the treatment of rheumatoid arthritis and other rheumatic conditions. *Annals of the Rheumatic Diseases, 16, 18-22.*

Turner, J., & Chapman, C. (1982). Psychological interventions for chronic pain: A critical review. Il. Operant conditioning, hypnosis, and cognitive behavioral therapy. *Pain*, 1, 23-42.

Turner, J., Deyo, R. A., Loeser, J. D., VonKorff, M., & Fordyce, W. E. (1994). The importance of placebo effects in pain treatment and research. *Journal of the American Medical Association, 271,* 1609-1614.

Turner, J. A. & Romano, J. A. (1991). Psychologic and psychosocial evaluation (pp. 595-609). In J.J. Bonica, (Ed.), *The management of pain,* Vol. 1. Philadelphia, PA: Lea & Febiger.

Tursky, B. (1985). The 55% analgesic effect: Real or artifact? In L. White, B. Tursky, & G. E. Scwhartz (Eds.), *Placebo: Research, theory, and mechanisms.* New York: Guilford Press.

Van der Bijl, P. (1995). Psychogenic pain in dentistry. *Compendium*, 16, 46-54.

Van der Does, A. J., & Van Dyck, R. (1989). Does hypnosis contribute to the care of burn patients? Review of the evidence. *General Hospital Psychiatry,* 11, 119-124.

Wakeman, R., & Kaplan, J. (1978). An experimental study of hypnosis in painful burns. *American Journal of Clinical Hypnosis, 21,* 3-12.

Wall, V. J., & Womack, W. (1989). Hypnotic versus active cognitive strategies for alleviation of procedural distress in pediatric oncology patients. *American Journal of Clinical Hypnosis, 31,* 181-19 1.

Weitzenhoffer, A. M. (1957). *General techniques of hypnotism.* New York: Grune & Stratton.

Weitzenhoffer, A. M., & Hilgard, E. R. (1959). *Stanford hypnotic susceptibility scale, forms A and* B. Palo Alto, CA: Consulting Psychologists Press.

Wester, W. C. & Smith, A. M. (Eds.). (1990). *Clinical hypnosis: A multidisciplinary approach.* Cincinnati: Behavioral Science Center.

Willer, J. C. (1977). Comparative study of perceived pain and nociceptive flexion reflex in man. *Pain*, 3, 69-80.

Willer, J. C. (1984). Nociceptive flexion reflex as a physiological correlate of sensory pain in humans. In B. Bromm (Ed.), Pain measurement in man. *Neurophysiological correlates of pain* (pp. 87-1 10). New York: Elsevier.

Willer, J. C. (1985). Studies on pain. Effects of morphine on a spinal nociceptive flexion reflex and related sensory pain in man. *Brain Research, 331,* 105-114.

Wright, M. E. (1990). Example of treating phobic anxiety with individually prepared tapes. In D. C. Hammond (Ed.), *Handbook of hypnotic suggestions and metaphors* (pp. 180-181). New York: Norton.

Youmans, J. R. (1982). *Neurological surgery* (pp. 1-38). Philadelphia, PA: W. B. Saunders.

Zeltzer, L. (1994). Pain and symptom management. In D. Bearison & R. Mulhern (Eds.), *Pediatric Psychooncology: Psychological research in children with cancer* (pp. 61-83). New York: Oxford University Press.

Zeltzer, L., Altman, A., Kohen, D., LeBaron, S., Manuksela, E. L., & Schechter, N. L. (1990). Report of the consensus conference on the management of pain in childhood cancer: Report of the subcommittee on the management of pain associated with procedures in children with cancer. *Pediatrics 86,* 826-831.

Zeltzer, L., Anderson, C. T. M., & Schechter, N. L. (1990). Pediatrie pain: Current status and new directions. *Current Problems in Pediatrics, 20,* 8: 415-486.

Zeltzer, L., Arnoult, S., Hamilton, A., & DeLaura, S. (1994). Visceral pain in children. In P. E. Hyman (Ed.), *Pediatric gastrointestinal motility disorders* (pp. 155-176). New York: Academy Professional Information Services, Inc.

Zeltzer, L., Dash, J., & Holland, J. (1979). Hypnotically induced pain control in sickle cell anemia. *Pediatrics, 64,* 533-536.

Zeltzer, L., Jay, S. M., & Fsher, D. M. (1989). The management of pain associated with pediatric procedures. *Pediatric Clinics of North America, 36:1-24.*

Zeltzer, L., & LeBaron, S. (1982). Hypnotic and non-hypnotic techniques for reduction of pain and anxiety during painful procedures in children and adolescents with cancer. *Journal of Pediatrics, 101,* 1032-1035.

Zeltzer, L., & LeBaron, S. (1986). The hypnotic treatment of children in pain. In D. Routh & M. Wolraich (Eds.), *Advances in developmental and behavoral pediatrics, Vol. VII.* (pp. 190-234). Greenwich, CT: JAI Press.

BIBLIOTECA DE PSICOLOGÍA
(Dirigida por José M. Gondra)

2. PSICOTERAPIA POR INHIBICIÓN RECÍPROCA, por Joceph Wolpe.
3. MOTIVACIÓN Y EMOCIÓN, por Charles N. Cofer.
4. PERSONALIDAD Y PSICOTERAPIA, por John Dollard y Neal E. Miller.
5. AUTOCONSISTENCIA: UNA TEORÍA DE LA PERSONALIDAD. por Prescott Leky.
9. OBEDIENCIA A LA AUTORIDAD. UN PUNTO DE VISTA EXPERIMENTAL, por Stanley Milgram.
10. RAZÓN Y EMOCIÓN EN PSICOTERAPIA. por Albert Ellis.
12. GENERALIZACIÓN Y TRANSFER EN PSICOTERAPIA, por Goldstein-Kanfer.
13. LA PSICOLOGÍA MODERNA, Textos, por José M. Gondra.
16. MANUAL DE TERAPIA RACIONAL-EMOTIVA, por A. Ellis y R. Grieger.
17. EL BEHAVIORISMO Y LOS LÍMITES DEL MÉTODO CIENTÍFICO, por B. D. Mackenzie.
18. CONDICIONAMIENTO ENCUBIERTO, por Upper-Cautela.
19. ENTRENAMIENTO EN RELAJACIÓN PROGRESIVA, por Berstein-Berkovec.
20. HISTORIA DE LA MODIFICACIÓN DE LA CONDUCTA, por A. E. Kazdin.
21. TERAPIA COGNITIVA DE LA DEPRESIÓN, por A. T. Beck, A. J. Rush y B. F. Shawn.
22. LOS MODELOS FACTORIALES-BIOLÓGICOS EN EL ESTUDIO DE LA PERSONALIDAD, por F. J. Labrador.
24. EL CAMBIO A TRAVÉS DE LA INTERACCIÓN, por S. R. Strong y Ch. D. Claiborn.
27. EVALUACIÓN NEUROPSICOLÓGICA, por M.ª Jesús Benedet.
28. TERAPÉUTICA DEL HOMBRE. EL PROCESO RADICAL DE CAMBIO, por J. Rof Carballo y J. del Amo.
29. LECCIONES SOBRE PSICOANÁLISIS Y PSICOLOGÍA DINÁMICA, por Enrique Freijo.
30. CÓMO AYUDAR AL CAMBIO EN PSICOTERAPIA, por F. Kanfer y A. Goldstein.
31. FORMAS BREVES DE CONSEJO, por Irving L. Janis.
32. PREVENCIÓN Y REDUCCIÓN DEL ESTRÉS, por Donald Meichenbaum y Matt E. Jaremko.
33. ENTRENAMIENTO DE LAS HABILIDADES SOCIALES, por Jeffrey A. Kelly.
34. MANUAL DE TERAPIA DE PAREJA, por R. P. Liberman, E. G. Wheeler, L. A. J. M. de visser.
35. PSICOLOGÍA DE LOS CONSTRUCTOS PERSONALES, Psicoterapia y personalidad, por Alvin W. Landfield y Larry M. Leiner.
37. PSICOTERAPIAS CONTEMPORÁNEAS, Modelos y métodos, por S. Lynn y J. P. Garske.
38. LIBERTAD Y DESTINO EN PSICOTERAPIA, por Rollo May.
39. LA TERAPIA FAMILIAR EN LA PRÁCTICA CLÍNICA, Vol. I. Fundamentos teóricos, por Murray Bowen.
40. LA TERAPIA FAMILIAR EN LA PRÁCTICA CLÍNICA, Vol. II. Aplicaciones, por Murray Bowen.
41. MÉTODOS DE INVESTIGACIÓN EN PSICOLOGÍA CLÍNICA, por Bellack y Harsen.
42. CASOS DE TERAPIA DE CONSTRUCTOS PERSONALES, por R. A. Neimeyer y G. J. Neimeyer. BIOLOGÍA Y PSICOANÁLISIS, por J. Rof Carballo.
43. PRÁCTICA DE LA TERAPIA RACIONAL-EMOTIVA, por A. Ellis y W. Dryden.
44. APLICACIONES CLÍNICAS DE LA TERAPIA RACIONAL-EMOTIVA, por Albert Ellis y Michael E. Bernard.
45. ÁMBITOS DE APLICACIÓN DE LA PSICOLOGÍA MOTIVACIONAL, por Luis Mayor y Francisco Tortosa.
46. MÁS ALLÁ DEL COCIENTE INTELECTUAL, por Robert. J. Sternberg.
47. EXPLORACIÓN DEL DETERIORO ORGÁNICO CEREBRAL, por R. Berg, M. Franzen y D. Wedding.
48. MANUAL DE TERAPIA RACIONAL-EMOTIVA, Volumen II, por Albert Ellis y Russell M. Grieger.
49. EL COMPORTAMIENTO AGRESIVO. Evaluación e intervención por Arnold P. Goldstein y Harold R. Keller.
50. CÓMO FACILITAR EL SEGUIMIENTO DE LOS TRATAMIENTOS TERAPÉUTICOS, Guía práctica para los profesionales de la salud, por Donald Meichenbaum y Dennis C. Turk.

51. ENVEJECIMIENTO CEREBRAL, por Gene D. Cohen.
52. PSICOLOGÍA SOCIAL SOCIOCOGNITIVA, por Agustín Echebarría Echabe.
53. ENTRENAMIENTO COGNITIVO-CONDUCTUAL PARA LA RELAJACIÓN, por J. C. Smith.
54. EXPLORACIONES EN TERAPIA FAMILIAR Y MATRIMONIAL, por James L. Framo.
55. TERAPIA RACIONAL-EMOTIVA CON ALCOHÓLICOS Y TOXICÓMANOS, por Albert Ellis y otros.
56. LA EMPATÍA Y SU DESARROLLO, por N. Eisenberg y J. Strayer.
57. PSICOSOCIOLOGÍA DE LA VIOLENCIA EN EL HOGAR, por S. M. Stith, M. B. Williams y K. Rosen.
58. PSICOLOGÍA DEL DESARROLLO MORAL, por Lawrence Kohlberg.
59. TERAPIA DE LA RESOLUCIÓN DE CONFICTOS, por Thomas J. D´Zurilla.
60. UNA NUEVA PERSPECTIVA EN PSICOTERAPIA, Guía para la psicoterapia psicodinámica de tiempo limitado, por Hans H. Strupp y Jeffrey L. Binder.
61. MANUAL DE CASOS DE TERAPIA DE CONDUCTA, por Michel Hersen y Cynthia G. Last.
62. MANUAL DEL TERAPEUTA PARA LA TERAPIA COGNITIVO-CONDUCTUAL EN GRUPOS, por Lawrence I. Sank y Carolyn S. Shaffer.
63. TRATAMIENTO DEL COMPORTAMIENTO CONTRA EL INSOMNIO PERSISTENTE, por Patricia Lacks.
64. ENTRENAMIENTO EN MANEJO DE ANSIEDAD, por Richard M. Suinn.
65. MANUAL PRÁCTICO DE EVALUACIÓN DE CONDUCTA, por Aland S. Bellak y Michael Hersen.
66. LA SABIDURÍA, Su Naturaleza, orígenes y desarrollo, por Robert J. Sternberg.
67. CONDUCTISMO Y POSITIVISMO LÓGICO, por Laurence D. Smith.
68. ESTRATEGIAS DE ENTREVISTA PARA TERAPEUTAS, por William H. Cormier y L. Sherilyn Cormier.
69. PSICOLOGÍA APLICADA AL TRABAJO, por Paul M Muchinsky.
70. MÉTODOS PSICOLÓGICOS EN LA INVESTIGACIÓN Y PRUEBAS CRIMINALES, por David L. Raskin.
71. TERAPIA COGNITIVA APLICADA A LA CONDUCTA SUICIDA, por A. Freemann y M. A. Reinecke.
72. MOTIVACIÓN EN EL DEPORTE Y EL EJERCICIO, por Glynn C. Roberts.
73. TERAPIA COGNITIVA CON PAREJAS, por Frank M. Datillio y Christine A. Padesky.
74. DESARROLLO DE LA TEORÍA DEL PENSAMIENTO EN LOS NIÑOS, por Henry M. Wellman.
75. PSICOLOGÍA PARA EL DESARROLLO DE LA COOPERACIÓN Y DE LA CREATIVIDAD, por Maite Garaigordobil.
76. TEORÍA Y PRÁCTICA DE LA TERAPIA GRUPAL, por Gerald Corey.
77. TRASTORNO OBSESIVO-COMPULSIVO. LOS HECHOS, por Padmal de Silva y Stanley Rachman.
78. PRINCIPIOS COMUNES EN PSICOTERAPIA, por Chris L. Kleinke.
79. PSICOLOGÍA Y SALUD, por Donald A. Bakal.
80. AGRESIÓN. CAUSAS, CONSECUENCIAS Y CONTROL, por Leonard Berkowitz.
81. ÉTICA PARA PSICÓLOGOS. INTRODUCCIÓN A LA PSICOÉTICA, por Omar França-Tarragó.
82. LA COMUNICACIÓN TERAPÉUTICA. PRINCIPIOS Y PRÁCTICA EFICAZ, por Paul L. Wachtel.
83. DE LA TERAPIA COGNITIVO-CONDUCTUAL A LA PSICOTERAPIA DE INTEGRACIÓN, por Marvin R. Goldfried.
84. MANUAL PARA LA PRÁCTICA DE LA INVESTIGACIÓN SOCIAL, por Earl Babbie.
85. PSICOTERAPIA EXPERIENCIAL Y FOCUSING. LA APORTACIÓN DE E. T. GENDLIN, por Carlos Alemany (Ed.).
86. LA PREOCUPACIÓN POR LOS DEMÁS. UNA NUEVA PSICOLOGÍA DE LA CONCIENCIA Y LA MORALIDAD, por Tom Kitwood.
87. MÁS ALLÁ DE CARL ROGERS, por David Brazier (Ed.).
88. PSICOTERAPIAS COGNITIVAS Y CONSTRUCTIVISTAS, Teoría, Investigación y Práctica, por Michael J. Mahoney (Ed.).

89. GUÍA PRÁCTICA PARA UNA NUEVA TERAPIA DE TIEMPO LIMITADO, por Hanna Levenson.
90. PSICOLOGÍA. MENTE Y CONDUCTA, por Mª Luisa Sanz de Acedo.
91. CONDUCTA Y PERSONALIDAD, por Arthur W. Staats.
92. AUTO-ESTIMA. Investigación, teoría y práctica, por Chris Mruk.
93. LOGOTERAPIA PARA PROFESIONALES. Trabajo social significativo, por David Guttmann.
94. EXPERIENCIA ÓPTIMA. Estudios psicológicos del flujo en la conciencia, por Mihaly Csikszentmihalyi e Isabella Selega Csikszentmihalyi.
95. LA PRÁCTICA DE LA TERAPIA DE FAMILIA. Elementos clave en diferentes modelos, por Suzanne Midori Hanna y Joseph H. Brown.
96. NUEVAS PERSPECTIVAS SOBRE LA RELAJACIÓN, por Alberto Amutio Kareaga.
97. INTELIGENCIA Y PERSONALIDAD EN LAS INTERFASES EDUCATIVAS, por Mª Luisa Sanz de Acedo Lizarraga.
98. TRASTORNO OBSESIVO COMPULSIVO. Una perspectiva cognitiva y neuropsicológica, por Frank Tallis.
99. EXPRESIÓN FACIAL HUMANA. Una visión evolucionista, por Alan J. Fridlund.
100. CÓMO VENCER LA ANSIEDAD. Un programa revolucionario para eliminarla definitivamente, por Reneau Z. Peurifoy.
101. AUTO-EFICACIA: CÓMO AFRONTAMOS LOS CAMBIOS DE LA SOCIEDAD ACTUAL, por Albert Bandura (Ed.).
102. EL ENFOQUE MULTIMODAL. Una psicoterapia breve pero completa, por Arnold A. Lazarus.
103. TERAPIA CONDUCTUAL RACIONAL EMOTIVA (REBT). Casos ilustrativos, por Joseph Yankura y Windy Dryden.
104. TRATAMIENTO DEL DOLOR MEDIANTE HIPNOSIS Y SUGESTIÓN. Una guía clínica, por Joseph Barber.
105. CONSTRUCTIVISMO Y PSICOTERAPIA, por Guillem Feixas Viaplana y Manuel Villegas Besora.
106. ESTRÉS Y EMOCIÓN. Manejo e implicaciones en nuestra salud, por Richard S. Lazarus.
107. INTERVENCIÓN EN CRISIS Y RESPUESTA AL TRAUMA. Teoría y práctica, por Barbara Rubin Wainrib y Ellin L. Bloch.
108. LA PRÁCTICA DE LA PSICOTERAPIA. La construcción de narrativas terapéuticas, por Alberto Fernández Liria y Beatriz Rodríguez Vega.
109. ENFOQUES TEÓRICOS DEL TRASTORNO OBSESIVO-COMPULSIVO, por Ian Jakes.
110. LA PSICOTERA DE CARL ROGERS. Casos y comentarios, por Barry A. Farber, Debora C. Brink y Patricia M. Raskin.
111. APEGO ADULTO, por Judith Feeney y Patricia Noller.
112. ENTRENAMIENTO ABC EN RELAJACIÓN. Una guía práctica para los profesionales de la salud, por Jonathan C. Smith.
113. EL MODELO COGNITIVO POSTRACIONALISTA. Hacia una reconceptualización teórica y clínica, por Vittorio F. Guidano, compilación y notas por Álvaro Quiñones Bergeret.
114. TERAPIA FAMILIAR DE LOS TRASTORNOS NEUROCONDUCTUALES. Integración de la neuropsicología y la terapia familiar, por Judith Johnson y William McCown.
115. PSICOTERAPIA COGNITIVA NARRATIVA. Manual de terapia breve, por Óscar F. Gonçalves.
116. INTRODUCCIÓN A LA PSICOTERAPIA DE APOYO, por Henry Pinsker.
117. EL CONSTRUCTIVISMO EN LA PSICOLOGÍA EDUCATIVA, por Tom Revenette.
118. HABILIDADES DE ENTRETISTA PARA PSICOTERAPEUTAS
    Vol 1. Con ejercicios del profesor
    Vol 2. Cuaderno de ejercicios para el alumno, por Alberto Fernández Liria y Beatriz Rodríguez Vega.
119. GUIONES Y ESTRATEGIAS EN HIPNOTERAPIA, por Roger P. Allen.
120. PSICOTERAPIA COGNITIVA DEL PACIENTE GRAVE. Metacognición y relación terapéutica, por Antonio Semerari (Ed.).
121. DOLOR CRÓNICO. Procedimientos de evaluación e intervención psicológica, por Jordi Miró.
122. DESBORDADOS. Cómo afrontar las exigencias de la vida contemporánea, por Robert Kegan.